柳吉忱中医四部经典讲稿

柳吉忱　编著
柳少逸　整理

中国中医药出版社
·北京·

图书在版编目（CIP）数据

柳吉忱中医四部经典讲稿 / 柳吉忱编著；柳少逸整理 . —北京：中国中医药出版社，2019.9
ISBN 978 - 7 - 5132 - 5661 - 2

Ⅰ.①柳⋯ Ⅱ.①柳⋯ ②柳⋯ Ⅲ.①中医典籍—研究 Ⅳ.① R2-5

中国版本图书馆 CIP 数据核字（2019）第 168800 号

中国中医药出版社出版

北京经济技术开发区科创十三街 31 号院二区 8 号楼
邮政编码 100176
传真 010-64405750
赵县文教彩印厂印刷
各地新华书店经销

开本 787 × 1092 1/16 印张 35.25 字数 606 千字
2019 年 9 月第 1 版 2019 年 9 月第 1 次印刷
书号 ISBN 978 - 7 - 5132 - 5661- 2

定价 138.00 元
网址 www.cptcm.com

社 长 热 线 010-64405720
购 书 热 线 010-89535836
维 权 打 假 010-64405753

微信服务号 zgzyycbs
微商城网址 https://kdt.im/LIdUGr
官 方 微 博 http://e.weibo.com/cptcm
天猫旗舰店网址 https://zgzyycbs.tmall.com

如有印装质量问题请与本社出版部联系（010-64405510）
版权专有 侵权必究

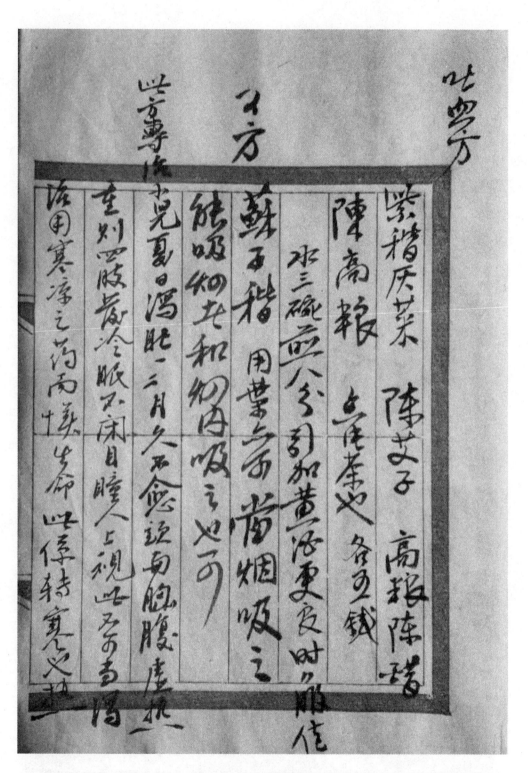

柳吉忱先生手迹

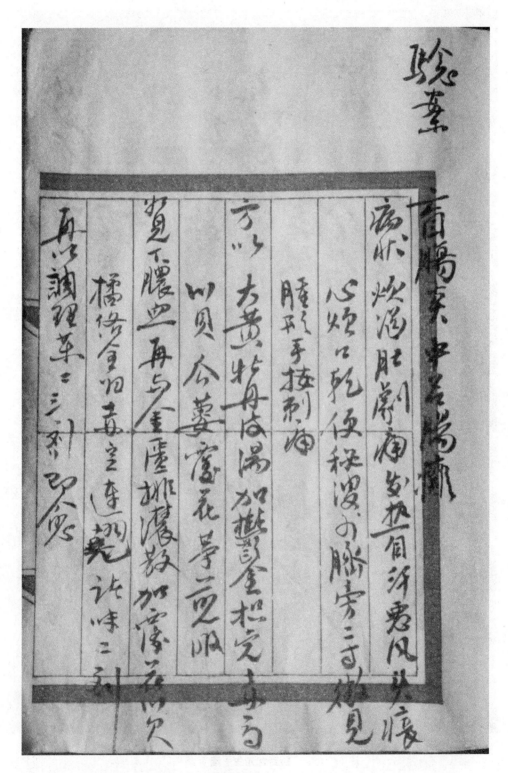

柳吉忱先生手迹

序　言

家父吉忱公（1909—1995），名毓庆，号济生，以字行。6岁入本族私塾，习四书五经及诸子之学，从而奠定了坚实的国学基础。至民国时期接受现代教育，且通晓英语，19岁毕业于烟台育才中学。其后毕业于天津于稼谦国医班、上海恽铁樵国医班。其间又拜晚清贡生儒医李兰荪先生为师，尽得其传，遂成为一代名医。

"贞以图国，临难忘身。"七七事变后，日军侵入胶东，在国家民族危亡时刻，家父一介书生，投笔从戎，以教师、医师身份为掩护，从事地下抗日工作。新中国成立后，历任栖东县立医院、栖霞县立医院院长。1951年曾在山东医学院学习西医一年。因其医德高尚，医术精湛，且学贯中西医术，故备受群众爱戴。

1955年家父调莱阳地区行政公署，负责胶东地区的中医培训工作，时值文登地区并于莱阳地区，学员多系来自胶东地区各县的基层中医人员，先后共主办了七期中医进修班。吉忱公自编讲义，亲自讲授《黄帝内经》《伤寒论》《金匮要略》《温病学》《神农本草经》《中国医学史》，及西医之《生理解剖学》《诊断学》。培训的目的是提高学员的中医经典理论水平，学习西医学的基础知识。"授书不在徒多，但贵精熟。"深入浅出，通俗易懂，是公授课的特点，故教学成绩显著，从而全面提升了胶东地区中医的学术水平。其中一部分学员成为创办山东中医药学校的首批教师，一部分成为地、县级医院的骨干中医师。1956年，吉忱公调莱阳地区人民医院筹建中医科并出任主任，同时仍兼管地区的中医进修班培训工作。1960年山东中医药学校迁入莱阳，公又受聘讲授《温病学》。二十世纪六七十年代，又教子课徒数人，其中不乏西医学习中医者。公既重视学生临床诊疗技术及应诊能力的培养，又重视学生对中医经典著作的学习，并以"理必《内经》，法必仲景，药必《本经》"为训，强调凡习医者必打下一个坚实的中医理论基础方可言医。而其在中医进修班所编写的讲义，也成了临床带教的讲稿。"桃李不言，下自成蹊。"山东诸多名医，出自其门下。

甲午初夏，中国中医药出版社肖培新主任来胶东"淘宝"，见到了吉忱公的几部医学讲稿。肖培新主任认为这些中医经典讲稿，切合临床实践，通俗易懂，是中医经典著作学习的可资之书，故建议将中医经典部分，冠名《柳吉忱中医四部经典讲稿》结集。从这些讲稿中，可见吉忱公坚实的理论基础，及其深厚的临床经验积淀，更重要的是让人们见到了新中国成立初期的中医经典著作的教材，见证了那个时期国家对中医的继续教育的关注，及对中医经典著作学习的重视。因《金匮要略》讲稿遗失，故本书由《黄帝内经》《神农本草经》《伤寒论》《温病学》四部讲稿组成。公之手稿字小如蝇头，为工整的正楷书体，且几乎无有涂改之处，知是吉忱公的定稿本。面对这封尘了一个多甲子的手稿，余思绪万千，随父习医的往事，一幕幕、一件件清晰地浮现于眼前。

二十世纪五六十年代，中小学的学习环境比较宽松，故余有暇背诵《药性赋》等医学启蒙读物，及长又阅读《黄帝内经》《神农本草经》等中医经典著作。十几岁时，对人体经络图产生了极大的兴趣，对标出的经脉循行线和多如繁星的穴位，百看不厌。假日耳闻目睹家父为病人诊治，其高尚的医德，精湛的医技，博得世人的敬重，亦坚定了余继承父业的决心。余因幼时一耳失聪，1963年高中毕业，未能如愿报考医学类院校，时值国家实施"名师带高徒"政策，即随父习医，从而步入从医之路，其后又师事于栖霞祖传世医牟永昌公，程门立雪，凡六易寒暑，尽得其传，为永昌公唯一之传人。此乃家父吉忱公宗韩愈《师说》"爱其子，择师而教之"之谓也。

唐·孔颖达《礼记正义》云："三世者，一曰《黄帝针灸》，二曰《神农本草》，三曰《素女脉诀》。"明·宋濂有云："古之医师，必通三世之书，所谓三世者，一曰《针灸》，二曰《神农本草经》，三曰《素女脉诀》。《脉诀》所以辨证，《本草》所以辨药，《针灸》所以祛疾，非是三者，不可以言医。"《针灸》即《灵枢》，《脉诀》即《素问》。故家父课徒必先从中医典籍起，强调必须打下坚实的理论基础方可言医。而其中医经典讲稿，也就成了授课的教材，故吉忱公戏称余之一人为"第八期学员"，要求背诵《内经知要》《伤寒论》的全文，《金匮要略》的重点条文，而《神农本草经》《难经》《脉经》《温病条辨》《时病论》，亦要熟读能详。于是，余一头扎进书堆里，真是食不知味，夜不能寝，曾熬过几番三星横空，迎来几多晨曦微明，个中滋味，有谁知道。就一部《伤寒论》而言，书中三百九十七条，一百一十三方，余每日必背诵一遍，从不间断。在余背诵如流后，家父方授课说难，并以清·程芝田《医法心传·读书先要根》语训之："书宜多读，谓博览群书，可以长见识也。第要有根底，根底者何？即《灵枢》《素问》《神农本草经》《难经》《金匮》、仲景《伤寒论》是也。"在余熟读中医典籍以后，又指导选读后世医家之著，并以清·刘奎"无岐黄则根底不植，无仲景而法方不立，无诸名家而千病万端药证不备"语勉励，要求"凡书理有未彻者，须昼夜追思，方可有悟"，并告云，此即"心悟"也。每晚授课后，要余必读书至子时，方可入睡。至今已成习惯。

历代医籍，多系古文，就字音字义而言，又涉及文字学、训诂学、天文历法学等古文化知识。一些古籍，若周诰殷盘，佶屈聱牙，泛泛而学，可谓苦也，故余亦有"定力"欠佳时。有一次，余对家父低声语云："何谓'熟读王叔和，不如临证多？'"家父笑云："昔陈梦雷尝云：'九折臂者，乃成良医，盖学功精深故也。'汝读书无笃志，仍不明为学之道也。朱子尝曰：'为学之道，莫先于穷理；穷理之要，莫在于读书。''读书之法无他，惟是笃志虚心，反复详玩，必有功耳。'汝当熟知：博览群书，穷理格物，此医中之体也；临证看病，用药立方，此医中之用也。不读书穷理，则所见不广，认证不真；不临证看病，则阅历不到，运动不熟。体与用，二者不可偏废也。"进而告云："读书当明清·顾仪卿《医中一得》之语：'泛读古人书，应当胸中有识见，引申触类，融会贯通，当悟乎书之外，勿泥于书之外，方为善读书人。'此即'神读'也。"言毕，又谓："昔吾师李兰荪公曾以元·王好古'盖医之为道，所以续斯人之命，而与天地生生之德不可一朝泯也'，明·龚信'至重惟人命，最难却是医'等语为训，此即兰荪公赐号'济生'之谓也。"在随父习医时，庭训多在旁征广引说理间。这些话语，深深地印在余之脑海中，永不晦暗，从而造就了余"至重惟人命，最难却是医"之立品，"学所以为道，文所以为理"之学风。

昔汉·刘向尝云："书犹药也，善读可以医愚。"何为"善读"，即"神读"与"心悟"也。对中医四大经典著作的学习，每年至少要精读一遍。所以善读书成就了余的业医生涯，而有所收获。故在阅读后世医家之著时，能"善悟其妙，而以意通之"。诚如清·程杏轩所云："医者，理也，意也。盖理明则意得，意得则审脉处方无处施而不中"，可谓经验之论。1973 年，烟台地区卫生局将余从栖霞县人民医院调回莱阳中心医院中医科工作，意在系统地继承吉忱公之学术思想，并整理其医疗经验。此时，余已从医十年。然上班的第一天，家父让余背诵《黄帝内经》和《伤寒论》之序，背毕问曰："何谓三圣之道？"余以"伏羲之《易经》、神农之

《本草经》、黄帝之《内经》，谓之三坟，又称三典、三坟之学，名曰三圣之道"答之。家父欣然语云："'释缚脱艰，全真导气，拯黎元于仁寿，济赢劣以获安者，非三圣道，则不能致之矣'，此启玄子王冰叙中医学之意义也。'其文简，其意博，其理奥，其趣深，天地之象分，阴阳之候列，变化之由表，生死之兆彰，不谋而遐迩自同，勿约而幽明斯契，稽其言有征，验之事不忒，诚可谓至道之宗，奉生之始矣'。此乃王冰叙学研《内经》为济世活人至道之论也。汝等读书，当首先读懂书序。序，又称叙，乃文体名称，亦称序文、序言。大凡为作者或他人陈述作品的主旨，或著述之经过，知此方可在浩瀚的书海中确定对医著是精读还是通读。"家父"读序"之论，若醍醐灌顶，使余茅塞顿开，其要"犹食笋而去其箨也"，至今仍"入乎耳，著乎心"，使余读书的境界和感悟又提高了一步，而终身受益。此即"昨夜西风凋碧树，独上高楼，望尽天涯路"之谓也。

《礼记》云："人生十年曰学……七十曰老，而传。"《论语》云："吾十有五而志于学……七十而从心所欲，不逾矩。"回想起余受家庭熏陶而志于医，一生践行"理必《内经》，法必仲景，药必《本经》"之庭训，而今也正值"而传"之年，将家传师授及己之验爱诸笔端，而作传道计。余学研《黄帝内经》，有《〈内经〉中的古中医学——中国象数医学概论》《五运六气三十二讲》《经络腧穴原始》结集；传承医经学派之术，有《〈内经〉针法针方讲记》《医经学派推拿术讲稿》；学研《伤寒论》有《伤寒方证便览》《柴胡汤类方及其应用》；临床之验，有《柳少逸医论医话选》《柳少逸医案选》《脑瘫中医康复技术讲稿》《小儿推拿讲稿——广意派传承录》；总结家父、蒙师临床之验，有《柳吉忱诊籍纂论》《牟永昌诊籍纂论》。上述余学研之作，字字、句句、篇篇均凝注了吉忱公、永昌公之心血。要说余在医学上有所成就的话，均得益于吉忱公强化了对余中医经典课的传授。

清·冯兆张尝云："用药之不可少误也，所云差之毫厘，失之千里。"故吉忱公强调医生尚要重视药物知识的学习，而有"药必《本经》"之庭训，并以《本草思辨录》语劝学："夫辨本草者医学之始基，实致知之止境。""人知辨证之难甚于辨药，孰知方之不效，由于不识证者半，由于不识药者亦半！证识矣，而药不当，非特不效，抑且贻害。"故在给余讲授《神农本草经》时，按《神农本草经》之顺序，取陶弘景《本草经集注》之条文，进行讲解，除讲稿中的内容外，尚结合现代研究成果，讲述诸药的基原和药材的鉴别等，此乃彰"实致知之止境"也。

今值《柳吉忱中医四部经典讲稿》之付梓，有此感言而记之，以寄对家父深深的思念。

柳少逸

2019 年 6 月 26 日于三余书屋

柳吉忱小传

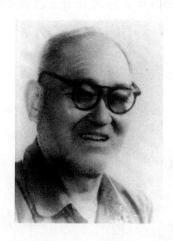

柳吉忱（1909—1995），名毓庆，号济生，以字行，山东栖霞人。6 岁入本族私塾，民国入高小、中学，后拜儒医李兰荪先生为师，尽得其传。曾先后毕业于天津于稼谦、上海恽铁樵国医班。1941 年参加抗日工作，以教师、医师身份为掩护从事地下革命活动。新中国成立后历任栖东县立医院院长，栖霞县人民医院院长，烟台市莱阳中心医院中医科主任、主任医师。1954 年至 1958 年，受山东省莱阳行政公署委派，负责莱阳地区的中医培训工作，主办了七期中医进修班，并亲自授课，讲授《黄帝内经》《伤寒论》《金匮要略》《神农本草经》《温病条辨》和《中国医学史》，为该地区培养了大批中医骨干。这些学员一部分成为山东中医药学校的骨干教师，一部分成为半岛地县级医院的骨干中医师。20 世纪 60 ～ 70 年代，又教子课徒十余人，故山东诸名医多出自其门下。

自 1955 年起，历任山东省中医学会理事、烟台市中医药学会副理事长、莱阳市政协常委。其学本于《内》《难》《本草》、仲景诸经之旨，及唐宋以后医籍，临证澄心用意，穷幽造微，审证候之深浅，明药性之紧缓，制方有据，每收效于预期。诊务之暇，勤于笔耕，著述颇丰。先后著有《内经讲稿》《伤寒论讲稿》《金匮要略讲稿》《温病学讲稿》《神农本草经讲稿》《风火简论》《中医外治法集锦》《济众利乡篇》《热病条释》《柳吉忱医疗经验》《脏腑诊治纲要》《周易卜筮》等书。并撰写了"运气学说之我见""哮与喘的证治""癫狂痫痴的证治""崩漏治验"等几十篇学术论文。1983 年离休，仍以济世活人为己任。1987 年，创办山东扁鹊国医学校并出任校长，开创新中国成立后民办中医教育之先河。

传记入选《齐鲁名医学术思想荟萃》《名老中医之路续编》第一辑。

目　录

第八章　病能 / 077

第二部分　《神农本草经》讲稿 / 133

《神农本草经》成书时代考略 / 135

《本草经》上品诸药 / 137

丹砂　云母　玉泉　石钟乳　矾石　硝石　朴硝　滑石　石胆　空青　曾青　禹余粮　太一余粮　白石英　紫石英　五色石脂（青石、赤石、黄石、白石、黑石脂）白青　扁青　菖蒲　菊花　人参　天门冬　甘草　干地黄　术　菟丝子　牛膝　茺蔚子　女萎　防葵　柴胡　麦门冬　独活　车前子　木香　薯蓣　薏苡仁　泽泻　远志　龙胆　细辛　石斛　巴戟天　白英　白蒿　赤箭　庵闾子　菥蓂子　菁实　六芝（赤芝、黑芝、青芝、白芝、黄芝、紫芝）卷柏　蓝实　芎䓖　蘪芜　黄连　络石　蒺藜子　黄芪　肉苁蓉　防风　蒲黄　香蒲　续断　漏芦　营实　天名精　决明子　丹参　茜根　飞廉　五味子　旋花　兰草　蛇床子　地肤子　景天　茵陈蒿　杜若　沙参　白兔藿　徐长卿　石龙刍　薇衔　云实　王不留行　升麻　青蘘　姑活　别羁　屈草　淮木　牡桂　菌桂　松脂　槐实　枸杞　柏实　茯苓　榆皮　酸枣　檗木　干漆　五加皮　蔓荆实　辛夷　桑上寄生　杜仲　女贞实　木兰　蕤核　橘柚　发髲　龙骨　麝香　牛黄　熊脂　白胶　阿胶　丹雄鸡　雁肪　石蜜　蜂子　蜜蜡　牡蛎　龟甲　桑螵蛸　海蛤　文蛤　蠡鱼　鲤鱼胆　藕实茎　大枣　葡萄　蓬蘽　鸡头实　胡麻　麻蕡　冬葵子　苋实　瓜蒂　白瓜子　苦菜

《本草经》中品诸药 / 223

雄黄　石硫黄　雌黄　水银　石膏　磁石　凝水石　阳起石　孔公孽　殷孽　铁精　理石　长石　肤青　干姜　枲耳实　葛根　栝楼根　苦参　当归　麻黄　通草　芍药　蠡实　瞿麦　玄参　秦艽　百合　知母　贝母　白芷　淫羊藿　黄芩　狗脊　石龙芮　茅根　紫菀　紫草　败酱　白鲜皮　酸浆　紫参　藁本　石韦　草薢　白薇　水萍　王瓜　地榆　海藻　泽兰　防己　款冬花　牡丹　马先蒿　积雪草　女菀　王孙　蜀羊泉　爵床　假苏　翘根　桑根白皮　竹叶　吴茱萸　栀子

芫萸　枳实　厚朴　秦皮　秦椒　山茱萸　紫葳　猪苓　白棘　龙眼　松萝　卫矛　合欢　白马茎　鹿茸　牛角䚡　羖羊角　牡狗阴茎　羚羊角　犀角　燕屎　天鼠屎　猬皮　露蜂房　鳖甲　蟹　蚱蝉　蛴螬　乌贼鱼骨　白僵蚕　鮀鱼甲　樗鸡　蛞蝓　石龙子　木虻　蜚虻　蜚蠊　䗪虫　伏翼　梅实　大豆黄卷　粟米　黍米　蓼实　葱实　水苏　薤

石灰　礜石　铅丹　粉锡　代赭　戎盐　白垩　冬灰　青琅玕　附子　乌头　天雄　半夏　虎掌　鸢尾　大黄　葶苈　桔梗　莨菪子　草蒿　旋覆花　藜芦　钩吻　射干　蛇含　恒山　蜀漆　甘遂　白敛　青葙子　雚菌　白及　大戟　泽漆　茵芋　贯众　荛花　牙子　羊踯躅　商陆　羊蹄　萹蓄　狼毒　白头翁　鬼臼　羊桃　女青　连翘　石下长卿　蔄茹　乌韭　鹿藿　蚤休　石长生　陆英　荩草　牛扁　夏枯草　芫花　巴豆　蜀椒　皂荚　柳花　楝实　郁李仁　莽草　雷丸　桐叶　梓白皮　石南　黄环　溲疏　鼠李　药实根　栾花　蔓椒　豚卵　麋脂　鼺鼠　六畜毛蹄甲　虾蟆　马刀　蛇蜕　白颈蚯蚓　蛴螬　蜈蚣　水蛭　斑蝥　贝子　石蚕　雀瓮　蜣螂　蝼蛄　马陆　地胆　鼠妇　萤火　衣鱼　桃核仁　杏核仁　腐婢　苦瓠　水靳　彼子

第三部分　《伤寒论》讲稿 / 353

第四部分　温病学讲稿 / 485

第一部分

《黄帝内经》讲稿

小言引意

　　这是 1955 年至 1958 年上半年为中医进修班①讲课备课笔记的修订本，主要集合古今医家关于解释《内经知要》②的一些综合材料。内容以张志聪、马玄台诸家的语释为主，作为随堂演说、申明经旨的一些材料，原名《内经知要浅释》。今天既可作为个人进一步深造的参考，又可作为与诸同学们研究探索的资料，将来有时间翻阅又还作为个人对《黄帝内经》熟悉的一个引路牌。思前想后，对个人进一步深造来说，保存下来是多少有裨益的！

1958 年 9 月吉忱志

注

　　①中医进修班：1955 年起，我受莱阳地区行政公署委任负责胶东地区的中医培训工作，先后举办了七期中医进修班，并亲自讲授《黄帝内经》《伤寒论》《金匮要略》《神农本草经》《温病学》和《中国医学史》。为全地区培养了大批中医骨干，进修班的学员，一部分成为山东中医药学校的骨干教师，一部分成为半岛地县级医院的骨干中医师。

　　②《内经知要》：为《黄帝内经》的节注本，系明代著名医家李中梓选择《黄帝内经》中的重要内容，经重新分类和注释而成。全书二卷，卷上有道生、阴阳、色诊、脉诊、藏象五篇；卷下有经络、治则、病能三篇。

　　书中将《黄帝内经》重要原文节录归类，并加以注释。所选内容少而精，既可概括中医学的基础理论，又分类清楚，注释简要，为研究《黄帝内经》的各家所推崇。

　　《内经知要》首列道生类，体现了《黄帝内经》人与自然的统一观及未病先防的思想；次列阴阳类，以明指导思想；再以藏象、经络类，阐明生理病理；色诊、脉诊、病能、治则类，则反映辨证论治的内容。

　　《内经知要》虽仅八类，然生理、病理、诊断、治疗无所不包，体现了中医理论体系的概况，深得《黄帝内经》之旨。本书分类简要，选材精当，为学习《黄帝内经》的入门佳作。

第一章　道生

　　道生，是说明修道养生，亦即摄生防病的具体措施和办法。换句话说，就是摄生，亦即讲卫生保健防病的一些理论。后来《类经》和《医经原旨》等关于此类文字，都作摄生。本章共有四节，即《素问》之《上古天真论》《四气调神大论》《阴阳应象大论》和《遗篇·刺法论》。

第一节　素问·上古天真论

　　"上古"，系指很远的古代。"天真"，系指自然纯朴的天性。本篇指出要注重保养先天真气的古代养生方法，还指出生命过程中生、长、壮、老、已的规律，教导人们改善生活方式，益寿延年，所以称为"上古天真"。本节主要节选介绍上古懂得养生方法的四种古人（真人、至人、圣人、贤人）的内容。

【原文】

　　夫上古圣人之教下也，皆谓之虚邪贼风，避之有时，恬惔虚无，真气从之。精神内守，病安从来。有真人者，提挈天地，把握阴阳，呼吸精气，独立守神，肌肉若一，故能寿敝天地，无有终时，此其道生。有至人者，淳德全道，和于阴阳，调于四时，去世离俗，积精全神，游行天地之间，视听八达之外，此盖益其寿命而强者也，亦归于真人。有圣人者，处天地之和，从八风之理，适嗜欲于世俗之间，无恚嗔之心，行不欲离于世，被服章，举不欲观于俗，外不劳形于事，内无思想之患，以恬愉为务，以自得为功，形体不敝，精神不散，亦可以百数。有贤人者，法则天地，象似日月，辨列星辰，逆从阴阳，分别四时，将从上古合同于道，亦可使益寿而有极时。

【讲解】

《上古天真论》这篇的主要内容，是说古时的人明白修道养生的法则，保全他始生的天真之气，天真即人类开始在母体内发育生长的先天真气和有生之初的真元之气，爱护自己的精神气血，不使耗散，以达到延长寿命，同天地长久。这就符合天道玄真的奥妙之理。

虚邪贼风是指不正常的气候转变而能使人致病的因素。在前人来看，是一些使人发病的外在因素；从现在来说，可以把传染病的毒素、细菌等病原体包括在内。

恬憺，《尔雅》云：恬是静，憺是安。《淮南子》卷二《俶真训》云："静漠恬憺，所以养性也；和愉虚无，所以养德也。"《老子·三十一章》云："恬憺为上。"《庄子·刻意》云："恬憺无为。"总的说来，就是少思寡欲，抱乐观主义，而没有杂思乱想。

"真气从之，精神内守，病安从来。"这是说在预防疾病之中，首先要少思寡欲，不为财色所迷，世俗所扰，再用动功、静功来锻炼体质，使先天之真气（即元气）不受损失，精神安闲，不受刺激和损耗，体健力强，方可祛病延年。

真人、至人、圣人、贤人是四种修道养生不同类型的人物。这些人能把外界的大自然变化规律掌握得准确，又能随时随地地去适应它，使本身意志情绪永远处于安静之境，而无突然波动和刺激发生。这样做就能使形体不蔽、精神不散，臻于寿命无穷的养生目的了。

（1）真人：张景岳说：真是天真也。不假修道而能养生之人，故曰真人。也就是生而聪颖，即能适应天地转变，掌握身体脏腑阴阳的规律，运用内功吐纳之法，使呼吸交替，排碳吸氧，源源不绝，增强体力，既可正本清源，又能使精神内守，独立在天地之间，不衰不老。这种人与至人、贤人比而上之，生后性合于道，即能使精神返于至真，故谓之真人。

（2）至人：既具有淳厚的道德，爱护群众，又能调和天地的阴阳，适应四时的气候变化，与本身互相适应，而不发生疾病的人，叫至人。

老子观察自然社会的一切变化，发现了事物的矛盾性，他把这种矛盾性称为道德。道是从一切具体事物中抽象出来的自然法则或规律；德是宇宙间一切具体存在着的事物所包含的特性（范文澜著《中国通史简编》）。这种古代哲学观点，贯穿《黄帝内经》全部。淳德全道是道教修道养生的原则。

（3）圣人：能善于养生，适应自然界的变化，来修养自己人格，至于至极之地者，谓之圣人。他们能顺乎自然之变，虽处于八风暴变之中，但能保证身体与天地合法，四时合序，以期祛病延年。

（4）贤人：就是德行、才能超过平人者。但比以上三种类型的人修养差些。他们的养生方法也能观察天地、日月、星辰、阴阳、四时等自然现象的顺逆变化，设法来适应这种不正常的规律，来保真养性，也能活到百岁高年。

第二节　素问·四气调神大论

"四气"，系指春温、夏热、秋凉、冬寒的四时气候。"调神"，即指调摄精神。这节是发前篇修道养生未尽的意义，用春夏秋冬四时不同的气候特点，来说明修养生长收藏的道理，这与圣人"春夏养阳，秋冬养阴"的奥旨相同，是调和精神的妙法，所以名之谓"四气调神大论"。

【原文】

春三月，此谓发陈。天地俱生，万物以荣；夜卧早起，广步于庭；被发缓形，以使志生；生而勿杀，予而勿夺，赏而勿罚。此春气之应，养生之道也。逆之则伤肝，夏为寒变。奉长者少。

夏三月，此谓蕃秀。天地气交，万物华实；夜卧早起，毋厌于日；使志无怒，使华英成秀，使气得泄，若所爱在外。此夏气之应，养长之道也。逆之则伤心，秋为痎疟。奉收者少，冬至重病。

秋三月，此谓容平。天气以急，地气以明；早卧早起，与鸡俱兴；使志安宁，以缓秋刑，收敛神气，使秋气平；无外其志，使肺气清。此秋气之应，养收之道也。逆之则伤肺，冬为飧泄。奉藏者少。

冬三月，此谓闭藏。水冰地坼，无扰乎阳；早卧晚起，必待日光；使志若伏若匿，若有私意，若已有得；去寒就温，无泄皮肤，使气亟夺。此冬气之应，养藏之道也。逆之则伤肾，春为痿厥，奉生者少。

【讲解】

发陈是推陈致新的意思。万物于秋冬伏藏固守，感阳春温和细蕴之气，而发芽生长也。

使意志适调舒服，像春阳之生物一样，"生而勿杀，予而勿夺，赏而勿罚"，说明春阳为万物生长之令，就不宜残害其生机，应该供给其培植的方法，并宜奖赏有功，不应用罪罚之刑加之于身，应当具有好生之德，普惠下民，使其都充满活泼的生机。故谓"此春气之应，养生之道也"，这才是养生的做法，符合春天养生的道理。肝为春木生长之令，肝火衰微，胃寒独盛，到夏天则变生胃肠消化不良的寒泄病，也就影响人体在夏天的生长发育。

蕃莠是形容草木繁茂，开花结实的情形。"天地气交、万物华实"，是说明天之暖气下降、地之寒气上升，二气相交结成雨露，散布四方，滋润各处草木五谷，表现出开花结实的现象。

在夏天毋厌白天的时间。晚上的时间短，应当晚睡早起，使身体与夏日长的阳气相应，才不会影响生长。人体在夏天是生长的适当机会，应当使自己的意志畅舒，勿急躁，勿恼怒，必须使心情疏散愉快，像华英成秀一样，心气畅达，表现出和悦喜爱的形容在外部。"所爱在外"，正是所调中气也。疟病总名痎疟，夜发的叫痎，昼发的叫疟，指二日疟而言。

奉收指夏季温和之气，而收到养长之益。

容平指秋季五谷成熟收获的季节，叫作容平。

"天气以急，地气以明"，是指秋天的风变得劲急，地下的万物变成静寂。亦是说明大地之上到了晚秋季节里，地面上呈现容颜平淡和寂静了。"风起急兮而万物伏，气肃杀兮而生机涸"，已趋于伏匿状态，大地上不像夏季的繁华蓬勃了。

肺属金，金者肃杀之器也，故应秋气。若人能保全精神气血，以适应秋天之气候，则肺气健。金亦收敛之义。"无外其志"，是意志不要暴露于外，守内而为固。肺气足，而无病；否之，则伤肺，同时亦能影响脾、肾二脏，致使水运不强，至冬则必变飧泄之疾。飧音孙，泄等于泻，即完谷不化泄泻之病也。

奉藏指深护精神气血的机会而言。

冬季三月是阳气收潜、万物藏伏的季节，故谓闭藏之令。

"水冰地坼，无扰乎阳。"坼音彻，裂开的意思。说明水寒而冰结，地寒燥而干裂。人在此时须保养体内之阳，不受寒气之侵扰。

筋肉软弱，不能举动叫痿。气闭骤然昏倒，四肢冷逆叫厥。盖冬主肾，人在冬天应当培养闭藏之阳气，以固肾气，否则就会伤肾，肾伤则连及肝脏。肝主筋，肾主骨。寒气侵留筋骨之内，到了明春就易发生痿厥之疾。冬天违反了这种养藏之道，到了春天就影响发育生长之气。故李念莪云："筋失其养，则为痿。生气下逆，则为厥。"

肾气相当于人体活动机能。五脏六腑之精气，相当于营养物质。活动机能是借营养物质的供应来发挥它的作用，而营养物质又由活动机能来促进其吸收。所以五脏衰，肾气也衰；肾气衰，五脏也不能独盛。此即后人所说的"先天生后天，后天养先天"的道理。

以上四节经文说明人类的有机体和自然界环境存在着不可分离的复杂关系，气候的变化能影响人体内部的功能。因此，某一季节里调养不好就会影响该时节的健康而害病。

《四气调神大论》说明了春夏秋冬四时的气候变化规律，和人应如何去顺时养生的方法，并反复地说明阴阳在万物生长过程中的重要性和它在逆常的时候对万物的危害性，并重点指出人身的健康，应以预防疾病为先。养生，也是为了达到以预防为主的目的。

【原文】

天气清静光明者也。藏德不止，故不下也。天明则日月不明，邪害空窍。阳气者闭塞，地气者冒明。云雾不精，则上应白露不下，交通不表，万物命故不施，不施则名木多死。恶气不发，风雨不节，白露不下，则菀槁不荣。贼风数至，暴雨数起，天地四时不相保，与道相失，则未央绝灭。惟圣人从之，故身无奇病，万物不失，生气不竭。

【讲解】

天空应当是清静的气体布散，而且也应当光明亮晶。

天能覆盖万物，包藏地球上一切生物的生机育旺。故应当保持它的清静之气，以濡润万物，高悬而不应下坠。若反常则有害矣。张志聪云："天气布于六合九州，化生万物，而体位仍尊高也。"

天尽管清净光明，但都要日光和月光的照射，才能倍显出它的光明。如果没有日月之照射，一定就会黯然无光，造成天地壅塞的阴阳混乱现象，因此空中的秽邪就会乘虚窍而入，发生灾害。

地上的气体近地面者密，渐上即稀，叫作阳气。假若闭塞，则地下水气不能上升，而就会呈现混浊的昏冒之状也，就不明亮了。

地气混浊不能上升，到夜间就不会与空中冷气相逢，而变成雨露下降了。

天之冷气不降，地之热气不升，交通痞塞，就不能成雨露来供应万物的生命需要。因为没有雨露的施布，不单草木枯萎，就是根深蒂固的大树（名木）也会枯死的。"云雾不精，则上应白露不下"，地气混浊不清，就没有蒸气上升，遇冷成露而下降。

天地之气上下不交，阴阳乖舛，不仅没有雨露的滋润来使万物生长发育，而且恶戾之气也不会消散，造成风雨不节，白露不下，草木定要枯槁，失其繁荣生机。

贼害之风屡起，暴雨骤至，天时失常，时序紊乱，不与季节相应，则气象突变，与养生的道理相违背，而万物的生命就不到中途即遭天折，哪能达到华英成秀的境地。未央，指未到中途而言。

只有先觉的圣人，能够适应天时，顺乎自然变动，保养精神气血，遵守修身养神的养生方法，然后才不会患奇病（奇病，即重病也），万物不失生机，则生气勃勃，而无有竭绝的时候了。

此段经文说明古代哲学家，常抱"道常无为而无所不为"的意思。《黄帝内经》将这种思想用在医学上来教导人们保持自己的道德，不受意外的诱惑和侵袭，则精神与气血不受损害，即达到养生的目的和道理了。

第三节　素问·阴阳应象大论

本篇是将天地的阴阳和万物的阴阳，结合到人体的阴阳。但它的阴阳是相应的，而且是互相关联的，其变化必须取得一致，否则灾害立至。特别是人体的阴阳，是和天地四时之阴阳息息相通，因而无论是养生、诊病、治疗等各方面，都必须取法于阴阳，方不致有所失误，故篇名谓"阴阳应象"。

【原文】

能知七损八益，则二者可调，不知用此，则早衰之节也。年四十，而阴气自半也，起居衰矣。年五十，体重，耳目不聪明矣。年六十，阴痿，气大衰，九窍不利，下虚上实，涕泣俱出矣。故曰：知之则强，不知则老，故同出而名异耳。智者察同，愚者察异；愚者不足，智者有余。有余则耳目聪明，身体轻强，老者复壮，壮者益治。是以圣人为无为之事，乐恬憺之能，从欲快志于虚无之守，故寿命无穷，与天地终。

【讲解】

七损八益是《素问·上古天真论》中所说的女子七七中五七至七七为三损，男子八八中的五八至八八为四损，合为七损；女子一七至四七为四益，男子一八至四八为四益，合为八益。七损八益是说明人体在生理的发育过程中，有盛有衰之变化现象。

盖女子二七而月经泻，男子二八而精液溢，不作性交，则精存不泄，故叫八益。此其在青春发动时机。当有天然的性欲感动，若有无可抑制的情绪，就要懂得调和阴阳相生之气，就不发生怨女旷夫之慨。如果不知用这调和阴阳的范畴，"以妄为常，醉以入房，以欲竭其精，以耗散其真"，就会造成未老先衰的现象。

四十岁壮年已过，体力消耗一半，起居动作有时呈衰弱现象。五十岁则肝肾亏虚，筋骨失养，耳目失濡，而骨内钙质、胶质、维生素都缺乏，就感觉身体沉重，行动不健，视觉、听觉的机能都在开始退化，出现眼花耳聋的现象。六十岁精气衰竭，生殖机能消失，行动气力不支，九窍发生障碍，耳重听，目流泪，鼻涕口涎都控制不住，下体虚弱无力，头晕眩而脑昏，精竭于下，水注于上，涕泪出而血压高、脑部血管硬化。

能知道七损八益、固精补阳之理，则体强身健，否则"以欲竭其精，以耗散其真"，就造成未老先衰的来临。

同样是阳精、阴血所拼成的肉体，但在生命的过程中有强弱老壮的不同。

聪明的人知道观察阴阳消长的过程，保养精气神，使之不损天一真元来修道养生，不妄作劳，则阳固而阴秘，所以身强而老当益壮。愚笨的人不懂得此理，体能就日趋衰退了。

愚人精气不足，聪明人则精气有余。有余则耳聪目明，体轻力强，虽至年老而精气不衰也。

聪明人懂得自然规律的养生方法，没有意外的杂思乱想的劳心劳形的顾虑，以愉快自得的心情来适应事物的变化，保养自身的精神气血。

圣人之修身，从它的所欲，随其心志所得的愉快，以虚无为守心之本，没有什么思想来扰乱它。因此才能身体强壮，命寿无穷，与天地之长久永存。

本节七损八益有两个说法：①七损是指阳消。八益是指阴长。②女子发育生长，以七为纪。男子发育生长，以八为纪，所以把七指女为阴，八指男为阳。阴阳和男女同一意义。男有守精的益，女有排经的损，这是自然生理的关系。所以古人对于存精养神，是采用阴平阳秘的道理，也是自然的养生方法。所以"和于阴阳，法于数术"是《黄帝内经》的核心理论，而"形与神俱"是中医学祛病健身的终极目的。

第四节　素问·刺法论

此篇旧本已佚，唯《素问补遗》有此，内容是说明针刺方法，故叫遗篇。因上古的人是朴素治病，多用针刺，《灵》《素》两经都承它的遗轨。《黄帝内经》对于针刺法有很多精奥详载，可见于《灵枢》中《终始》《阴阳二十五人》《官针》，《素问》中《刺齐论》《针解》等篇。

【原文】

肾有久病者，可以寅时面向南，净神不乱思，闭气不息七遍，以引颈咽气顺之，如咽甚硬物。如此七遍后，饵舌下津令无数。

【讲解】

本节是道家的一种吐纳方法，过去在医疗上很少应用，现在被认为是气功疗法治病的最早发明，因而对于临床医疗，是有相当的价值的。

此篇李念莪注："肾为水脏，以肺金为母。肺金主气，咽气者，母来顾子之法也。咽津者，同类相亲之道也。人生于寅，寅为阳旺之会。阳极于午，午为向明之方。神不乱思者，心似太虚，静定凝一也。闭气不息者，止其呼吸，气极则微微吐出，不令闻声。七遍者，阳数也。引颈者，伸之使直，气易下也。如咽甚硬物者，极力咽之，汩汩有声，以意用力送至丹田气海。"乃津水与肾水一家归源之法，既济之道也。

第二章　阴阳

阴阳是古代哲学基本的范畴之一，阴阳学说是古代哲学的基本内容。中医学引用阴阳来说明人体的生理和病理现象，分析药物的性能，指导临床诊断和治疗。本章集中体现出《黄帝内经》阴阳学说的基本内容。

第一节　素问·阴阳应象大论

这篇是将天地的阴阳和万物的阳阳，结合到人身的阴阳。但是它似有互相联系、互相矛盾的现象，所以叫作《阴阳应象大论》。其内容是把自然界的阴阳变化，关系到人身阴阳的变化。所以人体生理的变化，亦可以引证自然界阴阳变化的现象。像这样阴阳变化的奥妙道理，是没有穷尽的，在医疗上的运用也很广泛。因此我们对这篇的意义必须进一步来研究。

【原文】

阴阳者，天地之道也，万物之纲纪，变化之父母，生杀之本始，神明之府也。治病必求于本。

故积阳为天，积阴为地。阴静阳躁，阳生阴长，阳杀阴藏。阳化气，阴成形。寒极生热，热极生寒。寒气生浊，热气生清。清气在下，则生飧泄；浊气在上，则生䐜胀。清阳为天，浊阴为地。地气上为云，天气下为雨。故清阳出上窍，浊阴出下窍；清阳发腠理，浊阴走五脏；清阳实四肢，浊阴归六腑。

水为阴，火为阳；阳为气，阴为味。味归形，形归气；气归精，精归化。精食气，形食味；化生精，气生形。味伤形，气伤精；精化为气，气伤于味。

阴味出下窍，阳气出上窍。味厚者为阴，薄为阴之阳；气厚者为阳，薄为阳之阴。味厚则泄，薄则通；气薄则发泄，厚则发热。壮火之气衰，少火之气壮；壮火食气，气食少火；壮火散气，少火生气。

阴胜则阳病，阳胜则阴病；阳胜则热，阴胜则寒；重寒则热，重热则寒。寒伤形，热伤气；气伤痛，形伤肿。故先痛而后肿者，气伤形也；先肿而后痛者，形伤气也。喜怒伤气，寒暑伤形。

天不足西北，故西北方阴也，而人右耳目不如左明也。地不满东南，故东南方阳也，而人左手足不如右强也。

阳之汗，以天地之雨名之；阳之气，以天地之疾风名之。

【讲解】

纲纪，总的为纲，分支为纪。

宇宙间有一种极精微的物质实体，即本书所谓之"气"。其原始状态，混沌未分，叫作太乙，又称太极。但这种元素具有流动性、粒子性，有清浊之分。清和轻的气是构成天空的材料，属于阳。浊和重的气，是构成大地的材料，属于阴。太乙生两仪，两仪分为阴阳。阴阳变化一上一下，合成于章。混混沌沌，离则复合，合则复离，是谓太常。太常，是指天地交泰之常规也。天地阴阳变化多端，分则可为无数，合则成一整体。这种变化在世界万物之中，好像有广泛的自然进展和消灭的趋势，故阴阳变化之后才能生出万物。《黄帝内经》以原始的唯物辩证观点来证明中医对阴阳的认识，认为阴阳可以概括体内的生理、病理及药理等作用的相生相克、矛盾对立的现象。阴阳两方面发生矛盾、对立和人体都有联系，因此说阴阳为"万物之纲纪"。马元台云："统之为纲，散之为纪。"阴阳元素具有两方矛盾对立性质。两方对立形态互相接触，得到媾和，从无形中结合起来，造成世界一切物质，是谓之"化"。如果阴阳元素有所偏执，发生太过和不及的矛盾，就不会生出物质，谓之"变"。阴阳变化具有互相生灭的动态，随着变化的动态而生产万物，故谓"变化之父母"也。古代医学根据当时科学的实践，并根据当时朴素的唯物主义哲学思想观点，指出人是自然的一部分，所以要按照自然规律认识病理和生理的现象，五脏十二经皆通天气，符合自然规律统一的原则，故《黄帝内经》认为顺着自然规律，就会生；违反了，就会病以至死亡。照这样看阴阳就成为万物生杀之根源了。李念莪注云："阴阳交则物生，阴阳隔则物死。阳来则物生，阴至则物死。万物之生杀，莫不以阴阳为本始也。"阴阳一动一静，变化莫测，所以一切事物生长和消灭过程也是精神生产所聚会的地方。张志聪云："阴阳不测谓之神。明者，阴阳合而灵显昭著也。神化天之五气，地之五行，以生万物。故谓神明之府。"

《黄帝内经》把阴阳的运用联系到医学方面，没有一样不用阴阳为基本的原则。所以对于治疗疾病，应该推求这个原则，就无发生错误之患。

积轻清之气成为天，像人体的阳气。积重浊之气成为地，像人体阴血。阴气伏匿在内而静，阳气外露而躁。张志聪云："地之阴，主静而有常；天之阳，主动而不息。"阳气能够发育万物，故谓"生"。阴气能够成熟万物，故谓"长"。阳热太过，能使万物枯槁，故为"杀"。阴寒太过，能使万物冻凝结聚，而谓"藏"。此说明阴阳对立的矛盾不会达到自然平衡。所以说"阴平阳秘"，是一种非平衡的有序稳态。

阳性躁动，能化生精的气；阴性沉静，能造成血的形。阳化气，指神经作用；阴成形，指血液的循环。

自然物质的变化，寒极则转热，热极则生寒。从病理变化来说，也是如此。在我们医疗上的病理变化的经常性规律，与自然界物质变化大抵是一致的。所以中医关于随证施治的方法，是以观察病理变化为范畴。张志聪云："阴寒阳热，乃阴阳之正气。寒极生热，阴变为阳也。热极生寒，阳变为阴也。"

自然界气质发生变化时，常常引起寒气沉浊、热气清净的现象。马元台注："寒气主阴，阴主下凝而不散，故浊气生焉。热气生阳，阳主上升而不凝，故清气生也。"

阳热的清气侵入下部，就引起肠胃发炎的腹泻症。阴寒的浊气，积聚在胸膈的上部，就发生胸膈䐜胀闷满之症。

清气上浮在上，浊气下凝在下。浮在上者成云，指地面水蒸气言。凝在下者成雨，指地面水蒸气上升后遇冷则凝下成雨。故云："天地交泰，阴阳凝聚，而云布雨施焉。"

气本乎天者亲上，气本乎地者亲下，各从其类也。上窍，谓耳目口鼻；下窍，谓前阴后阴。清阳出上窍，是指神经系统而言，因为神经中枢分枝散布于耳目口鼻的上窍，为神经传达反射的作用；浊阴出下窍，是指消化而言，因为消化器有运行胃肠食物的消化作用，把无用的废物从排泄器官排出，即出下窍（前后阴）。这是将清浊和阴阳结合到人体神经系统和消化系统的功能而言也。

"清阳发腠理，浊阴走五脏"，张志聪注："腠者，三焦通会元真之处也；理者，皮肤脏腑之文理。言清阳之气，通会于腠理，而浊阴之精血，走于五脏。五脏主藏精者也。"是言人身神经纤维从脑髓分布于脏腑而发生于皮肤腠理，为传导外界刺激的作用，故谓清阳发腠理。血液从心脏运行于五脏，为营养全身的作用，故谓浊阴走五脏。这是把清阳和浊阴结合到神经纤维和血液运行的功能而言。

"清阳实四肢，浊阴归六腑"，张志聪云："饮食所生之清阳，充实于四肢，而混浊者归之于六腑也。夫脾主四肢，又曰手太阴独受其浊。盖浊中之清者，由脾之转输而充实于四肢也。浊中之浊者，归之于六腑也。"今注：神经中枢的构造，由脑髓、脊髓、神经而成，分枝出于神经纤维。它充实到全身及四肢，有刺激反射的作用，故说清阳实四肢。胃肠所有消化食物，归于六腑，变成营养的液体，生出血液，故曰浊阴归六腑。这是把清阳和浊阴结合到神经中枢和消化系统的功能而言。

饮食所生的血液，能充实到四肢。混浊的渣质，归到六腑，变为便尿走出于前后二阴，这是古人在观察上认为自然的变化现象，也就是把自然界的变化规律，结合到人体的变化规律来谈的。

水性寒而润下，故为阴。火性热，故为阳。

气是无形的东西，因为物质与热相应就生出臊、焦、香、腥、腐等五气的表现，故阳为气。味是食物对口腔的刺激产生出酸、苦、甘、辛、咸等五味的表现，故为阴。五味归纳起来是一个有形的液体。如果有形的液体，经过热力的蒸迫就引起变质，以至于气化，气化到极点的程度，仍旧再为气体（归气），这是说明自然界的物质的变化是由无形变为有形，有形变为无形的气。此乃古人把此项理论结合人体生理变化现象来言。

因为先天的元气和后天的谷气，互相结合，就会生出精液，精液和阴阳相得交媾，就能引起生殖的变化而化生万物。

先天之元气吸收后天的谷气，经过生理变化，就于生殖腺内生出精液，故谓之精食气。五味能滋生血液，而成有形的气体，故谓之形食味。

精液，指精微物质，是由食物营养中生理变化而生的，所以叫作化生精。化生精，指营养液变化生精的意思。如果无形的气经过生理变化的发展就成为形体，所以叫作气生形。可以说谷气生出五味的营养，就会生精。精气得到阴阳的相接，就会生出形体，这是自然界的生理变化的现象。李念莪注："万物之生，必本于精；形质之生，必本于气也。"此精字含义非生殖腺之精液，而是指人体生机元素而言。

五味是甜酸苦辣咸，在人体内的需要是有相当定量，才能具有消化食物、营养身体的作用。如果发生太过或不及，就会引起障碍和刺激而生病。例如胃酸过多的消化性溃疡，血糖过高的糖尿病，这是说明味伤形的意思。人体内所生的热量是保持体温的，如果热气太高也能灼害精液，引起精液枯槁为病。例如热性传染病的高热，很能消耗人体的细胞肌肉，这是说明气伤精的意思。《中国医学大词典》云："精是人类生殖元素。男女皆有之。"《灵枢·经脉》"人始生先成精，精成而脑髓生。"这所说的精，非指生殖器中的精子，乃是指人体内部的细胞，细胞为生物的要素，但细胞的生存是赖五味的营养。如果细胞繁殖过强，而五味滋养不够，就会引起营养不良的病症，是指气伤味的意思。

重于味的东西，属阴性。例如苦味药能促进排泄的机能，而出于前后阴的下窍。重于气的东西，属阳性。例如辛味药它能调节体温中枢，而出于呼吸道的上窍。

味厚的东西为阴性，如硝、黄、芩、连之类。味薄的东西，为阴中之阳，如荆、防、辛、芷之类。凡气厚的东西为阳性，如姜、附、桂、朴之类。气薄的东西，为阳中的阴，如银、翘、桑、菊之类。这是说明药性气味厚薄与阴阳之间的相互关系。

味厚的药为阴中的阴，而性苦寒，故有下泄胃热的作用。味薄的药为阴中的阳，而性本凉，故有渗泄利尿的作用。又如气薄的药为阳中的阴，而性辛温，故有发泄疏散的作用。气厚的药为阳中的阳，而性燥热，故能回阳，而有增加体温的作用。张志聪注："味厚为阴中之阴，降也，故主下泄。味薄为阴中之阳，升也，故主宣通。气薄者为阳中之阴，降也，故主发泄。气厚者为阳中之阳，升也，故主发热。"此乃论气味之阴阳升降的理论。

"壮火之气衰，少火之气壮；壮火食气，气食少火，壮火散气，少火生气"，承接上句所讲的气味厚薄关系治疗的作用，说明用药需要配合调和，就没有坏处。例如辛热的药用得太过，就会伤它的气（壮火之气衰）：唯以气味温和的药，性质和平，用得适当，就会增补元气而强壮（少火之气壮）。因此辛热的药不特能杀削元气，并且能消耗胃中的谷气（壮火食气）：独以温和的药，可能辅助谷气的运化（食气少火）。所以辛热的药能消散它的气，而和平的药能生出营养的气。此节是反复告诉我们，应该认识辛热药不可乱投。近世医家好投姜、附、辛、桂之药，而壮火散气，误人不少。

阴寒的病若误用酸苦的药过多（指苦寒化燥），就会在病的进行中发生刺激性反应，引起兴奋性的条件反射，使病型无条件增进。这种进行性的病型增进，我们就叫作阳病。阳热的病如果误用辛甘的药过多（指湿热生寒的意思），就会发生制止性的反应，在病型无条件退行中，引起抑制性的条件反射，使病型无条件减退。这种退行性病型降低，我们就叫作阴病。但是病的进行性为阳性，体温必然升高而热；病的退行性为阴性，其体温必然降低而寒。李念莪注："阴阳和则得其平。一至有偏胜，则病斯作矣。"

寒极能生出兴奋性的反应而发热，热极能引起限制性的反应而现寒（冬日浣衣与夏热伤暑），这是表示阴阳变化，有对立的矛盾形势。

此节是说明阳盛则隔阴，阴胜则隔阳。有内真热而外假寒之证，亦有内真寒而外假热之证。用药审证，必察其变。轻妄投药，如水煎药，火益炽。虽有智者，莫可救矣。

寒属阴，肌肉也属阴，寒的过胜，就会损害肌肉的形体；热属阳，神经也属阳，热的过胜，就会伤害神经的机能。

"气伤痛，形伤肿"，就是神经机能损伤，就会引起刺激性的神经痛。肌肉组织损伤，就会发生弥漫性肌肉浮肿。

先痛而后肿的病，是由神经性病变而波及肌肉的肿。先肿而后痛的病，是由肌肉的病变而波及神经的痛。中医治病应先处理其发病的起始病型，叫作治本。如果先痛而后肿的，要先治它的痛，痛止而肿自消。先肿而后痛的，要先治它的肿，肿消而痛自愈。李念莪注："气先伤，而后及于形，气伤为本，形伤为标也；形先伤，而后及于气，形伤为本，气伤为标也。"

喜怒为七情中的两种。在人之情绪中，对于外界环境的有利因素和有害因素能产生兴奋性和抑制性的反应，使大脑皮层两种基本神经活动发生变化，引发神经性的病变（神经指气而言），所以叫作"喜怒伤气。"寒暑是自然界气候变化的冷和热，假如寒暑伤害我们的身体，就会引起中寒、中暑的病，所以叫作寒暑伤形。此形字指形体而言也。

人类在自然环境中，一定和天地间的阴阳变化，有着互相关联的现象。人是由细胞组织组成的一个整体，当然可以用阴阳离合的原理，来分析身体活动的左右倾向的偏差。作为研究人体生理的观点，我们对于天地阴阳的研究，就可体会天地左右的倾向。生出东南西北的四方，这四方在天叫作四象，在地叫作四体。但以四方的阴阳，把阴的归阴，阳的归阳，综合起来，就分出东南西北的两极。西北为阴极，东南为阳极。天的西北，为阳中之阴，故天不足于西北。人应于天，因此右耳目不如左的聪明。地的东南，为阴中之阳，故地不满于东南。人应于地，因此左手足不如右手强也。这是古人依据古代天文地理的说法，来解释人身生理的现象。李念莪注："天为阳，西北阴方，故天不足于西北。地为阴，东南阳方也，故地不满于东南。日月星辰，天之四象，犹人之有耳目口鼻，故耳目之左明于右，以阳胜于东南也。水火金木，地之四体，犹人之有皮肉筋骨，故手足之右强于左也，以阴强于西北也。"

汗是由汗腺分泌的液体，排泄体内的汗液能调节体温，好似天空中的雨一样，因此把人身的汗比成天地的雨。李念莪注："汗出从表，阳也，而本于阴水之属，故以天地之雨应之。雨虽属阴，非天之阳气降，则不雨也。知雨之义者，知汗之故矣。"

阳之气是指呼吸气而言。如果呼吸道发生障碍，就引起气息喘促的病症，好像天地空中的空气鼓动急速而生风一样。李念莪注："气为阳，阳胜则气逆喘急，如天地之疾风，阳气鼓动也。"

第二节 素问·金匮真言论

金匮是古代帝王藏书的器具。金匮真言是说帝王保存的贵重文献的意思，非一般人士所能通晓的言语文词。本篇是讨论经脉的道理，故叫作《金匮真言论》。

【原文】

平旦至日中，天之阳，阳中之阳也；日中至黄昏，天之阳，阳中之阴也。合夜至鸡鸣，天之阴，阴中之阴也；鸡鸣至平旦，天之阴，阴中之阳也。

夫言人之阴阳，则外为阳，内为阴；言人身之阴阳，则背为阳，腹为阴。言人身之脏腑中阴阳，则脏者为阴，腑者为阳。肝、心、脾、肺、肾五脏皆为阴，胆、胃、大肠、小肠、膀胱、三焦六腑皆为阳。

故背为阳，阳中之阳，心也；背为阳，阳中之阴，肺也。腹为阴，阴中之阴，肾也；腹为阴，阴中之阳，肝也；腹为阴，阴中之至阴，脾也。

【讲解】

第一段经文是说天的昼夜，都是由阴阳旋转生出来的。子午卯酉四个时辰是天的四正。例如平旦是天将明的卯时，日中是太阳正中的午时。卯到午时，为天早的阳。两阳正盛，故为阳中之阳。太阳正中的午时，至黄昏的酉时，为天晚的阳，是由阳入阴，故为阳中之阴。夜半到鸡啼，是酉到子时，为夜半的阴，而阴正盛，故为阴中之阴。鸡啼到早晨，是子到卯时，为清晨的阴，是由阴出阳，故为阴中之阳。这是表示地球旋转，由阳入阴，从阴出阳，生出昼夜四时的意思。

第二段说明如何把人体来分阴阳。如身外为阳，身内为阴。背的部分主督脉，为一身的阳。腹的部分主任脉，为一身的阴。五脏的肝、心、脾、肺、肾，为生精的器官，都是属阴。六腑的胆、胃、大肠、小肠，为消化系器官，都是属阳。

第三段再分开来说：背部和膈以上的脏器为阳。心在膈上，阳中有阳，是为阳中的太阳。肺悬背前，阳中有阴，是为阳中之太阴。腹部和膈以下的脏器为阴。肾在膈下两腰，阴中有阴，是为阴中之少阴；肝居膈下右肋间，阴中有阳，是为阴中之少阳；脾在腰腹的左肋间，阴中之太阴，所以说脾为阴中至阴。张志聪注："心为阳脏，位处上焦，以阳居阳，故为阳中之阳。肺为阴脏，位处上焦，以阴居阳，故谓阳中之阴。肾为阴脏，位处下焦，以阴居阴，故为阴中之阴。肝为阳脏，位处下焦，以阳居阴，故为阴中之阳。脾为阴脏，位处中焦，以太阴居阴，故谓阴中之至阴。"

第三节　素问·生气通天论

"生气通天"，即天人相应之谓。本篇所注重的在于生气，生气指养气而言，亦即人之生长营养之气也。但这养气本通于天的阳气，而人得此阳气以养生，亦即是以天人合一的说法，因此叫作《生气通天论》。

【原文】

阳气者，若天与日，失其所，则折寿而不彰。故天运当以日光明。

凡阴阳之要，阳密乃固。两者不和，若春无秋，若冬无夏，因而和之，是谓圣度。故阳强不能密，阴气乃绝。阴平阳秘，精神乃治。

【讲解】

　　阳气好像天的太阳光线，有保护身体健康的作用。如果人们失掉这些阳气，就折了寿命而不会生存了。因此可以觉悟天的大数，应当以太阳为光明。李念莪注："此明人生全赖乎阳气也。日不明，则天为阴晦。阳不固，则人为夭折。皆阳气之所失者。故天不自明，明在日月。月体本黑，得日乃明，此天运当以日光明也。"

　　凡阴阳重要的关键，须使护卫的阳气固密，病邪就不易侵害。如果阳的气和阴的血不相调和，就会引起阴阳偏胜的倾向。若偏于阳的，就像只有春的温，而没有秋的凉。偏于阴的，就像只有冬的寒，而没有夏的热。唯圣人能够审察阴阳偏胜的道理，泻其太过，补其不足，来调和其平秘。这就是圣人修养的法度。

　　所以阳气偏强的人，就不能护卫密固身体的外部，会使阴血绝灭于内。必须阴血平静于内，阳气护密在外，才能够使精神安定。李念莪注："阴血平静于内，阳气秘密于外。阴能养精，阳能养神，精足神全，命之曰治。"张志聪注："阳强，邪客于阳而阳气盛也。阳病而不能为阴之固密，则阴气乃绝于内矣。"调养精气神者，当先平秘其阴阳。唯圣人能敷陈其阴阳之平和也。

第四节　素问·五常政大论

　　本篇内容是讨论五运主岁，有平气，有不及，有太过，各主果谷虫畜、草木、生物、数、声、色味、生长、收藏都是五行政令的常度，所以叫《五常政大论》。摘引部分主要论述阴精、阳精。

【原文】

　　阴精所奉，其人寿；阳精所降，其人夭。

【讲解】

　　人们能够上奉阴的精气，固密不泄，就会多寿。如果阳的精气时常下泄，不能固守，就会夭折。张志聪云："阴精所奉之处，则元气固藏，故人多寿。阳精所降之方，则元阳外泄，故人多夭。曰阴精，曰阳精。当知地有精，而天有精。盖在地为阴，在天则为阳也。"

这节经文是说天地的常道，将阴阳作为一个提纲，逐项加以解释，说明了自然界现象，结合生理病理的功能以及如何分化，如何求阴平阳秘，说明怎样能长寿，怎样能夭折。

第三章　色诊

望、闻、问、切是中医最重要的诊查疾病的方法，简称四诊。色诊即用望法来诊断形体和内脏的病变。望诊内容很多，这里用望色来概括它。

第一节　素问·脉要精微论

这是《素问》第十七篇的篇名。内容都是讨论诊脉要括，有至精至微的理论，因此名叫《脉要精微论》。本节主要摘引色诊内容。

【原文】

夫精明五色者，气之华也。赤欲如白裹朱，不欲如赭；白欲如鹅羽，不欲如盐；青欲如苍璧之泽，不欲如蓝；黄欲如罗裹雄黄，不欲如黄土；黑欲如重漆色，不欲如地苍。五色精微象见矣，其寿不久也。夫精明者，所以视万物，别白黑，审长短。以长为短，以白为黑，如是则精衰矣。

【讲解】

《素问·脉精要微论》里说眼睛的视觉和颜色面貌出显的五色，是人体五脏内部的精气透露在外的征象，所以中医把望色作为四诊的主要诊断方法之一。《中国医学大辞典》注："精明，目之精光也。"精明是对人的眼睛而言。李念莪注："精明见于目，五色显于面，皆气之华也，言气而血在其中矣。"

在颜面中发现不明润的色气，说明人的寿命是有问题的。所以赤的色，要像帛绢裹着朱砂那么明润，不要像代赭石的赤带黑焦。白的色，要光润得像鹅的羽毛，不要像白盐的灰暗。青的色，要像青玉的莹泽，不要像蓝靛的沉晦。黄的色，要像罗裹雄黄的明亮，不要像黄土的枯焦。黑的色，要像重漆的器皿般光朗，不要像地灰的晦暗。如果赭、盐、蓝、黄土、地灰等五色，现于面部各脏所属的部位，就是五脏内部有病的征象，对于人的寿命就会有问题的了。

"夫精明者，所以视万物，别白黑，审短长。以长为短，以黑为白，如是则精衰也。"这是谈色诊中眼睛的视觉部分。眼睛是司视觉的器官，所以用来看万物，有区别黑白、审察长短的作用。假如眼睛视力颠倒错乱，把长的东西看作短的，白的东西看作黑的，这样就证明它的内部的精气已经衰萎了，那么寿命就成了问题。

第二节　灵枢·五色

这是《灵枢》第四十九篇的篇名。本篇通过观察病人颜面各部出现的五色，用来断定病症，因此叫作《五色》。

【原文】

明堂者，鼻也；阙者，眉间也；庭者，颜也；蕃者，颊侧也；蔽者，耳门也。其间欲方大，去之十步，皆见于外，如是者寿，必中百岁。

明堂骨高以起，平以直，五脏次于中央，六腑夹其两侧。首面上于阙庭，王宫在于下极。五脏安于胸中，真色以致，病色不见，明堂润泽以清。五色之见也，各出其色部。部骨陷者，必不免于病矣。其色部乘袭者，虽病甚，不死矣。青黑为痛，黄赤为热，白为寒。

其色粗以明，沉夭者为甚。其色上行者，病益甚；其色下行，如云彻散者，病方已。五色各有脏部，有外部，有内部也。色从外部走内部者，其病从外走内；其色从内走外者，其病从内走外。病生于内者，先治其阴，后治其阳，反者益甚；其病生于阳者，先治其外，后治其内，反者益甚。

常候阙中，薄泽为风，冲浊为痹，在地为厥，此其常也。各以其色，言其病。

大气入于脏腑者，不病而卒死矣。赤色出两颧，大如拇指者，病虽小愈，必卒死。黑色出于庭，大如拇指，必不病而卒死。

庭者，首面也；阙上者，咽喉也；阙中者，肺也；下极者，心也；直下者，肝也；肝左者，胆也；下者，脾也；方上者，胃也；中央者，大肠也；夹大肠者，肾也；当肾者，脐也。面王以上者，小肠也；面王以下者，膀胱子处也；颧者，肩也；颧后者，臂也；臂下者，手也。目内眦上者，膺乳也；夹绳而上者，背也；循牙车以下者，股也；中央者，膝也；膝以下者，胫也；当胫以下者，足也；巨分者，股里也；巨阙者，膝膑也。

各有部分，有部分，用阴和阳，用阳和阴，当明部分，万举万当，能别左右，是谓大道；男女异位，故曰阴阳。审察泽天，谓之良工。

沉浊为内，浮泽为外；黄赤为风，青黑为痛，白为寒，黄而膏润为脓，赤甚者为血；痛甚为挛，寒甚为皮不仁。五色各见其部，察其浮沉，以知浅深；察其泽天，以观成败；察其散抟，以知远近；视色上下，以知病处。色明不粗，沉天为甚；不明不泽，其病不甚。其色散，驹驹然未有聚，其病散而气痛，聚未成也。

肾乘心，心先病，肾为应，色皆如是。男子色在于面王，为小腹痛，下为卵痛，其圜直为茎痛，高为本，下为首，狐疝癀阴之属也。女子在于面王，为膀胱、子处之病。散为痛，抟为聚，方圆左右，各如其色形。其随而下至胝为淫，有润如膏状，为暴食不洁。

色者，青、黑、赤、白、黄，皆端满有别乡。别乡赤者，其色亦大如榆荚，在面王为不日。其色上锐，首空上向，下锐下向，在左右如法。

【讲解】

明堂，就是鼻正中的部位。阙，是在两眉的中间。庭，在颜面的额角，又名天庭。蕃，在两颊。蔽，在两耳门。这些部位要是生得四方端正，上宽下阔，就是在十步以外望去，就能看见头面各部位端正宽阔且都很明显，这样的人，说明它的内脏各部都十分健康，没有什么病害，可能享寿到百岁。

明堂的鼻骨，要生得高起和平直。内部五脏就分配在鼻的中央，内部六腑就附属在鼻的两侧。首面在于阙庭的上边，王宫在两目中间的下极（指鼻柱骨主心的部位）。如果五脏安和，在于胸的中间，那么好的气色就会显出来，不好的气色也就会没有了，则鼻中央的明堂自然润泽和清亮了。李念莪注："五脏之候，皆在中央；六腑之候，皆在四旁。次者，居也。夹者，腑也。下极，居两目之中，心之部也。心为君主，故称王宫。若五脏安和，正色自显，明堂必清润也。"张志聪注：

"五官者，五脏之外侯也。明堂者，鼻也。鼻之准骨，贵高起而平直者也。五脏次于中央，阙庭之中肺也。阙下者，心也。直下者，肝也。再下者，脾也。脏为阴而主中，故候次于中央也。六腑夹其两侧。肝左者，胆也。方上者，胃也。中次者，大肠也。面王以上者，小肠也。面王以下者，膀胱、子处也。腑为阳，以主外，故位处于两侧也。肾为水脏，故夹大肠而位于蕃蔽之外，应地居中而海水之在外也。首面上于阙庭，王宫在于下极，应天阙在上，王宫在下，有天地人之三部也。阙庭者，肺也，肺主天而居上也。极下者，脾也，脾主地而居下也。王宫者，心之部也，心为君主，而居中也。五脏安宫于胸中，而脏真之色，致见于外，五官恶得无辨乎？"《中国医学大辞典》注："下极，鼻柱也。王宫，在两眉之间，心之部位也。"

五种面色之气，都出现于面部各位。若发现其色与各部真脏之色不同者，如面部显现骨骼凹陷不起的现象，就可断定其内脏一定有隐病潜伏在内部。假如它的各部发现有相生而无相克的气色，就是相乘袭的意思。这样气色显出来，尽管病得很重，尚不会死亡。

发现面部出现异常的五色，就可判断其为风、寒、热等外因。像青色和黑色是风寒的因素，现于面部多见于患疼痛的病人。黄色和赤色的多见于热的因素。白色出现于面部，就是属寒的因素。张志聪注："倪冲之曰：此察五部之色，而知外淫之病也。青黑者，风寒之色，故为痛。黄赤者，火土之色，故为热。白者，肃清之气，故为寒。是为五色之所司，而为外因之病也。"

再言病人之面色。它初起的时候，先现出明爽之色，到数日之后，就渐变为暗浊沉滞不亮的颜色，这是说明病已有增进加重的趋势。但是还要细察病人的气色，有向面部上行的形象，就可以断定病已进入严重的阶段；如果病人的气色有向下行的趋势，好像白云彻散的样子，这是说明病症已得转好的征兆。张志聪注："朱永年曰：此察其色而知病之间甚外内也。粗明主阳，沉夭主阴，阴阳交见，故为病甚。夫色乃五脏五行之气，从内而出，自下而上，以见于面。其色上行者，病势方殷，故为甚。夫地气升而为云，得天气降而彻散，故病方已也。"

脏部，脏腑之分部也。不同的脏腑反映在面部，不仅有不同的颜色，而且有不同的部位。此不同的部位，谓之脏腑之分部。五种不同的气色，都是从内部脏腑的不同器官反映到人的面部来，且有与脏腑相应的分部。五脏所反映的气色，多显出于面部中央，为内部；六腑所反映的气色，多显出于面部的两侧，为外部。凡反映出来的气色从两侧外部走向中央内部的，是病从外走内的趋势。反之，气色从面中央内部走向两侧外部，这可以断定为病从内部走向外部了。但是面中央内部属阴，面两侧外部属阳。所以病从内部发生的，应该先治阴，后治阳。如果不按照这个治疗的原则，可能发生错误，使病情加重。在同样的情况下，病生于阳的，应当先治外部，后治内部，如果再不遵守这一治疗原则规律，就会发生治疗上的错误，使病情更加严重了。张志聪注："脏部，脏腑之分部也。五脏次于中央，为内部，六腑夹其两侧，为外部。色从外部走内部者，外因之病，从外走内也。其色从内走外者，内因之病，从内走外也。盖腑为阳而主外，脏为阴而主内也。故病生于内者，先治其阴，后治其阳，反者益甚。其病生于阳者，先治其外，后治其内，反者益甚也。"

"常候阙中，薄泽为风，冲浊为痹，在地为厥，此其常也。各以其色，言其病。"此节经文论述了关于风、痹、厥三个病的诊断，当从面部两眉中间（阙中）出现的气色来观察。如阙中的局部现出轻淡润泽的色，就可断为感受风病。色上冲而重浊的，就是为痹。但重浊在于地阁的，是为厥逆之病。这都是通常有的，容易检查，从这些现出的各色中来推断，就可能说出它属于什么毛病。李念莪注："阙中，眉间也，肺之部也。风病在阳，皮毛受之，故色薄而泽。痹病在阴，肉骨受之，故色冲而浊。厥逆为寒湿之变，病起于下，故色之先显于地。地者，相家所谓地阁，即巨分、巨屈之处也。"张志聪注："地者面之下部，名地阁也。风乃天气，故常候于阙庭。寒湿者地气，故候在地部也。风乃阳邪，故其色薄泽。寒湿者阴邪，故其色冲浊。"马元台注："盖厥自足经而上逆者耳，此皆其常色可验者。若夫欲知五脏之分病，则又以青为肝，以赤为心，以黄为脾，以白为肺，以黑为肾，各以其色而分五脏之风痹厥也。"

另有一种最厉害的邪气，顷刻间可以侵入人的五脏六腑。就是没有病的人，亦可预知：只要大邪内侵，突然间就会令人死亡。李念莪注："大气者，大邪之气也，如水色见于火部、火色见于金部之类。此元气大虚，贼邪已至，虽不病，必卒然而死矣。"《中国医学大辞典》注："大气，邪气之大也。"张志聪注："大气入脏者，外淫之邪入于脏腑，故不病而卒死矣。不病者，无在外之形证也。"

若发现病人有赤色透露于面的两颧，形状像拇指大一般，这种病虽见一时的好转征象，但终究会发生突然死亡。又如黑色出现在头部天庭，形状也像拇指那样大的，病人一定会在病未发生以前，顷刻间猝然晕倒而亡去。李念莪注："形如拇指，最凶之色。赤者出于颧。颧者应在肩，亦为肺部，火色克金，病虽愈必卒死。天庭处于最高，黑者干之，是肾绝矣。虽不病，必卒死也。"马元台注："此言人有不病而卒死者，有病虽小愈而卒死者，有其由与其验也。盖不病而卒死者，以大邪之气入于脏腑；病虽小愈而卒死者，以赤色出于两颧，大如拇指者，此其验也。然不病而卒死者，有黑色见于首面，大如拇指，此亦其所验也。"

庭是天庭，在颜面的最上部，为应首面的病。阙上，在眉心的上部，内应咽喉的病。阙中，在两眉的中间，内应肺的病。下极，在眉心的下部，名山根，内应心的病。直下指鼻柱，名叫年寿，内应肝的病。在年寿的左边，内应胆的病。年寿以下，名叫准头，内应脾的病。方上，在准头两边，即迎香穴上，为鼻隧，如相家所称的兰台、庭尉是也，内应胃的病。人中的外侧应大肠的病。大肠的两边，与肾相联系，所以人中的外侧皆是应肾的病。面王，是鼻准的上部，为应小肠的病。鼻准下部是人中，内应膀胱、子宫的病。这是说明五脏六腑内有病，可以向外在一定的部位反映出气色。再说到肢节各部，也有各部分的反映形象。如颧后以应臂，臂以下以应手。其上如目内眦之上，应膺（胸部）和乳。其下如颊的外部叫作绳，夹绳以上，所以应背。循绕于牙车以下，所以应股。牙车的中央，所以应膝。在膝以下就是胫。在胫以下就是足。其他如巨分，在口旁大纹处，所以应股的内部。巨屈在颊下曲骨处，所以应膝膑的膝盖骨部分。从病色所在的地方，可能确认病者是阴或是阳，进而采取用阴和阳、用阳和阴的治疗方法。如果有这些见证，当然不至于有错误。尽管是这样，仍需要分别在左或在右，才能得到治病的道理。再进一步更要分别男女所见的气色有所不同。照这样做，才是知阴阳的要诀。

这一节经文是叙述人体脏腑及四肢肩背等，分配在面上的部位。因此可以根据面上部位，作为望诊的重点，来推测人身脏腑、四肢、肩背各部的病变。

观察面部的色气，是否有属于相克，而能使夭折的形态，能识此就是好的医生。假如沉浊而不光明润泽的色气，出现于面部带有晦滞的，就证明它的病深而在内脏。如果出现浮泽鲜明，就知道病是在浅表属外了。有这样辨别能力的医者，就是好的医生。

从面部现的颜色来看，一般来说，黄红的色属于风热病，青黑的属于疼痛方股的疾患，黄而膏润的是属于肿疡一类的病，红甚是充血性病，痛极则发生痉挛，寒极则生出麻木现象。李念莪注："五色之见于面者，可因是而测其病矣。痛甚即青黑之极也，寒甚即白之极也。"（贫血严重则显白色）

面色出现必须看它的浮沉（属表属里）、枯润（枯燥和润泽）、散抟（分散或团聚一起）、上下（视其内脏出现气色在上或在下而断定其病属于何脏）。李念莪注："色之浮者病浅，色之沉者病深；润泽者有成，枯夭者必败；散而不聚者病近，抟而不散者病远。上下者，即前脏腑肢节之见于面者也。"

"色明不粗，沉夭为甚；不明不泽，其病不甚。"此节说明病之预后是否良或不良。其气色鲜明而显者，病必不重。不明不泽而呈深沉枯暗者，定然是严重阶段。李念莪注："粗者，显也。言色之光明不显，但见沉滞枯夭，病必甚也。若虽不明泽，而不至于沉夭者，病必不甚也。"

气色分散而不抟聚，如驹马奔逸无限之形，则知病邪虽痛而未聚成重病也。盖痛症多属气分之邪，而不是积聚之病。

肾病色黑，出现在心的部位，就说明心病是受肾病的影响而发病。虽然气色出现在心位，而实际上是肾为病。乘者，侵也。应者，彼此呼应。癸水克火之意也。以上情况的气色都不是出现在它应当出现的部位上，相似者都可以以此例来论断之。

假若肾之色出现于男子面王部位（面王，鼻准也），即为小腹痛。面王以下，人中水沟处，则为卵痛。围绕人中边缘而直者，主阴茎作痛。人中上中者，曰高，为茎根痛（本也）；人中下半者，为茎头痛（首也）。凡是属这类的疾病，统包括于狐疝癞阴的病症。

假若肾之黑色出现在女子面王以下，就必定发现其膀胱及子宫的病变。黑色散布者为痛，是属于无形之气滞（炎症现象）。若见抟聚不散之黑暗色，是属有形之血凝（停经血瘀之积聚病）。视其色之所见或方或圆，或左或右，各随其外见之形而推论病变。若其色显于水沟人中最下端，证明其病变侵袭至尾骶部位，主有浸淫滞浊之患。假若其色形润泽如膏之状者，证明其为暴食不洁之物所致病，不洁即不节也，因其多食冷物或辛热等刺激物引起的疾患。

色指五色而言，青为肝色，黑为肾色，赤为心色，白为肺色，黄为脾色，此五色乃五脏之正色。五色皆宜端正充润丰满。假若五色出显非其本脏部位，例如赤色属心，应见于两目之间（眉心处），是其本脏正色，即为无病。假若见于面王鼻准处，就是侵犯了其他部位，故谓之别乡。不日是言其病，不日而愈的意思。假若其他部位出现赤色，色之范围形态如榆荚大小的，见于面王处，面王以上属脾土。今心火之色相侵于其位，即为相生之乡也（火色见于土位），则知其病浅不日可愈。

凡非本脏之色，即谓之邪色，也就是说别脏形色出现在其他部位，而现于面者，各有其不同的形态和不同方向。假如其尖锐之处，指向某一方向（对五脏部位而言）就是某脏空虚，病邪乘虚所犯之方位也。因此说上锐者是以肾虚（即首虚），故其锐形向上也。下锐者是下虚。其有向左右之方向者亦然。所以一般的察色辨证对诊断是极有帮助的，但也会有不等到发现病症突然死亡的。所以在诊断上不能机械地依靠它。一般面部色泽的晦明枯泽也很有关系。例如肾亏的病人，虚火上升，往往两颧发赤、发热。肺痨病人，面白如纸，但发现潮热，需要滋阴时，颧骨也红。黄疸的病人，目睛黄，皮肤亦黄，但必须看其黄色，是烟熏或是橘皮样的黄。烟熏黄色为阴黄，应予温化。橘皮黄色而光亮者为阳黄，应予清利。风温面色多清朗，湿温面色多晦滞。苍黑现青者，为肝脏疾患。喘息重者，唇青黑而现紫。咯血、吐血、失血者，面色萎白。实火内蕴，面色发赤。惊恐之极者，面色苍青而暗。在儿科诊断上，指纹之色亦可推论疾病。例如，紫热红伤寒，青惊白是疳，黑时因中恶，黄即困脾端之类，等等，均以色之所见而推测属于何病。同时又要分辨色之深浅晦明，以断定病的新旧轻重。故云观其色之所见，知其病之所起也。

附：人面部位划分图（图1），五脏病变应于人面图（图2）。

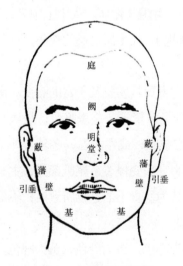

图1　人面部位划分图

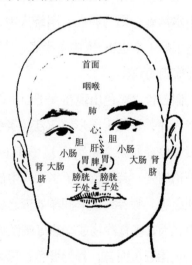

图2　五脏病变应于人面图

第三节 素问·五脏生成

本篇叙述形体与五脏的关联，饮食对五脏的刺激以及色诊诊断五脏病变等。本节选择以面色推断疾病的预后，强调胃气的作用。因外在色脉是内在五脏的气血所生成，故名《五脏生成》。

【原文】

面黄目青，面黄目赤，面黄目白，面黄目黑者，皆不死也。面青目赤，面赤目白，面青目黑，面黑目白，面赤目青，皆死也。

【讲解】

这是根据外观颜色验病症吉凶的方法。所谓面黄，就是指胃气外现的颜色。黄者，胃气尚存，故都不死。面青面赤等，是已经没有胃气的本色，是胃气败坏已绝之兆，故曰皆死。有胃气则生，无胃气则死。这是中医学术中的基本理论，是由于病理变化所产生的颜色，是表露于外的一种特征，也是古人在临床实践中体会出来的一些宝贵经验，我们应详细地加以分析与研究。

第四章　脉诊

脉诊即切脉法，是中医学四诊方法之一。本章介绍了脉诊的部位、方法和脉象变化与内在脏腑病变之间的对应关系，并指出脉诊必须结合五声、五色、阴阳、四时等方面，细心体察和分析，然后判断人体有病无病，即"四诊合参"。

第一节　素问·脉要精微论（之一）

本篇是言诊脉之道，有至精至微的理论，故篇名"脉要精微论"。但单凭脉诊是不够准确的，脉诊又必须结合五声、五色、阴阳、四时等方面，细心体察和分析，然后判断人体有病无病，以及病机的进退变化和虚实生死，才能从脉象中加以辨别。从脉搏跳动中体察气血流行情况和疾病的变化，这是古人脉诊的精妙之处。但脉的形象不易形容，必须结合临床细心体会，始能得其奥义之妙。

【原文】

诊法常以平旦，阴气未动，阳气未散，饮食未进，经脉未盛，络脉调匀，气血未乱，故乃可诊有过之脉。切脉动静，而视精明，察五色，观五脏有余不足，六腑强弱，形之盛衰。以此参伍，决死生之分。

尺内两旁，则季胁也；尺外以候肾，尺里以候腹。中附上，左外以候肝，内以候膈；右外以候胃，内以候脾。上附上，右外以候肺，内以候胸中；左外以候心，内以候膻中。上竟上者，胸喉中事也；下竟下者，少腹腰股膝胫足中事也。

【讲解】

诊脉的时间以平旦时为宜。盖平旦为阴阳交会之所，阴气尚未扰动，阳气尚未汇聚，又经一夜的休息，尚未扰于饮食劳动，故人之经、络、气、血，均处于正常状态，此时诊断对辨别病脉是比较容易的。

切脉之动静变化，并观察二目之精神与五色之荣枯，以及脏腑形体之形态强弱盛衰，互相参照来决断病的轻重吉凶。诚如张介宾云："夫参伍之义，以三相较谓之参，以五相类谓之伍。盖彼此反观，异同互证，而必欲搜其隐微之谓。如《易》曰：参伍以变，错综其数通其变……即此谓也。"

尺脉两旁以候季胁之病。尺外是尺前半部，以候肾中之病。尺里即后半部，以候腹中之病。中附上，是关脉之位。左外以候肝之病，内以候膈之病。右外以候胃之病，里以候脾之病。上附上，即关上寸脉部位也。右外以候肺之病，内以候胸中之病。左外以候心中之病，内以候膻中之病。是前部之脉，以候身前之病。后部，以候心后之病。"上竟上者"，寸上也，以候胸喉中病。"下竟下者"，尺下也，以候少腹、腰、股、膝、胫、足之病也。膻中，即心包络，但又有指胸中气海的。

第二节　素问·平人气象论（之一）

"平人"，指气血和平之人。本篇专论平人和病人的脉法。"气"，指经脉的气血；"象"，指脉搏的形象。脉象的变化，都是由于气血的波动所致，故称"气象"。

【原文】

人一呼脉再动，一吸脉亦再动，呼吸定息脉五动，闰以太息，命曰平人。平人者，不病也。

人一呼脉一动，一吸脉一动，曰少气。人一呼脉三动，一吸脉三动而躁，尺热曰病温，尺不热脉滑曰病风，脉涩曰痹。人一呼脉四动以上曰死，脉绝不至曰死，乍疏乍数曰死。

【讲解】

盖人一呼一吸为一息。一呼脉再动（动，动作，此作至讲，再动是两跳也），一吸又再动（故曰一呼一吸为一息，连同定息一动，一息脉共四动也）。闰者，余也，犹闰月之谓。言平人常息之外，间一息甚长者。故太息，是指一呼一吸之间的空隙而言。在这空隙里脉增加一动，闰以太息，故有时五动，并不是病脉现象。有这种表现的脉象，是平常人无病之脉也。命曰平人，乃指命说的意思。所谓平人，就是未发生疾病的平常人。

呼吸各一至，为一息二至，二至为迟，这是心气不足、正气衰减的脉象，故曰少气。

呼吸脉各三至，是一息六至也，六至为数。躁是脉搏急疾。尺指皮肤，为尺肤的简称，即臂弯尺泽下一尺的部位，而非脉搏寸关尺的尺。脉数而急疾，兼之尺肤发热，当系内有伏热、外感风邪之候，这是温病的脉象。因温病内外阴阳俱热，故尺热脉数急。如脉数滑而尺肤不热，这是阳未受邪，仅为外感风邪伤其阳，故曰病风。脉涩主血少，是风邪内侵，气滞血凝而为痹也。此节大意和张介宾所说的"风之伤人，其变不一，不独在于肌表"（《类经·脉色类》）的意思相同也。

一呼脉四动，一吸当然脉亦四动，合而言之，一息成为八至也。一息八至为热极，《难经》谓之"夺精"，为心脏受损已极之候。脉绝不至者，死脉也，是心脏已无收缩能力。脉来乍疏乍数，乃气血已乱，心力衰竭之象。以上皆为死候之脉象也。正常人一息四至，每分钟十八息。脉则跳七十二至，当正常现象，否则非迟即数，则为病脉。诊脉以八纲为主，浮、沉、迟、数、细、大、短、长是也。

第三节　灵枢·根结

《根结》是《灵枢》中的一篇，是说明经脉的根脚，起于何穴，结于何穴，为针灸补泻的依据，故称"根结"也。

【原文】

一日一夜五十营，以营五脏之精。不应数者，名曰狂生。所谓五十营者，五脏皆受气，持其脉口，数其至也。

五十动而不一代者，以为常也。以知五脏之期。予之短期者，乍数乍疏也。

【讲解】

人身气血一昼夜间周行五十次，赖以运行五脏的精气。不能符合此数的叫作狂生。狂生，即狂妄失其常志的人也。所言五十周是五脏之气普遍行到的周期，可以切脉来计算其搏动。假如五十周动内没有歇止的现象，这是证明五脏都是很健全的形象。如果某部结合某脏出现歇止，便可推测其某脏的衰弱而断定其死期。倘再出现快慢不均时，则其死期更接近了。

第四节　素问·三部九候论（之一）

此篇是《素问》内专讲三部九候的脉法及切脉部位。盖三部中各有天地人三候，合而为九，故称九候。三部九候的脉象必须相应，不相应就是病。

【原文】

独小者病，独大者病，独疾者病，独迟者病，独热者病，独寒者病，独陷下者病。

【讲解】

本节所言"独"，指七种脉象，称为七诊。遇到这种脉发现在什么部位，就可以知道是什么地方的病。陷下指沉伏的脉而言。大、小是脉的本体现象。疾、迟、陷下是脉的气象。寒、热是说的病象。大、疾、热都为太过，小、迟、陷下、寒都为不足。所以说太过与不足都是病脉也。

第五节　素问·方盛衰论

《方盛衰论》是《素问》的篇名。"方"，是比较的意思。本篇即将自然界和人体的有余及不足现象，通过比较来说明盛衰的道理，从而提出一般的症状和诊法。本节摘引其论述，通过形、气、脉三者相应与否以判断预后。

【原文】

形气有余，脉气不足，死；脉气有余，形气不足，生。

【讲解】

人有病，多是邪气有余，正气不足。能治其有余的邪气，即可预防疾病。假若形体和气力都有余，而脉气不足的，这说明他内部的神气已经消亡，故为死证。假若脉气有余，而形体、气力虽然不足，但内部的神气充足，是有生气的，故为生候。

第六节　素问·脉要精微论（之二）

此节是说明诊脉时必须虚静，使精神集中，并解释四时内外等持脉之大法。

【原文】

持脉有道，虚静为保。春日浮，如鱼之游在波；夏日在肤，泛泛乎万物有余；秋日下肤，蛰虫将去；冬日在骨，蛰虫周密，君子居室。故曰知内者，按而纪之；知外者，终而始之。此六者，持脉之大法。

【讲解】

此节是说明诊脉时必须虚静，使精神集中，如此方能正确诊查脉的变化。春天的脉象应该浮而缓和，好像鱼游在波一样。夏天的脉象应该洪大而浮，好像万物有余一样。秋天的脉象应该浮而微涩，好像蛰虫将去一样。冬天的脉象应该沉潜，好像蛰虫周密、君子居室一样。所以说藏象居内而各有位，故可按而纪之。经络居外，而各有序，故可终而始之。凡此六者，乃持脉之大法也。

第七节 素问·玉机真脏论

"玉机"，有珍重意；"真脏"，指脉来无胃气。本篇论五脏脉与四时的关系、脉有胃气的状态，及五脏脉的太过和不及的脉象与临床症状，故篇名《玉机真脏论》。

【原文】

春脉者，肝也，东方木也，万物之所以始生也。故其气来软弱轻虚而滑，端直以长，故曰弦，反此者病。其气来实而强，此谓太过，病在外；其气来不实而微，此谓不及，病在中。太过，则令人善忘，忽忽眩冒而颠疾；其不及，则令人胸痛引背，下则两胁胠满。

夏脉者，心也，南方火也，万物之所以盛长也。故其气来盛去衰，故曰钩，反此者病。其气来盛去亦盛，此谓太过，病在外；其气来不盛去反盛，此谓不及，病在中。太过，则令人身热而肤痛，为浸淫；其不及，则令人烦心，上见咳唾，下为气泄。

秋脉者，肺也，西方金也，万物之所以收成也。故其气来轻虚以浮，来急去散，故曰浮，反此者病。其气来毛而中央坚，两旁虚，此谓太过，病在外；其气来，毛而微，此谓不及，病在中。太过，则令人逆气而背痛，愠愠然；其不及，则令人喘，呼吸少气而咳，上气见血，下闻病音。

冬脉者，肾也，北方水也，万物之所以合藏也。故其气来沉以搏，故曰营，反此者病。其气来如弹石者，此谓太过，病在外；其去如数者，此谓不及，病在中。太过，则令人解㑊，脊脉痛，而少气不欲言；其不及，则令人心悬如病饥，眇中清，脊中痛，少腹满，小便变。

脾脉者，土也，孤脏以灌四旁者也。善者不可得见，恶者可见。其来如水之流者，此谓太过，病在外；如鸟之喙者，此谓不及，病在中。

【讲解】

肝主春，春属东方木，为天地万物初生开始上长的时候，好像东方太阳初出。这个时候阳气还微弱，所以其气真是软弱的，在脉象上呈现了轻虚而滑，端直而长，如循长竿末梢的微弦脉形，如果不是这种脉形就是病脉了。

春脉之来，如果是实而强的脉象，那就违反了春天阳气初生其气尚微的常态，所以说是太过。实而强的脉象表示出阳气有余，阳有余的病多生于外，所以说病在外。阳有余，阴就不足，肝阳上亢，上行于头巅，使人发生神气乱而善忘，忽忽不爽，目视旋转的头部症状。此即《素问·至真要大论》"诸风掉眩，皆属于肝"之谓也。如果春脉出现不实而微的脉象，表示着肝气不足，所以说是不及。肝气不足者，多病生于内，所以说病在内。肝气不足而郁，就失去了它的疏泄作用，使气血瘀滞于中，就要发生胸痛引背、两胁胀闷等症状，这也是不通则痛的道理了。

盖心主夏，夏属南方火，为万物生长茂盛的时候，也是阳气盛的时候。夏天充满一片向外生发的气象，因而在其生气来的时候，好像来得盛而去得衰，似钩之柄长、钩短的形象。这是夏脉的正常脉象。如果不是这样的脉象，那就是病脉了。

夏脉来盛去衰是正常现象。假如来盛去亦盛，那就是阳极盛了，所以说是太过。阳极盛则心气有余，也就是心火太旺，心火旺于内，逐渐外越于肌表，就出现身热，身热久灼皮肤而肤痛。如果热灼皮肤的时间持续很久，热势则逐步加深，就会使皮肤受刺激而发生浸淫的疮症，所以说病生于外。此即《素问·至真要大论》"诸痛痒疮，皆属于心"之谓也。如果夏脉出现了来不盛去反盛的脉象，是象征着心火衰于内，其气不能外达，所以说是不及。心气不足于内，就产生了虚烦，虚火上熏于肺，使肺发生咳唾不宁，气不固于下，而变成气泄，所以说是病在中。

肺主秋属西方金，是万物收成的时期，这时阳气逐渐下而阴气逐渐上，阳虚所以脉来浮而轻虚，阳渐退阴渐进，所以其脉来急而去散，这是秋脉的正常脉象。如果不是这种脉象，那就是病脉了。

秋脉应该是微毛的。假如是毛而中央坚的脉象，也就是浮而中实的脉象，当系肺气盛，此为太过。肺气太过，则其气逆于肺而不能行其敷布作用，肺的俞穴在背部，今肺气所逆，故出显背痛，觉背部惴惴，倦闷不舒，所以说病在外。此即《素问·至真要大论》"诸气膹郁，皆属于肺"之谓也。如果肺脉是毛而微的脉形，也就是浮而无力的脉象，这是肺气不足于内的表现。肺气不足，则呼吸无力而少气。肺气逆于上，则呼吸不利，咳而吐血。同时在喉下部位，可以听到呼吸不畅的声音。

盖肾主冬，冬属北方水，为天地万物闭藏的时候。其脉来是沉而搏手的微石貌，这是冬脉的正常脉象。如果不是如此脉形，就是病脉了。

微石是冬脉的正常现象。假如出现了坚硬如弹石的脉象，这就表示为肾气太盛。肾为人生气之源，应该是闭藏的。如果肾气太盛使它的生理机能失常，非但不能闭藏，反而使气外泄，则使人的根本受伤。元气不能支援全身，将出现全身功能缺乏，精气供应不足而发生懈怠无力之解㑊病变了。㑊音亦，尺脉缓涩谓之解㑊，又病名善食而瘦谓之食㑊。心主言，肾阳不足，就不能上助心气，所以气少不欲言。肾之脉行于脊背，肾气盛，所以脊中痛也。此即《素问·至真要大论》"诸寒收引，皆属于肾"之谓也。假如冬脉出现了疾急无力、好像似数脉一样，这是表示着肾气不足于内，所以说是不及，病在中。肾气不足，不能上交心火，心肾不交，使人中虚有如悬似饥的感觉。䏚音秒，在肾两旁之处，肾阳不足，所以此处有清凉的感觉。肾合膀胱，膀胱必须借肾之气化来执行它的功能，今肾虚不能施化于膀胱，则膀胱的功能失常，会发生小便变色或是癃闭或是遗溺等病变。膀胱功能失常，所以小腹也随之而有胀满的感觉发生。

脾土属中央。它在四时中，每一时各十八日寄治，所以不单独主一时，名曰孤脏。在人体生理来解，脾与胃合而为仓廪之宫。胃所分化水谷之精气，必须由脾运化，外而营养四肢百骸，内而营养脏腑，所以说脾是灌溉四旁的。脾的功能好或不好，能否看出来呢？脾的功能运行正常时，是无征可察的，也就是善者不可见的意思。但是一旦它的功能失常的时候，就不是单纯脾脏本身起了病理变化，其他脏腑亦将因为脾失去了运化功能，而不得到水谷精气的营养，也就随之而出现了病变，所以说恶者可见。脾之正脉是微弱而软，若其脉来势如流水之状者，即为脾湿过盛而溢于外的缘故。脾主四肢，脾土湿盛，则四肢被湿气壅滞而致无力、不举，所以说是太过，病在外。此即《素问·至真要大论》"诸湿肿满，皆属于脾"之谓也。假如脾脉出现了如鸟喙之啄的脉象，就是象征着脾脏衰而胃气败（败即少也），脾脏衰不能制约胃，而多血多气的胃，将更盛强了。脾与胃处在这种情况下就不可能再去消化水谷，因而各脏腑也就失掉了营养的来源，所以说是不及，病在中。脏腑本身已衰，其气不能达其窍，所以九窍不通了。

第八节 素问·平人气象论（之二）

"平人"，是气血平和之人。"气"，指脉气。"象"，是指脉象。本篇以胃气为中心，来论述五脏的平脉、病脉和死脉。所说的脉有胃气，是在五脏不同脉象中具有一种和缓现象，失去此种和缓现象便是无胃气，此时就显示出真脏脉。真脏脉一现，便是死相了。

【原文】

夫平心脉来，累累如连珠，如循琅玕，曰心平。夏以胃气为本。病心脉来，喘喘连属，其中微曲，曰心病。死心脉来，前曲后居，如操带钩，曰心死。

平肺脉来，厌厌聂聂，如落榆荚，曰肺平。秋以胃气为本。病肺脉来，不上不下，如循鸡羽，曰肺病。死肺脉来，如物之浮，如风吹毛，曰肺死。

平肝脉来，软弱招招，如揭长竿末梢，曰肝平。春以胃气为本。病肝脉来，盈实而滑，如循长竿，曰肝病。死肝脉来，急益劲，如新张弓弦，曰肝死。

平脾脉来，和柔相离，如鸡践地，曰脾平。长夏以胃气为本。病脾脉来，实而盈数，如鸡举足，曰脾病。死脾脉来，锐坚如乌之喙，如鸟之距，如屋之漏，如水之流，曰脾死。

平肾脉来，喘喘累累如钩，按之而坚，曰肾平。冬以胃气为本。病肾脉来，如引葛，按之益坚，曰肾病。死肾脉来，发如夺索，辟辟如弹石，曰肾死。

【讲解】

平心脉，意谓正常人之心脉。琅玕，似珠之美玉。脉来累累如连珠，按之如循琅玕，是来盛去衰，是有钩且和的意思，所以谓之平。盖脉来而盛，心无病之脉也。夏以胃气为本，乃取其钩且和也。钩多胃气少曰心病，即脉来如喘之急，又连属其中微曲，显出钩多胃气少的现象，这叫心病。但钩无胃气曰死，即脉来其前虽似曲，而后则居然不动，如操板带钩，则已全无冲和之气，故死。

夏脉微钩曰平，秋脉微毛曰平。平肺脉来，厌厌聂聂，如落榆荚，曰肺平。盖厌厌聂聂者，轻静之意也，如言榆荚落下，则有轻虚而浮之意，故曰平。秋以胃气为本，是取其毛而且含有冲和之气。毛多胃气少曰肺病，今病肺脉来，不上不下，如循鸡羽，曰肺病。盖鸡羽更为轻虚，如循鸡羽，是鸡羽两旁虽虚，而中央颇有坚意，故曰病。但毛无胃气曰死，今死肺脉来，如物之浮，如风吹毛，这是毛而全无胃气，所以说这是死候也。

春脉微弦曰平。今平肝脉来，软弱招招，如揭长竿末梢，曰肝平。软弱招招，即舒适之意。长竿末梢最为软弱，揭之则似弦，而且软，故曰平。春以胃气为本，是取弦而且有冲和之意。弦多胃气少曰肝病。今病肝脉来，盈实而滑，似有坚意，如循长竿，是弦而少软弱之意，故曰病。但弦无胃气曰死。今死肝脉来，急而益劲如弓弦新张，是全无胃气而不和，故曰死。

长夏脉微弱曰平，今和柔相离，如鸡践地，故曰脾平。盖鸡之践地，至和而柔软，故曰平。长夏以胃气为本，是取其弱而含有冲和之气。弱多胃气少曰脾病。今病脾脉来，实而盈数，如鸡举足，曰脾病。盖如鸡举足，虽为缓和之象，而盈实且数，则和意已少，故曰病。但弱无胃气曰死。死脾脉来，锐而且坚，这是病与脉反，坚锐而无和意。如乌之喙，是如乌喙不静之象；如鸟之距，比鸟之举足，而更为拳急；如屋之漏，如屋漏稀疏点滴之象；如水之流，是来势不及，脉搏难分之象。此皆全无胃气之候，故曰死。

冬脉微石曰平。今脉来喘喘累累如钩，按之坚，曰肾平。喘喘累累，沉石而生动之象；如钩者，微似坚意，故曰平。冬以胃气为本，是取其沉石而冲和之意。石多胃气少曰肾病。今病肾脉来，如引葛，按之益坚，曰肾病。"葛"是引而不绝之意，"益坚"是按之太坚，乃肾气不藏而外泄之象，此为石而少和，故曰病。但石无胃气曰死。今死肾脉来，发为夺索，辟辟如弹石，曰肾死。如夺索者，是引葛而更坚劲如弹石者，是无喘累生动之气，是胃气全失，所以谓之死。

第九节　素问·脉要精微论（之三）

【原文】

夫脉者，血之府也。长则气治，短则气病；数则烦心，大则病进；上盛则气高，下盛则气胀；代则气衰，细则气少，涩则心痛。浑浑革至如涌泉，病进而色弊；绵绵其去如弦绝，死。

【讲解】

脉为血府，即血行之径路，而血之行赖气为之帅。长，为气足之象，此则气治。短，为不足之象，故曰气病。数为热，热则心烦。大为邪盛，邪盛则病进。上盛者是壅于上，故为气高。下盛者是邪滞于下，故为气胀。代是中止不能自还之脉象，故为正气衰弱。细是血行细微的现象，故为气少。涩为血行凝涩的现象，故为心痛，即不通则痛之意。脉来坚大实长，浑浑然如泉水涌出者，为病进，其色必弊。脉来绵绵而弱极，去时微弱如弦绝者，为正气将绝，此为死候也。

第十节　素问·大奇论

本节借事物来形容难以名状的死脉，都是心脏极度衰弱和脉管硬变弛纵的现象，故至数和调节，与寻常脉象大不相同，扩大了《奇病论》篇的内容，故名《大奇论》。

【原文】

脉至浮合，浮合如数，一息十至以上，是经气予不足也，微见九、十日死。脉至如火薪然，是心精之予夺也，草干而死。脉至如散叶，是肝气予虚也，木叶落而死。脉至如省客，省客者，脉塞而鼓，是肾气予不足也，悬去枣华而死。脉至如泥丸，是胃精予不足也，榆荚落而死。脉至如横格，是胆予不足也，禾熟而死。脉至如弦缕，是胞精予不足也，病善言，下霜而死；不言，可治。

脉至如交漆，交漆者，左右旁至也，微见三十日死。脉至如涌泉，浮鼓肌中，太阳气予不足也，少气味，韭英而死。脉至如颓土之状，按之不得，是肌气予不足也，五色先见黑，白垒发死。脉至如悬雍，悬雍者，浮揣切之益大，是十二俞之予不足也，水凝而死。脉至如偃刀，偃刀者，浮之小急，按之坚大急，五脏菀热，寒热独并于肾也。如此其人不得坐，立春而死。脉至如丸，滑不直手，不直手者，按之不可得也，是大肠气予不足也，枣叶生而死。脉至如华者，令人善恐，不欲坐卧，行立常听，是小肠气予不足也，季秋而死。

【讲解】

脉来如浮波之相合，轻浮无根，若再兼数，一息十至以上，这是邪盛正败的现象。经气已极衰惫，从见此脉象起，不出九至十日即死也。

脉来如薪火之燃烧，忽起忽落，这是心脏精气被夺的现象。草干时期在秋末冬初，水气开始用事，为心火被克的时候，故曰死。

脉来如散叶飘虚涣散，这是肝气极虚的现象，到秋天木叶落，金气开始用事的时候，肝木即被克而死。

脉来如省客，省客是脉象本有阻塞而复鼓动的现象，如人之见客局促不前之状，也就是暂去暂来的意思。这是肾气不足，如见悬物绝去的现象，到了夏天枣树有华的时候，而死也。枣华之候，初夏时也，火旺水败，故肾虚而死也。

脉来如丸泥，坚而短涩，这是胃的精气不足的现象。胃为阳土，春属木，木克土，故到春天榆荚落的时候而死也。

脉来如横木，格拒不能上下，这是木脏的真脏脉象，故为胆气不足的征兆。胆属木，秋属金，故到秋天禾熟的时候而死。

脉来如弦，缕细而急，这是真元亏损的脉象。胞是元阳所居的地方，故见此脉，即知为胞精不足。胞脉系舌本，气不足当不能言。今反善言，这是邪盛气泄的现象，到秋天下霜的时候就死。假若不言，是脉症相符，气尚未泄，故可治也。

脉来如交漆之合，左右傍至连绵不清楚，这是脏腑俱虚、神气衰惫的现象，从见此脉象起至一月而死。

脉至如涌泉，盛而无根，浮鼓于肌肉之中，这是太阳气不足而泄越于外的现象。盖阳为气，阴为味。太阳病则气衰，气衰则津液也少，故为少气味，到长夏韭菜开花的时候而死。

脉来虚大无力，有如颓败之土，按之不应指，这是肌肉之精气不足。五色发露，若先见黑色，这是土败水气来乘的现象，到春天白垒发生的时候死。藟音磊。蔓生原野的葛藟，开白花引茎缘木而生。叶背面白色，茎中有白汁，初秋结实，青黑色。诗经："葛藟累之。"

脉来如悬雍，是浮小而沉大，这是十二经俞气不足的现象。手足的三阴三阳的气化，都有俞气转输传送，若俞不足而不能转输传送，则十二经的气化也就凝滞而息，到冬天水凝的时候就更不能疏通而死也。

偃刀之状是刀刃向上，浮取之小而急，按之则坚大而急，这是由于五脏菀积热邪，发为寒热，都并于肾脏的一种现象。若其人再不能坐，则肾阴已经败坏，到立春的时候就死也。

脉来如丸之圆滑流利，按之不可得，这是大肠气不足的现象，到春天枣林生叶的时候就死。

脉来如草木之花，轻浮虚弱，这样的脉其人神气不足，而善恐，神志不宁，故坐卧不安，虚阳上扰，故耳中常有声音（如蝉鸣等），这都是小肠气不足的现象，到晚秋的时候而死。

第十一节　素问·三部九候论（之二）

本节主要以脉与形气相得与否论死脉。

【原文】

形盛脉细，少气不足以息者，死。形瘦脉大，胸中多气者，死。形气相得者，生；参伍不调者，病。三部九候皆相失者，死。形肉已脱，九候虽调，犹死。七诊虽见，九候皆从者，不死。

【讲解】

形体壮实，脉象细弱，再加上气促而短，这种情况的病者就危险了。假若病人形体很瘦，而脉象很大，胸中又喘满多气，这是邪盛正脱的现象，所以说必死。总之其形体和脉气相符合的就生，若脉来独大独小、独疾独徐，互不调和的就病。七诊，即七独之脉。若三部九候都不相应，就不免于死。形体的肌肉已经消瘦如削，虽然九候的脉象尚不紊乱失调，也是免不了要死的。反之形体不蔽、九候皆从的，就不是死象了。

第十二节　素问·阴阳别论

本节论真脏脉之死期。

【原文】

凡持脉之脏脉者，肝至悬绝急，十八日死。心至悬绝，九日死。肺至悬绝，十二日死。肾至悬绝，七日死。脾至悬绝，四日死。

【讲解】

凡切得真脏脉的时候，病情就比较险恶。如果是肝脉之胃气已绝，只出现劲急而无冲和胃气的真脏脉，那么就要十八日死，十八日是庚辛金来复，金克木，故死。如果是心脉出现毫无冲和胃气的真脏脉，那么就要九日死，九日是壬癸水来复，水克火，故死。如果是肺脉出现毫无胃气的真脏脉，那么就要十二日死，十二日是丙丁火来复，火克金，故死。如果是肾脉出现了毫无冲和胃气的真脏脉，那么就要七日死，七日是戊己土来复，土克水，故死。如果是脾脉出现了毫无冲和胃气的真脏脉，那么就要四日死，四日是甲乙木来复，木克土，故死。以上所说死期，是适逢其所不胜的日期，被克而死。

第十三节　素问·平人气象论（之三）

本节主要论妊子之脉。

【原文】

妇人手少阴脉动甚者，妊子也。

【讲解】

手少阴，心脉也。妇人受孕为肾气有余，五脏旺盛，肾乃藏之而成妊。心主血，妊者血盛，故心脉动甚。

另《素问·阴阳别论》曰："阴搏阳别，谓之有子。"阴指尺脉，阳指寸脉，尺脉搏动不同于寸脉，是妇人有孕之脉也。

第十四节　素问·征四失论

"征"，通惩。"征四失"是惩戒四种过失。故本节是讨论、批评粗工诊病之四失。

【原文】

诊病不问其始，忧患饮食之失节，起居之过度，或伤于毒，不先言此，卒持寸口，何病能中？妄言作名，为粗所穷。

【讲解】

诊病时医者若不先问问病人初起时的情况，是否有情志上忧愁之事和生活上的患难，是否有饮食的不节，是否有起居的过度，是否伤于五味及饮食中毒等，不先问明这些情况，就去切脉，这样哪能找出病的根源，自然也不能做出确定诊断。如此妄定病名，这是粗工的一贯作风，也是不关心病人的表现，很容易造成治疗上的失误。

第五章 藏象

"藏"是内脏，"象"是形象。本章论述内脏的生理机能和反应在体表的形象，再从内脏的性质结合到自然界的一切事物，说明人体的内脏是完整统一的，相互之间联系密切，并在体表上体现出来，而能够为我们所认识和观察。整个机体又和外界环境相统一，即天人合一的整体观。

第一节 素问·灵兰秘典论

《灵兰秘典论》是《素问》的一篇名称。"灵兰"，即灵台兰室，是古代帝王藏书之所。"秘典"，系指秘藏之典籍。本篇的意义是用古代行政机构来比喻内脏的作用，而阐明各自的相互关系与体制，将其收藏于灵兰之室作为秘籍来看待，其要以证明人体是完整的统一体。人体五脏百骸的相互关系，都是以心之神明为主体的。故有谓"主不明则十二官危"，从此句来看古人所言之心，并非单纯指人之心脏，这其中还包括一部分大脑皮层（神经）的功能在内。

【原文】

心者，君主之官，神明出焉。肺者，相傅之官，治节出焉。肝者，将军之官，谋虑出焉。胆者，中正之官，决断出焉。膻中者，臣使之官，喜乐出焉。脾胃者，仓廪之官，五味出焉。大肠者，传道之官，变化出焉。小肠者，受盛之官，化物出焉。肾者，作强之官，伎巧出焉。三焦者，决渎之官，水道出焉。膀胱者，州都之官，津液藏焉，气化则能出矣。凡此十二官者，不得相失也。故主明则下安，以此养生则寿，殁世不殆，以为天下则大昌。主不明则十二官危，使道闭塞而不通，形乃大伤，以此养生则殃，以为天下者，其宗大危，戒之戒之。

【讲解】

心是人体的最高的领导，人的聪明智慧都是从心产生出来的。他如《素问·刺法论》《素问·本病论》亦有同论。

《素问·五脏生成》篇云："诸气者，皆属于肺。"故肺主人身的清肃之气，清肃之气得权，则五脏就能安和，营卫就能协调。人体内外上下的活动，都受肺的节制，好像国家的相国一样，佐君为治。所以一切的节制都产生于肺。

《素问·六节藏象论》云："肝者……其充在筋，以生血气。"故肝主筋，而司运动，是柔的作用；肝志为怒，怒则气不可遏，即为刚的表现。这说明肝的性能是阴中有阳，柔而刚果，如同将军的用兵决策一样，所以说一切谋虑都产生于肝。

胆是清虚的脏器，能不偏不倚，所以称之为中正之官，一切的决断都出之于胆。故《素问·六节藏象论》云："凡十一脏，取决于胆也。"

《灵枢·胀论》云："膻中者，心主之宫城也。"膻中即心包，心包是心脏外面的包膜，它的作用是保护心脏，宣通心气的，所以称之为臣使之官。心脏的喜乐都由心包透露出来。

脾胃是受纳五谷的，所以称它为仓廪之官。五味在人体内的营养都是由脾胃化生出来的。故而《素问·厥论》尚有"脾主为胃行其津液者也。"

大肠的作用是排出粪便。食物经过吸收到大肠时就变成糟粕而排出，所以称为传导之官，变化出焉。而《灵枢·本输》篇又有"大肠者，传道之腑也"之论。

小肠接受食物后可以起到化物的作用。饮食物的营养部分被吸收以营养周身，糟粕部分传入大肠而排出体外，所以称为受盛之官，化物出焉。故《灵枢·本输》篇又有"小肠者，受盛之府"之论。

肾的功能是储藏精气，精气足则百骸轻便，四肢矫健而功能不衰，又能强人脑力，增智慧，所以称为作强之官，伎巧出焉。《素问·本病论》亦有同论。

三焦在人体内是周身行水的道路，外部的皮肤肌肉，内部的脏腑，凡水道通行都由三焦管理，所以称为决渎之官，水道出焉。《灵枢·本输》篇尚云："三焦者，中渎之府也，水道出焉，属膀胱，是孤之府也。"

水液从膀胱排出，所以膀胱是水液聚会的地方，故称为州都之官，津液藏焉。但是水液藏于膀胱内，不能自出，必赖气化才能排出而为溺。《灵枢·本输》篇尚有"膀胱者，津液之腑也"之论。

十二官必须相辅相成。尤着重于君主，因君主是一身的最高领导，必须善于领导，使脏腑各司其职，则心安而身泰，就能长寿。假若用治国治天下来比喻，也是相同，若领导英明，用人得当，国家就能强盛。苟不善于领导，在人身则脏腑功能错乱，营卫的道路闭塞不通，形体就受伤，而造成病灾；治天下若不善于领导，也必使天下危乱，故必须戒之慎之。故《灵枢·本神》篇云："所以任物者谓之心。"《灵枢·口问》篇云："五脏六腑，心为之主。"

第二节　素问·六节藏象论

《六节藏象论》是《素问》的篇名。"节"，指度数，古人以甲子纪天度，以甲子六十日为一节。"藏象"，系指脏腑功能活动外在的征象。本篇前半部说明日月运行的规律及所以成月成岁的根源，介绍了节气失时和五运异常变化给人带来灾殒的情况，并说明人体脏腑在应天的六六之节的外观形象；后半部说明人迎寸口脉体异常的时候，象征着人所发生的病变。

【原文】

心者，生之本，神之变也。其华在面，其充在血脉。为阳中之太阳，通于夏气。肺者，气之本，魄之处也。其华在毛，其充在皮。为阳中之太阴，通于秋气。肾者，主蛰，封藏之本，精之处也。其华在发，其充在骨。为阴中之少阴，通于冬气。肝者，罢极之本，魂之居也。其华在爪，其充在筋，以生血气。其味酸，其色苍。此为阳中之少阳，通于春气。脾、胃、大肠、小肠、三焦、膀胱者，仓廪之本，营之居也，名曰器。能化糟粕，转味而入出者也。其华在唇四白，其充在肌，其味甘，其色黄。此至阴之类，通于土气。凡十一脏，取决于胆也。

【讲解】

心是君主之官，有藏神而统率全身的功能，因而它就主持着人体神气的变动，成为人生命的根本。故《素问·灵兰秘典论》云："心者，君主之官也，神明出焉。"心主血，血充盛脉中，则人面部的颜色就会光泽。故《素问·五脏生成》篇云："诸血者，皆属于心。"《素问·痿论》云："心主身之血脉。"心是阳中的太阳，其气通于夏。

肺主全身之气而藏魄，因而它是人身气的根本，为魄潜藏的处所。故《灵枢·本神》云："肺藏气，气舍魂。"肺之合是皮毛，肺气旺盛了，则皮毛充实而光泽。故《素问·五脏生成》云："肺之合皮也，其荣毛也。"肺是阳中的太阴，其气通于秋。

《素问·四气调神论》云："冬三月，此谓闭藏"。肾主冬令，受脏腑之精以藏之，所以肾是以闭藏阳气为本，而又为人体精气潜藏的处所。发是血之余，血是精所化。肾主骨，所以在肾气旺盛的时候，头发就光泽，骨骼也充实。故《素问·五脏生成》篇云："肾之合骨也，其荣发也。"肾是阴中之少阴，其气通于冬。

人体的动作是筋所主持的，肝主筋，所以人体在劳动中的耐劳性是以肝为本。肝藏魂，所以肝又是魂的潜藏处所。肝主筋，爪是筋之余。肝旺盛了，则筋和爪就会充实而华。故《素问·五脏生成》云："肝之合筋也，其荣爪也。"肝又为藏血之室，所以它能生血。肝在色为苍，在味为酸。肝为东方阳的始生，肝为阳中的少阳。

人食水谷以后，经过脾、胃、大肠、小肠的吸取精微和排除糟粕作用，以及三焦和膀胱的输布津液作用以后，人体各部即赖此以为营养的来源，所以说它们是人体的仓廪之本。水谷所化的精微，奉心火以化血，所以它又是营血的来源基础。由于它们都受盛水谷，所以名之曰器。又由于它们的功能是吸收水谷的精微和排泄水谷的糟粕，所以它们又是水谷出入的器官。脾气旺盛了，其气即充实，唇四白（周围）的肌肉，以及全身的肌肉都显丰润而华的现象。脾之味甘，脾之色黄，脾为阴中之至阴，其气故通于土气。

胆为中正之官，决断出焉，因此说脏腑之为用，皆取决于胆，听从胆的指挥运动之。

第三节　灵枢·本输

《灵枢·本输》篇之"输"字，通作"腧"，也简称作"俞"，是俞穴的意思。

本篇指出脏腑经脉由出而入，由内至外，并详其俞穴部位，故名。本篇之"合"字，言一脏一腑之结合，又称为相表里之意，其着重意义是说明二者之功能的结合。前人认为有脏以为体，腑以为用。脏之气行于腑，腑之精归于脏。本节摘引其论述脏、腑相合及其功能的内容。

【原文】

肺合大肠，大肠者，传道之腑。心合小肠，小肠者，受盛之腑。肝合胆，胆者，中精之腑。脾合胃，胃者，五谷之腑。肾合膀胱，膀胱者，津液之腑也。少阳属肾，肾上连肺，故将两脏。三焦者，中渎之腑也，水道出焉，属膀胱，是孤之腑也。

【讲解】

肺与大肠相结合，大肠是传送排泄的机构。心与小肠相结合，小肠是接受消化的机构。肝与胆相结合，胆是中藏精汁的机构。脾与胃相结合，胃是储藏五谷的机构。肾与膀胱相结合，膀胱是蓄积水液的机构。少阳属肾脏，而又上连于肺，古云"肺肾同源"，故肾单独管领两脏。少阳即三焦，相等于水沟，通到膀胱。由于三焦贯彻胸腹腔上中下三部，至大无偶，无偶即是没有与它比翼的意思，故称为孤府，孤府言其有特殊之处。

第四节　素问·金匮真言论

本篇说明人体藏精的重要性。因为人唯有使脏腑的精气充足，才能适应自然的环境变化，才能和平地生存在大自然之中。本节介绍阴阳在天地、四时、日夜、人体、五行、五味、五音等之中的部署情况，并以天之四方和人的五脏为纲，而分列详述。

【原文】

东方青色，入通于肝，开窍于目，藏精于肝。其病发惊骇。其味酸，其类草木，其畜鸡，其谷麦。其应四时，上为岁星，是以春气在头也。其音角，其数八，是以知病之在筋也，其臭臊。

南方赤色，入通于心，开窍于耳，藏精于心。故病在五脏。其味苦，其类火，其畜羊，其谷黍。其应四时，上为荧惑星，是以知病之在脉也。其音徵，其数七，其臭焦。

中央黄色，入通于脾，开窍于口，藏精于脾。故病在舌本。其味甘，其类土，其畜牛。其应四时，上为镇星，是以知病之在肉也。其音宫，其数五，其臭香。

西方白色，入通于肺，开窍于鼻，藏精于肺。故病在背。其味辛，其类金，其畜马，其谷稻。其应四时，上为太白星，是以知病之在皮毛也。其音商，其数九，其臭腥。

北方黑色，入通于肾，开窍于二阴，藏精于肾。故病在溪。其味咸，其类水，其畜彘，其谷豆。其应四时，上为辰星，是以知病之在骨也。其音羽，其数六，其臭腐。

【讲解】

东方是阳始生之处，其色青。在人的肝也是属木色青，天气通于人气，所以东方之气入通入肝。肝脉交颠入脑而通于目，所以目是肝窍。阴精藏于肝，肝藏魂，肝病则魂不安，所以肝病则发惊骇。木之味为酸，木亦同于草类，所以其类为草木。鸡属木，鸡鸣于平旦，像东方阳之始生，所以其畜为鸡。麦为芒谷，禀春气而生，所以其谷为麦，如麦芽能平肝而健胃消食。肝木在应四时岁运的时候，其精气上应天之岁星（木星）。春气上升，人在春天也是阳气上升，所以春气在头。肝在五音中为角。肝的成数是八。肝主筋，所以肝病在筋。其气为木化，所以其臭臊膻也。

南方属火而色赤，在天为热，在地为火，所以其气通于心，而藏精于心。心主之别气通于耳，故开窍于耳。五脏之气为心所主，所以心病五脏之气亦病。苦是火之味，也是火之余气，心属火，所以其味苦，其类火。羊属火畜、黍色赤，有温心滋补的功能，所以黍为心之谷。心在应四时的岁运上，应天之荧惑星（火星）。心主血，血行脉中，所以心病在脉。心在五音中为徵。心的成数为七。气因火化，所以其臭焦。

黄色是中央的土色，脾也属土而色黄，所以其气通于脾，其精藏于脾。口主受纳五谷，先入于胃，胃是脾之腑，所以脾开窍于口，脾气通于舌，所以病在舌本。甘是土味，凡甘味均能补脾，所以其味甘。稷为五谷之长，而色黄，所以其谷稷。牛为土畜，所以其畜牛。脾属土，所以其类土。脾在应四时的岁运上应天之镇星（土星）。脾主肌肉，所以脾病在肌肉。脾在五音中为宫。脾的生数为五。香是甘味所发，所以其臭香。

白色是西方的金色，肺亦属金而色白，所以其气入通于肺，其精藏于肺。鼻内通于肺，所以开窍于鼻。秋气病在肩背，所以病在背。辛是金之味，所以其味辛。肺属金，所以其类金。马属金畜，所以其畜马。稻成于秋，所以其谷稻。肺在应四时的岁运上应天之太白星（金星）。肺主皮毛，所以肺病在皮毛。肺在五音中为商。肺的成数为九。气为金化，所以其臭腥。

黑色是北方的水色，肾亦属水而色黑，所以其气入通肾，而藏精于肾。肾开窍于二阴，溪谷属骨，所以病在溪。咸是水之味，所以其味咸。肾属水，所以其类水。猪水畜，所以其畜猪。豆（指黑豆）色黑性沉，所以其谷豆。肾主骨，所以病在骨。肾在应四时岁运上应天之辰星（水星）。肾在五音中为羽。肾的成数为六。气因水化，所以其臭腐。

五脏之数源于河图之数。《易·系辞上》云："天一、地二、天三、地四、天五、地六、天七、地八、天九、地十。天数五，地数五，五位相得而各有合，天数二十有五，地数三十，凡天地之数五十有五。"《难易寻源》云："天一生水，地六成之；地二生火，天七成之；天三生木，地六成之；地四生金，天九成之；天五生土，地十成之。"故肝木的生数是三，三得五为八，故肝的成数为八；心火的生数是二，二得五为七，故心的成数为七；脾土的生数是五，五得五为十，故脾的成数为十；肺金的生数是四，四得五为九，故肺的成数为九；肾水的生数是一，一得五为六，故肾的成数为六。此即河图之定数也。

第五节　素问·阴阳应象大论

本节把人体结合到外界一切，做出分类的归纳，试图解释人体与自然界的现象和各个方面的联系问题。这在医学上有可取之处，但决不能生搬硬套、机械运用。

【原文】

东方生风，风生木，木生酸，酸生肝，肝生筋，筋生心，肝主目；其在天为玄，在人为道，在地为化，化生五味；道生智，玄生神；神在天为风，在地为木，在体为筋，在脏为肝，在色为苍，在音为角，在声为呼，在变动为握，在窍为目，在味为酸，在志为怒。怒伤肝，悲胜怒；风伤筋，燥胜风；酸伤筋，辛胜酸。

南方生热，热生火，火生苦，苦生心，心生血，血生脾，心主舌；其在天为热，在地为火，在体为脉，在脏为心，在色为赤，在音为徵，在声为笑，在变动为忧，在窍为舌，在味为苦，在志为喜；喜伤心，恐胜喜；热伤气，寒胜热；苦伤气，咸胜苦。

中央生湿，湿生土，土生甘，甘生脾，脾生肉，肉生肺，脾主口；其在天为湿，在地为土，在体为肉，在脏为脾，在色为黄，在音为宫，在声为歌，在变动为哕，在窍为口，在味为甘，在志为思；思伤脾，怒胜思；湿伤肉，风胜湿；甘伤肉，酸胜甘。

西方生燥，燥生金，金生辛，辛生肺，肺生皮毛，皮毛生肾，肺主鼻；其在天为燥，在地为金，在体为皮毛，在脏为肺，在色为白，在音为商，在声为哭，在变动为咳，在窍为鼻，在味为辛，在志为忧；忧伤肺，喜胜忧；热伤皮毛，寒胜热；辛伤皮毛，苦胜辛。

北方生寒，寒生水，水生咸，咸生肾，肾生骨髓，髓生肝，肾主耳；其在天为寒，在地为水，在体为骨，在脏为肾，在色为黑，在音为羽，在声为呻，在变动为栗，在窍为耳，在味为咸，在志为恐；恐伤肾，思胜恐；寒伤血，燥胜寒；咸伤血，甘胜咸。

【讲解】

东方属春，为阳之始生，阳气上升散而为风，所以说东方生风。风使木荣，所以说风生木。木为五行之一，秉地气而生酸。肝秉木气而生，所以说酸生肝。肝能养筋，所以说肝生筋。筋生于肝，肝属木，木能生火，所以说筋生心（心属火）。肝气通于目，所以肝主目。其在天，则主微妙发育之德（玄奥之意）。在人，则主阴阳变化之道。在地，则主化生万物之机。由于化生万物，而产生出五味来。

　　人为万物之灵，人能知道自然界的变化的道理，就产生了一切智慧。木色苍，木在五音中属角，其在声为呼叫，在变动为握（握即抽搐），在窍为目，在味为酸。肝志为怒，过怒则伤肝也。悲能胜怒（悲为肺志，金能克木也）。风胜则伤筋，燥能胜风（燥属金气）。过食酸，能伤筋。辛味能胜酸味（肺味辛）。

　　南方主夏，夏生热。生在天为热，生在地为火。火化而为苦，苦为心之味。心主血，血乃中焦之汁奉心化赤为血。血生脾（火生土之意）。舌为心之苗，所以说心主舌。其在天的六气为热，在地之五行为火，在人体为经脉，在五脏为心，在五色为赤，在五音为徵，在声音为笑（喜声），在逆气时的变动为忧，在窍为舌，在味为苦，在志为喜。喜极则伤心。恐可以胜喜（恐为肾志，乃水克火）。热盛了反可伤气（壮火食气），寒可以胜热（寒水胜火气）。苦为火味，苦甚亦伤气，咸可以胜苦（咸为肾味，水克火也）。

　　中央属土而生湿，其无形为湿，有形为土。有形生于无形，所以湿生土。土主稼穑，稼穑生甘，所以土生甘。脾秉土气而生，所以土生脾。脾主肌肉，脾土生肺金。脾开窍于口，所以脾主口。其在天的六气为湿，在地的五行为土，其在人体为肌肉，在五脏为脾，在五色为黄，在五音为宫，在声音为歌，在逆其气的变动为哕（即干呕也），在九窍为口，在五味为甘，在志为思。思甚则伤脾，怒可胜思（怒为肝志，木克土也）。湿盛则伤肉，风可以胜湿（肝木克脾土）。甘甚可以伤肉，酸（肝味）可以胜甘。

　　西方为燥金，因气而生形，所以燥生金。金味辛，所以金生辛。肺属金，所以辛生肺。肺主皮毛，所以肺生皮毛。肺金生肾水，所以皮毛生肾。肺开窍于鼻，所以肺主鼻。其在天之六气为燥，在地之五行为金，在人体主皮毛，在五脏为肺，在五色为白，在五音为商，在声音为哭，在逆其气时变动为咳，在九窍为鼻，在五味为辛，在志为忧。忧甚则伤肺，喜可以胜忧（火克金）。燥热可以伤皮毛，寒可以胜热。过用辛味可以伤皮毛，苦能胜辛（苦为心味）。

　　北方主寒水，因气而生形，所以寒生水。咸为肾味，所以水生咸，咸又生肾。肾主骨髓，肾得水精而生脂，脂生髓。肾水生肝木。肾开窍于耳，所以肾主耳。其在天之六气为寒，在地之五行为水，在人体为骨，在五脏为肾，在五色为黑，在五音为羽，在声音为呻（呻吟为肾声），在逆其气的时候变动为战栗，肾开窍于耳，在五味为咸，在志为恐。恐甚伤肾，思可以胜恐（土克水）。寒甚则使血凝滞，燥可以胜寒。过用咸味可以伤血，甘能胜咸（甘为脾味）。

第六节　灵枢·本神

本节主要含义是说明五脏的神志及病变，五脏的神志包括七情的外在因素，假若七情过极则病；并述明五脏强弱的关系。

【原文】

天之在我者，德也；地之在我者，气也。德流气薄而生者也。故生之来谓之精，两精相搏谓之神，随神往来者谓之魂，并精而出入者谓之魄。所以任物者谓之心，心有所忆谓之意，意之所存谓之志，因志而存变谓之思，因思而远慕谓之虑，因虑而处物谓之智。

心怵惕思虑则伤神，神伤则恐惧自失，破䐃脱肉，毛悴色夭，死于冬。脾愁忧而不解则伤意，意伤则悗乱，四肢不举，毛悴色夭，死于春。肝悲哀动中则伤魂，魂伤则狂妄不精，不精则不正，当人阴缩而挛筋，两胁骨不举，毛悴色夭，死于秋。肺喜乐无极则伤魄，魄伤则狂，狂者意不存人，皮革焦，毛悴色夭，死于夏。肾盛怒而不止则伤志，志伤则喜忘其前言，腰脊不可以俯仰屈伸，毛悴色夭，死于季夏。

恐惧而不解则伤精，精伤则骨酸痿厥，精时自下。

【讲解】

天所赋予我的是德，地所赋予我的是气。天地氤氲，然后成形。故人生的原始叫作精，经男女交媾而有生机叫作神。阴阳二气由此发展，在阳而近乎神的叫作魂，在阴而近乎精的叫作魄。所以靠它自主的叫作心主任物，心的理想未定叫作意，意已经决定的叫作志。因志而反复打算筹谋的叫作思，因思考而由近及远的叫作虑，因考虑而毅然处理的叫作智。由于以上情况的意识形态是完全依靠精神的活动而产生的，所以叫作七情，七情的刺激最易损害内脏。

惊惕思虑能伤心。心者藏神，神伤便会引起不能自主，久而大肉消瘦，皮色枯槁，冬属水，心属火，故水克火，而死于冬季。

忧愁不解能伤脾。脾藏意，意伤便会胸膈烦闷，手足无力，皮肤颜色憔悴，脾属土，春属木，故木克土，而死于春季。

悲哀过分能伤肝。肝藏魂，魂伤便会狂妄而不能精明公正，使人前阴萎缩，筋腱拘急，两胁不舒张，皮色枯悴，肝属木，秋属金，金克木，故死于秋季。

喜乐过度能伤肺。肺藏魄，魄伤便会形如癫狂不识人，皮色枯悴，肺属金，夏属火，火克金，故死于夏季。

大怒不止能伤肾，肾藏志，志伤便会记忆力衰退，腰脊不能俯仰转动。如果恐惧经久也能伤肾，肾又为藏精之所，精伤则骨节酸痛，足软且冷，并且有遗精、滑泄等症，皮色枯悴，肾属水，长夏乃夏季之末属土，土克水，故死于夏季之末。

第七节　素问·经脉别论

本篇主要内容是说明人在正常环境中，脉是正常和平的。若一旦情境意志有所变动，都能影响脉的正常活动，使之发生变化。故文中把不同诱因而引起的不同脏腑之脉象做了说明。本篇还论述了人体各部吸收营养的过程，水谷虽然是消化于胃，但必须借脾之运化，肺之布达，才能达到营养人体百骸的目的；并述明六经之中，一经偏胜，所发生的病变，及其治疗的方法。因与常论不同，故称"别论"。

【原文】

食气入胃，散精于肝，淫气于筋。食气入胃，浊气归心，淫精于脉。脉气流经，经气归于肺，肺朝百脉，输精于皮毛。毛脉合精，行气于府。府精神明，留于四脏，气归于权衡。权衡以平，气口成寸，以决死生。饮入于胃，游溢精气，上输于脾，脾气散精，上归于肺，通调水道，下输膀胱，水精四布，五经并行，合于四时五脏阴阳，揆度以为常也。

【讲解】

食气指五谷饮食而言。五谷入胃后经过胃的消化，将分化的精气（营养物质）输送到脾。其中精微之气，散布于肝。肝主筋，再由肝将此精微之气浸淫滋养于筋，淫浸是滋润供给的意思。食物入胃消化后，精气之厚者，输送至心。心主血脉，再由心将精微之气，浸淫滋养血脉。

脉中的水谷精气，流行于经脉。一切经脉之气，均归于肺，因而有"肺朝百脉"之说。肺主皮毛，经脉之气至肺后，再由肺输送至全身的皮毛。

毛属肺气，而脉归心血。毛脉合精是气血与肺所输送来的精气相汇的意思，它们汇合以后再行至于六腑。六腑中的精气集聚充足以后，心之神明乃生。同时又流入其他四脏，留而以养四脏之气。

以上经文是说明人体之营养，随血之循环而布达全身的过程。

精气充足于全身，则全身脉气之流行自然会像秤那样的平衡，而无偏胜与不及的现象。李念莪注："权衡者，平也。"假如有了不平衡的现象，就是病态。脉气于两手的脉位分成尺寸，寸口为百脉之会。脏腑有病，均现于此，所以于此可以决断死生。李念莪谓脏腑之气，"必朝宗于气口"，气口者，在寸前之部位也，"以决死生也"。

饮入于胃，蒸发其精气上输于脾（即中焦如沤）。脾主为胃行其津液，而上归之于肺（即上焦如雾）。肺主清肃而司治节，其津液属于气者，则输送至全身而为营养。其属于液者，则通调于水道而下注于膀胱（即下焦如渎），如是则气化水行，四布于皮毛，灌输于五脏之经脉。此种作用是符合于四时寒暑的变易和五脏阴阳之化生法度的，所以说此为经脉的正常现象。揆度，即按其常规法度也。

第八节　素问·五运行大论

"五运"，即五行之气变化运行，故篇名《五运行大论》。本节主要论述岁年五运太过、不及所致病以及疾病的生成发展，用以强调五气应各得其位。

【原文】

帝曰：病之生变何如？岐伯曰：气相得则微，不相得则甚。帝曰：主岁何如？岐伯曰：气有余，则制己所胜而侮所不胜。其不及，则己所不胜侮而乘之。己所胜轻而侮之。侮反受邪，侮而受邪，寡于畏也。

【讲解】

黄帝问：病的发生变化怎样？岐伯说：如五气各得其位，则病就轻。不相得，而非其本位，则病就加重。

黄帝问：主岁年的五运怎样？岐伯说：五运不应至而至，是为太过。太过，就要侵侮自己所克制的（如木运太过则克土），并且侵犯到不胜自己的（如木犯金）。五运应至而未至，则为不足。不足，则不仅被胜过自己的克制（如木被金克），而且还被不能胜过自己的侮辱（如土犯木）。五运的原理，有胜有复，凡侮人的，自己必定也受侵犯，这种侵犯是无所忌惮，而自己招致来的。

第九节　灵枢·决气

本篇的主要内容是专论精、气、津、液、血、脉，这些都是先天与后天的真气所化，亦即一气所化而分为六种不同名称。决者，分也。"决气"即分别其气化的意思，故篇名。

【原文】

两神相搏，合而成形，常先身生，是谓精。上焦开发，宣五谷味，熏肤、充身、泽毛，若雾露之溉，是谓气。腠理发泄，汗出溱溱，是谓津。谷入气满，淖泽注于骨，骨属屈伸，泄泽，补益脑髓，皮肤润泽，是谓液。中焦受气取汁，变化而赤，是谓血。壅遏营气，令无所避，是谓脉。

精脱者，耳聋；气脱者，目不明；津脱者，腠理开，汗大泄；液脱者，骨属屈伸不利，色夭，脑髓消，胫酸，耳数鸣；血脱者，色白，夭然不泽。

【讲解】

男女媾精才会生出新的生命来，男女媾和，精子与卵子结合而成胎儿。但在胎儿未生之前，即是精子与卵子耳，所以说在身生之前的物质，叫作精，故云"是谓精"。

肺脏呼吸，播送饮食物的精气，使它温暖皮肤，充实形体，润泽毫毛，像雾露灌溉花木一样，这叫作气。

腠理指皮肤组织而言，不密固，排出体内水分而为汗液，这叫作津。溱，音真，形容汗出不止貌，非大汗也。

饮食化生血气，滋润骨骼，使骨骼屈伸滑利，再通过骨来把它补养脑髓，并使皮肤滋润，这叫作液。李念莪注："津者，阳之液。汗者，津之发也。"汗为体之液，液为阴之精。谷气于胃，气满而化液，故能润骨而使之屈伸也。经脉流泽，内而补脑，外而润肤。

中焦指消化系统而言，亦即脾胃接受饮食，经过变化而成红色的液质，这叫作血。

壅遏者，是堤防也。堤防血液无故外溢，限制它在固定的东西内流动，不得妄行于外，这叫作脉。脉者非气非血，乃行气行血之通路也。

肾主藏精，开窍于耳，故耳为肾窍，精气虚脱者，必为耳聋。目之精明五色者，气之华也，脏腑之阳气皆上注于目，脏气虚脱者则目视不清明。

汗为阳之液，津液发于腠理，汗多则必亡阳，毛皮汗腺开泄，不能密固，则汗液必大泄，而消耗体内之水分。

液包括身体内一切液体，尤以骨关节之滑液为重。故液脱则骨骼中之滑液缺失，而出现屈伸不利之象，又有面色枯晦，脑力不强出现神经衰弱之象，还常见足酸痛无力，耳内响鸣的自觉病态。此皆髓海失濡，筋骨失养，耳窍失荣所致。

血虚的人常见面色㿠白无光，枯槁不润。盖色之荣者血也，故血脱者，色必枯也。

第六章 经络

本章论述经络学说。篇中介绍了经络的循行路线，经络在人体内外沟通联系中的功能，及其在疾病诊断和治疗中的作用。

第一节 灵枢·经脉

本篇叙述了人体经络的循行路径，每一经都有其起点和终点，以及经过的部分；并且建立起内脏和体表的表里关系；说明了中医治疗方面及人体生理当中的特点，均属于临床上的重要理论基础。严格地讲，李中梓所节选的经脉的内容，只局限于经脉的循行路线和部位，尚不能称为经脉的全部。如每一脏腑经络"是动则病""所生病"，及其治疗法则，从寸口与人迎脉的比较中求得脏腑的虚实部分，未进行表述。故学习经络，尚需通读《灵枢·经脉》篇的全部内容。十二经脉发病而出现的疾病和病候，本《讲稿》在"病能"一章中做了表述。

【原文】

肺手太阴之脉，起于中焦，下络大肠，还循胃口，上膈，属肺，从肺系横出腋下，下循臑内，行少阴、心主之前，下肘中，循臂内，上骨下廉，入寸口，上鱼，循鱼际，出大指之端。其支者，从腕后直出次指内廉，出其端。

大肠手阳明之脉，起于大指次指之端，循指上廉，出合谷两骨之间，上入两筋之间，循臂上廉，入肘外廉，上臑外前廉，上肩，出髃骨之前廉，上出于柱骨之会上，下入缺盆，络肺，下膈，属大肠。其支者，从缺盆上颈，贯颊，入下齿中，还出夹口，交人中，左之右，右之左，上夹鼻孔。

胃足阳明之脉，起于鼻之交頞中，旁纳太阳之脉，下循鼻外，入上齿中，还出夹口环唇，下交承浆，却循颐后下廉，出大迎，循颊车，上耳前，过客主人，循发际，至额颅。其支者，从大迎前下人迎，循喉咙入缺盆，下膈，属胃，络脾。其直者，从缺盆下乳内廉，下夹脐，入气街中。其支者，起于胃口，下循腹里，下至气街中而合，以下髀关，抵伏兔，下膝膑中，下循胫外廉，下足跗，入中指内间。其支者，下廉三寸而别，下入中指外间。其支者，别跗上，入大指间出其端。

脾足太阴之脉，起于大指之端，循指内侧白肉际，过核骨后，上内踝前廉，上踹内，循胫骨后，交出厥阴之前，上膝股内前廉，入腹，属脾，络胃，上膈，夹咽，连舌本，散舌下。其支者，复从胃别上膈，注心中。

心手少阴之脉，起于心中，出属心系，下膈，络小肠。其支者，从心系，上夹咽，系目系。其直者，复从心系却上肺，下出腋下，循臑内后廉，行太阴、心主之后，下肘内，循臂内后廉，抵掌后锐骨之端，入掌内后廉，循小指之内出其端。

小肠手太阳之脉，起于小指之端，循手外侧上腕，出踝中，直上循臂骨下廉，出肘内侧两筋之间，上循臑外后廉，出肩解，绕肩胛，交肩上，入缺盆，络心，循咽下膈，抵胃，属小肠。其支者，从缺盆循颈上颊，至目锐眦，却入耳中。其支者，别颊，上䪼抵鼻，至目内眦，斜络于颧。

膀胱足太阳之脉，起于目内眦，上额交巅。其支者，从巅至耳上角。其直者，从巅入络脑，还出别下项，循肩髆内，夹脊抵腰中，入循膂，络肾，属膀胱。其支者，从腰中下夹脊，贯臀，入腘中。其支者，从髆内左右，别下贯胛，夹脊内，过髀枢，循髀外，从后廉下合腘中，以下贯踹内，出外踝之后，循京骨至小指外侧。

肾足少阴之脉，起于小指之下，邪走足心，出于然谷之下，循内踝之后，别入跟中，以上踹内，出腘内廉，上股内后廉，贯脊，属肾，络膀胱。其直者，从肾上贯肝膈，入肺中，循喉咙，夹舌本。其支者，从肺出络心，注胸中。

心主手厥阴心包络之脉，起于胸中，出属心包络，下膈，历络三焦。其支者，循胸出胁，下腋三寸，上抵腋下，循臑内，行太阴、少阴之间，入肘中，下臂，行两筋之间，入掌中，循中指出其端。其支者，别掌中，循小指、次指出其端。

三焦手少阳之脉，起于小指、次指之端，上出两指之间，循手表腕，出臂外两骨之间，上贯肘，循臑外，上肩，而交出足少阳之后，入缺盆，布膻中，散络心包，下膈，循属三焦。其支者，从膻中上出缺盆，上项，系耳后，直上出耳上角，以屈下颊至䪼。其支者，从耳后，入耳中，出走耳前，过客主人前，交颊，至目锐眦。

胆足少阳之脉，起于目内眦，上抵头角，下耳后，循颈，行手少阳之前，至肩上，却交出手少阳之后，入缺盆。其支者，从耳后入耳中，出走耳前，至目锐眦后。其支者，别锐眦，下大迎，合于手少阳，抵于䪼，下加颊车，下颈，合缺盆，以下胸中，贯膈，络肝，属胆，循胁里出气街，绕毛际，横入髀厌中。其直者，从缺盆下腋，循胸过季胁，下合髀厌中，以下循髀阳，出膝外廉，下外辅骨之前，直下抵绝骨之端，下出外踝之前，循足跗上，入小指次指之间。其支者，别跗上，入大指之间，循大指岐骨内出其端，还贯爪甲，出三毛。

肝足厥阴之脉，起于大指丛毛之际，上循足跗上廉，去内踝一寸，上踝八寸，交出太阴之后，上腘内廉，循股阴入毛中，过阴器，抵小腹，夹胃，属肝，络胆，上贯膈，布胁肋，循喉咙之后，上入颃颡，连目系，上出额，与督脉会于巅。其支者，从目系下颊里，环唇内。其支者，复从肝别贯膈，上注肺。

【讲解】

肺的经脉叫作手太阴经，起于中焦，向下联络大肠，回绕胃口，上膈膜，络肺，沿着喉咙，横走腋下。下行沿臂臑内侧，走手少阴经和手厥阴经的前面，直下之肘内，再下沿着臂内至掌后高骨的下面，即寸口动脉处。通过寸口至鱼际穴，沿鱼际出拇指的尖端。它的支脉，从手腕后直走食指的尖端内侧，与手阳明经相接。

大肠的经脉叫作手阳明经，起于食指尖端，沿指上面通过拇指、食指歧骨间的合谷，上走腕中两筋凹陷处。沿臂上行至肘外侧，再沿臑外前面上肩走髃骨前，在上颈背相接处的天柱骨，向前入缺盆，联络肺，下膈，又联络大肠。它的支脉，从缺盆上走颈部，通过颊入下齿，回出夹口唇，左右两脉交合于人中，自此左脉走右，右脉走左，上夹鼻孔，与足阳明经相接。

胃的经脉叫作足阳明经，起于鼻，左右相交于鼻梁，旁入足太阳经，下行沿鼻外，入上齿部，回出环绕口唇，相交于任脉的承浆穴，再沿下颌后面出大迎穴，沿耳下颊车至耳前，过足少阳经客主人穴，沿发际至额颅。它的支脉从大迎前下走人迎穴，沿喉咙入缺盆，下膈膜，联络胃和脾。直行的脉，从缺盆下走乳内侧，再下夹脐，入毛际两旁的气街穴。另一支脉从胃下口走腹里，至气街和本经直行相合，下行至髀关和伏兔两穴，再下至膝盖，沿足胫外侧至足面，入足中趾内间。又一支脉从膝下三寸，别走足中指的外间。又有一支脉从足面走入足大指尖端，与足太阴经相接。

脾的经脉叫作足太阴经，起于足大趾尖端，沿足大趾内侧白肉处，过足大趾本节后，上行至内踝前面，再上足趾，沿胫骨后，穿出足厥阴经的前面，上走膝和股内前面入腹，联络脾和胃，再上膈膜，夹咽喉，连舌根，散于舌底。它的支脉从胃上膈膜至心中，与手少阴经相接。

心的经脉叫作手少阴经，起于心中，出走心系，下膈膜，联络小肠。它的支脉，从心系上夹咽喉，联系目系。直行的脉，从心系至肺，横出腋下，沿臂臑内后侧，行手太阴和手厥阴两经后面，下肘内，沿臂内侧，至掌后锐骨入掌内后侧，再沿手小指内侧至尖端，与手太阳经相接。

小肠的经脉叫手太阳经，起于手小指尖端，沿手外侧，至腕过高骨，直上沿臂下侧出肘内侧两筋间，再上沿臑外后廉，出肩后骨缝，绕肩胛，相交于两肩之上，入缺盆，联络心，沿食道下膈膜到胃，络小肠。它的支脉，从缺盆沿颈上颊，至目外眦，回入耳内。又一支脉，从颊部别走目眶下至鼻，再至目内眦，斜络于颧，与足太阳经相接。

膀胱的经脉叫作足太阳经，起于目内眦，上走额，交会于巅顶。它的支脉，从巅顶至耳上角。直行的脉，则从巅顶入络脑，回出下行后项，沿肩臑内夹背至腰中，由臀部内行，联络肾与膀胱。又一支脉，从腰中夹脊而下，通过臀部下膝后曲处。还有一支脉从肩臑内左右下胛，夹脊经股外后侧下行，与另一支脉会合膝后曲处，再下至足肚，出足外踝后侧，沿足小趾本节的京骨，至足小趾外侧，与足少阴经相接。

肾的经脉叫作足少阴经，起于足小趾下，斜走足心，出内踝前大骨下的然谷穴，沿内踝后入足跟，向上行至足肚出膝湾内侧，再上股内后侧，通过脊内，联络肾与膀胱。直行的脉，从肾上行至肝，通过膈膜入肺，沿喉咙夹舌根。它的支脉，从肺联络心，注于胸中，与手厥阴经相接。

心主的经脉，叫作手厥阴经，起于胸中，联络心包络，下膈膜，依次历络上、中、下三焦。它的支脉，从胸走胁，当腋下三寸处上至腋，沿臂内臑内侧，手太阴与手少阴两经中间，入肘中，下行臂两筋间，入掌内沿中指直达尖端。又一支脉，从掌内沿无名指直达尖端，与手少阳经相接。

三焦的经脉叫作手少阳经，起于无名指尖端，上走小指和无名指中间，沿手表腕，出臂外两骨中间，上过肘，沿膊外侧，上肩穿出足少阳经的后面，入缺盆行胸中联络心包，下膈膜，从中焦下络下焦。它的支脉，从胸中上出缺盆，再上走项，连耳后，直上耳上角，屈曲下颊至目眶下。又一支脉，从耳后入耳中，回出至耳前，过客主人穴，前交颊至目外眦，与足少阳经相接。

胆的经脉叫作足少阳经，起于目内眦，上至头角，下行耳后，沿颈，走手少阳经前面。至肩上，又穿出手少阳经后面，入于缺盆。它的支脉，从耳后入耳内，回出走耳前，至目外眦后。又一支脉，从目外眦下走大迎，会合手少阳经至目眶下，再下至颊耳至颈，与本经直行者会合于缺盆，再下走胸中，通过膈膜，联络肝和胆，沿胁里经气街穴环绕毛际，横入髀厌中。直行的脉，从缺盆下走腋，沿胸过季胁，又与髀厌中的本经会合，再下沿股外出膝外侧高骨的前侧，直下至外踝骨，出外踝前侧，沿足面入足小趾、次趾中间。它的支脉，从足面走足趾，沿足大趾、次趾的骨缝至尖端，又回经爪甲后二节间的三毛地方，与足厥阴经相接。

肝的经脉叫作足厥阴经，起于足大趾丛毛地方，沿足面上行，离内踝前一寸，再上内踝八寸，穿出足太阴经后面，上走膝湾内侧，沿股阴入阴毛中，左右相交，环绕阴器，至小腹，夹胃，联络肝和胆，上过膈膜，散布胁肋，再沿喉咙后面，至上颚连目系，出额，与督脉会于巅顶。它的支脉，从目系下走颊里，环绕唇内。又一支脉，从肝另穿膈膜注于胸中，与手太阴经相接。

第二节　素问·骨空论

《骨空论》是《素问》中的篇名。"骨空"，即指两骨中间相交之处均有空（孔）。篇中以某些病症的针灸疗法取穴为主，介绍了各种痛症以及寒、热、水、犬咬、伤食等病的针灸方法和取穴部位，并任脉、冲脉、督脉的循行部位。

【原文】

任脉者，起于中极之下，以上毛际，循腹里，上关元，至咽喉，上颐，循面入目。

冲脉者，起于气街，并少阴之经，夹脐上行，至胸中而散。

任脉为病，男子内结七疝，女子带下瘕聚。冲脉为病，逆气里急。督脉为病，脊强反折。

督脉者，起于少腹，以下骨中央，女子入系廷孔。其孔，溺孔之端也。其络循阴器，合篡间，绕篡后，别绕臀，至少阴与巨阳中络者，合少阴，上股内后廉，贯脊，属肾。与太阳起于目内眦，上额交巅，上入络脑，还出别下项，循肩髆内，夹脊抵腰中，入循膂，络肾。其男子循茎下至篡，与女子等。其少腹直上者，贯脐中央，上贯心，入喉，上颐，还唇，上系两目之下中央。此生病，从少腹上冲心而痛，不得前后，为冲疝。其女子不孕，癃痔，遗溺，嗌干。督脉生病，治督脉，治在骨上，甚者在齐下营。

【讲解】

任脉起于中极穴以下（脐下）两阴间的会阴穴，上行至毛际的曲骨穴（中极下一寸处在耻骨上），再循腹部的中行（腹白线）上至关元穴（在中极穴上一寸），再通过腹部和胸部至咽喉，于上颐循承浆入下唇龈，再循面入目，下络于承泣穴。

冲脉，起始于气街，从少腹之内，与足少阴经脉相并夹脐上行，行至胸中而散。气街又名气冲，属足阳明经，在横骨两端，去任脉各两寸。

任脉的病变，在男子为腹部的七疝，在女子为带下（包括月经病）和癥瘕积聚。冲脉从腹部上胸中，如果发生气逆，气就不能行至胸而散，气聚于腹，所以里急。督脉统一身之阳，而行于脊。气逆，则脊强直不能俯仰。

督脉起于少腹下、毛际间横骨内的中央，女子在阴唇联合处、尿道口之中，其络循阴器、会合在篡间（会阴），又绕前后二阴之后，有别络分行环绕臀部，至少阴和足太阳的中络，合少阴上股内后廉，贯脊，属肾。督脉又与足太阳并起于目内眦，直上前额，上交于巅顶，上入络脑。由脑还出别支下入项，循行肩髆内，夹脊而下行抵腰中，又入循膂下络肾。

督脉之原起在少腹之内，分为两支。在男子一循阴茎下至会阴，和女子一样；一由少腹直上而行，通过脐中央和心，上行入喉部，又上至颐部，再环绕口唇，入龈交上齿缝中，上系于两目的下部中央部位，最后会于睛明穴。

假若督脉的分支生病，因其脉是由少腹直上贯心，所以病则从少腹冲心作痛。其脉绕行于两阴之间的会阴部，所以生病就大小便失常，或为冲痛的疝病。督脉和

任脉、冲脉并起于胞间，所以生病时在女子就不孕。如病在两阴间，男女就皆病
癃、痔。如病在溺孔，男女就皆病遗溺。如病上于喉，就会咽喉发干。此虽系腹部
的督脉分支患病，但治疗却应取背脊的骨穴。若病甚治之不愈的，应当兼取腹部脐
下的肉穴。骨穴即毛处的曲骨穴，肉穴即脐下的阴交穴。

第三节　灵枢·脉度

　　本篇是言全身经脉的长度（共为十六丈二尺）。十二经之外，还有奇经八脉，
不像十二经的表里配合成偶。奇经八脉，前人认为维脉是一身纲维，跷脉是使人身
机关跷捷，督脉为阳脉的总督，任脉为阴脉的承任，冲脉为诸脉的要冲，带脉为诸
脉的总约。从全身经脉总的来说，十二经有孔穴，任督二脉亦有孔穴，成为十四
经。又十二经都有别络，脾更有一大络叫作虚里，合并任督二脉成为十五络，与
十二经称为二十七气。二十七气如水之流，不分昼夜，周而复始，如环无端。所谓
奇经八脉，即冲、任、督、带、阳维、阴维、阳跷、阴跷者是也。这些正经和奇
经的作用，在临床上用之有效，不可否认前人在实践中的经验积累，应值得我们
重视。

【原文】

　　跷脉者，少阴之别，起于然骨之后，上内踝之上，直上循阴股入阴，上循
胸里，入缺盆，上出人迎之前，入顽，属目内眦，合于太阳、阳跷而上行。气
并相还，则为濡目。气不荣，则目不能合。

【讲解】

　　阴跷脉是足少阴的别脉，从然谷后上行内踝上面，直上沿股阴至前阴，再上沿
胸至缺盆，出人迎前面入颧骨，上络目内眦，合足太阳的别脉、阳跷脉上行。阴跷
和阳跷的气并行迂还，赖以润目。如果气不濡润，便为目不能合。
　　奇经八脉，除督、任二脉，及冲脉、跷脉有介绍外，而无带脉、维脉的介绍。
故李中梓在《内经知要》中，根据《难经》的内容以按语形式表述之。
　　按：阴维脉起于诸阴之交，其脉发于足少阴筑宾穴，为阴维之郄，在内踝上五

寸䏚肉分中。上循股内廉，上行入少腹，会足太阴、厥阴、少阴、阳明于府舍，上会足太阴于大横、腹哀，循胁肋会足厥阴于期门，上胸膈夹咽，与任脉会于天突、廉泉，上至顶泉而终。

阳维脉起于诸阳之会，其脉发于足太阳金门穴，在足外踝下一寸五分，上外踝七寸，会足少阳于阳交，为阳维之郄。循膝外廉，上髀厌，抵小腹侧，会足少阳于居髎，循胁肋，斜上肘，上会手阳明、足太阳于臂臑，过肩前，与手少阳会于臑会、天髎，却会手足少阳、足阳明于肩井，入肩后，会手太阳、阳跷于臑俞，上循耳后，会手足少阳于风池，上脑空、承灵、正营、目窗、临泣，下额与手足少阳、阳明五脉会于阳白，循头入耳，上至本神而止。

带脉起于季胁足厥阴之章门穴，同足少阳循带脉，围身一周如束带然，又与足少阳会于五枢、维道。

二跷为病，苦癫痫寒热，皮肤淫痹，少腹痛，里急，腰及髋窌下相连阴中痛，男子阴疝，女子漏下。

二维为病，阴阳不能相维，则怅然失志，溶溶不能自收持。阳维为病苦寒热，阴维为病苦心痛。阳维主表，阴维主里。

带脉为病，腹满，腰溶溶如坐水中，妇人小腹痛，里急后重，瘕疝，月事不调，赤白带下。

李濒湖云：奇经八脉者，阴维也、阳维也、阴跷也、阳跷也、冲也、任也、督也、带也。阳维起于诸阳之会，由外踝而上行于卫分。阴维起于诸阴之交，由内踝而上行于营分，所以为一身之纲维也。阳跷起于跟中，循外踝上行于身之左右。阴跷起于跟中，循内踝上行于身之左右，所以使机关之跷捷也。督脉起于会阴，循背而行于身之后，为阳脉之总督，故曰阳脉之海。任脉起于会阴，循腹而行于身之前，为阴脉之承任，故曰阴脉之海。冲脉起于会阴，夹脐而行，直冲于上，为诸脉之冲要，故曰十二经之海。带脉则横围于腰，状如束带，所以总约诸脉者也。是故阳维主一身之表，阴维主一身之里，以乾坤言也。阳跷主一身左右之阳，阴跷主一身左右之阴，以东西言也。督主身后之阳，任、冲主身前之阴，以南北言也。带脉横束诸脉，以六合言也。是故医而知乎八脉，则十二经十五络之大旨得矣。

第七章　治则

本章叙述了治疗上的基本法则，包括药物、针灸、按摩和温浴等法，其中特别指出了方剂的组织及其适应用途。

第一节　素问·阴阳应象大论（之一）

本节是说明阴阳与天地万物的关系，并把阴阳应验于天地万物所出现的征象介绍出来，又进一步说明，无论是天地的阴阳，或人身的阴阳及万物的阴阳，都必须在变化的步骤上取得一致，而互相适应着，否则灾害立至，特别是人体的阴阳，要和天地阴阳息息相通，因而无论养生、诊病、治疗等方面，都必须取法于阴阳，方不致有所失误。

【原文】

阴阳者，天地之道也，万物之纲纪，变化之父母，生杀之本始，神明之府也，治病必求其本。

【讲解】

古人对阴阳的认识以为阴主静，而其气（作用）象地；阳主动，而其气象天。因此说阴阳为天地之道。万物的生长化收藏，完全根据阴阳的消长规律来进行，万物本此阴阳道理，总括说来只此一阴一阳。此即太极论中的道论。诚如《易·系辞上》所云："易有太极，是生两仪。"两仪即阴阳。《正义》注云："夫易者，变化之总称。"即阴阳变化消长的现象，故而《易》有"生生之谓易"的记载。《老子》云："道生一，一生二，二生三，三生万物。万物负阴而抱阳，冲气以为和。"于是，推而散之，则又可以变化千万。所以说，阴阳是万物的纲纪。在阴阳互相胜负的情况中，就会产生出千变万化，所以说阴阳为变化之父母。阳生阴长，阳杀阴藏，万物均具此阴阳道理而生死，所以阴阳为生杀之本始。阴阳协调了，神明即生，所以说阴阳又是神明之府。

治病必须从根本上求得解决。求本的方法是细心掌握"病机"，辨别其属于哪一部分，根据其部分来求其致病原因。从病理上的阴阳胜负中来追求其病情的发展情况和方向，进而确定治疗方针。例如阳偏胜就应泻阳补阴，阴偏胜就应泻阴补阳。

故《大要》曰："谨守病机，各司其属。有者求之，无者求之。盛者责之，虚者责之。必先五胜，疏其血气，令其调达，而致和平。"治病必须清楚认识它的发病机要，包括临床上初步印象及其病理变化的机能，属于何脏的病变。有可寻之机就求其原因，无者可寻求别路。假若某脏阳盛而致病，应泻其阳。若某脏阴虚而致病，应滋其阴。但必须先了解五脏的阴阳胜负，然后再疏理血气。当温当和，补泻实施，使其五脏百骸，气血充盈调达，无偏胜极负之兆，而使身体百脉周流和缓，适应内外因素之变。此应无穷之变，治疗之大法，也是《黄帝内经》治则的关键所在。

注：本节所言"五胜"乃指运气学说的五运胜复而言，也就是不符合每一个季节的气候变化。但以五脏生克互相胜负来言，也有理由存在。本节的主要目的是告诫我们医者，在诊断上应当不厌其烦地推求致病的原因和为何脏腑经络的病变，再定出治疗方法和一定的治疗方针。

第二节　素问·至真要大论（之一）

此是《素问》一篇的名称，文中包括"至真至要"的理论，故篇名《至真要大论》。关于配方治疗的规范和法则，分重方、复方、奇方、偶方等，后世李东垣概括有七方面：大、小、缓、急、奇、偶、复。本节专论方剂的组合，分四种形式和意义。

【原文】

君一臣二，奇之制也；君二臣四，偶之制也。君二臣三，奇之制也；君二臣六，偶之制也。故曰：近者奇之，远者偶之；汗者不以偶，下者不以奇。补上治上制以缓；补下治下制以急。急则气味厚，缓则气味薄，适其至所，此之谓也。病所远，而中道气味之者，食而过之，无越其制度也。是故平气之道，近而奇偶，制小其服也；远而奇偶，制大其服也。大则数少，小则数多。多则九之，少则二之。奇之不去，则偶之，是谓重方；偶之不去，则反佐以取之，所谓寒热温凉，反从其病也。

【讲解】

《素问·至真要大论》上说的君药一味，臣药二味，为奇方的法制；君药二味，臣药四味，为偶方的法制。君药二味，臣药三味，为奇方的法制；君药二味，臣药六味，为偶方的法制。这是奇偶的分别，是以药味的单数、双数来界定的，同时也有大小的不同。

奇数属阳，偶数属阴。天为阳，地为阴。上为阳，下为阴。所以说病在上（包括表）而轻浅的称作近，多用奇方治之。病在下（包括里）而深重的称作远，多用偶方治之。所以汗法宜用于表证，就不能用偶方。下法宜用于里证，就不能用奇方。

此外补上、治上的方剂，必须用性缓的药物，因其药力稽留，气味俱薄而性缓也。补下、治下的方剂，必须用性急的药物，因其气味厚，药力迅捷而速也。总之要求其能达到发病的场所（病灶）而已，也就是此种说法的道理。

病处深远的，防止药的气味达不到病所，在中道即被吸收，则应在食前服药。服药后再吃饭，以助药力，直达病所。总之服药方法上，要适合制方的法度。因此对平调病气的道理，其病近者，不论用奇方、偶方，其制方服量要小；病远者，其制方服量要大。大者，其数少，而量大；小者，是数多而量小。数少量大，则药力专而气猛，可以远达病所；数多量少，则力薄而气缓，故至近而止。制方多可以用到九味，少则仅用二味即可。如用奇方不能去病，则应变用偶方，这就叫重方，也就是现代的复方。若用偶方仍不能去病，则可用反佐之药，以从其情而取之。所谓反佐，就是寒热温凉，都从其病情而佐之，如热药治寒病，反佐以少许寒凉引经药，或寒药热服等。

第三节　素问·至真要大论（之二）

本节说明了一般的治疗方法。总的方面，包括药物、针灸、按摩和其他外治法；病症方面，包括了发汗、催吐、泻下、消导、滋补、镇静和收敛等法。

【原文】

辛甘发散为阳，酸苦涌泄为阴，咸味涌泄为阴，淡味渗泄为阳。六者，或收，或散，或缓，或急，或燥，或润，或软，或坚，以所利而行之，调其气，使其平也。

寒者热之，热者寒之；微者逆之，甚者从之。坚者削之，客者除之，劳者温之，结者散之，留者攻之，燥者濡之，急者缓之，散者收之，损者温之，逸者行之，惊者平之，上之下之，摩之浴之，薄之劫之，开之发之，适事为故。

逆者正治，从者反治，从少从多，观其事也。热因寒用，寒因热用，塞因塞用，通因通用。必伏其所主，而先其所因。其始则同，其终则异。可使破积，可使溃坚，可使气和，可使必已。

诸寒之而热者取之阴；热之而寒者取之阳。所谓求其属也。

夫五味入胃，各归所喜，故酸先入肝，苦先入心，甘先入脾，辛先入肺，咸先入肾。久而增气，物化之常也。气增而久，夭之由也。

【讲解】

涌为吐，泄为泻，渗泄是利其小便。五味对阴阳的配合作用，辛甘味的药性，能发能散，属阳；酸苦味药，性能涌泄，属于阴；咸味药，其性涌泄，也属阴；淡味药其性渗泄，也属阳。这六种性味的药物，其作用或是收敛，或是发散；或是迟缓，或是迅急；或是干燥，或是濡润；或是柔软，或是坚实。总要审察病之所利，而施行之。以调和其气血，使之趋于和平。

关于治疗法度，病属于寒的，要用热药。病属于热的，要用寒药。病轻微的，就逆而治之。病较严重的，就从其情而治之。当补其阳，阳足则不寒。所谓求其属类的道理之谈。

"逆者正治，从者反治，从少从多，观其事也。"从少，谓一从而二逆；从多，为二从而一逆也。事，即病也。从逆治法的选择，要观其病之轻重，而为之多少也。

热药要因寒而达到它的作用，寒药要热而达到它的作用。病属闭塞，但其闭塞是由于虚损而气不运行，这样则用补益之品，补其虚而气自运行；或属泄泻，但其泄泻是由于肠内积滞，这样则用疏利之品，去其滞而泻自止。总的目的是制伏其主病，但找出它致病的根源。从治之法，其始虽然和病情相同，而其后果总是病情不同的。故而李中梓注云："寒病宜热，然寒甚者格热，须热药冷服，此热因寒用也。热病宜寒，然热甚者格寒，须寒药热服，此寒因热用也。塞因塞用者，如下气虚乏，中焦气壅，欲散满则更虚其下，欲补下则满甚于中，治不知本而先攻其满，药入或减，药过依然，气必更虚，病必转甚，不知少服则壅滞，多服则宣通，峻补其下则下自实，中满自除矣。通因通用者，或挟热而利，或凝寒而泄，寒者以热下之，热者以寒下之。伏其所主，利病之本也。先其所因者，求病之由也。其始则同，言正治也。其终则异，言反治也，明于反治，何病不愈。"

医之治病，必须本治寒病用热药，治热病用寒药的原则和方针。但有热病用寒药治之仍热，寒病用热药治之仍寒。这两种病，原病俱在，反引起新病，则治法上应变通一下。凡用寒药而引起热的，应当补其阴，阴足而热退；用药治之仍寒的，应当补其阳，阳足则不寒。所谓求属类的道理之谈。故李中梓注云："用寒药治热病，而热反增，非火有余，乃阴不足也，阴不足则火亢，故当取之阴，但补阴则阳自退耳。用热药治寒症，而寒反增，非寒有余，乃阳不足也，阳不足则阴寒，故当取之阳，但补水中之火，则寒自消耳。求其属者，求于本也。一水一火，皆于肾中求之，故王太仆曰：益火之源以消阴翳，壮水之主以制阳光。六味、八味二丸是也。"

由于五味与五脏归属的相应关系，故五味各归于其所喜的脏器之内。即"故酸先入肝"的论述。所以酸味先入肝，苦味先入心，甘味先入脾，辛味先入肺，咸味先入肾。积之既久，则其脏器之气逐渐增长，这是食物分化作用的正常现象。假若一脏之气增长，日久而形成过胜，就是其致病的原因。故"夭之由也"的"夭"字，当作病讲。

第四节　素问·阴阳应象大论（之二）

本节承上而言，说明适当地运用一般疗法，关键在于一个"因"字，含有因时制宜和因人而施的意思，故指出病势的轻重，病所的高下，以及其他情况，作为灵活运用的依据。

【原文】

因其轻而扬之，因其重而减之，因其衰而彰之。形不足者，温之以气；精不足者，补之以味。其高者，因而越之；其下者，引而竭之；中满者，泻之于内。其有邪者，渍形以为汗。其在皮者，汗而发之。其慓悍者，按而收之。其实者，散而泻之。审其阴阳，以别柔刚。阳病治阴，阴病治阳。定其血气，各守其乡。血实宜决之，气虚宜掣引之。

【讲解】

病轻而在表的，用发散之剂汗而去之。病重而实于内的，可用泻药泻下以减之。气血衰弱的，可补益之，使气血恢复，补之使气血再生为彰。

形为阳，精为阴。气为阳，味为阴。形不足是阳衰，阳衰则须用气以达表而温之。精不足者是阴衰，阴衰则须用味以实中而补之。

高者，指胸肺部而言。病邪在于胸膈上部的，可因势利导，而用吐法，故"越"字即吐也。下，与高相对而指腹部。若病邪在腹部的，可以用下法，故"竭"字即下也。腹中满闷的，可以用消导法治之。

其肌表有邪的，可使用汗法，使其形体出汗解之。渍形以为汗，即俗之接汗方法也。邪在皮毛，取汗而发散。其病卒暴痛，而气慓悍的，可用按摩法，以安定其气。阳实者宜散之，阴实者宜泻之。

阳属刚，阴属柔。审察病的阴阳属性，从阳刚阴柔中确定病情。

"阳病治阴，阴病治阳。""治"字当平讲，使阴阳之气平秘。阳盛阴虚的滋其阴，阴盛阳虚的壮其阳。此即《黄帝内经》"善针者，从阴引阳，从阳引阴"之谓也。对此，张景岳有"善补阳者，必于阴中求阳，则阳得阴助而生化无穷；善补阴者，必于阳中求阴，则阴得阳升而泉源不竭"之论。

安定其气血，使各守其部位而不妄行。

邪之所凑，其气必虚。实是邪气实，虚是正气虚。血实的，刺出其血攻泄之。气虚的，是经络之气虚，从其经络不虚之处，导引其气，以济其实的予以逐瘀，虚的予以升提。

第五节　素问·五常政大论

"五常政"，意谓五运正常的政令，故篇名。本节论述用药的一般规律，尤其指出应注意药物的"毒"。此"毒"非现在所言单纯的药物毒性，而是指用药以后机体对药物的反应，由此而有大毒、小毒、常毒、无毒之分，并要求区分其"毒"，而采取不同的用药时间。但总体来说，用药必须与岁气相适应。

【原文】

病有久新，方有大小，有毒无毒，固宜常制矣。大毒治病，十去其六。常毒治病，十去其七。小毒治病，十去其八。无毒治病，十去其九。谷肉果菜，食养尽之。无使过之，伤其正也。不尽行，复如法。必先岁气，毋伐天和。

【讲解】

无论新病久病，方剂的大小，药的有毒无毒，都有它的常规。如果用大毒药治病，只可攻去疾病的十分之六。次毒的药品，只可攻去十分之七。小毒的药品，只可攻去十分之八。无毒的药品，也不过只攻去十分之九。均不可过剂，恐伤其正。用药以后，食用谷肉菜果等食养方法来全部除去病邪，恢复正气，由此可见食疗在中医治疗学中的地位。总之，用药时应遵循以上方法，中病即止，不可过剂，以防过度用药，损伤正气。

如果病不尽，则复行前法。但必须明白岁气的偏胜，不要支持了病邪，而损伤了天真的冲和的元气。也就是说，在用药期间，如果病不痊愈，可以治如前法。但要观察气候四时的变化，适应生长化收藏的天地常道。盖五运有纪，六气有序，四时有令，阴阳有节，皆岁气之属也。用药适中，勿攻伐太过，不能违反天地之和。

天地之和，又可比着人体正气而言。用药过度，以致攻邪失正，就能使生命受损，或生机灭绝。故治病的药中病而止，勿太过也。

第六节　素问·六元正纪大论

五运和六气相配合，适三十气为一纪，六十气为一周，故篇名《六元正纪大论》。本节所论述的是孕妇的用药法。

【原文】

黄帝问曰：妇人重身，毒之何如？岐伯曰：有故无殒，亦无殒也。帝曰：愿闻其故，何谓也？岐伯曰：大积大聚，其可犯也，衰其大半而止。

【讲解】

黄帝问于岐伯曰：妇人若是怀孕，用毒药攻病怎样办？岐伯曰：有病则病受药，所以没有什么损伤。

黄帝说：我愿知道它是什么原因？岐伯曰：大积大聚的病，不可犯远寒远热的原则。但在治疗时，使病邪衰去其大半，就要停药。若过用了，就能使人受伤而死亡的。

第八章 病能

本章叙述了内外科的一些病症的鉴别诊断、经验的方剂、疾病的分类、病理的转归和预后的病态等，并说明阴阳的变化是胜负的一切原因。病能，即病之形能，亦即病的形态。

第一节 素问·至真要大论

本节为著名的"病机十九条"，治则篇所说的"谨守病机，各司其属"即指此十九条而言。此处所举的病症，都指一般现象，而不能看作某一种病。李念莪注云："经言十九条，道其常也。"

【原文】

诸风掉眩，皆属于肝；诸寒收引，皆属于肾；诸气膹郁，皆属于肺；诸湿肿满，皆属于脾；诸热瞀瘛，皆属于火；诸痛痒疮，皆属于心；诸厥固泄，皆属于下；诸痿喘呕，皆属于上；诸禁鼓栗，如丧神守，皆属于火；诸痉项强，皆属于湿；诸逆冲上，皆属于火；诸胀腹大，皆属于热；诸躁狂越，皆属于火；诸暴强直，皆属于风；诸病有声，鼓之如鼓，皆属于热；诸病胕肿，疼酸惊骇，皆属于火；诸转反戾，水液浑浊，皆属于热；诸病水液，澄澈清冷，皆属于寒；诸呕吐酸，暴注下迫，皆属于热。

【讲解】

各种风证，而产生出震颤、眩晕的现象，都是属于肝经的病。肾为寒水之脏，寒则血液凝滞而气收缩，故凡一切寒症，而发现收缩引急的症状，都是属于肾经的病。肺主诸气，故凡气病的膜满郁结的症状，都属于肺经的病。脾主湿土，故风湿盛而现肿满症的，都属于脾经的病。火盛则热，热甚则神明昏乱而筋脉瘛疭，故凡热病而现昏瞀瘛疭症状的，都是属于火的。心主血液，热邪灼则血郁结而为疮疡，故凡痛痒疮疡等病变，都属于心。厥是肝气逆的一种症状，但由于阴阳的偏胜偏衰，而有寒厥、热厥的不同，故曰诸厥。固是二便不利，泄是腹泻，都属于肾病。因肝肾在下，所以这两种病都属于下部。痿是肺热的病，喘是肺气郁，呕是胃气上逆，这两种病都发生在上部，故曰属于上。

热甚于内，则外反见寒象，所以一切咬牙战栗的恶寒症状，而兼有热邪内盛的神守失常的疾病，就都属于火。湿邪盛则风反乘之，而见筋脉拘急的现象，故一切痉病，颈项强直的病变，就都属于湿。火性炎上，故凡一切热病之逆而上冲的，就都属于火。

阳热气盛，则归腹胀，故胀而腹大的病，都属于热。热盛则烦躁，甚则令人狂乱，越垣登高，所以这些病症都属于火。风之变动最急，而内通肝气，故凡卒病而身体僵直的现象，都属于风。热气郁闭则腹胀，郁极则动而肠鸣，故凡肠鸣有声、腹胀如鼓的病变，都属于热。

热盛血郁，则为浮肿；火邪在经，则为酸痛；火邪在脏，则为惊骇。所以浮肿、疼酸、惊骇的症状，都属于火。热盛则灼血，而筋失所养，耗津而水液浑浊，故一切转筋、反戾、水液浑浊的病，都属于火。气寒则水静而清澈，故一切水液澄澈清冷的症状，都属于寒。火邪上逆，则呕而吐酸，下迫暴注而窘迫，所以呕而吐酸、暴注下迫的病变，都属于热。

第二节　素问·生气通天论

本节以阳气为中心，说明一般疾病的形成。本节首先指出阳气的卫外作用，六淫的侵袭都是阳气不固所导致的；其次指出阳气过旺，可以使血液妄行、阴分耗散；再次指出阳气能养神、柔筋，如果内外失调，可影响精神和形体方面而出现病变；最后指出阳气虚弱而引起的病症，有当时即发的，也有某脏受损而延至某一时期始发的；并由阳气而联系到阴味，指出了五味过度损伤五脏的情况。

【原文】

因于寒，欲如运枢，起居如惊，神气乃浮。因于暑，汗，烦则喘喝，静则多言；体若燔炭，汗出而散。因于湿，首如裹，湿热不攘，大筋软短，小筋弛长。软短为拘，弛长为痿。因于气，为肿，四维相代，阳气乃竭。

阳气者，烦劳则张，精绝，辟积于夏，使人煎厥。

大怒则形气绝，而血菀于上，使人薄厥。有伤于筋，纵其若不容。汗出偏沮，使人偏枯。汗出见湿，乃生痤痱。高粱之变，足生大疔，受如持虚。劳汗当风，寒薄为皶，郁乃痤。

开阖不得，寒气从之，乃生大偻。陷脉为瘘，流连肉腠，俞气化薄，传为善畏，及为惊骇。营气不从，逆于肉理，乃生痈肿。魄汗未尽，形弱而气烁，穴俞已闭，发为风疟。

春伤于风，邪气流连，乃为洞泄。夏伤于暑，秋为痎疟。秋伤于湿，上逆而咳，发为痿厥。冬伤于寒，春必温病。

味过于酸，肝气以津，脾气乃绝。味过于咸，大骨气劳，短肌，心气抑。味过于甘，心气喘满，色黑，肾气不衡。味过于苦，脾气不濡，胃气乃厚。味过于辛，筋脉沮弛，精神乃央。

【讲解】

人体的卫气不固，四时的邪气就要乘机侵袭。《素问·四气调神大论》云："冬三月，此谓闭藏。水冰地坼，无扰乎阳。"意思是说人在冬季，是应当闭藏阳气的。如果因（因字当病字讲）于寒冷季节，内而欲心妄动，心神像运输（如枢）一样的不安宁，外而起居不节，为惊恐之气震动。这就与时序相违，使神气不能内敛，而浮越于外了。

极度劳动而成中热之疾。凡在炎热的气候中劳动，其体必多汗出，久而成病，病属于阳。所以在症状上是多汗而烦，气高喘喝。如果郁热内攻，上扰于头窍，脑神经受到高热的影响，因而神昏如静。若神识错乱，每发狂言乱语，故曰静则多言。

因静居而成中暑之疾。暑季过于纳凉饮冷，病是属于阴的，热气被抑于内而不得外散，身体就热得像燔炭一样，必须是汗出，始可使阴郁之气散解。

病因于伤湿，使头面壅肿而重，好像被物包裹一样的感觉。湿久则化为热，必须用药物以攘除之。如果不能及时的排除，热就要伤及阴血，使筋失掉所养。湿热交迎，就出现大筋拘急不伸、小筋弛而无力的症状。

病因于阳气壅滞，而为浮肿。四维，此处是指四肢而言。气滞而成浮肿，则四肢中必因而失去活动的功能，那么尚未损伤的肢体，必去代行其职，所以说是四维相代。四肢为诸阳之本，四肢如果是废而不用，则阳气就要衰竭了。

春季受病而抑郁了春阳的生发之气，在阳气始生的时候而过度烦劳，使阳气不能密固反泄于外，精气失去了阳气的巩固，而绝于内。若是病邪积久不散，一直到夏天仍未痊愈，那么夏天的火气将煎迫真阴使之益衰。火炎而虚气上逆，名曰煎厥。《素问·脉解》云："肝气当治而未得，故善怒。善怒者，名曰煎厥。"与此同意。这是指春令说的。

怒则伤肝，肝为血海，主藏血。大怒则阳气逆于上，气逆迫血上行，使血郁结于胸中，经络形气也就不通。气血相搏名曰薄，气逆曰厥，气血逆乱，故名薄厥。

因怒伤而使血厥，血就不能荣筋，使筋弛缓不收、不能随心所欲地使用了。"纵"字乃缓也。"容"字意义是从容自如的意思。

人在汗出的时候，如果身体的一侧是经常的阻塞而无汗，就是象征着这一侧的阳气偏虚，久则卫气不固，荣气失守，将来就有偏枯之患（半身不遂）。也可以说这是偏枯的预兆。

人在出汗的时候，玄府（毛孔）是疏开的，这时若用冷水洗浴（见湿），使湿热郁留于肌腠，重的就生疖子，轻的就生痱子。

嗜食肥美食物的人，内多滞热，在病变上就易生大疔和痈疽等。这种病变的发生，好似拿空虚的器皿去接受东西那样容易。

人于劳动汗出之后，嗜在有风的地方坐卧，寒气薄于皮肤，侵入肌腠之间，使营血与脂液凝聚于皮肤肌表，轻的就生皶，重的就生痤。痤，就是小疖。"皶"音渣，就是俗名粉刺。

大偻就是背部屈曲不直。《庄子·大宗师》云："得者，时也。"然则不得，是失时也。人体的腠理，在夏天就要开泄，在冬天就要闭密，这是正常的自然现象。假若当开不开，当闭不闭，就是反乎其常，不得其宜了。这将给寒邪侵入的机会。寒气侵袭到经络，使筋失常而拘急不舒，背屈曲的好像俯偻。这是阳气受伤，不能柔筋的应验。又背属阳，阳虚则寒邪痹闭于背部，而形成俯偻。

寒气由经脉进入脉中，使脉凝涩，邪和血留聚于腠理，入则发生痿症。

如果俞气虚薄，寒气将由脉流于经俞，侵及脏腑（五脏之俞，均内通于脏）。脏主藏神，现因受到邪气所搏，则神不安，所以出现善畏（心气虚）、惊骇（肝气虚）的症状。这是阳气被伤，不能养神的应验。"俞"，作输。杨上善云："输者各系于脏气，化薄则精虚不守，故善畏而好惊。"

如果营气由于邪气的侵袭而流行异常，血就郁于腠理。血郁则热聚，久则化脓，成为痈肿。

盖肺主皮毛，皮毛是排汗之窍。肺藏魄，所以把出汗叫作魄汗，汗孔称作魄门。汗出未透而为风寒所薄，俞穴遂闭，使热郁于内，形气均被热灼而日趋衰弱，俞穴闭塞了，魄门不通，使邪气停留于体内，寒热相移，发为风疟。因为本病受风邪所致，所以叫作风疟。

春天伤于风邪，则即发病，就是外感。如果不即发病，邪气流连日久，则风气内通于肝。肝气受风邪而逆，肝就去克脾土，脾被克制，而失其运化之功能，因而发生洞泄。

夏天伤于暑邪，即行发病的，叫作暑病。如果邪气未与暑汗俱出，而潜藏于腠理，到秋天在阴气外出的时候，和伏邪的热气相薄，就发成为痎疟之疾。

秋天伤于湿邪，湿本来是应下注而为濡泄的，但现在湿邪却反上逆侵肺，因而发生咳嗽。这是病发于内的情况。因为湿胜，则筋脉弛张而痿弱无力；阳不能胜湿，而发为厥。所以湿邪外发会发生痿厥。

冬天伤于寒邪，即发的病，就是伤寒。不即发病，而寒邪伏藏于肌表腠理之间，到春天阳气上升，邪气就化热，而成温病。

五味可以损伤五脏。酸味入肝，若过食于酸就会使肝多津液，也就是木气实。木气实就克脾土，而使脾气绝。

咸味入肾。肾主骨，咸能软坚，又能胜血，所以过食咸，就使骨劳短肌。因肾水胜，则灭心火，因而心气抑郁不畅。

甘味入脾。甘性滞满，因过食甘，则土气实，使气喘满。土亢就克肾水，因而色黑（肾色）。肾水受克，则肾水之气不平，不平就成为病态失衡之候。

苦味入心。苦味太过，则伤心，使脾失所养。苦能坚燥，因使脾气不濡。脾气不濡，而不为胃输转，则胃之燥气变盛，所以说是胃气变厚。厚是胀满之类的症状。

辛味入肺。辛味太过，使肺气盛，肺金去克肝木，肝主筋，使筋脉润而弛长。辛是主发散的，久散就要精耗神伤，使精神受到损失。"央"，当殃字讲。

第三节　素问·阴阳别论

本篇所论阴阳与一般所说的阴阳不同，故篇名《阴阳别论》。本节就各经络和脏腑的性质、功能和部位三方面来叙述一般的病变。其病因，当与上节六淫发病相对，而以七情为主。

【原文】

二阳之病发心脾，有不得隐曲，女子不月，其传为风消，其传为息贲者，死不治。三阳为病，发寒热，下为痈肿，及为痿厥，腨痛，其传为索泽，其传为颓疝。一阳发病，少气，善咳，善泄，其传为心掣，其传为隔。二阳一阴发病，主惊骇，背痛，善噫，善欠，名曰风厥。二阴一阳发病，善胀，心满，善气。三阳三阴发病，为偏枯痿易，四肢不举。

所谓生阳、死阴者，肝之心，谓之生阳；心之肺，谓之死阴；肺之肾，谓之重阴；肾之脾，谓之辟阴，死不治。

结阳者，肿四肢；结阴者，便血一升，再结二升，三结三升。阴阳结斜，多阴少阳，曰石水，少腹肿；二阳结，谓之消；三阳结，谓之隔；三阴结，谓之水；一阴一阳结，谓之喉痹。

【讲解】

二阳是指足阳明胃和手阳明大肠说的。人在抑郁不乐，或者是有难言之隐不得解决的时候，就会影响脾的运化功能，也能使心气被抑。脾失常则胃不能消化水谷，使人失掉了营养的来源。心气被抑就不能化中焦之液以为血，因而月经停止了。所以说二阳之病发心脾。病若日久不愈，由于胃不能供应水谷之精，肌肉就要日趋消瘦（风消）。肺亦得不到胃的津液的濡润，又受到火心的熏灼，所以出现喘息及气上逆（息贲）。此病因脏腑均已病，所说是死的不治。

三阳指太阳说的。太阳主表，邪初中人的时候是在表，正邪相搏，因发寒热。

若邪逆于肉理，乃发为痈肿。邪伤足太阳膀胱经，则其经络所行止的部位之处就酸痛，足亦痿弱无力而逆冷。如病久不愈，津液为热消灼枯竭，皮肤就失去润泽而甲错。湿热下注，侵入阴囊，因而发生阴囊肿大的㿉疝。腨，小腿肚，腓肠肌也。痟，酸痛也。索泽，皮肤甲错也。㿉疝，阴肿之疝也。

一阳是指少阳说的。少阳为阳之始生，其气尚微，若受病则其气更少。少阳为相火，火灼肺金，因而善咳。太阳和肺相表里，肺的上气被伤，则大肠的气亦必不固，因而善泄。相火旺于内，则心亦掣引不安。木火克脾胃，而成饮食不下、隔塞不通的膈症。

阳明为二阳，厥阴为一阴。故二阳一阴，是指阳明和厥阴说的。厥阴肝的发病为惊骇。阳明之筋皆夹背脊，所以背痛。阳明胃为风邪所伤，则好噫气及呵欠。因伤于风而使肝胃发病，所以病名叫风厥。

二阴为少阴，一阳为少阳。故二阴一阳，是指少阴和少阳说的。胆，五行属木。胆有余则克脾土，使脾病而善胀。肾五行属水，肾气有余，则克心火，而使心满及善太息也。

三阴三阳，指太阴和太阳说的。太阳主气，阳气虚则为偏枯。太阴为诸阴而主血，阴血不能柔筋，则为痿易。太阴脾主四肢，脾病则四肢不举。

"生阳死阴"是什么意思？肝传之心（木生火），谓之生阳。心传之肺（火克金），谓之死阴。肺传之肾，二者均为阴，是二阴相并，病已沉重，谓之重阴。肾传之脾，谓之辟阴，是肾水反来侮脾土，脾土衰绝，病势更加严重，死不治。

阳脉行于四肢之表，若有结邪则气血郁滞不通，郁于四肢，因使四肢肿。营属阴血，阴经既结，势必影响血的运行，血瘀而不得运行于外，积而内渗肠中，所以便血，应结血一升于肠中。再结是病又进展，所以结血二升。病仍不愈，而病势又继续进展，便结血三升。一升、二升、三升，是约数，是说明病情逐渐加重的意思，不可拘泥到数字而论。

结于阴阳，若阴多阳少，则阳不得入阴，膀胱得不到气化，不能敷布津液，水液积聚，名曰石水。少腹也因而肿胀。

二阳指手、足阳明经大肠和胃而说的。大肠和胃若有热结，即善消水谷，成随食随消、善饥的消瘅。

三阳指手、足太阳经小肠和膀胱说的。小肠和膀胱若有热结，则大小便即隔塞不通。

三阴指手、足太阴经肺和脾说的。肺脾若有邪结，则脾即不运化津液，肺也即不能气化津液，水气瘀滞，即成水肿。

一阴指手、足厥阴心包和肝说的，一阳指手、足少阳三焦和胆说的。此二经均从火化，动则生风，风火相并，则灼津液，使喉肿痹闭。

第四节　灵枢·经脉

本节论述十二经脉发病所出现的疾病和症状。十二经脉的发病部位，就是十二经脉循行部位；又由于经脉与脏腑相关联，经脉发病则涉及其关联的脏腑，影响脏腑的功能而出现一系列的疾病和症状。所谓"是动""所生"，张隐庵注云："夫'是动'者，病因在外；'所生'者，病因于内。凡病有因于内者，有因于外者，有因外而及于内者，有因内而及于外者，有内外之兼并者。"其所言"外"指经脉，"内"指脏腑。但又应随证分辨，不可拘泥。故本节当与第六章第一节结合起来学习。

【原文】

肺，手太阴也。是动则病肺胀满，膨膨而喘咳，缺盆中痛，甚则交两手而瞀，此谓臂厥。是主肺所生病者，咳，上气，喘渴，烦心，胸满，臑臂内前廉痛厥，掌中热。气盛有余，则肩背痛，风寒，汗出中风，小便数而欠。气虚，则肩背痛寒，少气不足以息，溺色变。

大肠，手阳明也。是动则病齿痛，颈肿。是主津液所生病者，目黄口干，鼽衄，喉痹，肩前臑痛，大指次指痛不用。气有余，则当脉所过者热肿；虚，则寒栗不复。

胃，足阳明也。是动则病洒洒振寒，善呻数欠，颜黑。病至则恶人与火，闻木音则惕然而惊，心欲动，独闭户塞牖而处，甚则欲上高而歌，弃衣而走。贲响腹胀，是为骭厥。是主血所生病者，狂疟，温淫汗出，鼽衄，口喎唇胗，颈肿喉痹，大腹水肿，膝膑肿痛，循膺、乳、气街、股、伏兔、骭外廉、足跗上皆痛，中指不用。气盛则身以前皆热；其有余于胃，则消谷善饥，溺色黄。气不足，则身以前寒栗；胃中寒，则胀满。

脾，足太阴也。是动则病舌本强，食则呕，胃脘痛，腹胀，善噫，得后与气则快然如衰，身体皆重。是主脾所生病者，舌本痛，体不能动摇，食不下，烦心，心下急痛，溏瘕泄，水闭，黄疸，不能卧，强立、股膝内肿厥，足大指不用。

心，手少阴也。是动则病嗌干，心痛，渴而欲饮，是为臂厥。是主心所生病者，目黄，胁痛，臑内后廉痛厥，掌中热痛。

小肠，手太阳也。是动则病嗌痛，颔肿，不可以顾，肩似拔，臑似折。是主液所生病者，耳聋，目黄，颊肿，颈、颔、肩、臑、肘、臂外后廉痛。

膀胱，足太阳也。是动则病冲头痛，目似脱，项如拔，脊痛，腰似折，髀不可以曲，腘如结，踹如裂，是为踝厥。是主筋所生病者，痔，疟，狂癫疾，头囟项痛，目黄，泪出，鼽衄，项、背、腰、尻、腘、脚皆痛，小指不用。

肾，足少阴也。是动则病饥不欲食，面如漆柴，咳唾则有血，喝喝而喘，坐而欲起，目䀮䀮如无所见，心如悬，若饥状，气不足则善恐，心惕惕如人将捕之，是为骨厥。是主肾所生病者，口热，舌干，咽肿，上气，嗌干及痛，烦心，心痛，黄疸，肠澼，脊股内后廉痛，痿厥嗜卧，足下热而痛。

心主手厥阴心包络也。是动则病手心热，臂肘挛急，腋肿，甚则胸胁支满，心中憺憺大动，面赤目黄，喜笑不休。是主脉所生病者，烦心，心痛，掌中热。

三焦，手少阳也。是动则病耳聋，浑浑焞焞，嗌肿，喉痹。是主气所生病者，汗出，目锐眦痛，颊痛，耳后、肩、臑、肘、臂外皆痛，小指次指不用。

胆，足少阳也。是动则病口苦，善太息，心胁痛不能转侧，甚则面微有尘，体无膏泽，足外反热，是为阳厥。是主骨所生病者，头痛，颔痛，目锐眦痛，缺盆中肿痛，腋下肿，马刀夹瘿，汗出，振寒，疟，胸、胁、肋、髀、膝外至胫、绝骨、外踝前及诸节皆痛，小指次指不用。

肝，足厥阴也。是动则病腰痛不可俯仰，丈夫㿉疝，妇人少腹肿。甚则嗌干，面尘脱色。是肝所生病者，胸满，呕逆，飧泄，狐疝，遗溺，闭癃。

【讲解】

肺脏与手太阴经有密切关系，若是一经一脏有了变动，则呈现出肺病的症状。胸部满闷膨胀，喘息，咳嗽，气短不利。缺盆在锁骨上沿凹陷处，离肺最近。若肺有病，则缺盆中痛，剧烈的能使两臂和手感到麻木，就叫作臂厥。因此，凡属于肺的经和脏发病，必定有咳嗽、喘满、烦渴、气逆胸膈满闷的现象，此乃肺失宣发，肃降功能失常所致的病候。尚可使臂膊内前侧痛冷，手掌中发热，此经脉循行不畅，络脉痹，导致经脉所过部位出现病候。邪气盛实的，必定有肩背痛。若伤于风寒，则汗自出，小便必频数而短。若是体虚而受邪的，亦有肩背痛，怕冷，气少，呼吸困难，小便变成黄赤的颜色。

大肠与手阳明经是有关联的。若是手阳明经有了病变，就是齿痛，颈部肿，此乃大肠经脉所过部位出现的病候。大肠主传化物，助脾胃以输布水谷之精微。故凡是大肠的经、腑发病，皆与其主津液的功能障碍有关，临床上多见目黄，口干，鼻流清涕，鼻衄，喉痹，肩臂痛，拇、食二指疼痛甚则失用。病邪有余而实的，当经脉所过的地方，必定发热、肿起。虚者，寒冷不易温。胃与足阳明经有关系。邪犯足阳明经，它的病变，是凛凛恶寒，频呵欠，善伸懒动，面颜色黑。本经若转变为热，则厌恶见人和火。听到木音，就心跳惊怯，但愿关窗闭户独居；若热极，甚至还会上高爬险，狂妄歌笑，卸衣奔走。肠鸣腹胀，叫作骭厥。贲响腹中，肠蠕发声如雷鸣。"骭"音干，即膝下胫骨也，俗名骭腿者是也。凡属胃的经、腑发病，多见癫狂，疟疾，壮热汗出，鼻涕，鼻衄，口㖞，唇疮，颈肿，喉痹，腹胀，水肿，膝部肿痛，沿胸乳、气街、大股、伏兔、足胫和足背都痛，足之中指亦不能牵用。邪气实者，在经则身前发热；在脏（指胃）则消化加强易饥，小便色黄。虚邪在经，则身前寒；在脏，则消化不良，胃脘胀满。

脾与足太阴经有关联。"口唇者，脾之官也。"脾主运化。故它的病变是舌本强。"强"字乃牵强也。食入呕吐，脘痛腹胀，频噫气，身体沉重，大便和矢气后而觉有些松快了。凡属脾的经脏发病，多见舌本强痛，体重不能动摇，食谷停塞，心中烦，心下急痛，大便常溏薄泄泻，黄疸，坐卧不安，勉强站立，则觉股膝内侧肿胀寒冷，连脚大趾也不能牵动应用。

心与手少阴经关联。它的病变为咽喉干燥，心中痛，口渴饮水，叫作臂厥。凡是属心的经脏发病，多见目黄，胁痛，手臂内后侧痛而冷，并有掌心热痛等症。

小肠与手太阳经有关联。它的病变为咽喉痛，颔肿，头不能转侧，肩臂痛如拔折。凡属小肠的经脏发病，多见耳聋，目黄，颊肿，颈颔连肩臂外后侧疼痛等症。

膀胱与足太阳经相关联。它的变动是气冲头痛，目欲脱出，头项如拔，脊痛，腰似折断，髀关不可伸屈，膝后纽结，踹（胫也）裂痛，叫作踝厥。凡属膀胱的经和脏的病变，多见痔疮，疟疾，癫狂，头颈项作痛，目黄泪出，鼻流涕，鼻衄，项部以下背、腰、尻骨、膝下弯、足胫连脚都疼痛，足小趾不能举而疼痛。

肾与足少阴经相关联。它的病变是饥饿不能进食，面黑，咳嗽吐血，气促喘息，坐后起立便觉眼花，心如悬挂，震荡不宁，又像饥饿时的嘈杂。虚者，常自觉惊恐，心中惶惶如被逮捕，叫作骨厥。凡属肾脏和经的发病，多见口中热，舌干，咽喉红肿，干燥咽痛，气逆，心中烦痛，黄疸，下利，脊背、股部内后侧疼痛，痿弱清冷，喜卧，足心热而疼痛等症。

心包与手厥阴经相关联。它的变动为病是手心热，手臂拘挛，腋下肿，剧烈的则胸部胁肋胀满，心中有不定的震荡，面红，目黄，多笑。凡属心包的经、脏发病，多见心中烦躁且痛，掌心灼热等症。

三焦与手少阳经有关联。它的发病有耳聋，听力不聪，咽喉肿痹痛。凡属三焦的经、脏发病，多见汗多，目外眦痛，颊痛连及耳后、肩臂外侧都痛，小指、食指不能举用而痛等症。

胆与少阳经有关联。它的变动为病是口苦，多太息，胸胁痛不能转侧，剧烈的面晦如尘，肌肤的色泽枯槁不润，足外侧热，叫作阳厥。凡是胆的经、脏发病，多见头痛，颔痛，目外眦痛，缺盆肿痛，腋下肿，瘰疬瘿瘤，汗出寒战如疟，胸、胁、髀、膝外侧至足胫、外踝前关节都痛，足小趾、次趾不能举用等症。

肝与足厥阴有关联。它的变动发病是腰痛不能前俯后仰，在男子则有疝气，女子则有少腹胀的病，剧烈的则出现咽喉干燥，面部色泽晦滞贫血的状态。凡是肝的经脏发病，多见胸中满闷，呕吐气逆，完谷不化，泄泻，狐疝，遗溺，小便闭塞不通等症。

第五节　素问·通评虚实论

本篇主文以虚实来论病为中心，进一步扩大地介绍了虚实促成的根源，论述了其症状、虚实在四时的逆从、重虚轻实、经络的虚实、脉的虚实等道理及其所发生的病变预后等，故篇名《通评虚实论》。文中主要以下两句为画龙点睛的关键。

【原文】

邪气盛则实，精气夺则虚。

【讲解】

邪气侵袭人体的时候，必定要乘人的精气虚。侵入以后，则精气为了御敌，邪气亦旺盛，这时邪气和正气俱胜，所以说，邪气盛则精气亦盛而为实。若在邪气侵入人体以后，精气不能抵御邪气，则精气必因邪气之夺而失，是时邪盛而精虚，所以说精气夺而为虚也。

第六节　素问·调经论

"调经"，即调治经络之谓。本篇内容，主要说明了经络是气血运行和沟通脏腑内外的道路。邪气可由经络传入脏腑或传出体表，所以治疗疾病上就要根据脏腑经络理论，运用针灸推拿手法来调治，故篇名《调经论》。

【原文】

帝曰：阳虚则外寒，阴虚则内热；阳盛则外热，阴盛则内寒。不知其所由然也。岐伯曰：阳受气于上焦，以温皮肤分肉之间。今寒气在外，则上焦不通，上焦不通，则寒气独留于外，故寒栗。帝曰：阴虚生内热奈何？岐伯曰：有所劳倦，形气衰少，谷气不盛，上焦不行，下脘不通，胃气热，热气熏胸中，故内热。帝曰：阳盛生外热奈何？岐伯曰：上焦不通，则皮肤致密，腠理闭塞，玄府不通，卫气不得泄越，故外热。帝曰：阴盛生内寒奈何？岐伯曰：厥气上逆，寒气积于胸中而不泻，不泻则温气去，寒独留，则血凝泣，凝则脉不通，其脉盛大以涩，故中寒。

【讲解】

黄帝说：古经曾言，"阳虚就生外寒，阴虚就生内热，阳盛就生外热，阴盛就生内寒。"我知道这种说法，而不知其是什么道理。岐伯答曰：阳是受上焦之气而产生的，它的功用是温养皮肤与分肉的。假令寒气在外，则卫气壅闭，上焦不通。上焦不通，则阳气虚而寒气单独留止于皮肤，故出现怕冷战栗之状。

黄帝问："阴虚生内热"是什么道理？岐伯说：人若过度劳倦，其形气就要衰弱减少，饮食因之而减少，因而谷气（食物营养）不足，这样上焦之气不能运行，下脘也不能通达，胃气因之郁遏而生热，热气熏满于胸中，所以就成为内热。

黄帝问："阳盛生外热"是什么道理？岐伯说：阳气过盛，则上焦之气壅满而不能通利。上焦不通利，则皮肤因而致密，腠理就闭塞，汗孔不疏通，卫气不能向外泄越，所以外热。

黄帝问："阴盛生内寒"是什么道理？岐伯说：阴气过盛，则寒厥之气上逆，因而寒气积于胸中，而不能泻去。寒气积而不泻，则温暖之气就消去，而寒气独留于胸中。寒则血液凝，而脉不流通，因而其脉盛大而中见涩象，故为中寒。

第七节　素问·玉机真脏论

此节讨论五实五虚之症状、预后，并进一步说明五实、五虚虽然均为死症，但如果能治之得当，又能饮食者，仍可以不死。

【原文】

脉盛，皮热，腹胀，前后不通，闷瞀，此谓五实。脉细，皮寒，气少，泄利前后，饮食不入，此谓五虚。浆粥入胃，泄注止，则虚者活；身汗，得后利，则实者活。

【讲解】

脉象洪大有力，皮肤发热，脘腹胀满，大小便秘结，胸中烦闷不安，叫五实证。脉象细弱无力，皮肤发寒，大小便失禁，不能饮食，这叫五虚证。五虚证只要能够吃进浆粥，泄泻停止，便可挽回。五实证若能汗出，大便通，也能得救。

第八节　素问·举痛论

文中说明痛证总的原因，是寒邪客于经脉，使经脉凝涩不通而作痛。但由于寒邪所客之脏腑经脉不同，因而也就发生了不同的病情。文中把诊断痛病的方法，分为三种，即：问而可知，视而可见，扪而可得；又介绍"九气"的影响引起的病变，并运用举例的方法，分述病状和其病理等，故篇名《举痛论》。本节即摘引九气致病部分。

【原文】

帝曰：余知百病生于气也。怒则气上，喜则气缓，悲则气消，恐则气下，寒则气收，灵则气泄，惊则气乱，劳则气耗，思则气结。九气不同，何病之生？岐伯曰：怒则气逆，甚则呕血及飧泄，故气上矣。喜则气和志达，荣卫通利，故气缓矣。悲则心系急，肺布叶举，而上焦不通，荣卫不散，热气在中，故气消矣。恐则精却，却则上焦闭，闭则气还，还则下焦胀，故气不行矣。寒则腠理闭，气不行，故气收矣。灵则腠理开，营卫通，汗大泄，故气泄矣。惊则心无所倚，神无所归，虑无所定，故气乱矣。劳则喘息汗出，外内皆越，故气耗矣。思则心有所存，神有所归，正气留而不行，故气结矣。

【讲解】

黄帝问：余已知道百病的发生都是属于气。怒就使气上逆，喜就使气缓和，悲就使气消散，恐就使气下陷，寒就使气收敛，热就使气泄越，惊就使气错乱，劳就使气消耗，思就使气结聚。这九种气的变化，各不相同，都可以产生什么病？

岐伯回答说：肝藏血，在志为怒，怒则伤肝，而其气上逆，怒甚则呕血。肝气逆而克脾土，使消化机能失常，以致产生完谷不化的飧泄病。

喜则气和顺而志意畅达，荣卫之气也通利，所以其气是舒畅而和缓的。

悲由心生，所以悲甚则使心系急。但悲为肺志，悲则伤肺，而使肺脏布大而肺叶上举，其呼吸也就失常，上焦之气随之而闭塞不通，荣卫之气也得不到散布，热气郁闭于中。气不得正常流行，郁热又能耗气，故气逐渐消损。

恐伤肾，肾伤则精气闭而不得上升。上气之原在下，现在上气得不到下气之支援，因而上气也不能正常运行，使上焦闭塞。上气被迫而还下，使下焦胀满。上下之气得不到互相交通，所以其气不行。

寒邪由外侵入人体，则使人之腠理闭塞，荣气不得行于外，而闭塞于内，所以其气收。

热能使人的腠理开放，腠理开则荣卫之气得到通行，若通行过分，则汗大出，气随汗出而外泄，因而气泄。

心藏神而为全身君主之官，惊则心气无所依，神亦失所归宿，谋虑亦无所决定，因而气乱。

过劳则气伤于内，内气外越而喘息，阳气外越而汗出，内外皆越，气为之耗损，所以说是气耗也。

思则精神集中，是心有所存，神有所归。思久则气留结于中而不行，因而气结也。

第九节　素问·风论

本文专论风邪所引起的不同症状，包括内风、外风及疠风等各类疾病，故篇名《风论》。

【原文】

风者，善行而数变，腠理开则洒然寒；闭则热而闷。其寒也，则衰食饮；其热也，则消肌肉，故使人怢慄，而不能食，名曰寒热。

风气与阳明入胃，循脉而上至目内眦。其人肥，则风气不得外泄，则为热中而目黄；人瘦，则外泄而寒，则为寒中而泣出。风气与太阳俱入，行诸脉俞，散于分肉之间，与卫气相干，其道不利，故使肌肉愤膜而有疡。卫气有所凝而不行，故其肉有不仁也。疠者，有营气热胕，其气不清，故使鼻柱坏而色败，皮肤疡溃，风寒客于脉而不去，名曰疠风。

风中五脏六腑之俞，亦为脏腑之风，各入其门户，所中则为偏风。风气循风府而上，则为脑风。风入系头，则为目风，眼寒。饮酒中风，则为漏风。入房汗出中风，则为内风。新沐中风，则为首风。久风入中，则为肠风，飧泄。外在腠理，则为泄风。故风者，百病之长也。至其变化，乃为他病也，无常方，然致有风气也。

【讲解】

风为阳邪，性动。其侵入人体，传行急疾，病变多端。所以说它是善行而数变的。在风邪侵入人体的时候，如果患者的腠理是开泄的，阳气将因而外泄，以致使阳气不能卫固于肌表，患者的肤表就有洒洒然寒冷的感觉。如果患者的腠理是闭塞的，则风邪被壅于内，阳气也不得外泄，因而发热。热蕴于内，患者就有胸膈发闷的感觉。

在发寒冷的时候，则寒气内侵至胃，使胃失去了消化水谷的正常功能，因而食欲逐渐减退，日久则不思饮食。在发热的时候，则热灼津液，使肌肉日渐瘦削。如果寒热并作，并又互相搏争，将使人寒战而不能饮食，这个病名叫寒热。

热中和寒中的不同病变，情况是这样的：如果风邪与阳明经脉并合而入于胃，胃脉上行目系，诸脉又皆系于目，则风邪即循胃脉上行至目内眦。在这个时候，如果患者的体质是肥胖的，肥胖人的腠理多致密，腠理致密，则风不得外泄。风邪蕴积于内，而化为热，热气上蒸而目黄，这是热中。如果患者的体质是消瘦的，瘦人的腠理多是开疏，腠理疏则风邪易于外泄。风邪外泄，则人体的阳气亦随而外泄，如此体内即无热而为寒。寒气上行，使人目流泪。此为寒中。

五脏六腑的俞穴，皆在背部，均属于太阳经。太阳之气行于人身通体，所以风邪由太阳经侵入的，其邪循太阳经脉必行于诸俞穴，而散布于全身分肉之间。分肉之间是全身卫气通行的道路。卫气尽行于阳，是从太阳开始的。现在风邪与太阳并合而侵入人体，风邪客留于分肉之间，阻碍了卫气的通行，卫气即与邪气相搏争，如此则卫气的通行的道路就不通行。风邪被卫气阻留而凝结于分肉之间，使肌肉愤然肿胀，而生疮疡。卫气受风邪的阻碍而不得循行于周身的肤表，使肤表发生麻痹，出现不知痛痒的不仁症状。

风邪客于血脉之中，则荣气与邪气合而为热，热甚则使血腐坏而荣气不清。气是肺所主，荣气不清，则肺的治节功能不行。鼻与皮毛也是肺所主，鼻是呼吸的门户，所以鼻柱坏而颜色败。荣气不清与热气运行至皮毛，使皮肤破而溃烂。此由于风寒久留于脉中而不去所致，此病名曰疠风。《素问·脉要精微论》曰："脉风成为疠。"与此意相同。疠、疠风，即今之麻风病。

俞穴均内通于脏，风伤五脏六腑的俞穴，顺俞而入其脏，所以亦可发为脏腑之风。风随某一俞穴而偏中于某一脏，即为偏中，也就是偏枯。风府穴为督脉、阳维之会，循风府而上即为脑户，脑户为督脉、足太阳之会，所以风邪循风府而上，则为脑风，而现脑痛症状。足太阳之脉起于目内眦，上额交巅上，入络脑，还出，所以风邪侵入头中之目系，则目痛眼寒，而为畏风羞涩之目风。酒性温散，其开玄府，饮酒则玄府开而汗出，风邪若乘虚而入，所以名曰漏风。阳在外为阴之卫，阴在内为阳之守。入房（性交）则内耗其精，而使阴精内竭。汗出则阳气弛于外，使腠理开泄，风邪乘虚而入，直中于内，所以叫作内风。洗头则头部玄府开，风邪乘而中于首之皮肤，病名叫首风。风邪长时期客留于肌腠而不去，则传入中（中指胃肠）。风邪侵入胃肠后，从热化则为肠风下血之疾，从寒化则为完谷不化的飧泄病。风邪客于腠理，则玄府开通，风薄汗出，则为泄风之证。

《素问·骨空论》曰："风为百病之始。"风邪始侵入人体的时候，是由浅而入深的；等到它变化的时候，乃为各种疾病，所以说是风为百病之长。风在变化的时候，是无一定的体例的，因而说它是无常方。但风所致的病变，虽然是变化多端，但其致病的根源只是因于风气而已。

第十节　素问·评热病论

本篇详论阴阳交、风厥、劳风、肾风等几种病，皆由风和热所犯，病情是议热病之类，故篇名《评热病论》。本节要表述的是：只有人体虚时，风邪才会侵入。

【原文】

邪之所凑，其气必虚。

【讲解】

病邪所以乘袭侵入而使人致病，必然由于人体正气虚弱。假若人体正气充足健壮，能抵御风邪之扰，即不为病。若抵抗力弱，不胜其扰，而即病也。

第十一节　素问·厥论

《素问·厥论》是专论寒厥、热厥的致病原因及不同症状，总括说明厥的形成是因为阴阳失调，影响到机体的正常活动机能，而产生的一种病变现象。

【原文】

阳气衰于下，则为寒厥；阴气衰于下，则为热厥。

前阴者，宗筋之所聚，太阴、阳明之所合也。春夏则阳气多而阴气少，秋冬则阴气盛而阳气衰。此人者质壮，以秋冬夺于所用，下气上争不能复，精气溢下，邪气因从之而上也。气因于中，阳气衰，不能渗营其经络，阳气日损，阴气独存，故手足为之寒也。

酒入于胃，则络脉满，而经脉虚。脾主为胃行其津液者也。阴气虚，则阳气入；阳气入，则胃不和；胃不和，则精气竭；精气竭，则不营其四肢也。此人必数醉，若饱以入房，气聚于脾中不得散，酒气与谷气相搏，热盛于中，故热遍于身，内热而溺赤也。夫酒气盛而慓悍，肾气日衰，阳气独盛，故手足为之热也。

【讲解】

凡是因为逆气而猝然眩晕仆倒、不省人事的都叫厥。三阳之脉气衰于下，则阳虚而阴盛，阳虚生内寒，所以发为寒厥。若三阴脉气衰于下，则阴虚而阳盛，阴虚生内热，所以发为热厥。

太阴经脾和阳明经胃供给人体四肢百骸的营养，所以称为后天之本。阳明又主润宗筋，宗筋根起于脉中，内连于肾。人的阴阳二气，是生于胃、输于脾而藏于肾的。太阴、阳明之脉均与宗筋会合于前阴，这也就是人的后天与先天的阴阳，由中焦和下焦而会合于前阴，乃阴阳之道。阴阳之道，春天和夏天的时候，是阳气多而阴气少；秋天和冬天的时候，是阴气多而阳气少。这是四时阴阳的自然现象，也是人们应遵循作为养生的准则。但有的人却偏偏地自恃其体格健壮，在秋冬收藏的时候，纵欲不节，这样剥夺肾阳闭密的自然机能，使精气妄泄，阴气妄动。阴气妄动，就会逆而上行，而与上部的阳气争扰。阴气上逆不下，则阴气就不可能再复藏于内了。阴气逆于上，精气溢泄于下，如此则肾之元阳即虚。阳虚就生内寒，寒邪随阴气上行，是从内而发的，寒气上而结于中焦，肾阳又无力以固脾元，势必使中焦的阳气被损而虚了。中焦的胃气已衰，即不能化水谷之精气，以渗灌于经络和营养四肢，因而造成中焦和下焦之气，不能相互资生，如此则阳气日衰，而阴气日盛，最后形成阴气独存的局面。所以手足因得不到阳气的温煦，而形成寒凉感觉。

人在饮酒以后，酒入于胃。由于酒是水谷悍热之液，所以性是辛甘发散为阳的。酒与水谷之悍气因卫阳会合，行于皮肤，使络脉充盛。络脉充盛了，则经脉必然空虚。所以《灵枢·经脉篇》云："饮酒者，卫气先行于皮肤，先充络脉，络脉先盛。"脾是阴中的至阴，它是为胃行其津液的。如果是脾阴虚了，则酒气与卫气结合的亢盛阳气，反乘虚入内，因使胃气不和。胃气不和了，就不能受纳水谷，因而胃所化生的水谷精气就要减少，也就不能营养四肢了。另外一个原因是这个人必定经常在酒醉和饱食的情况下同房，这样就会既伤其脾胃，又损伤了肾。脾伤不能运行津液，则津液就集聚于脾而不能布散，酒气再与谷气相薄，如此则热盛于中。若再灌输四旁，就会热遍全身了。在这种情况下，膀胱得不到水谷之精气却受到热气的熏灼，因而小便赤黄。肾是受纳五脏之精而藏之的，现在因肾衰而被酒气乘虚入内，则酒的剽悍之气必然迫使肾气日衰。下焦的阴衰，则中焦的阳气势必偏盛。阳盛则热盛，所以手足因而发热。

第十二节　素问·刺热

本篇说明五脏热病的针刺法，故篇名《刺热》。本节重点指出五脏热病的先期诊断，以及重要症状，使人能早期诊断，早期发现，早期治疗。

【原文】

肝热病者，左颊先赤。心热病者，颜先赤。脾热病者，鼻先赤。肺热病者，右颊先赤。肾热病，颐先赤。

【讲解】

肝候于左颊，赤乃热色，故肝热则左颊先赤。心候在额庭，故心热则额先赤。脾候在鼻，故脾热则鼻先赤。肺候在左颊，故肺热则左颊先赤。肾候在两颐，故肾热则两颐先赤。

第十三节　素问·热论

本篇说明了一切外感热病的诱因都是由于风寒侵袭而引起的，所以说"夫热病者，皆伤寒之类也"，并把新感、伏邪、两感于寒作了对比，述明原因、症状、治法及预后。新感之伤寒，其热虽甚，但能传化六经，可以不死；其两感于寒的，虽然也能传化，但因为阴阳脏腑俱伤，总是不免于死。篇中并说明热病在恢复期中，应注意护理及饮食，不然的话，恐引起复发的。本篇是一篇研究热病的重要文献，故篇名《热论》。

【原文】

黄帝问曰：今夫热病者，皆伤寒之类也。或愈，或死。其死皆以六七日间，其愈皆以十日以上者，何也？岐伯对曰：巨阳者，诸阳之属也。其脉连于风府，故为诸阳主气也。人之伤于寒也，则为病热。热虽甚，不死。其两感于寒而病者，必不免于死。

伤寒一日，巨阳受之，故头项痛，腰脊强；二日，阳明受之，阳明主肉，其脉夹鼻络于目，故身热、目疼而鼻干、不得卧也；三日，少阳受之，少阳主胆，其脉循胁络于耳，故胸胁痛而耳聋。三阳经络皆受其病，而未入于脏者，故可汗而已。四日，太阴受之，太阴脉布胃中络于嗌，故腹满而嗌干；五日，少阴受之，少阴脉贯肾络于肺，系舌本，故口燥舌干而渴；六日，厥阴受之，厥阴脉循阴器而络于肝，故烦满而囊缩。三阴三阳、五脏六腑皆受病，荣卫不行，五脏不通，则死矣。其未满三日者，可汗而已；其满三日者，可泄而已。

【讲解】

热病指一切外感热病而言。人在受寒邪侵入的时候，毛孔就要闭塞，因而寒邪束于人的肌表，使体内之阳气不能外越，郁于内而发热。所以说"今夫热病者，皆伤寒之类也"，此处所说的伤寒，系指《难经》中"伤寒有五"的广义伤寒而言。黄帝问道：现在凡所谓热病，皆属于伤寒之类。但是同为伤寒，为什么有死的，还有痊愈的呢？并且又是死的全都在六七日（此系指两感于寒说的），痊愈的全都在十日以上（指新感伤寒说的），这是什么道理？

巨阳就是太阳。太阳为六经之长，统摄阳分，所以诸阳皆属之。太阳的经脉连于风府，风府穴在脑后入发际一寸处，风府为督脉和阳维脉相会合之处。督脉总督全身之阳，气为阳，所以太阳为诸阳主气。人在伤于寒邪的时候，则邪郁于肌表而为热，此时发汗即可痊愈。所以热虽甚，可以不死。但是如果是脏腑阴阳俱受寒邪侵袭的两感于寒，由于阴阳脏腑俱受伤，以致使荣卫不行，精气不通，形成正气不能抵御邪气的局面，又逐步发展为邪气日盛，正气日衰，最后总是不免于死。

太阳主表，所以在人伤于寒的开始，是太阳经先受之。足太阳之经脉，起始于目内眦，上额交巅，下脑后，夹脊，抵腰，入络肾，下属膀胱，循髀外，下至踝，络足小趾。所以在太阳经受寒邪时，使经络运行失常，就会发生头部、颈部疼痛，腰脊强硬的症状。

伤寒二日，传入阳明经。足阳明胃经，起于目下，入齿环唇，循喉咙，下隔属胃，络脾，下夹脐，至膝下，入足中趾。阳明经病，因而发生了经络循行部位上的鼻干、目痛、身热、不得卧等症状。身热是热在肌肉，阳明主人身肌肉，所以身热。胃属阳明经，胃热则其气即不下行而郁积于中，所以不得卧。

伤寒三日，传入少阳。足少阳胆经脉，起于目锐眦，绕耳前后，至肩下，循胁裹，络肝。所以在足少阳胆经病的时候，就出现胸胁痛、耳聋等症状。

以上说明是三阳经受病，三阳主表，此时邪只侵于人体表部，尚未入里侵及内脏。所以在这个时候，发汗就可以痊愈。若病在三阳时未愈，而侵入三阴经，就象征着病势已渐加深。此虽传入三阴，但仍为热证。

伤寒四日，传入太阴经。足太阴经脾经之脉，起于足大趾之端（隐白穴），上膝、股，入腹，属脾，络胃，上夹咽，连舌本，散舌下。脾病则升降运化之功能失调，发生腹满及由于津液不能传化而嗌干的症状。

伤寒五日，传入少阴经。足少阴肾经之脉，起于足小趾之下，趋足心，循内踝上股，贯脊，属肾，络膀胱，循喉咙，夹舌本。其分支，出络心。现在因为热灼于内，耗损津液，所以发生口燥、舌干而渴的症状。

伤寒六日，厥阴受之。厥阴脉，循阴器而络于肝。厥阴乃肝经之脉，起于足大趾丛毛之际（大敦穴），上足跗，循股内，过阴器，抵少腹，属肝，络胆，夹胃贯膈，循喉咙，上过目系，与督脉会于巅顶。肝主气，肝病则烦满。阴囊受热所侵而缩，这是热极而缩，应与寒极而缩区别之。

伤寒化热，六经均传遍，而病邪不退，则深入了六腑，继又进入五脏。在此时，三阴三阳、五脏六腑皆已受病，邪气盛于外，则荣卫不利；病邪陷于内，则五脏不通。精气内竭，就不免于死亡。这是其死皆在六七日的道理。

其病未满三日的，病尚在三阳，属表证，汗之可愈。病满三日的，病已入于三阴，病邪入里，泄下可愈也。故杨上善曰："阴阳二经同感，三日而遍脏腑，营卫不通，复得三日，故极后三日，所以六七日间死也。"

第十四节　素问·疟论

本篇专论疟疾，故名《疟论》。本篇详细地讨论了疟的病原、病理、症状、治法等，并把由不同诱因而产生的不同类型，及不循一般规律而发的突出病变，均一一加以分析和阐明。文中指出疟疾发病的特点：卫气与邪气相合，则病作；相离，则病休止。疟疾在发病时，由于阴阳转移，所以产生寒热更至的症状。因其邪正相合的时间暂久，故有一日发、间日发或三日发的分别。

【原文】

黄帝问曰：夫痎疟皆生于风，其蓄作有时者，何也？岐伯对曰：疟之始发也，先起于毫毛，伸欠乃作，寒粟鼓颔，腰脊俱痛。寒去则内外皆热，头痛如破，渴欲冷饮。阴阳上下交争，虚实更作，阴阳相移也。阳并于阴，则阴实而阳虚。阳明虚，则寒粟鼓颔也。巨阳虚，则腰背头项痛。三阳俱虚，则阴气胜；阴气胜，则骨寒而痛。寒生于内，故中外皆寒。阳盛则外热，阴虚则内热，外内皆热，则喘而渴，故欲冷饮也。此皆得之夏伤于暑。热气盛，藏于皮肤之内，肠胃之外，此营气之所舍也。此令人汗空疏，腠理开。因得秋气，汗出遇风，及得之以浴，水气舍于皮肤之内，与卫气并居。卫气者，昼日行于阳，夜行于阴。此气得阳而外出，得阴而内薄，内外相薄，是以日作。

其气之舍深，内薄于阴，阳气独发，阴邪内著，阴与阳争不得出，是以间日作也。

邪气客于风府，循膂而下。卫气一日一夜，大会于风府，其明日日下一节，故其作也晏。

其出于风府，日下一节，二十五日下至骶骨，二十六日入于脊内，注于伏膂之脉。其气上行，九日出于缺盆之中，其气日高，故作日益早也。

夫寒者，阴气也。风者，阳气也。先伤于寒，而后伤于风，故先寒而后热也，病以时作，名曰寒疟。先伤于风，而后伤于寒，故先热而后寒也，亦以时作，名曰温疟。其但热而不寒者，阴气先绝，阳气独发，则少气烦冤，手足热而欲呕，名曰瘅疟。

邪气与卫气，客于六腑，而有时相失，不能相得，故休数日乃作也。

温疟者，得之冬中于风寒，气藏于骨髓之中，至春则阳气大发，邪气不能自出，因遇大暑，脑髓烁，肌肉消，腠理发泄，或有所用力，邪气与汗皆出，此病藏于肾，其气先从内出之于外也。如是者，阴虚而阳盛，阳盛则热矣。衰则气复反入，入则阳虚，阳虚则寒矣，故先热而后寒，名曰温疟。

瘅疟者，肺素有热，气盛于身，厥逆上冲，中气实而不外泄，因有所用力，腠理开，风寒舍于皮肤之内、分肉之间而发。发则阳气盛，阳气盛而不衰，则病矣。其气不及于阴，故但热而不寒。气内藏于心，而外舍于分肉之间，令人消烁脱肉，故命曰瘅疟。

【讲解】

疟疾，为疟疾的统称。有的说二日一发。又云夜发者名疟，昼发者疟也。黄帝说：疟疾开始的时候，皆因为伤于风邪，但病的发作和病的休止，都有一定的时间。这是什么原因？岐伯说：疟疾在发病的时候，其寒气先起于毫毛，然后产生伸四肢、打呵欠、发寒战、牙齿振动、腰脊疼痛等寒性症状。寒去则热来，乃产生周身内外高热，头痛如破、口渴欲喝冷水等热胜的症状。其发寒热的原因是阳气上行，阴气下行，邪气若乘此而侵入，则阴阳之气上下交争。阳虚生外寒，阴虚生内热，阳盛则外热，阴盛则内寒，如此寒热往来，互相更移，故曰"虚实更作，阴阳相移"。

卫之阳气与邪气相搏，而并于阴，是阳虚于外，阴实于内，则寒作。阳明胃脉交于额下，其气虚则寒战而口唇振动。太阳即巨阳，其脉从颈下项，循背膂夹脊抵腰中，故虚则腰、背、头、项痛。若三阳俱虚，则阴气极胜，阴气胜而寒，故觉骨寒。阳气虚则气不行，血行亦滞涩，有拘疼，故曰"骨寒而疼"。阴气逆，则复出于阳，如移于阳，则阳盛而阴虚。阳盛则外热，阴虚则内热，内外皆热，所以喘渴而欲冷饮。

疟疾的病源，皆由于夏天伤于暑气，邪热潜藏于皮肤之内、肠胃之外，是荣气行走的道路，也就是荣气所舍的部位。人在暑热的时候。其热由内随汗外出，令玄府大开，借此排除病毒，故虽中外邪而不立时发病。邪留于荣，待至秋天，汗出而遇风，或沐浴而受水气，寒凉之邪乘虚侵入，与卫气相合，再与伏暑之邪相搏，病就发作了。卫气日行于阳，夜行于阴，故邪气得随卫气从阳而外出，从阴而内入。内外交迫，所以一日一作也。

邪气侵入更深，直迫内部阴分，阳气独发于外，阴气却留着于内。阴与阳争而不得出，所以隔一天发作一次。

疟疾在发作的时间上，有一天早于一天的，也有一天晚于一天的。这是因为一日一夜，卫气行阴阳各五十度，而大会于风府。卫气行于风府，循脊柱日下一节，为其定律。今邪气客于风府，循脊而下。卫气每至风府，则人之膝理开。膝理开，则邪气乘虚而侵入，与卫气相搏，病随发作。其发作逐日推迟的原因，在于卫气日下一节，因而上还于风府之时间，即日迟一日，故病发稍晏。

卫气出风府，日下一节。至二十五日，下至骶骨。至二十六日，再入脊内，流注伏膂（即太冲脉）。其上行，因无关节之阻，所以走得较快，九日出缺盆穴中，丹波元简云此缺盆非阳明胃经之缺盆，乃指天突穴而言。因其气上行日高一日，故病的发作亦日早一日。

寒为阴邪，风为阳邪。阳则热，阴则寒。其人先伤于寒，而后伤于风，其病的发作，就先寒而后热，且发有定时，定名寒疟。其人若先伤于风的阳邪，而后伤于寒的阴邪，其病的发作，就出现先热而后寒，且亦发作定时，故名温疟。瘅为热极。瘅疟为单热不寒的疟疾。此处所谓阴气，指少阴心肾而言；先绝，是心肾之阴虚极。阴既虚极，则孤阳亢盛，而为纯热之兆，所以说阳气独发。热能伤气，故少气。心恶热，故烦冤。合于阳明，则手足热。合于三焦，则欲呕。周身上下热气弥漫，故名瘅疟。

疟疾隔日或数日一发，是因为邪气侵入人体，客于六腑，则与卫气相失之时间较多，不能与卫气相合而发病，因此出现隔日或数日一发病的情况。

冬气通于肾，肾主骨，冬伤于风寒，则邪气藏于骨髓之中，至春阳气大发，邪气犹不能自出，必须待至大暑，脑髓烁、肌肉消、膝理开泄的时候，再因劳动用力，则邪气随暑汗外出而解。因邪气伏于骨髓，故云病藏肾。因由内外达，故阴虚而阳盛，阳盛则热。热极必反，复入阴分，故阴盛而阳虚则寒。所以病的发作，是先热而后寒，故名温疟。

瘅疟患者，因肺素蕴积热，肺主皮毛，又主周身之气，肺既有热，故周身之气盛。气盛则厥逆上冲，中气实而不能泄于外。此时如因劳动用力，则腠理开发而汗出，又因汗出过多，玄府空虚，风寒之邪随乘之入内，留藏于皮肤之内、分肉之间，与积热之阳相搏而发病。因其气不及于阴，故但热而不寒。气内藏于心者，是邪藏于血脉内。而气通于心，因热甚而消肌灼津，使肌肉日渐消瘦。这个病的特点，是单纯发热而不恶寒，所以名之为瘅疟。

第十五节　素问·咳论

本篇专论咳嗽，故名《咳论》。咳虽出肺，但五脏六腑皆能令人咳嗽，其病原不单独在于肺脏。示人在治疗时，应根据症状分别施治为上。

【原文】

皮毛者，肺之合也。皮毛先受邪气，邪气以从其合也。其寒饮食入胃，从肺脉上至于肺，则肺寒。肺寒则外内合邪，因而客之，则为肺咳。五脏各以其时受病，非其时各传以与之。人与天地相参，故五脏各以时治。感于寒则受病，微则为咳，甚则为泄为痛。乘秋则肺先受邪，乘春则肝先受之，乘夏则心先受之，乘至阴则脾先受之，乘冬则肾先受之。

肺咳之状，咳而喘息有音，甚则唾血。心咳之状，咳则心痛，喉中介介如梗状，甚则咽肿、喉痹。肝咳之状，咳则两胁下痛，甚则不可以转，转则两胠下满。脾咳之状，咳则右胠下痛，阴阴引肩背，甚则不可以动，动则咳剧。肾咳之状，咳则腰背相引而痛，甚则咳涎。

五脏之久咳，乃移于六腑。脾咳不已，则胃受之。胃咳之状，咳而呕，呕甚则长虫出。肝咳不已，则胆受之。胆咳之状，咳呕胆汁。肺咳不已，则大肠受之。大肠咳状，咳而遗矢。心咳不已，则小肠受之。小肠咳状，咳而失气，气与咳俱失。肾咳不已，则膀胱受之。膀胱咳状，咳而遗溺。久咳不已，则三焦受之。三焦咳状，咳而腹满，不欲食饮。此皆聚于胃，关于肺，使人多涕唾，

而面浮肿、气逆也。

【讲解】

凡寒之中人，皮毛先受之。皮毛受邪，则邪气从而传其所合。皮毛之合，肺也。故外感风寒，肺先受伤，这是肺咳的外在原因。寒凉饮食入胃，也能伤肺，即形寒饮冷则伤肺。肺脉起于中焦，还循胃口。寒饮入胃，则冷饮之气循肺脉入肺，而使肺寒。与外入之寒邪相合，因而留止于肺。肺则失其清肃之令，故气逆而为咳嗽。人是完整的统一体，五脏是互相关联为用的。五脏各以其时受病，如春肝、夏心、秋肺、冬肾等，非其时亦可因他脏之影响其正常活动而作病。如春日咳嗽，是肝先受邪而传之于肺的。余可类推。这是疾病与脏腑在四时上的配合情况。人体是与天地相参合的，故五脏各于其所主之时受病。感于寒邪轻微者，则上乘于肺而为咳。较重者，则下而入里为腹泻。或伤及肌肉，而为周身疼痛。五脏在四时中，各以其时受邪。故肺主秋，秋受邪，则肺先受之。肝主春，春则肝先受之。心主夏，夏则心先受之。至阴即长夏，为脾主气之时，故长夏受邪，脾先受之。肾主冬，冬则肾先受之。虽各以其时先受邪，但继则传之于肺以为咳，这就是五脏六腑皆能令人咳嗽的道理。

肺主呼吸，肺受寒邪，则呼吸不利，故咳而喘息有音。咳甚则伤肺络，而唾血。这是肺脏咳嗽的症状。

由于心脏受病，而影响肺脏，以致咳的症状，是咳则心痛。因为心脉起于心中，出属心系，其支别上夹咽喉，故咳则心痛、咽肿。喉又为肺之上窍，故喉中坚硬不利。甚则心火亢盛，而燥肺津，因见喉痹、咽肿的症状。

由于肝病影响肺脏而咳的症状，是咳则两胁下痛。因肝脉布于胁肋，所以咳则两胁下疼痛。甚则邪留于胁肋，阻其经气，使人不能转侧，转侧则两胠下胀满。

由于脾病影响到肺而咳嗽的症状，是咳则右胁下痛。因脾脏之体虽居左而气行于右，故咳则右胁下痛。脾气通于肺，肺之俞在背，故咳则牵引肩背，阴阴然痛。若咳甚则不可动摇，因动摇则肺不宁，而咳益甚。

由肾病而影响到肺的症状，是腰背痛。因肾脉贯脊而主腰，故咳则腰背相引而痛。肾主液，在液为涎，故咳甚则涎水亦随之而出。

假若五脏有久咳的病变，多日不愈，就有传变到六腑的可能。盖脾与胃合，故脾咳不已，则转移于胃。胃受邪，则咳而气逆作呕，甚则呕甚。呕甚则寄居于胃肠中之蛔虫，不能安居而随之俱出。肝与胆合，若肝咳不已，则移传于胆。胆受邪，则气逆而呕出胆汁。大肠与肺合，若肺咳不已，则传于大肠。大肠为传导之官，故咳而遗屎。小肠与心合，若心咳不已，则传于小肠。小肠受邪，咳则气下而为失气。故其气与咳俱出也。膀胱与肾合，若肾咳不已，则传于膀胱。膀胱受邪，咳则气下而为遗溺。三焦乃元气所充固，久咳不止，则上中下皆病，而三焦受之。三焦受病，则出纳、升降之功能均失于调和，所以腹满，不欲饮食。

以上所言五脏六腑之咳的情况如此，都是聚于胃，因为胃之腐熟功能失职，水精难于四布，此乃生痰之因，为咳之原也。故凡此咳嗽，不论哪一脏腑咳嗽，其邪必聚于胃，脾湿归肺之津液皆不能清，肺失宣发肃降，故咳。故谓关于肺，以脏腑之病必影响肺脏才能为咳。多唾涕，而面目浮肿，是气逆于上的缘故。

第十六节　素问·经脉别论

本节指出喘息也是肺脏常见疾患之一，但其标在肺，其本在肾，并与心神、肝脏中的气有关。

【原文】

夜行则喘，出于肾，淫气病肺。有所堕恐，喘出于肝，淫气害脾。有所惊恐，喘出于肺，淫气伤心。渡水跌仆，喘出于肾与骨。当是之时，勇者气行则已，怯者著而为病也。

【讲解】

肾受气于夜之亥、子二时，其气是主闭藏的。夜间行走，则扰动肾气，而使其气外泄，因而说夜行所作的喘是出于肾的。肾脉上行而入肺中，肾气上逆就会侵及于肺，使肺受病邪之气而发病。

堕能伤筋，筋属于肝，所以因堕恐而喘的是出于肝。肝气因受堕恐而逆，肝气逆则即克其所胜之脾土，所以说是病邪之气伤脾。

人受到惊恐的时候，则神越气乱。肺主气，所以因惊恐而喘的是出于肺。肺是心的上盖，心又主藏神，神乱则心虚，而肺之逆气又乘而侵犯，所以说是病邪之气伤心。

跌仆伤骨，肾主骨，水气又通于肾，所以在渡水而跌仆的时候，喘是出于肾和骨的。

"当是之时，勇者气行则已，怯者著而为病也。"此句是总结以上四小节之意。说明在那些情况下，均能伤及脏气，由于勇者的正气充足，虽当时气逆，但气逆一过，则正气立即恢复正常。而怯者的正气不足，气逆而不能自己恢复，因而留着为病。

第十七节　素问·腹中论

本篇专论腹中疾病为主。文中提出鼓胀、血枯、伏梁、热中、消中、厥逆等腹中疾病的病因、症状、治法及应注意的事项，故名《腹中论》。本节选取鼓胀一病论述之。

【原文】

心腹满，旦食则不能暮食，名为鼓胀。治之以鸡矢醴，一剂知，二剂已。

【讲解】

有患心腹胀满的，早晨吃了饭，到夜晚却胀满得不能饮食，这种病就叫鼓胀。鼓胀之病，可以用鸡矢醴来治疗。病人服一剂药后，病就减轻。服两剂后，病就可好了。

王冰注云："鸡矢……惟下利小便。"盖因鼓胀多生于湿热，故湿热胀满，则小便不利。鸡矢利小便，则湿热从之而出，鼓胀自愈。鸡矢醴，《太素》作"鸡醴"。李时珍曰："鸡矢能下气消积，通利大小便，故治鼓胀有殊功，醴者，一宿初来之酒醅也。""醅"，指没过滤的酒。

第十八节 灵枢·胀论

本篇专论五脏六腑受病，而发生胀满之症，故篇名《胀论》。篇中并述及各脏受病之症状不同，而其致病之因不外乎气血阻滞所致。

【原文】

夫心胀者，烦心短气，卧不安。肺胀者，虚满而喘咳。肝胀者，胁下满而痛，引小腹。脾胀者，善哕，四肢烦悗，体重不能胜衣，卧不安。肾胀者，腹满，引背央央然，腰髀痛。胃胀者，腹满，胃脘痛，鼻闻焦臭，妨于食，大便难。大肠胀者，肠鸣而痛濯濯，冬日重感于寒，则飧泄不化。小肠胀者，小腹䐜胀，引腰而痛。膀胱胀者，小腹满而气癃。三焦胀者，气满于皮肤中，轻轻然而不坚。胆胀者，胁下痛胀，中口苦，善太息。厥气在下，营卫留止，寒气逆上，真邪相攻，两气相搏，乃合为胀也。

【讲解】

五脏之胀的症状：心胀的症状，心烦气短，睡眠不安；肺胀的症状，胸中虚闷，气喘咳嗽；肝胀的症状，胁下胀满，痛连小腹；脾胀的症状，干呕，四肢烦闷，体重无力，睡眠不安；肾胀的症状，腹内胀，背部不舒，腰髀疼痛。"悗"，烦重不举之义。央央然者，痛苦之状也。

六腑之胀的症状：胃胀的症状，腹内胀满，胃脘痛，鼻孔感觉有焦气之味，饮食减少，大便困难；大肠胀的症状，肠鸣辘辘作痛，若在冬季再受寒邪之侵，就增加了水泻之病；小肠胀的症状，小腹胀满，牵及腰痛；膀胱胀的症状，少腹胀满，小便不利；三焦胀的症状，皮肤肿，按之中空不坚；胆胀的症状，胁下胀痛，口内苦，多太息。

一般由于气逆于下，营卫不畅，寒邪和正气相搏，阻滞气血运行，遂成胀病了。

第十九节　灵枢·水胀

本篇以论水胀为主，故篇名《水胀》。篇中举出肤胀、鼓胀、石瘕、肠覃等与水胀密切相关的一些疾病的鉴别方法。

【原文】

目窠上微肿，如新卧起之状，其颈脉动，时咳，阴股间寒，足胫肿，腹乃大，其水已成矣。以手按其腹，随手而起，如裹水之状，此其候也。

肤胀者，寒气客于皮肤之间，鼕鼕不坚，腹大，身尽肿，皮厚。按其腹窅而不起，腹色不变，此其候也。

鼓胀者，腹胀，身皆大，大与肤胀等也，色苍黄，腹筋起，此其候也。

夫肠覃者，寒气客于肠外，与卫气相搏，气不得荣，因有所系，癖而内著，恶气乃起，瘜肉乃生。其始生也，大如鸡卵，稍以益大，至其成，如怀子之状，久者离岁，按之则坚，推之则移，月事以时下，此其候也。

石瘕生于胞中，寒气客于子门，子门闭塞，气不得通，恶血当泻不泻，衃以留止，日以益大，状如怀子，月事不以时下。皆生于女子，可导而下。

【讲解】

目下微肿，像才睡醒起床的样子。颈部人迎处脉搏动有力，时有咳嗽，阴股不暖，足胫浮肿，腹部逐渐胀大，这时腹水已经形成了。用手按其腹上，放手后腹肌随即平复如初，好比中间包着水液形状，便是水胀的特征了。

肤胀是寒气在于皮肤之间，叩诊时空然如鼓，不实。腹大身肿，皮肤不像水肿的薄亮。按其腹凹陷处也，不能随手平复。皮肤颜色不变。这是肤胀的特征。

鼓胀之病，腹胀，周身都肿，虽和肤胀相似，但面色苍黄，腹筋突起（腹壁静脉怒张），这是鼓胀的特征。

肠覃之证是由于寒气聚积在肠外，阳气阻滞不通，因而在隐癖的地方由瘀血而逐渐积成。初步形成的息肉，如鸡蛋大，慢慢增长到成病的时候，好像怀孕一样，长远的可以经过好几年，按之则异常坚硬，但推它又会移动，月经可以照常来潮，这是肠覃证的特征。

石瘕之病，生在女子子宫内。由于寒气侵入子宫，子宫受到寒冷的刺激，瘀血停留，逐日加大，也好像怀孕现象，并且月经停止。这两种病都是属妇科的病，似乎与现在的卵巢囊肿和子宫肌瘤相似。应用逐瘀通利之剂施治。"衃"，又名衃血，凝聚成紫黑色的瘀血。《说文》曰："衃，凝血也。从血，不声。"《素问·六节藏象论》曰："赤如衃血者死。"注云："败恶凝聚之血，色赤黑也。"

第二十节 素问·平人气象论

本节论述水肿和黄疸的辨证方法。虽然文字甚简，然内容却比较丰富。

【原文】

颈脉动喘疾咳，曰水。目裹微肿，如卧蚕起之状，曰水。溺黄赤，安卧者，黄疸。已食如饥者，胃疸。面肿曰风。足胫肿曰水。目黄者，曰黄疸。

【讲解】

颈脉在结喉两旁，若颈脉动而喘咳为有水。动的原因，是阴盛于下，而阳逆于上，阴盛为水，水气上凌于肺，使肺部呼吸受阻故为喘、咳。目裹为目眶，脾土所主，此处微肿如卧蚕状，当系脾土受水所浸淫也。此即《命理探源》所云："土能克水，水多土流。"是一种五行相侮，即五行反克的一种异常变化。

脾湿胆热，故溺色赤黄；湿盛则身惰，故欲安卧，此谓黄疸。食而仍饥者，是胃家热盛，善于消谷之候，故为随食随饥之消中，名曰胃疸。面部素湿，而阳衰，风邪乘虚而入，为之肿，此曰风。阴盛于下，则为湿，湿盛则为水。目为诸脉所集，若现黄色，则为脾湿胆热之候，此为黄疸之兆。

第二十一节 素问·举痛论

本篇是说明诸痛的总纲。本篇运用举例的方法，介绍了寒邪客于经脉，使经脉凝涩不通而作痛的病因病机，故名《举痛论》。

【原文】

经脉流行不止，环周不休。寒气入经而稽迟，泣而不行，客于脉外则血少，客于脉中则气不通，故卒然而痛。

寒气客于脉外则脉寒，脉寒则缩蜷，缩蜷则脉绌急，绌急则外引小络，故卒然而痛，得炅则痛立止；因重中于寒，则痛久矣。寒气客于经脉之中，与炅气相搏则脉满，满则痛而不可按也。寒气客于肠胃之间，膜原之下，血不得散，小络急引，故痛。按之则血气散，故按之痛止。寒邪客于夹脊之脉则深，按之不能及，故按之无益也。寒气客于冲脉，冲脉起于关元，随腹直上，寒气客则脉不通，脉不通则气因之，故喘动应手矣。寒气客于背俞之脉，则脉泣，脉泣则血虚，血虚则痛，其俞注于心，故相引而痛，按之则热气至，热气至则痛止矣。寒气客于厥阴之脉，厥阴之脉者，络阴器，系于肝。寒气客于脉中，则血泣脉急，故胁肋与少腹相引痛矣。厥气客于阴股，寒气上及少腹，血泣在下相引，故腹痛引阴股。寒气客于小肠膜原之间，络血之中，血泣不得注于大经，血气稽留不得行，故宿昔而成积矣。寒气客于五脏，厥逆上泄，阴气竭，阳气未入，故卒然痛死不知人，气复返则生矣。寒气客于肠胃，厥逆上出，故痛而呕也。寒气客于小肠，小肠不得成聚，故后泄腹痛矣。热气留于小肠，肠中痛，瘅热焦渴，则坚干而不得出，故痛而闭不通矣。

【讲解】

人体经脉的流行，是周而复始，如环无端的。如果寒邪侵袭客于经脉之中，将迫使经脉流行迟缓，以至于凝滞。如果寒邪是客于脉外，将迫使血脉流行不畅而血少。血行脉中，气行脉外，现在寒邪客于脉中，就不单纯使血行凝滞，而气亦将随之而不通，不通则痛，所以突然作痛。

凡猝然而痛和痛久不止的病理，是人在受寒气侵袭的时候，如果寒气客于脉外，可使脉寒。脉寒，则血行凝滞，而脉蜷缩不伸，以至屈曲拘急，而牵引至络。经在里，络在外，内外引急，因而突然疼痛。此时如果得到热气，则血行畅而经络舒，痛也就能停止了。假若再复感寒邪，则伤其卫阳之气，荣卫两伤，因而久痛不止。

痛甚不可按的病，是寒邪客于经脉之中，则经脉本身热气与寒邪相搏争。此时因为经脉受寒邪的影响，使血的运行凝滞而积聚，则脉充满。脉满则不任压迫，所以痛而不可按。再进一步说明，在寒侵袭人体以至留止于脉中的时候，血脉本身的热力为了抵御外来的寒邪，则上而与寒邪相争，这时血的流行由于寒邪的影响，势必为之凝滞，因此在血液凝滞的部分，脉就为血所充满，气血的运行亦失其常规而紊乱。脉充满已足以作痛，若再按之，则痛必加剧，因而虽痛而不可按也。

其按而痛止的，是寒邪客于肠胃之间，或在脏器互相连系的黏膜之下，因为寒邪的影响，使血液凝涩于此处而不散，小络拘急牵引而疼痛。若按其部位，可使血之凝涩流散，小络拘急得伸，疼痛也就随之而消失了。

其按之无益的，是寒邪客于夹脊部深处的伏脉，因寒邪侵入的部位较深，并非按之所及，所以在痛的时候，按之而痛不减轻。

若寒气客于冲脉之循腹者，冲脉起始于关元，循腹上行，寒气客之则其脉不通，气因脉之不通而上逆，所以循摸其腹部，觉波动应手也。

心与背相引而痛的，是因为寒邪客于背俞之脉，背俞指心俞而言，凡是俞穴均内通于脏。寒气能使血脉凝涩，脉凝涩则血虚，血虚则流行不畅而作痛。其俞内通于心，所以背与心相引而痛。按之则腹中热气至，热气至则寒邪散而痛止。

其胁肋与少腹相引而痛的，是因寒气侵犯厥阴之脉。厥阴为肝脉，其脉循阴股入毛中，环阴器，抵少腹，贯肝，布胁肋。寒邪客于其脉，经脉受寒邪的影响，则血液凝涩，而脉紧急，故胁肋与少腹相引而疼痛也。

若其腹痛引阴股的，这是寒邪客于厥阴经脉所致。因厥阴经脉循阴股上入少腹，寒气客之，寒邪由阴股循经络上入少腹，以致血凝泣不行，在下相引，因而使腹痛引阴股。

其痛久成积的，是寒气客于小肠的系膜之间、络血之中，使络血凝涩不能流入大经，血气被迫稽留不得流行，则邪气也不得去，日久而聚积成形。

其猝然疼痛欲死的，是在寒气客于五脏的时候，迫使五脏之气逆而上行，则五脏之气从上而泄所致。这时阴气已竭于内，阳气又未能及时入于内，因而突然痛死，不知人事。若待阴阳之气复返于内时，即可苏醒而复活。

甚痛而呕的，是寒邪客于肠胃，迫使肠胃之气逆而上行，因而痛且呕吐也。

其痛而后泄的，是寒气客于小肠。因小肠为受盛之官，内部时常充满着食物，因而寒邪得不到客留于小肠的时机，寒气即顺而传入大肠，发生腹痛泄下的情况。

其痛而闭不通的，是因热邪停留于小肠，刺激小肠作痛。热气耗损津液而使人焦渴，肠中津液枯干，粪便即坚涩不易排出，因而腹中痛，并又大便不通畅。

第二十二节　素问·痹论

本篇说明因风、寒、湿三气错杂侵入人体而致病。三气中的一气偏胜，或者侵入人体的某一部分，即产生了多种不同的病变。从病因上来分，有风胜的行痹，寒胜的痛痹，湿胜的著痹。从部位上分，有皮痹、筋痹、脉痹、骨痹、肌痹等不同类型。而从脏腑来分，又有肺痹、心痹、肝痹、脾痹、肾痹、肠痹、胞痹等不同类型。此外，本篇还论述了痹证治法和预后，故篇名《痹论》。

【原文】

风寒湿三气杂至，合而为痹也。其风气胜者，为行痹；寒气胜者，为痛痹；湿气胜者，为着痹也。

肺痹者，烦满，喘而呕。心痹者，脉不通，烦则心下鼓，暴上气而喘，嗌干善噫，厥气上则恐。肝痹者，夜卧则惊，多饮，数小便，上为引如怀。肾痹者，善胀，尻以代踵，脊以代头。脾痹者，四肢解惰，发咳，呕汁，上为大塞。肠痹者，数饮而出不得，中气喘争，时发飧泄。胞痹者，少腹、膀胱按之内痛，若沃以汤，涩于小便，上为清涕。

痛者，寒气多也，有寒故痛也。病久入深，营卫之行涩，经络时疏，故不痛。皮肤不营，故为不仁。阳气少，阴气多，与病相益，故寒也。阳气多，阴气少，病气胜，阳遭阴，故为痹热。其多汗而濡者，此其逢湿甚也。阳气少，阴气盛，两气相感，故汗出而濡也。

凡痹之类，逢寒则急，逢热则纵。

【讲解】

痹病的病因是由于人体的荣卫失常，被外在的风寒湿三气乘隙错杂侵入人体，使人的经络壅塞，气血凝滞即发为痹症。

在风寒湿三邪所致痹证中，其中风气偏胜的，称为行痹。因为风是阳邪，在它侵入人体以后，是阳经受之。风又是善行而数变的，所以它侵袭人体的时候，痛无定处。发病时的疼痛部位，也是游走无定处。因而把它叫作行痹。假若是寒气偏胜，就使人发为痛痹。因为寒是阴邪，在它侵入人体以后，是阴经受之。寒气客留于肌肉筋骨之间，迫使气血凝滞不行而作痛，因而把它叫作痛痹。若是湿气偏胜，就使人发为着痹。因为湿气侵入人体以后，是皮肉筋骨受之，湿气潴留不去，使人重着不转，肢体不举，废痿不痛，因而叫作着痹。

肺主气而司呼吸，肺痹则其气不布，因而烦满喘息。肺脉起于中焦，还循胃口，肺痹则脾气不得上升，脾气不升则胃气不得下降，因而呕吐。

心主血脉，心痹则脉不通，脉不通则心火郁，心火郁则烦，烦极则心下鼓动，动极则暴上气而喘。心之血通于肺，心气暴上与肺气抵触，因使呼吸迫促。心火郁则灼伤津液，因而嗌干。心气上逆，则善噫。肾主恐，心气上逆不与肾气相交，因之而恐。

肝藏魂，肝痹使夜卧之时魂不安而惊。相火寄居于肝，肝痹则相火郁，所以在上部则多饮，在下部则数小便。肝主疏泄，肝的疏泄功能失常，则气郁于内，从上牵引腹部作痛，腹部因气郁而胀满，好像怀孕一样的鼓起。

肾是胃之关，关门不利，则胃气不转，是以善胀。或因肾痹不能上交心火，中虚而胀。肾主骨，肾痹则骨失所养而痿，尾骨下蹲而代踵，是表示足骨已痿；脊骨高耸以代头，是表示头骨已痿。

脾主四肢，痹则四肢懈惰无力。脾脉上膈夹咽，脾痹则脉不通而发咳。脾不能运化津液，则呕汁。肺不得脾气之生，则其气不得通调，因而上如大塞。

肠是指的大肠和小肠而言。小肠为心之府，能导火下行，今因痹而不能导火下行，使火郁而烁津液，所以数饮。小肠主小便，痹则小便不得出。大肠为肺之腑而主大便，为肺行气。今痹则不得通行肺气，因而中气喘争。大肠失去了燥化，因而发生飧泄之病。

胞是指膀胱说的。膀胱之气闭，则水道不利，因而涩于小便。邪聚膀胱，按之内痛。膀胱之气闭塞，则热郁于内，所以用手摸之又有像沃以汤水那样的发热。太阳膀胱之阳郁于下，不能上达头巅，所以头部就寒而流涕。

盖天有阴阳，人身也有阴阳，凡痛都是感受天的阴寒之气过多的缘故。若感受寒气时适逢人体的阳气盛，即可以化寒为热。如果阳虚的人，则体内阴寒之气盛，两寒相逢而凝聚，则成痛痹。

若病的日期较长，由于邪气久留体内不去，将内舍于五脏。邪气损伤营卫所行的道路，使荣卫的行动迟涩，但因经络之脉有时疏泄，所以不痛。荣气的运行若失常了，就不能达到皮肤，所以皮肤就有麻木不仁的感觉。

若人体的阳气不足，阴气有余，阴气有余则生内寒，再感受外在的寒气，就形成邪气与正气俱寒，内寒辅助了寒邪，所以其人身寒。

若人的阳气有余，而阴气不足，邪气侵入人体以后，逢到人体的阳盛，即可化寒邪为热，所以其人身热。

若其人本身之卫气（阳气）不足而荣气（阴气）有余，再感受外在的湿邪（阴邪）较重，即形成两阴相感，卫气即无力密固肌表，因而汗出如濡。

凡是五种痹证患者，如再逢到天气寒冷，寒气即使表阳亦寒，有时感到皮肤中有如虫行的感觉。如逢到天气炎热，则外热使人体之阴亦成阳热，热盛则筋骨弛纵。

第二十三节　素问·痿论

本篇论述了五种痿证的病因、病机、证候、鉴别要点及治疗之大法，故篇名《痿论》。开篇首先说明痿是由于五脏先热于内，然后外侵五脏之外合，始成为痿。这和痹的先由五脏外合先病，然后内侵五脏的传变基本不同。正由于五脏各有所合，所以在发病的时候，就有痿躄、脉痿、筋痿、肉痿、骨痿等类型的病因病机。文中把治痿以肺为始及治痿独取阳明的道理，作为重点说明之。痿就是四肢软弱无力，不能随人的意志而动作。

【原文】

肺热叶焦，则皮毛虚弱，急薄，著则生痿躄也。心气热，则下脉厥而上，上则下脉虚，虚则生脉痿，枢折挈，胫纵而不任地也。肝气热，则胆泄口苦，筋膜干，筋膜干则筋急而挛，发为筋痿。脾气热，则胃干而渴，肌肉不仁，发为肉痿。肾气热，则腰脊不举，骨枯而髓减，发为骨痿。

肺者，脏之长也，为心之盖也，有所失亡，所求不得，则发肺鸣，鸣则肺热叶焦。大经空虚，发为肌痹，传为脉痿。思想无穷，所愿不得，意淫于外，入房太甚，宗筋弛纵，发为筋痿，及为白淫。有渐于湿，以水为事，若有所留，居处伤湿，肌肉濡渍，痹而不仁，发为肉痿。有所远行劳倦，逢大热而渴，渴则阳气内伐，内伐则热舍于肾。肾者，水脏也。今水不胜火，则骨枯而髓虚，故足不任身，发为骨痿。

治痿者，独取阳明，何也？阳明者，五脏六腑之海，主润宗筋，宗筋主束骨而利机关也。冲脉者，经脉之海也，主渗灌溪谷，与阳明合于宗筋。阴阳总宗筋之会，会于气街，而阳明为之长，皆属于带脉，而络于督脉。故阳明虚，则宗筋纵，带脉不引，故足痿不用也。

【讲解】

饮食入胃，其精气经脾输送至肺，肺朝百脉以后，再输精液至皮毛，毛脉合精行气于脏腑，所以说五脏所生的精神、气血，所主之皮肉筋骨脉，都依赖于由肺脏所输布的精液滋养。现在肺因热而叶焦，则其所主的皮毛即虚薄。如燥热著于内而不去，则精气就不能输布于脏腑，于是五脏皆热，而生足不能行的痿证。

心为火脏，心主脉。心气热则火上炎，下部之脉亦随之厥而上行，脉逆于上，则上盛下虚，形成脉痿。所以下部皮肉筋骨因为失去了营养，则出现关节、足腕及胫的筋均弛纵无力，不能支持身体站立了。"枢折挈"，即说明骨关节枢纽折绝，而足胫不能支持在地上。

人身的筋膜资养于胆，胆附于肝。肝气热则使胆汁泄，而人即觉口苦。筋膜因胆汁泄，而失掉营养。因而筋膜干燥，而不润泽，则为挛急，而形成筋痿之患。

脾是湿土，胃是燥土，两者相互制约。今脾热则失去了湿化，脾胃一膜相连，势必使胃的燥化加甚，以至于干。胃干，人必渴。脾主肌肉，脾热于内，即不能荣于外，使肌肉失去营养，而发生麻木不仁，以成痿而不用的症状。

肾是藏精之脏，肾气热则精灼而枯，腰是肾之府，所以腰脊不能伸举。肾主骨，而髓生于肾脂，现因肾热而精液枯竭，则必然会髓减骨枯，就形成了骨痿之症。

以上说明如果五脏热则其所合必痿的原因。

肺居于人体上部，朝百脉而主五脏之气，所以肺为五脏之长。肺居心的上面，好像心的盖一样。因为是心主神明，如果是人的情志有所失意，或者是不能满足欲望的时候，就会使心气不安。心不安，则心火上逆以灼肺，肺被灼而喘鸣。此时肺热而叶焦，则不能行其布达精气的功能，因而五脏皆热。所以说是因为肺热叶焦而发生痿躄的。

《本病论》上曾说，溲血多了，则大经脉的血就要空虚，经脉就不能再去营养皮肉筋骨，因而发生了肌肉顽痹，时间久了，就成了脉痿。

人若是欲望无穷，而又不能满足于要求的时候，则由于思虑过度而损伤了肝气。若是意淫于外，则欲火内动，色欲过度，则宗筋弛纵，前阴是宗筋之所聚，属厥阴经。肝气损伤，使筋无所养，而发为筋痿。欲火妄动，就发生淫精自出的白淫。

假若气候中湿气很盛，外在的湿气渐渐地浸渍入体内，人体本身湿气也偏胜，外在的湿气就结留于体内。倘若居住的地方又很潮湿，那么肌肉被湿浊壅渍，因而发生麻痹不仁的肉痿。故所谓肉痿的病原，是得之于湿地所患。

若人在炎热的气候之中走远路而很疲劳的时候，就会损耗人的津液，而使人口渴。阴津竭于内，则外在的热气和人体的阳气结合内侵。内侵就会损伤阴气，热气乘而客舍于肾。肾是水脏，现在肾水已不能抵御侵入的阳热（火）之气。肾水被克伐了，就不能再生精液来营养骨和髓，因而逐渐的骨就枯萎了，髓也空虚了，足也不能支持身体，如此则形成骨痿之症。

治痿疾独取阳明是什么道理？盖阳明经胃在人体的功能，是吸收水谷的精气，以养脏腑骨骸，所以为五脏六腑之海。宗筋是诸筋聚会于前阴者，宗筋也是依赖阳明所化的气血以为营养。所以阳明经充实了，宗筋就能得到充分的滋养、柔润。阳明经虚了，则宗筋就失掉了滋养，即弛纵。身体的筋均起于关节，关节的屈伸，皆赖筋所控制。筋失润泽，则关节即屈伸不利。因而宗筋又有主约束骨关节屈伸利和不利的作用。机关二字指骨间关节而言。

冲脉起始于胞中，上循脊里，另一支上循侠脐，称为经脉之海。《灵枢·动输》云："冲脉者，十二经之海也。"其脉主渗灌于溪和谷之间，循腹之脉与阳明经脉汇合于宗筋，又与少阴、太阴、任、督诸脉在宗筋总会。诸阴阳之脉，总会于宗筋以后，循腹上行，又相会于气街部位（阴毛两旁动脉处），再上行至脐左右动脉之间，为阳明所主的部位，所以说阳明为之长，又皆属于带脉。带脉位于中焦，起于季肋，围绕人身一周，如人的束带。十二经脉和奇经的冲脉、维脉均经带而行。又络于督脉，督脉起于会阴，分三支与任脉、冲脉而上行，所以冲脉、任脉与少阴脉、阳明脉均与督脉、带脉相连络。

阳明虚的时候，则宗筋弛纵而不能约束骨节之屈伸，带脉也不能约束阴阳的经脉了，足也就痿弱不能为用。所以说治痿必须独取阳明。

第二十四节 素问·逆调论

本篇内容说的是寒热、水火、荣卫之气不调和所引起的病变。如阴阳偏胜之寒热，水火偏胜之肉烁、骨痹，荣卫不和的肉苛。胃、肺、肾失常的不得卧、喘息等病变。"逆调"，即失调、逆乱之谓。人身阴阳，和调则顺，逆调则乱，故篇名《逆调论》。

【原文】

不得卧而息有音者，是阳明之逆也，足三阳者下行，今逆而上行，故息有音也。阳明者，胃脉也。胃者，六腑之海，其气亦下行。阳明逆，不得从其道，故不得卧也。《下经》曰：胃不和则卧不安。此之谓也。

【讲解】

人若不得卧，而呼吸有声音的，是阳明气逆的缘故。阳明胃之气本是下行的，今却逆而上行，上逆则迫肺，因而使人不能卧，卧则呼吸不利而有声音。足三阳，指足阳明胃、足太阳膀胱、足少阳胆，其脉皆由头至足，所以其气均应下行。今反逆而上行，所以迫使呼吸不利而发出声音。阳明胃，受纳水谷，以营养五脏六腑，所以叫作六腑之海。胃气以下行为顺，今反逆而上行，已失其常规。其所以如此，可能是由于饮食过度，或者胃之本身因其他原因而患病，以致消化失常而发生胀满。胃胀满，则其气上逆，而迫肺之呼吸不利，卧时呼吸就更加困难了。这是不能卧和呼吸不利的主要原因。也就是《下经》所说的"胃不和则卧不安"的意思。《下经》乃是古代书名，今已失传。

第二十五节　灵枢·邪客

本篇论述不寐的治疗。

【原文】

厥气客于五脏六腑，则卫气独卫其外，行于阳不得入于阴。行于阳则阳气盛，阳气盛则阳跷陷，不得入于阴，阴虚故目不瞑。调其虚实，以通其道而去其邪，饮以半夏汤一剂，阳明已通，其卧立至。

以流水千里以外者八升，扬之万遍，取其清五升煮之，炊以苇薪，火沸，置秫米一升，治半夏五合，徐炊，令竭为一升半。去其滓，饮汁一小杯，日三，稍益，以知为度。故其病新发者，覆杯则卧，汗出则已矣。久者，三饮而已也。

【讲解】

今邪气厥逆侵入五脏六腑之内，迫使卫气独卫于外，不得内入于阴营，因此而外之阳必盛。阳盛而阳跷之脉不能同内阴融合，造成内里之营气虚弱，从而阴跷之脉也不能外通于阳，如此则造成阳盛而阴虚局面。阳盛阴虚而目失所养，故出现目不瞑之状。故应补其不足，调其有余。虚实调和，而脉道通畅，邪气自去。在处理办法上应给予半夏汤一剂，使其阴阳交通，而达到安眠入睡的目的。

方用源流在千里外的活水八升，扬之万遍，取其上清澄者五升，用芦苇火煮沸。放入秫米（北方之小黄米）一升，加入制半夏五合，慢火煎到一升半的时候，去渣，饮汁一小杯。一天三次，逐渐少量增加，等到能入睡为止。大约新发病的，服第一次后即静卧取汗，汗出就可入睡。若是病久的，续饮三次，也能见效。半夏，性辛平、微温。秫米，性味甘，微寒。二物同用的目的，在于化浊散邪，和胃养阴。苇薪，即芦茎之类，火力最强。此节谓不寐，当是气郁痰阻和思虑劳神为诱因的疾病，故其主用半夏汤耳。

第二十六节 素问·方盛衰论

《方盛衰论》是《素问》的篇名。本节是说明阴阳盛衰逆从的道理，并借天地四时来体现人体的阴阳逆从的变化；把生理上由于某些现象而产生的梦，按照五脏五行的关系，分别类型作了归纳，并提出了许多的诊断办法和医生应注意的一些事情。

【原文】

肺气虚，则使人梦见白物，见人斩血籍籍；得其时，则梦见兵战。肾气虚，则使人梦见舟船溺人；得其时，则梦伏水中，若有畏恐。肝气虚，则梦见菌香生草；得其时，则梦伏树下不敢起。心气虚，则梦救火，阳物；得其时，则梦燔灼。脾气虚，则梦饮食不足；得其时，则梦筑垣盖屋。

【讲解】

在肺气虚的时候，则令人梦见白色事物，这是因为肺属金而色白的缘故；或梦见人斩血狼藉，这是肺主肃杀之气的缘故。若在肺金所主的旺时，则梦见兵卒战斗。

肾主水，肾气不足，所以令人梦舟或溺死的人。若得水气所主的时候，则令人梦见伏匿水中，若有恐惧的情形，这是因为肾志为恐。

肝主木，若肝气不足，则令人梦见菌香或生草，因为菌香生草都是木类。若在木气所主的时候，则使人梦见伏于树下，而不敢起来，这也是体表肝气不足的现象。

心主火，心气不足则令人梦见救火，或龙雷等阳性事物。若在火气所主的时候，则令人梦见大火燔灼燃烧。张志聪注云："救火，心气虚也；阳物龙也，乃龙雷之火游行也，得其时气之助，则君相二火并炎，故梦燔灼。"

脾属土而主运化水谷，脾气不足，故思饮食，则梦见饮食不足；脾属土，在脾土所主的旺时，则令人梦见修筑城墙、盖房动土的事情。

第二十七节　灵枢·淫邪发梦

上节与本节两节皆释梦。上节主要从五脏与五行之间的关系来加以论述；本节则主要论述邪气外侵，影响脏腑，使人卧不安而发生的梦境。此节主要意义为心气虚弱而发生之梦幻景象，亦说明脏腑虚弱及其性质的关系。

【原文】

阴气盛，则梦涉大水而恐惧；阳气盛，则梦大火而燔灼；阴阳俱盛，则梦相杀。上盛，则梦飞；下盛，则梦堕。甚饥，则梦取；甚饱，则梦予。肝气盛，则梦怒；肺气盛，则梦恐惧，哭泣飞扬。心气盛，则梦善笑恐畏。脾气盛，则歌乐，身体重不举。肾气盛，则梦腰脊两解不属。凡此十二胜者，至而泻之，立已。

厥气客于心，则梦见丘山烟火。客于肺，则梦飞扬，见金铁之奇物。客于肝，则梦山林树木。客于脾，则梦见丘陵大泽，坏屋风雨。客于肾，则梦临渊，没居水中。客于膀胱，则梦游行。客于胃，则梦饮食。客于大肠，则梦田野。客于小肠，则梦聚邑冲衢。客于胆，则梦斗讼自刳。客于阴器，则梦接内。客于项，则梦斩首。客于胫，则梦行走而不能前，及居深地窌苑中。客于股肱，则梦礼节拜起。客于胞膻，则梦溲便。凡此十五不足者，至而补之，立已也。

【讲解】

水为阴，阴气盛，则令人梦涉大水，而恐惧。阳气盛，则梦大火燔灼，乃心肾有余也。阴阳俱盛，乃心气并于肺，肾气并于肝，其梦相杀，乃肺肝之有余也。夫魂游魄降，上盛则梦飞，下盛则梦堕，此魂魄之有余也。饥则梦取，饱则梦予，是脾胃之气有余不足也。盖邪与五脏之神气游行，而形之于梦。肝志为怒，肝气盛，则梦怒。肺志为悲，肺气盛，则梦哭泣飞扬；母病及子，肺金盛则肾水盛，故梦恐惧。心气盛则梦笑而悲恐，盖心之声为笑，心之志为喜也。脾之邪盛则梦歌乐及体重不能举，以脾声为歌，其体主肉。肾之邪盛则梦腰脊两解不举，以腰为肾之府也。凡此十二盛者，在腑则有余于外，在脏则有余于内。凡梦至时，即知其邪之在何脏腑，随而刺之则解也。

厥气即脏腑内伤之邪也。其邪气客于心，则梦山林烟火，盖以心属火之谓也。肺属金，故梦金铁奇物。肝属木，故梦山林树木。脾为土，故梦丘陵大泽。余皆类推其义即可。凡此十五脏不足者，在腑则不及于内，在脏则不足于外。梦至时，即知其邪之所在，用针以辅之，其邪可立已矣。盖腑梦补脏，脏梦补腑也。凡人之生也，犹一梦境耳。得其生神之理，则神与形俱成，如醉之醒，如梦之觉。若迷而不寤，寤乎其无声，漠乎其无形矣。（注：胞，即脬也。腄，大肠也。窌，音窖）

另《素问·脉要精微论》曰："短虫多，则梦聚众；长虫多，则梦相击毁伤。"短虫，指蛲虫。《说文·虫部》："蛲，腹中短虫也。"长虫，指蛔虫。腹内短虫多，则梦众人集聚，腹内长虫多则梦打架损伤。

第二十八节 灵枢·痈疽

本篇是言痈疽之意及成因，故篇名《痈疽》。

【原文】

夫血脉营卫，周流不休，上应星宿，下应经数。寒邪客于经络之中则血泣，血泣则不通，不通则卫气归之，不得复反，故痈肿。寒气化为热，热胜则腐肉，肉腐则为脓，脓不泻则烂筋，筋烂则伤骨，骨伤则髓消。不当骨空，不得泄泻。血枯空虚，则筋骨肌肉不相荣，经脉败漏，熏于五脏，脏伤故死矣。

痈发于嗌中，名曰猛疽。猛疽不治化为脓，脓不泻，塞咽半日死。其化为脓者，泻则合豕膏冷食，三日已。

发于颈，名曰夭疽。其痈大以赤黑，不急治，则热气下入渊腋，前伤任脉，内熏肝肺，熏肝肺十余日而死矣。

阳气大发，消脑留项，名曰脑烁。其色不乐，项痛而如刺以针，烦心者，死不可治。

发于肩及臑，名曰疵痈。其状赤黑，急治之，此令人汗出至足，不害五脏，痈发四五日，逞焫之。

发于腋下，赤坚者，名曰米疽，治之以砭石，欲细而长，疏砭之，涂以豕膏，六日已，勿裹之。其痈坚而不溃者，为马刀夹缨，急治之。

发于胸，名曰井疽，其状如大豆，三四日起，不早治，下入腹，不治，七日死矣。

发于膺，名曰甘疽，色青，其状如谷实栝楼，常苦寒热，急治之，去其寒热，十岁死，死后出脓。

发于胁，名曰败疵，败疵者，女子之病也，灸之，其病大痈脓，治之，其中乃有生肉，大如赤小豆，剉蔆、翘草根各一升，以水一斗六升煮之，竭，为取三升，则强饮，厚衣坐于釜上，令汗至足，已。

发于股胫，名曰股胫疽。其状不甚变，而痈脓搏骨，不急治，三十日死矣。

发于尻，名锐疽，其状赤坚大，急治之；不治，三十日死矣。

发于股阴，名曰赤施。不急治，六十日死。在两股之内，不治，十日而当死。

发于膝，名曰疵痈。其状大痈，色不变，寒热如坚石，勿石，石之者死，须其柔，乃石之者生。

诸痈疽之发于节而相应者，不可治也。发于阳者百日死，发于阴者三十日死。

发于胫，名曰兔啮。其状赤至骨，急治之，不治害人也。发于内踝，名曰走缓。其状痈也，色不变，数石其输，而止其寒热不死。

发于足上下，名曰四淫，其状大痈，急治之，百日死。

发于足旁，名曰厉痈。其状不大，初如小指，发，急治之，去其黑者，不消辄益，不治，百日死。

发于足指，名曰脱痈，其状赤黑，死不治。不赤黑，不死。不衰，急斩之，不则死矣。

营气稽留于经脉之中，则血泣而不行，不行则卫气从之而不通。壅遏而不得行，故热。大热不止，热胜则肉腐，肉腐则为脓。然不能陷，骨髓不为焦枯，五脏不为伤，故命曰痈。热气淳盛，下陷肌肤，筋髓枯，内连五脏，血气竭，当其痈下，筋骨良肉皆无余，故命曰疽。疽者，上之皮夭以坚，上如牛领之皮。痈者，其皮上薄以泽。

【讲解】

人体之血气流行，与天地相参，与日月相应，昼夜循行，如环之无端。一息不连，则留滞而为痈为痹。古圣人留九针之法，所以治未病也。盖营卫气血之行，从内而应外。寒暑往来，经水流行，皆从地而出。帝复论云："上焦出气，以温分肉，而养骨节，通腠理。中焦出气如露，上注溪谷，而渗孙络。"从孙络而注于脉络。经脉是从气分而出，注于脉之中，乃从外而内，应天道之运行于外，而得通于经水之中。人与天地参也，故经脉流行不止。溪谷者，分肉之间也。"泣"字乃涩字之义。血泣，则卫气亦还逆不行。天地运行有失常度，日月有蚀而不明，人体气血逆流，必定阻塞不通。盖卫行脉外营行脉中，若卫气在外逆行，而脉中荣气必涩，涩则滞而不行，发为痈疽也。痈疽溃乱伤及肌肉筋骨，进一步熏于五脏则必死矣。

"痈疽发于嗌中，名曰猛疽。猛疽不治化为脓，脓不泻，塞咽半日死。其化为脓者，泻则合豕膏冷食，三日已。""嗌"字，指呼吸出入之管头也。"嗌中"，即咽喉内。"猛疽"乃凶恶猛厉也。脓不泻，而阻塞咽喉，发为窒息而死。泻脓用豕膏，取其润滑下泄，使脓溃有出路，则不死也。否则成脓毒血症，必死。

夭疽发于天柱骨处，俗名"对口"。颈乃手足少阳、阳明气血循行部分，若不急治，则热气下入渊腋（足少阳胆经穴，在腋下三寸），为从外而将入内之兆。任脉居阳明、少阳四脉之中，故前伤任脉，内熏肝肺。此外腑经之毒，故先熏六腑，后熏肝肺，故应急治也。

三阳即太阳经脉，入脑出项。三阳之气并发，发毒太甚，留于项者，名脑烁也。其三阳之毒，消烁脑髓太甚。色不乐者，神伤而色变。心为阳中之太阳，心与太阳标本相合，心气受郁，故其色不乐，若心烦者。腑毒干脏，死不治矣。

肩臑乃肺脏之部分，故令人汗出至足。此痈生浮浅，如疵之在皮毛，故名疵痈。"逴"，快也。"焫"，音若，即艾灸也。灸则毒随气而散，盖火气能消肺金之毒也。

腋乃肺脏之部分。米者言其小也。治之应用针法，应细长勿伤肌肉，针已涂以豕脂，不要包裹。

若痈疽坚而不溃者，为瘰瘤、瘰疬之属。夫马刀夹瘿，足阳明之证也。四肢为诸阳之本，劳其四体，则伤阳明，而患是证，故宜急治，以保胃气。《金匮要略·血痹虚劳病脉证并治》曰："人年五六十，其病脉大者，痹夹背行，若肠鸣，马刀夹瘿者，皆为劳得之"。

胸者，膻中之分，宗气之所居也。宗气出于阳明，故不早治，则下入腹而伤阳明胃气，故七日死也。

膺在胸旁高肉处，逼近乳上部，穴名膺窗是也。膺乃足厥阴、阳明之分，乃乳岩、石痈之属也。此病之生，多在十年而后溃，溃则毒伤本脏即死。

胁在腋之下，肺肝之部分也。败疵发于皮肤，属肺。女子善郁，故发于肝位。当以治大痈之法治之。"翘"即今之连翘也。"蓤"，通菱字，即水草，其实名菱角。二物有清热解毒的作用。服之后，痈中生肉如小豆样者，不至于腐肉乱筋，而能愈也。

股胫，大腿也。状不甚变，毒附于骨，外形不显也。痈脓搏骨，即所谓贴骨疽也。不急治，三十日死。肾为水脏，月为阴而应水，故应一月而死。

尻，为足太阳之部分，太阳之上寒水主之，故应月而死也。

股阴，大股内侧，足三阴之分也。火毒发于阴部，名赤施。六者，水之成数；十日，乃阴数之终。阴股，属足少阴；两股内，为足太阴、厥阴，皆为阴气所聚之所。两股俱病，伤阴至极，其死尤甚。赤施者，其当血海穴部，故名。

"发于膝，名曰疵痈。其状大痈，色不变，寒热如坚石，勿石，石之者死，须其柔，乃石之者生。""石"，即砭石也；"石之"，砭也，即以砭石治之。"不变"，即无红赤也。硬者禁用砭，软者方可用砭。

痈疽之发于节者，无论是发于阴侧，还是发于阳侧，皆不可治也，最终都不免于死。节，即脊椎二十一椎。每椎有节之交，为神气游行出入之所在也。相应者，内应于五脏。其节之外廉为阳，内廉为阴。发于阳者，三椎应肺，四椎应心主包络，五椎应心。发于阴者，九椎内应肝，十一椎应脾，十四椎应肾。百日死者，日之终也。三十日死者，月之终也。发于背而偏者，或伤及脏腑之俞，犹有可生。正中者，伤及督脉则重。故发于节之病，有伤骨消髓之热邪壅滞，而毒大病深，致死之因也。

"发于胫，名曰兔啮。其状赤至骨，急治之，不治害人也。""胫"，足胫也。"兔啮"，如兔所啮伤也，为其在下，高低等于兔也。兔乃阴畜，发于阴胫之疽，毒甚如兔之咬伤，不治害人也。

"发于内踝，名曰走缓。其状痈也，色不变，数石其输，而止其寒热不死。"此乃邪发足少阴之脉，而为肿也。足少阴之脉，起于小趾之下，斜越足心，出然谷之下，循内踝之后，以上踹内。"数石"，即数次用砭石之治法。"其输"，即肿处也。数石可疏其经络，而散其毒邪，则可愈也。若邪去，而寒热自止矣。

"发于足上下，名曰四淫。其状大痈，急治之，百日死。"四淫者，邪气行于左右之少阳、太阳也。少阳主初阳之生气，而发于肾。太阳乃肾之腑的膀胱，阳毒之甚也，故当急救。否则真阴日败，而百日死也。

邪毒客于足阳明之脉，足阳明之脉，起于足大指次指之厉兑穴，故曰厉痈。夫在地为水，在天为寒。黑者，水金也。不去其黑，则寒淫于上而土败矣。不消辄益，即用方治之，去其黑者而犹不消，反益大者，更益连治为急也，否则百日必死矣。

足少阴之毒，从内而发于外，故名脱痈，即从阴而脱出于阳也。赤黑者，水火之淫毒太盛，故为不治之死证。不赤黑者，其毒气少衰，故为不死。如痈肿不衰，急斩之。否则，毒侵诸内，而必败死也。

"痈"字从壅，"疽"字从阻，总是气血稽留，营卫不通之症。痈轻而疽重。痈疽本皆热证，然痈虽血腐成脓，而不陷内于骨，故髓不枯，五脏不伤。疽则筋骨良肉皆无余，而下陷于肌肤，筋髓皆枯，内侵五脏，故毒深重也。

"疽者，上之皮夭以坚，上如牛领之皮。痈者，其皮上薄以泽。""夭"者，即色枯也。牛皮喻其厚。"泽"即光亮之意。此节又进一步分别痈与疽之别，即以其皮之坚泽为验也。

第二十九节　灵枢·玉版

本节论述逆证，即预测不可治之证也。马莳曰：著之玉版，以为重宝，故名篇。因病邪猖盛和内脏受损情况不同，又有"十五日死"和"不及一时而死"之分。一时，意思是一天的时光，形容其死期的迫近。

【原文】

白眼青，黑眼小，是一逆也。内药而呕者，是二逆也。腹痛渴甚，是三逆也。肩项中不便，是四逆也。音嘶色脱，是五逆也。

【讲解】

白眼属肺，今反青，乃肝侮所不胜，为肺气衰也。黑眼即眼之睛，属肝，今反小，乃肝气衰也。瞳子属肾，今反小，肾气亦败矣。盖为肺、肝、肾三脏之气均伤之表现。纳药而呕，是胃气败。腹痛渴甚，是脾气绝也。肩属之三阳，项属手足六阳及督脉经，今肩项不便，是阳胜阴虚也。音嘶声脱，音嘶者肺衰，色脱者五脏衰也。除此五者，则为顺矣。

【原文】

腹胀、身热、脉大，是一逆也。腹鸣而满，四肢清，泄，其脉大，是二逆也。衄而不止，脉大，是三逆也。咳且溲血，脱形，其脉小劲，是四逆也。咳，脱形身热，脉小以疾，是谓五逆也。如是者，不过十五日而死矣。

其腹大胀，四末满，脱形，泄甚，是一逆也。腹胀，便血，其脉大时绝，是二逆也。咳溲血，形肉脱，脉搏，是三逆也。呕血，胸满引背，脉小而疾，是四逆也。咳呕腹胀且飧泄，其脉绝，是五逆也。如是者，不及一时而死矣。

【讲解】

气血之逆于经脉者，不过半月而死。盖腹胀、身热、脉大者，逆伤于脾。腹满肠鸣而满，四肢清泄，其脉大者，逆伤于肾。肝主藏血，衄血不止，逆伤于肝。肺朝百脉，输精气于皮毛，咳而溲血，形脱，其脉小劲，逆伤肺也。夫心主血脉，肺者心之盖，咳则脱形，身热，脉小以疾，逆伤心也。夫血为五脏之所生，血气逆，则失其旋转运输之机，而反伤其脏真也。"如是者，不过十五日而死矣。"此为预计之言。按十五日为一节，节气交输，病多剧变，言其不能踰节而死也。

诸病皆有逆顺。五逆有半月而死，有一时而死。腹满、身热而脉大，是邪气正盛也；腹鸣而满，四肢清冷，又下泄，是阴证。其脉大，是阴证得阳脉。衄血不止伤阳血，其脉大，是阴证得阳脉也。咳而下溲血，又脱形，正气已衰，其脉小带劲，是邪犹未衰之兆。其声叹，其形脱身热，是正衰火盛。而脉小带疾者，是邪亦未衰。夫曰一时者，乃一日之意也。盖一逆，为脾绝；二逆，为阳脱；三逆，为气血俱伤，真脏已绝；四逆，气血俱败；五逆，乃六脉俱绝。故谓之不及一日即死也。

第三十节 灵枢·寒热病

此节言痈疽生于五部者，必死也。

【原文】

身有五部：伏兔一，腓二，背三，五脏之俞四，项五。此五部有痈疽者死。

【讲解】

五脏在内，而关系全身之五部。以下五部有痈疽者必死。①伏兔，系足阳明胃经穴，膝上六寸，阴市上五寸，跪而取之。②腓腹即腨也，其穴名承筋，即腿肚，属足太阳膀胱经。③背，背傍四行，皆足太阳膀胱经穴，五脏之所系也。④五脏俞穴。肺俞三椎，心俞五椎，肝俞九椎，脾俞十一椎，肾俞十四椎，各开中行一寸半。⑤项系督脉与足太阳经，诸阳之要道也。

第三十一节 素问·标本病传论

《标本病传论》为《素问》的篇名。本篇前半部分叙述病之标本，后半部分论述病之传变，故合而为名。

【原文】

夫病传者，心病先心痛。一日而咳，三日胁支痛，五日闭塞不通，身痛体重。三日不已，死。冬夜半，夏日中。

肺病喘咳，三日而胁支满痛，一日身体重痛，五日而胀，十日不已，死。冬日入，夏日出。

肝病头目眩，胁支满，三日体重身痛，五日而胀，三日腰、脊、少腹痛，胫酸。三日不已，死。冬日入，夏早食。

脾病身痛体重，一日而胀，二日少腹、腰、脊痛，胫酸，三日背胠筋痛，小便闭，十日不已，死。冬人定，夏晏食。

肾病少腹腰脊痛，胻酸，三日背胂痛，小便闭，三日腹胀，三日两胁支痛，三日不已，死。冬大晨，夏晏晡。

胃病胀满，五日少腹、腰、脊痛，胻酸，三日背胂筋痛，小便闭，五日身体重，六日不已，死。冬夜半后，夏日昳。

膀胱病，小便闭，五日少腹胀，腰脊痛，胻酸。一日腹胀，一日身体痛，二日不已，死。冬鸡鸣，夏下晡。

【讲解】

病之移传，是先传其所胜之脏。今心病，所以先出现心痛症状。一日传至肺，火克金也，影响肺主呼吸功能，出现咳嗽；三日肺复传肝，金克木也，而现胁肋支痛；五日肝传脾，木克土也，脾病而胁下痞闷，闭塞不通，脾主肌肉，故身痞痛而体沉重。此为各传其所胜。如再三日不已，则脾又传肾，土克水也，五脏俱伤，故死。冬月夜半，水旺之极也，火畏水，故冬则死于夜半。夏月日中（中午），火旺之极也，因日中属火，以心火而逢火，火势将极盛而自焚，故夏季死于日中。是为衰至者死，盛至极者亦死。余脏腑疾病之传变，皆仿此。

若肺病就先发生喘息咳嗽。三日传至肝而胁肋支满疼痛；再一日传至脾，而身体沉重和疼痛；五日传至胃，而胀满。如病至十日，病不愈，则死。冬天，死于日入之时，因冬天入日之时在申。申虽属金，但因金已衰不能移，因而必死。夏天死于日出之时，因夏天日出在寅。寅属木，木旺火得在胜，但肺气已绝，已不待火生而死。

若肝病，就先发生头目眩晕和胁肋支满。三日传至脾，而身体沉重疼痛；五日传至胃，而胀满；再三日传至肾，而腰脊和少腹部俱痛，足胫部酸痛。再待三日，其病仍不愈，则死。冬天死于日入之时，因其时为申酉，金气旺而木气绝。夏天死于早食之时，因其时为寅卯，肝气绝而不生。

若脾病，就先发生身体疼痛沉重。一日传至胃而胀满；二日传至肾，而腰脊和少腹部均痛，足胫酸痛；三日传至膀胱，而背膂部之筋疼痛，小便闭而不通。如至第十日，病仍不愈，则死。冬天死于人定之时，夏天死于晏食之时。因此巳亥之时，司风木之化，脾土畏之。

若肾病，就先发生少腹和腰脊部酸痛，胫骨疼痛。三日传至膀胱，而背膂部之筋疼痛，小便闭塞；再三日传至胃，而腹胀；再三日传至肝，而两胁支痛。再待三日，病仍不愈，则死。夏天死于大晨之时，因其时在辰，是土旺木贼。夏天死于晏脯之时，因其时在戌，水绝而不能生。此乃辰戌之时，土旺四季为水所畏，故肾病绝矣。

若胃病，就先发生腹部胀满。五日传至肾，而少腹和腰脊俱痛，胫骨酸痛；再三日传至膀胱，而背脊部之筋痛，小便闭塞；再五日传至脾，而身体沉重。再待六日，若病仍不愈，则死。冬天死于半夜之时，因其时在子，为土不胜水。夏天死于日昳之时，因其时仍为阳明所主之时，土绝不能复生。

若膀胱病，就发生小便闭塞。五日传至肾，而少腹胀满，腰脊部疼痛，胫骨酸痛；再一日传至胃，而腹胀；再一日传至脾，而身体沉重。再待二日，若病仍不愈，则死。冬天死于鸡鸣的时候，因其时在丑，为土克水。夏天死于下脯之时，因其时在申，金衰不能生水也。

第三十二节 灵枢·经脉

本节论述六经和脏腑的虚脱症。五脏属阴故称阴气，六腑为阳故称阳气，实际上都指精气，本篇用五行学说来预测其死期。但临床上不可拘泥，生搬硬套。

【原文】

手太阴气绝，则皮毛焦。太阴者，行气温于皮毛者也，故气不荣，则皮毛焦。皮毛焦，则津液去皮节。津液去皮节者，则爪枯毛折。毛折者，则毛先死。丙笃丁死，火胜金也。

手少阴气绝，则脉不通。脉不通，则血不流。血不流，则髦色不泽，故其面黑如漆柴者，血先死。壬笃癸死，水胜火也。

足太阴气绝，则脉不荣肌肉。唇舌者，肌肉之本也。脉不荣，则肌肉软。肌肉软，则舌萎、人中满。人中满，则唇反。唇反者，肉先死。甲笃乙死，木胜土也。

足少阴气绝，则骨枯。少阴者，冬脉也，伏行而濡骨髓者也。故骨不濡，则肉不能著也，骨肉不相亲，则肉软却。肉软却，故齿长而垢，发无泽。发无泽者，骨先死。戊笃己死，土胜水也。

足厥阴气绝，则筋绝。厥阴者，肝脉也。肝者，筋之合也。筋者，聚于阴器，而脉络于舌本也。故脉弗荣，则筋急。筋急，则引舌与卵，故唇青、舌卷、卵缩，则筋先死。庚笃辛死，金胜木也。

五阴气俱绝，则目系转，转则目运。目运者，为志先死。志先死，则远一日半死矣。六阳气绝，则阴与阳相离，离则腠理发泄，绝汗乃出。故旦占夕死，夕占旦死。

【讲解】

手太阴，肺经也。肺主皮毛，故肺气绝，则皮毛不得肺气营养，而枯焦也。津液者，随三焦之气以出，温肌肉淖泽于骨节，润泽于皮肤，今气不荣，则内液不能润泽，而脱离于皮节，因是爪枯而毛折。毛先死者，手太阴之气已绝于外。丙笃丁死，肺气死于内也。此节言肺绝之证候。丙丁属火，火克金，必死无疑。

手少阴，心经也。心主血脉，故手少阴气绝，则脉不通。脉随气行，脉不通则血不流。血随脉气流行，夫心之合脉也，其荣色也，髦者血气之所生，血脉不流，则毛色不泽，面如漆柴。少阴气绝，则血先死。壬癸属水，水克火，故谓壬笃癸死，心脏之火气灭矣。

足太阴之气生于脾，脾荣外而主肌肉。太阴气绝，则脉不荣于肌肉。脾开窍于口，唇舌为肌肉之本，脉不荣则舌萎唇反，太阴之生气已绝于外也。甲乙属木，木克土，故甲笃乙死，脾脏之气死于内也。

足少阴之气，属肾，肾主骨，气绝则骨枯。冬脉者，谓五脏之脉气，合四时而外濡于皮肉筋骨者也。肉本于骨也，骨不濡，则肉不能著于骨，而骨肉即不相亲，骨肉不相亲，则骨气外脱，而齿长而垢（牙齿积石也）。肾主藏精，而化血，发者血之余也，发无泽者，肾之精气绝，而骨先死也。盖肾气绝则骨枯，肉脱齿槁，发焦，其骨已死。盖因戊己属土，土克水，死而无脱也。

厥阴之气属肝经，肝主筋，故气绝则筋绝。筋之合聚于阴器，会于宗筋，而络于舌本。故脉不荣于筋，则筋急而舌卷、卵缩。厥阴气绝，则筋先死。庚辛属金，庚笃辛死，金胜木也。

五脏五行之气，本于先天之水火也。心系上聚于目，目系转者，心气将绝也。火之精为神，水之精为志。神生于精，火生于水，故志死而神先绝。所谓生则俱生，急则俱死也。一日半者，一、二日之间也。

手足三阳经之绝者，而有病证死期。六阳者，胆、胃、大肠、小肠、膀胱、三焦也。六阳经气绝，则阴经与阳经相离，而不相连，致腠理开泄，绝汗如珠，其死在旦夕也。

第三十三节　素问·阴阳类论

本篇主要论述三阴阳的含义、病脉、病状和死期等，且均是以阴阳比类的方法加以讨论，故篇名《阴阳类论》。本节论述一般疾病的死期，主要以疾病与季节阴阳消长的制约关系，作为诊断和预测的标准。此盖言其原理，临床上注意不可生搬硬套。

【原文】

冬三月之病，病合于阳者，至春正月，脉有死征，皆归出春。冬三月之病，在理已尽，草与柳叶皆杀。春阴阳皆绝，期在孟春。春三月之病，曰阳杀，阴阳皆绝，期在草干。夏三月之病，至阴不过十日，阴阳交，期在溓水。秋三月之病，三阳俱起，不治自已。阴阳交合者，立不能坐，坐不能起。三阳独至，期在石水。二阴独至，期在盛水。

【讲解】

冬三月，是阴气盛的时候。得病若是属于阳性的，则证明他的阴气不足。若到正月春气旺的时候，则阳气渐盛，病症也将逐渐加重。若此时脉象见有死征，等到春尽夏初的时候，阳气更盛，阴气更衰，就要死亡。

冬三月的病，已见死征的，到草生芽、柳生叶的时候，就死。若在立春后，而阴阳之脉俱绝的，其死期不出一月，就在孟春。孟春，即正月。

春三月是阳气方盛的时候，若病是阳气衰败的现象，则属于阴阳痞绝，死期就在草干的时候。

夏三月是阳盛的时候，若得至阴病，则证明阴气衰败已极，故不过十天死。若阴阳之气错离交见，而见偏驳失守现象的，其死期就在秋天水清的时候。

秋三月是阴气渐盛的时候，虽然三阳经的病邪俱起，但由于阴气得到时令的帮助，不治也能自行痊愈。若阴阳交互为病，则阴阳必有偏胜、偏弱而为病。若阳胜则为立而不能坐的病症，阴胜则为坐而不能起的病症。若三阳独至，是阳亢阴竭的现象。阴竭，即成死症，故其死期即在水结冰的时候。二阴独至，是有阴无阳的现象。有阴无阳，也是死症，故死在正月雨水的时候。

第三十四节　素问·诊要经终论

"诊要"，即诊治疾病的要道；"经终"，谓十二经脉之气的终绝，故篇名《诊要经终论》。本节要讲述的是十二经气败绝所出现的症状。

【原文】

太阳之脉，其终也，戴眼，反折，瘛疭，其色白，绝汗乃出，出则死矣。少阳终者，耳聋，百节皆纵，目𪾢绝系，绝系一日半死。其死也，色先青白，乃死矣。阳明终者，口目动作，善惊，妄言，色黄，其上下经盛，不仁则终矣。少阴终者，面黑，齿长而垢，腹胀闭，上下不通而终矣。太阴终者，腹胀闭，不得息，善噫，善呕，呕则逆，逆则面赤，不逆则上下不通，不通则面黑，皮毛焦而终矣。厥阴终者，中热，嗌干，善溺，心烦，甚则舌卷，卵上缩而终矣。

【讲解】

戴眼者，目睛仰视而不能转也。反折者，腰脊反张也。筋急曰瘛，筋缓曰疭。绝汗者，汗出如油也。足太阳之脉，起于目内眦，上额，交巅，络脑，下项，夹脊，抵腰中，下至足之小趾。手太阳之脉，起于小指之端，循臂上肩。其支者，循颈上额，至目外眦。故其气绝，则目睛上窜不能转动，腰脊角弓反张，手足瘛疭抽搐，面色苍白。太阳为三阳之表，气绝则汗乃自出，汗出病人就要死亡。

手足少阳经脉，都入于耳中，都通于目内眦，少阳胆又通于筋，所以少阳气绝就耳聋，百节都弛纵无力，两目直视如惊，这样其目系就要断绝。目系断绝的，一天半死。"𪾢"，直视如惊也。木之色青，金之色白，金木相贼，则青白先见矣。病人面部青白色出现时就要死亡了。

手足阳明经脉，都是夹口入于目。故其气绝时，则口目动作而牵引歪斜。阳明为病，闻木音，则惕然而惊，詈骂，不避亲疏。今其气绝，故出现善惊、妄言的病变。阳明胃属土，气绝则脏色外见，故色黄。若其手足二经的动脉躁动而盛，这是胃气已绝。胃主肌肉，气绝则肌肉不仁，这时病人就死亡了。

少阴心主血脉，而肾主资生之气，又主骨，属水。少阴气绝，则面现黑色，齿龈不固而生垢。气机窒塞，血液溃败，故腹部胀闷。上下不相通，病人就因心肾不交而死亡。

足太阴经脉入腹属脾，故气绝则腹部胀闭。手太阴脉上隔属肺，而主呼吸，气绝则经气不能上至于肺，即不得息。胀闭则气不能升降，故使人善呕。不得息，则气道滞塞而善噫。呕则气上逆，气逆则面色赤。气若不逆，则上下不通而呕。脾气败无以制水，上下不通，则气血溃败，而面色现黑，皮毛憔悴，出现死亡。

手厥阴经脉，起于胸中，出属心包络。足厥阴经脉，循喉咙之后。厥阴气绝，则中热，嗌干。足厥阴肝脉又循阴股，入毛中，过阴器，抵小腹，故又令人善溺，心烦。若见舌卷、睾丸上缩等症状，就要死亡了。以上是十二经气败绝所出现的症状！

"病能"一章讲完了。其要诚如李中梓所云："人之有病，犹树之有蠹也；病之有能，犹蠹之所在也。不知蠹之所在，遍树而斫之，蠹未必除而树先槁矣；不知病之所在，广络而治之，病未必去而命先尽矣。故病能置疑，即较若列眉，犹惧或失之，病能未彰而试之药饵，吾不忍言也。世医矜家传之秘，时医夸历症之多，悻悻卖俗而不知其非，叩之三因之自与其所变，翻以为赘，是不欲知蠹之所在，而第思斫树以为功者，嘻！亦惨矣。"

《神农本草经》讲稿

《神农本草经》成书时代考略

《神农本草经》成书时代，从古代文献上考证，有四种见解：

1. 据晋朝皇甫谧《帝王世纪》云："黄帝使岐伯尝味草木，定《本草经》，造医方以疗众疾。"认为著于岐伯。

2. 据《周礼·天官》云："医师掌医之政令，聚毒药以供医事。"认为周代药物治疗已经盛行，《神农本草经》之成文，当在是时。《汉书·平帝记》原始五年"举天下通知方术、本草者所在，诏传遣诣京师"及《楼护传》有"护少诵医经、本草、方术数十万言"等记载，这说明在汉以前已有《神农本草经》传世。

3. 据《神农本草经》所出郡县，乃后汉时制，后汉张仲景《伤寒论·序》云："乃勤求古训，博采众方，撰用《素问》《九卷》《八十一难》《阴阳大论》《胎胪药录》，并平脉辨证，为《伤寒杂病论》，合十六卷。"未曾言及《神农本草经》一书，而《胎胪药录》是否为《本草经》，亦无法考证。然其论中所用方药与《内经》所记药品疗效大致相同。

4.《汉书》认为《神农本草经》，为华佗门人吴普、李当之整理师传之本草。然细读经文所载：泽泻"久服耳目聪明，不饥，延年轻身，面生光，能行水上"，丹砂"久服通神不老"等语句，充满神仙学说气氛。神仙之说起源于战国时邹衍，秦始皇、汉武帝笃信其说，遂盛行于一时，那么从经文推断《神农本草经》的著作年代，可能出于秦汉时代（公元前22年—公元270年）。

《神农本草经》共三卷，内载动、植、矿物等药三百六十五种，分为上、中、下三品。"上药一百二十种为君，主养命以应天，无毒，多服、久服不伤人，欲轻身益气、不老延年者，本上经。中药一百二十种为臣，主养性以应人，无毒、有毒，斟酌其宜，欲遏病、补虚羸者，本中经。下药一百二十五种为佐使，主治病以应地，多毒，不可久服，欲除寒热邪气、破积聚、愈病者，本下经。"其中虽掺入道家语气，若以现代医学知识解之，上品无毒多用于补虚羸，下品多毒用治病愈疾，这是从临床应用的观点上来分析的，有切合实际的价值。因此说《神农本草经》，是一部劳动人民在生活过程中、实践中形成的经验药物学，所以后世医家用药皆以此为规范。

《本草经》上品诸药

丹砂

【原文】

丹砂，味甘，微寒，无毒。治身体五脏百病，养精神，安魂魄，益气，明目，杀精魅、邪恶鬼。久服通神明，不老，能化为汞。生山谷。

【讲解】

丹砂即为今之所用朱砂也。《说文解字》曰："丹，巴越之赤石也，象采丹井，象丹形，凡丹之属皆从丹。"朱砂是一种镇静药，有抑制神经兴奋作用。古人所言之"心"，有两方面的意义，一指心脏而言，一指神经而言。本条"魂魄"二字，其意义如下：魂魄是古人对神经系统机能的概称，《左传·昭公十年》注疏里说："附形之灵为魄，附气之灵为魂。"并说人出生时耳目的感觉、手足的运动和哭泣的声音等，属于灵的作用，灵即指魄而言；出生后成长过程中逐渐发展起来的思想、意识等，认为是神的作用，即指魂而言。简单地说，魂即代表人的精神意识，魄即代表人体器官活动的本能。

《本草备要》：体阳性阴，色赤属火，泻心经邪热，镇心清肝，明目发汗，定惊祛风，多服反令人痴呆。《本草经解》：入足少阴肾经、足太阴脾经、手少阴心经，主身体五藏百病，养精神，安魂魄，益气明目。《名医别录》：通血脉，止烦满，消渴，益精神，悦泽人面，除中恶腹痛，毒气疥瘘诸疮。《药性论》：镇心，主抽风。李杲：纳浮溜之火而安神明。《得配本草》：得蜜水调服五分，预解痘毒。得南星、虎掌祛风痰。配枯矾末治心痛。配蛤粉治吐血。配当归、丹参，养心血。佐枣仁、龙骨，养心气。得人参、茯苓，治离魂。入六一散，治暑气内伏。入托里散，治毒气攻心。同生地黄、枸杞子养肾阴。纳猪心蒸食，治遗浊。

大凡其用途有二：①镇心安神。治疗惊悸怔忡，如《东垣试效方》朱砂安神丸；治癫痫失性、颠倒病狂，如《备急千金要方》雄雌丸，皆取其镇静之效。②消毒消炎。如《三因极一病证方论》治咽肿痛之玉钥匙，《医宗金鉴》治疮痈溃疡的红升丹，是取其化腐解肿毒之效。

《雷公炮制药性解》：丹砂之色，属丙丁火，心脏之所由归也。质性沉滞，勿宜多用。若火炼则有毒杀人。《本草从新》：独用多用，令人呆闷。

云母

【原文】

云母，一名云珠，一名云华，一名云英，一名云液，一名云砂，一名磷石。味甘，平，无毒。治身皮死肌，中风，寒热，如在车船上，除邪气，安五脏，益子精，明目。久服轻身，延年。生于谷山石间。

【讲解】

云母是一种缓和强壮药，有防止动脉硬化、杀灭结核菌、制止胃酸、促使血液凝固等作用，并有杀菌消毒之效。《长沙药解》：入足少阳胆、足太阳膀胱经。《本草备要》：甘，平，属金，色白入肺，下气补中，坚肌续绝。治劳伤疟痢，疮肿痈疽。《本草求真》：入脾，兼入肺、肝。《名医别录》：下气坚肌，续绝补中，疗五劳七伤，虚损少气，止痢。《本草经疏》：云母，石性镇坠，能使火下，火下则水上，是既济之象也，故安五脏，益子精，明目。《得配本草》：甘平，入手太阴经气分。能入阴逐邪达表，能入肠除垢止痢，坚肌续绝。得蜀漆、龙骨，治牡疟多寒；得黄丹熬膏，贴痈肿。

《金匮要略》蜀漆散，用之治牝疟多寒，以其泄湿而行痰也。《备急千金要方》用之治疗赤白久痢，妇人带下，小便淋疾，风热汗出，内服三钱，立效。实证者禁用。

玉泉

【原文】

玉泉，一名玉札。味甘，平，无毒。治五脏百病，柔筋，强骨，安魂魄，长肌肉，益气。久服耐寒暑，不饥渴，不老，神仙。人临死服五斤，死三年色不变。生山谷。

【讲解】

玉泉属镇静祛毒药之一，乃玉之一种。陶弘景谓此当是玉之精华，白者质色明彻，可消之为水，故名玉泉。《名医别录》：味甘，平，无毒。《雷公炮制药性解》：入肺经。《日华子本草》：润心肺，明目，滋毛发，助声喉。古人炼服却病延年，是指其有安神定魄之效，在眼科方中有时采用。今用者少。

石钟乳

【原文】

石钟乳，一名留公乳。味甘，温，无毒。治咳逆上气，明目，益精，安五脏，通百节，利九窍，下乳汁。生山谷。

【讲解】

石钟乳是碳酸盐岩的石浆凝结而成。本品有镇逆通窍之功，为补益之品。《本草纲目》（以下简称《纲目》）：阳明经气分。《雷公炮制药性解》：入肺、肾二经。主泄精寒嗽，壮元气，益阳事，安五脏，通百节，利九窍，下乳汁，亦能通声，光润轻松。《玉楸药解》：入足太阴脾、手太阴肺、足少阴肾、足厥阴肝经。《名医别录》：益气补虚损，疗脚弱疼冷，下焦伤竭，强阴。《日华子本草》：补五劳七伤。其气慓疾，性偏助阳，阴虚有热之人勿用。《得配本草》：甘温，入足少阴经气分，利九窍，通百节，壮元阳，疗脚冷。得漏芦、通草，下乳汁。

矾石

【原文】

矾石，一名羽涅。味酸，寒，无毒。治寒热，泄利，白沃，阴蚀，恶疮，目痛，坚骨齿。炼饵服之，轻身，不老，增年。生山谷。

【讲解】

矾石，古称涅石，又名羽涅、羽泽，系一种矿物，为收敛制菌药，内服可消炎祛痰，外用可杀菌收敛。《雷公炮制药性解》：肺、肝二经。《长沙药解》：入足太阴脾、足太阳膀胱经。《本草撮要》：入手足太阴、阳明经。《日华子本草》：除风去劳，消痰止渴，暖水脏，治中风失音，疗癣。《医林纂要》：生用解毒，煅用生肌劫水。

《金匮要略》治妇人经水闭不利有矾石丸。《普济本事方》治喉痹、乳蛾、喉风有吹喉散。

硝石

【原文】

硝石，一名芒硝。味苦，寒，无毒。治五脏积热，胃胀闭，涤去蓄结饮食，推陈致新，除邪气。炼之如膏，久服轻身。生山谷。

【讲解】

《神农本草经》名硝石，《名医别录》名芒硝，《纲目》名火消，是一种盐类泻下药。《雷公炮制药性解》：入心、脾二经。主六腑积聚燥结，留血闭藏，天行疫痢，伤寒发狂，停痰作痞，肠风痔瘘，种种实热，悉可泻除，能堕胎孕。《得配本草》：其性上升，散三焦火郁，治诸心腹痛。得竹沥，点重舌鹅口。

《金匮要略》硝石矾石散方有泻下涤荡作用，可推陈致新，清除胃肠宿食，除便结（对肝硬化、黄疸病有效）。

朴硝

【原文】

朴硝，味苦，寒，无毒。治百病，除寒热邪气，逐六腑积聚，结固，留癖，能化七十二种石。炼饵服之，轻身，神仙。生山谷，有咸水之阳。

【讲解】

朴硝是一种盐类泻药，能软坚泻热，有泻下通肠、刺激肠管蠕动之力。《本草备要》：朴硝，即皮硝。大泻润燥，软坚。能荡涤三焦、肠胃实热，推陈致新。治阳强之病，伤寒，疫痢，积聚结癖，留血停痰，黄疸淋闭，瘰疬疮肿，目赤障翳。通经堕胎。方如《伤寒论》大承气汤。

滑石

【原文】

滑石，味甘，寒，无毒。治身热，泄澼，女子乳难，癃闭，利小便，荡胃中积聚，寒热，益精气。久服轻身，耐饥，长年。生山谷。

【讲解】

滑石是一种矿石，有消炎利尿之效。《本草备要》：滑利窍，淡渗湿，甘益气，补脾胃，寒泻热，降心火。色白入肺，上升腠理而发表，下走膀胱而行水，通六腑九窍津液，为足太阳经本药。治中暑积热，呕吐烦渴，黄疸水肿，脚气淋闭，水泻热痢，吐血衄血，诸疮肿毒，为荡热除湿之要剂。《名医别录》：通九窍六腑津液，去留结，止渴。《纲目》疗黄疸，水肿脚气，吐血衄血，金疮出血，诸疮肿毒。《本草通玄》：利窍除热，清三焦，凉六腑，化暑气。方如《圣济总录》滑石散治热淋，小便赤涩热痛；《普济本事方》滑石丸治伤寒衄血；《圣惠方》滑石散治妇人胞转，小便数日不通。

《纲目》：滑石利窍，不独小便也，上能利毛腠之窍；下能利精溺之窍。盖甘淡之味，先入于胃，渗走经络，游溢津气，上输于肺，下通膀胱，肺主皮毛，为水之上源，膀胱司津液，气化则能出，故滑石上能发表，下利水道，为荡热燥湿之剂。方如六一散主治肠炎泻痢；天水散之清暑热；滑石散（《千金翼方》）主治妇人产后淋漓。

石胆

【原文】

石胆，一名毕石。味酸，寒，有毒。主明目，目痛，金疮，诸痫、痓，女子阴蚀痛，石淋，寒热，崩中下血，诸邪毒气，令人有子。炼饵服之，不老。久服增寿，神仙。能化铁为铜，成金银。生山谷大石间。

【讲解】

石胆为一种矿石，是收敛镇静药。石胆即胆矾之别名。胆矾入肝胆经，有微毒，又可作腐蚀剂。《纲目》：石矾性收敛上行，能涌风热痰涎，发散风木相火，又能杀虫，故治咽喉口齿疮毒有奇功也。《名医别录》：散瘕积，咳逆上气及鼠瘘恶疮。《药性论》：破热毒。方如《济生方》二圣散治缠喉风，急喉痹。

空青

【原文】

空青，味甘，寒，无毒。治青盲，耳聋，明目，利九窍，通血脉，养精神。久服轻身，延年，不老。能化铜、铁、铅、锡作金。生山谷有铜处。

【讲解】

空青为铜矿中之矿石，杀菌腐蚀剂，无毒。空青，甘酸，寒，入肝经。《普济方》：能明目，去翳，利窍。方如《普济方》治眼睆睆不明：空青少许，渍露一宿，以水点之。《圣济总录》治肤翳昏暗：空青二钱，矾石一两，片脑三钱，细研日点。《补缺肘后方》治卒中风，手臂不仁，口呙僻：空青末一豆许，著口中，渐入咽即愈。《圣济总录》治黑翳覆瞳：合珍珠、贝子、珊瑚、石决明，为末，点眼用。《圣济总录》治羞翳昏暗：空青二钱，蕤仁一两，片脑三钱，研细，每日点眼。

曾青

【原文】

曾青，味酸，小寒，无毒。治目痛，止泪出，风痹，利关节，通九窍，破癥坚积聚，久服轻身，不老，能化金铜。生山谷。

【讲解】

曾青为铜矿中矿石之一，消炎杀菌收敛剂。扁鹊治积聚留饮有曾青丸，又可治目。《名医别录》：无毒。养肝胆，除寒热，杀白虫，疗头风，脑中寒，止烦渴，补不足，盛阴气。方如《圣济总录》曾青散治两眼多生眵膜。《圣惠方》曾青丹治癫痫，惊风。古方辟邪太乙神精丹用之。今用者少。

禹余粮

【原文】

禹余粮，一名白余粮。味甘，寒，无毒。治咳逆，寒热，烦满。下利赤白，血闭，癥瘕，大热。炼饵服之，不饥，轻身，延年。生东海、池泽及山岛中。

【讲解】

禹余粮系矿石类一种，为黄褐色石块，为收敛固下药。本品清热止血，疗贫血萎黄。《纲目》：手足阳明血分。《雷公炮制论》：益脾，安脏气。《医林纂要》：补脾，敛固胃气，泻肝，去瘀血，厚大肠。《本草新编》：禹余粮，味甘气寒，无毒。入脾、胃、大肠。经曰：重可去怯。禹余粮之重，正镇固之剂，可用之止滑也。但止可暂用以固脱，不可久服以延年，《本经》言耐老轻身，予不敢信。土茯苓之别名亦为禹余粮，实乃物之另种。

《洁古家珍》用赤石脂禹余粮汤，治大肠咳嗽遗失之病；《伤寒论》方治疗下痢不止，心下痞硬，利在下焦者，赤石脂禹余粮汤主之。

太一余粮

【原文】

太一余粮，一名石脑。味甘，平，无毒。治咳逆上气，癥瘕，血闭，漏下，除邪气。久服耐寒暑，不饥，轻身，飞行千里，神仙。生山谷。

【讲解】

太一余粮为矿石之一种。乃禹余粮之一种，色黄如雄黄，功效与禹余粮同。本品能利关节、破癥瘕，治大饱绝力身重。《名医别录》采用之，今人少用。

白石英

【原文】

白石英，味甘，微温，无毒。治消渴，阴痿不足，咳逆，胸膈间久寒，益气，除风湿痹。久服轻身，长年。生山谷。

黄石英，形如白石英，黄色如金，在端者是。

赤白英，形如白石英，赤端、白后者是。赤泽有光，味苦，补心气。

青石英，形如白石英，青端、赤后者是。

黑石英，形如白石英，黑泽有光。

【讲解】

白石英为矿石一种，为缓和强壮药，又为润肺镇咳剂。《名医别录》：辛，无毒。疗肺痿，下气，利小便，补五脏。《纲目》：手太阴、阳明气分。《本草撮要》：入手足少阴、阳明经。《得配本草》：白石英，甘辛，微温，入手太阴、阳明经气分。除风湿痿痹，疗寒气咳逆，利小便，治肺痈。得朱砂，治惊悸。得磁石，治耳聋。煅研，水飞用。久服多服，则元气下陷。

方如《千金翼方》白石英酒治风痹，诸阳不足，及肾虚耳聋，益精保神；《简要济众方》治耳聋，惊悸，善忘。

紫石英

【原文】

紫石英，味甘，温，无毒。治心腹咳逆、邪气，补不足，女子风寒在子宫，绝孕，十年无子。久服温中，轻身，延年。生山谷。

【讲解】

紫石英为卤化物类矿物萤石原矿石之一种，为镇静安神药。《汤液本草》：入手少阴、足厥阴经。《本草经解》：入足厥阴肝经、足太阴脾经。《药性论》：女人服之有子，主养肺气，治惊痫。虚而惊悸不安者，加而用之。《本草备要》：紫石英，甘，平。性温而补，重以祛怯，湿以去枯。入心肝血分，故心神不安，肝血不足，女子血海虚寒不孕者宜之。《得配本草》：甘温，入手少阴、足厥阴血分，镇心益肝，暖子宫，除风寒。得茯苓、人参，疗心中结气；得天雄、菖蒲，治霍乱；得生姜、米醋，调敷痈肿毒气。煅，醋淬，研，水飞。血热者禁用。《本草经疏》：妇人绝孕阴虚火旺不能摄受精气者忌用。

《肘后备急方》用紫石英五两，碎末、水煮，治虚劳心悸；巢氏用治脚气之风引汤，以紫石英为主；《青囊秘方》治妇人子宫虚寒，绝孕无子，用紫石英、白薇、艾叶、白胶、当归、山萸、川芎、香附，制丸，服之。

五色石脂（青石、赤石、黄石、白石、黑石脂）

【原文】

青石脂，味甘，平，无毒。主养肝胆气，治黄疸，泄利，肠澼及疽、痔、恶疮。久服补髓，益气，不饥，延年。生山谷中。

赤石脂，味甘，平，无毒。主养心气，下利赤白，小便利及痈、疽、疮、痔。久服补髓，益智，不饥，轻身，延年。生山谷中。

黄石脂，味甘，平，无毒。主养脾气，大人、小儿泄利，肠澼，下脓血，除黄疸。久服轻身，延年。生山谷中。

白石脂，味甘，平，无毒。主养肺气，补骨髓，排痈、疽、疮、痔。久服不饥，轻身，长年。生山谷中。

黑石脂，一名石涅，一名石墨。味甘，平，无毒。主养肾气，强阴，治阴蚀疮，止肠澼，泄利。久服益气，不饥，延年。生山谷中。

【讲解】

五色石脂为硅酸盐类矿物多水高岭石族多水高岭石，现入药者只赤石脂，有收敛止血之功。《纲目》：五色脂涩而重，故能收湿止血而固下，甘而温，故能益气生肌而调中。赤石脂，甘涩，温，入脾、胃、大肠经。《日华子本草》：治泻痢，血崩带下，吐血衄血，并涩精淋沥，安心，镇五脏，除烦，疗惊悸，排脓，治疮毒痔瘘，养脾气，壮筋骨，补虚损。故常用以治痢及便血、妇女赤白带下。

《伤寒论》桃花汤，治伤寒下痢，便脓血不止；赤石脂禹余粮汤，治伤寒下痢不止，热在下焦。《金匮要略》方乌头赤石脂丸，治心痛彻背，背痛彻心，用赤石脂、干姜、蜀椒、附子、乌头。《普济本事方》治经水过多，赤石脂、破故纸各一两，为末，每服二钱，米饮下。

白青

【原文】

白青，味甘，平，无毒。主明目，利九窍，耳聋，心下邪气，令人吐，杀诸毒，三虫。久服通神明，轻身，延年，不老。生山谷。

【讲解】

白青为石之一种，为杀菌镇神药。得铁即化为铜，今人少用。

扁青

【原文】

扁青，味甘，平，无毒。治目痛，明目，折跌，痈肿，金创不瘳，破积聚，解毒气，利精神。久服轻身，不老。生山谷。

【讲解】

扁青为石类一种。本品即画家所用竹叶青色也，有杀菌消炎之功，今人少用。

菖蒲

【原文】

菖蒲，一名昌阳。味辛，温，无毒。治风寒湿痹，咳逆上气。开心孔，补五脏，通九窍，明耳目，出音声。久服轻身，不忘，不迷惑，延年。生池泽。

【讲解】

石菖蒲为兴奋中枢神经药。本品能促进胃消化，制止肠胃发酵，并能弛缓平滑肌之痉挛。《名医别录》：无毒。《药性论》：味苦辛，无毒。《纲目》：手少阴、足厥阴药。菖蒲气温，心气不足者用之，虚则补其母也。肝苦急，以辛补之是也。《本草备要》：补肝益心，去湿逐风，除痰消积，开胃宽中，疗噤口毒痢，风痹惊痫。《得配本草》：辛苦，温，入手少阴、足厥阴经气分。宣五脏，通九窍。温肠胃，治霍乱。疗湿痹，愈疮疥，止心痛，祛头风，辟鬼杀虫，皆其通气之力也。浴浓汤，治温疟。配白面，治肺虚吐血。配破故纸，治赤白带下。配蛇床，搽阴汗湿痒。佐四君，治下痢噤口。佐犀角、地黄，治神昏。掺黑猨猪心蒸食，治癫痫。《本草汇言》：石菖蒲，能通心气，开肾气，温肺气，达肝气，快脾气，通透五脏六腑、十二经、十五络之药也。

龚希烈方：治咳逆上气，因气道阻塞者，用石菖蒲三钱，木香一钱，共为末，白汤调服。马瑞云方：治中风、中痰、中气、中暑、中食，人事昏迷，语言不出者，用石菖蒲、胆南星各三钱，为末，中风，防风，秦艽汤下；中痰，白芥子、制半夏汤下；中气，白术、木香汤下；中暑，川连、薄荷汤下；中食，枳实、厚朴汤下。《普济本事方》菖蒲丸，治小儿风痫，兼失心者。《备急千金要方》开心散，治好忘。《古今医鉴》清心温胆汤治诸痫。《证治准绳·类方·卷五》读书丸治健忘。古人言开心窍，直指对神经的兴奋而言。

菊花

【原文】

菊花，一名节华。味苦，平，无毒。治风头头眩，肿痛，目欲脱，泪出，皮肤死肌，恶风，湿痹。久服利血气，轻身，耐老，延年。生川泽及田野。

【讲解】

菊花为镇静消炎解毒药。本品能促进皮肤感觉与循环，并能缓痛降压，能补阴气，明目聪耳，清头风及胸中烦热，肌肤湿痹。《雷公炮制药性解》：入肺、脾、肝、肾四经。《名医别录》：疗腰痛去来陶陶，除胸中烦热，安肠胃，利五脉，调四肢。《日华子本草》：利血脉，治四肢游风，心烦，胸膈壅闷，并痈毒，头痛，作枕明目。《本草备要》：味兼甘、苦，性禀平和，备受四气，冬苗、春叶、夏蕊、秋花，饱经霜露。得金水之精居多，能益金水二脏，以制火而平木，木平则风息，火降则热除，故能养目血，去翳膜。《得配本草》：配石膏、川芎治风热头痛；配枸杞子，蜜丸，治阴虚目疾。如《上池秘录》治风热上攻、头痛不止之菊芎饮。《普济本事方》治肝肾风毒、上攻眼目之菊花散。《医宗金鉴》之五味消毒饮等。

药材有甘菊、黄菊、野菊花之分。甘菊产地不同，又有河南怀菊花，安徽滁菊花、亳菊花，浙江杭菊花之别。

人参

【原文】

人参，一名人衔，一名鬼盖。味甘，微寒。无毒。主补五脏，安精神，定魂魄，止惊悸，除邪气，明目，开心益智。久服轻身，延年。生山谷。

【讲解】

人参为强壮滋补药。本品能增进人体新陈代谢和调和体温。《本草汇言》：入肺、脾二经。《药性论》：主五脏气不足，五劳七伤，虚损瘦弱，吐逆不下食，止霍乱烦闷呕哕，补五脏六腑，保中守神。《本草备要》：生：甘、苦，微凉，甘补阳，微苦、微寒，又能补阴；熟：甘，温，大补肺中元气。《得配本草》：得茯苓，泻肾热。得当归，活血。配广皮，理气。配磁石，涌吐痰在胸膈。佐石菖蒲、莲肉，治产后不语。佐羊肉，补形。使龙骨，摄精。入峻补药，崇土以制相火。入消导药，运行益健。入大寒药，扶胃使不减食。入发散药，驱邪有力。

人参其用有三：①大汗亡阳，脉细少无力，喘息少气，一切虚脱之症；②泻痢过多，或大失血之后，一切虚脱之症；③体力不足，精神不安，健忘心悸，食欲不振之症。如景岳之独参汤（见《辨证录》卷二），《世医得效方》之人参附子汤，《太平惠民和剂局方》之四君子汤和人参养荣汤等。

天门冬

【原文】

天门冬，一名颠勒。味苦，平。无毒。治诸暴风湿偏痹。强骨髓，杀三虫，去伏尸。久服轻身，益气，延年。生山谷。

【讲解】

天冬为强壮、解热、镇咳、利尿药。《滇南本草》：性寒，味甘微苦。《本草经解》：入手太阴肺、手少阴心经。《汤液本草》：入手太阴、足少阴经。《名医别录》：保定肺气，去寒热，养肌肤，益气力，利小便，冷而能补。《日华子本草》：镇心，润五脏，益皮肤，悦颜色，补五劳七伤，治肺气并嗽，涓痰，风痹热毒，游风，烦闷吐血。《雷公炮制药性解》：入肺、肾二经。保肺气，不被热扰；定喘促，陟得康宁；止消渴，利小便，强骨髓，悦颜色。《本草备要》：入手太阴气分，清金降水，益水之上源。下通足少阴肾，滋肾润燥，止渴消痰，泽肌肤，利二便。治肺痿肺痈。

《方氏家抄》：治老人大肠结燥不通，用天冬八两，麦冬、当归、火麻仁、生地黄各四两，熬膏，炼蜜收，每早晚白汤调服十茶匙。《普济本事方》天门冬丸，治吐血咯血；《医学正传》天门冬膏，治血虚肺燥，皮肤折裂，及肺痿咳脓血证；景岳方之三才汤（天冬、人参、地黄）有强壮补精之用。近人天冬合剂之治糖尿病等（天冬、枸杞、山茱萸各二钱，人参一钱，生地黄三钱，天花粉四钱，黄芪四钱）。

甘草

【原文】

甘草，一名美草，一名蜜甘。味甘，平，无毒。治五脏六腑寒热邪气。坚筋骨，长肌肉。倍力，金创，尰，解毒。久服轻身，延年。生山谷。

【讲解】

甘草为缓和、强壮、健胃、止咳药。《珍珠囊》：生甘，平；炙甘，温。《汤液本草》：入足厥阴、太阴、少阴经。《名医别录》：温中下气，烦满短气，伤脏咳嗽，止咳，通经脉，利血气，解百药毒。《纲目》：解小儿胎毒，惊痫，降火止痛。《本草备要》：味甘。生用性平，补脾胃不足而泻心火。炙用气温，补三焦元气而散表寒。入和剂则补益，入汗剂则解肌，入凉剂则泻邪热，入峻剂则缓正气，入润剂则养阴血。能协和诸药，使之不争，生肌止痛，通行十二经，解百药毒，故有国老之称。中满证忌之。

方如仲景之炙甘草汤、甘麦大枣汤、甘草干姜汤、生姜甘草汤、甘草泻心汤等。《太平惠民和剂局方》四君子汤，治营卫气虚，脏腑怯弱，心腹胀满，全不思食，肠鸣泄泻，呕哕吐逆。

干地黄

【原文】

干地黄，一名地髓。味甘，寒，无毒。治折跌绝筋，伤中。逐血痹，填骨髓，长肌肉。作汤，除寒热、积聚，除痹。

生者尤良。久服轻身，不老。生川泽。

【讲解】

干地黄为强壮滋阴补血要药。李杲谓干地黄入手足少阴、手足厥阴。《雷公炮制药性解》：入心、肝、脾、肺四经。《名医别录》：主男子五劳七伤，女子伤中，胞漏下血，破恶血，溺血，利大、小肠，去胃中宿食，补五脏，内伤不足，通血脉，益气力，利耳目。《得配本草》：甘凉，微苦，入手足少阴、厥阴，及手太阳经血分。其生血以清阴火，举世皆知。能生气以行阳分，人多不晓。血足气得所归，所谓籍精生气。得玄参，定精意。得竹茹，息惊气。麦冬为佐，复脉内之阴。当归为佐，和少阳之血。配地龙，治鼻衄交流。佐天门冬，引肺气入生精之处。使羚羊角，起阴气，固封蛰之本。使通草，导小肠郁热。君茯苓，除湿热伤脾。和车前子，治血淋。

方如《金匮要略》八味肾气丸，治虚劳腰痛，少腹拘急，小便不利者；百合地黄汤治百合病。他如《太平惠民和剂局方》之四物汤治血虚月经不调，钱乙六味地黄丸治肾虚遗精、消渴，《温病条辨》之增液汤治热病后虚、体弱等。

术

【原文】

术，一名山蓟。味苦，温，无毒，治风寒湿痹，死肌，痉，疸。止汗，除热，消食。作煎饵，久服轻身，延年，不饥。生山谷。

【讲解】

术包括白术、苍术二种，为健胃燥湿药。本品入胃肠能刺激分泌，入血能加速循环；并能使脊髓反射亢进，大量能抑制中枢神经。

《汤液本草》谓白术：入手太阳、少阴，足阳明、太阴、少阴、厥阴经。《本草经疏》：术，其气芳烈，其味甘浓，其性纯阳，为除风痹之上药，安脾胃之神品。《得配本草》：白术，得当归、白芍补血。得半夏，止呕吐。配姜、桂，治五饮。配莲肉，止泻痢。配茯苓，利水道。君枳实，化癥癖。佐人参、黄芪，补气止汗。佐川连，去湿火。佐黄芩，安胎清热。合车前子，除肿胀。入广皮，生津液。白术之用，如益中汤（《张氏医通》方）治水湿泄泻，四君子汤、参苓白术散等。

《本草衍义》谓苍术，气味辛烈。《纲目》：入足太阴、阳明，手太阴、太阳经。治湿痰留饮，或夹瘀血成窠囊，及脾湿下流，浊沥带下，滑泄肠风。《得配本草》：苍术，得熟地、干姜，治面黄食少。得栀子，解术性之燥。得川椒，醋丸，治飧泄久痢。得川柏，治痿躄。配香附，解六郁。苍术之用。方如平胃散（《太平惠民和剂局方》）治消化不良反胃恶心，苍戟丸（《风劳臌膈四大证治》）治水肿等。

菟丝子

【原文】

菟丝子，一名菟芦。味辛，平，无毒。主续绝伤，补不足，益气力，肥健。汁，去面䵟。久服明目，轻身，延年。生川泽田野，蔓延草木之上。

【讲解】

菟丝子为滋养强壮药。《本草正》：味甘辛，气微温。《本草经疏》：入脾、肾、肝经。五味之中，惟辛通四气，复兼四味。《经》曰：肾苦燥，急食辛以润之，菟丝子之属是也。为补脾、肾、肝三经要药，主绝伤，补不足，益气力，肥健者，三经俱实，则绝伤续而不足补矣。脾统血，合肌肉而主四肢，足阳明、太阴之气盛，则力长而肥健。补脾则养肌，益肝肾故强阴，坚筋骨，暖而能补，肾中阳气，故主茎中寒精血出，溺有余沥。《得配本草》：得玄参，补肾阴而不燥。配熟地，补营气而不热。配麦冬，治赤浊。配肉豆蔻，进饮食。佐益智仁，暖卫气。

方如《太平惠民和济局方》之菟丝丸治思虑太过，心肾虚损，真阳不固；《圣惠方》用菟丝子治肝伤目暗；《山居四要方》菟丝子研末油调敷，治眉癣；《圣惠方》之菟丝子末酒服二钱治妇人横生等。

牛膝

【原文】

牛膝，一名百倍。味苦，平，无毒。治寒湿痿痹，四肢拘挛，膝痛不可屈伸。逐血气，伤热，火烂，堕胎。久服轻身、耐老。生山谷。

【讲解】

牛膝为和血、调经、消炎药。本品其用有四：活血、调经、消炎、利痹。《本草汇言》：入足三阴经。《纲目》：足厥阴、少阴经药。《名医别录》：疗伤中少气，男肾阴消，老人失溺，补中续绝，填骨髓，除脑中痛及腰脊痛，妇人月水不通，血结，益精，利阴气，止发白。《本草备要》：足厥阴、少阴经药，能引诸药下行。

《得配本草》：怀牛膝，得杜仲，补肝。得苁蓉，益肾。配川断肉，强腰膝。配车前子，理阳气。治月经不通，合桃仁、红花、归尾，如消结丸；治湿痹痛，合黄柏、苍术，如三妙丸；治腿膝疼痛，合木瓜、杜仲，如牛膝木瓜汤；治难产不下，合红花、川芎，如脱花煎。

因产地不同，药材有怀牛膝、川牛膝之别。二者均有活血祛瘀，利尿通淋，引血下行之功，然前者尚具养肝肾、强筋骨之功；后者重在通利关节、疏经通络。

茺蔚子

【原文】

茺蔚子，一名益母，一名益明，一名大札。味辛，微温，无毒。主明目，益精，除水气，久服轻身。

茎，治瘾疹痒，可作浴汤。生海滨、池泽。

【讲解】

茺蔚子为和血、调经、破血药。本品有排除产后子宫内残留胎盘，收缩子宫平滑肌的作用。《纲目》：入手、足厥阴经。治风解热，顺气活血，养肝益心，安魂定魄，调女人经脉，崩中带下，产后胎前诸疾。茺蔚子，白花者入气分，紫花者入血分，治妇女经脉不调，胎产一切血气诸病，妙品也。《日用本草》：春仁，生食补中益气，通血脉，填精髓，止咳，润肺。

《医学入门》治经不调之益母丸（益母草、当归、赤芍、木香，制丸服），傅青主治胞衣不下之送胞汤（益母、麝香、当归、川芎、乳香、没药、荆芥穗）。经验方之疏风明目饮，治风热目赤肿痛（防风、荆芥、栀子、木通、赤芍、连翘、茺蔚等）。

女萎

【原文】

女萎，一名左眄。一名玉竹。味甘，平，无毒。治中风暴热，不能动摇，跌筋结肉，诸不足。久服去面黑䵴，好颜色，润泽，轻身，不老。生川谷及丘陵。

【讲解】

女萎，为滋养强壮药，非今临床应用之玉竹。《唐本草》：味辛，温。主风寒洒洒，霍乱泻痢，肠鸣游气上下无常，惊痫，寒热百病，出汗。李当之《药录》：止下，消食。今已少用。

防葵

【原文】

防葵，一名梨盖。味辛，寒，无毒。治疝瘕，肠泄，膀胱热结，溺不下，咳逆，温疟，癫痫，惊邪，狂走。久服坚骨髓，益气，轻身。生川谷。

【讲解】

防葵，古称房葵。《证类本草》"房"作"防"，以其叶似葵，香味似防风，故名。《药性论》谓能治疝气，疟癖气块，膀胱宿水。陈藏器云防葵将以破坚积。《新修本草·诸病通用药》条"温疟"下，有防葵；"癫痫"下亦有防葵。《药性论》云：治鬼疟，主鬼魅精怪。《肘后备急方》治癫狂疾方：防葵末，温酒服。《药性论》谓其通气，久服，坚骨髓，益气轻身。今多不用。

近代考证，认为防葵，为伞形科前胡属植物，而且应是白花前胡或与其接近的石防风一类。今多以白花前胡根入药。饮片切面淡黄色或类白色，横切面可见一棕色环及放射状纹理，周边灰黄或黑褐色。本品气芳香，味微苦辛，具疏散风邪，降气化痰之功，适用于感受风热，咳嗽，痰多，痰热喘满，咯痰黄稠之候。

柴胡

【原文】

柴胡，一名地薰。味苦，平，无毒。治心腹，去肠胃中结气，饮食积聚，寒热邪气，推陈致新。久服轻身，明目，益精。生川谷。

【讲解】

柴胡，为清解药。本品具有镇静体温调节中枢之功用，因其味苦，故又为健胃药，能改善胃肠之功能，缓解结积，又为消炎退肿之剂，有益精明目之效。《珍珠囊》：入足少阳胆、足厥阴肝、手少阳三焦、手厥阴心包经。《名医别录》：除伤寒心下烦热，诸痰热结实，胸中邪逆，五脏间游气，大肠停滞，水胀，及湿痹拘挛。《本草经疏》：柴胡，为少阳经表药，主心腹肠胃中结气，饮食积聚，寒热邪气，推陈致新，除伤寒心下烦热者，足少阳胆也。胆为清静之腑，无出无入，不可汗，不可吐，不可下，其经在半表半里，故法从和解，小柴胡汤之属是也。《得配本草》：得益气药，升阳气。得清气药，散邪热。得甘草，治余热伏暑。得朱砂、獭猪胆汁，治小儿遍身如火。配人参，治虚劳邪热。配决明子，治眼昏暗。佐地骨皮，治邪热骨蒸。合白虎汤，疗邪热烦渴。行厥阴，川连为佐。行少阳，黄芩为佐。

临床应用：①和解退热，治热病之往来寒热（间歇热或弛张热），有发汗解热之力。疟热，宜合抗疟之常山合用；胃肠性热，宜合黄芩、半夏用；结核性之骨蒸劳热，宜合青蒿、鳖甲、地骨皮用。方剂如常山饮，小柴胡汤，大柴胡汤；《证治准绳》方柴胡清骨散。②平肝、理气、调经，治肝火上攻引起之头目晕眩；妇女因肝郁而引起之月经不调；肝胃气痛，胁膜炎等，如逍遥散。然调经必合当归、芍药，缓痛必合香附、元胡。③平肝胆之火，治眼之赤痛（结膜炎），溺之赤痛（尿道炎），如龙胆泻肝汤，必须合清火之栀子、黄芩、龙胆草相辅为用，方能收效。

麦门冬

【原文】

麦门冬，秦名羊韭。齐名爱韭。楚名马韭。越名羊韭。味甘，平，无毒。治心腹结气。伤中，伤饱，胃络脉绝，羸瘦，短气，久服轻身，不老，不饥。生川谷及堤坂肥土石间久废处。

【讲解】

麦冬为补益、滋养、强壮药。《医林纂要》：甘淡微苦，微寒，《本草经疏》：入足阳明，兼入手少阴、太阴。《日华子本草》：治五劳七伤，安魂定魄，时疾热狂，头痛，止嗽。《本经疏证》：麦门冬其味甘中带苦，又合从胃至心之妙，是以胃得之而能输精上行，肺得之而能敷布四脏，洒陈五腑，结气自尔消溶，脉络自尔联续，饮食得为肌肤，谷神旺，而气随之充也。《得配本草》：得乌梅，治下痢口渴。得犀角，治乳汁不下。得桔梗，清金气之郁。得荷叶，清胆腑之气。佐地黄、阿胶，润经血。佐生地黄、川贝，治吐衄。心能令人烦，去心。入凉药，生用。入补药，酒浸，糯米拌蒸亦可。气虚胃寒者禁用。

方如人参固本汤之治虚劳羸瘦，营养不足；益胃汤之治胃液不复；玉女煎之滋养退热；麦门冬汤（《金匮要略》方）之治咳逆上气喉不利等。

独活

【原文】

独活，一名羌活，一名羌青，一名护羌使者。味苦，平，无毒。治风寒所击，金疮，止痛，奔豚，痫，痓，女子疝瘕，久服轻身，耐老。生川谷。

【讲解】

独活为强壮祛风药。独活包括羌活在内，李时珍谓二味实为一物。对此有两种说法：子根名羌活，块根为独活。一云出西羌者为羌活，其他见四川者谓独活。二药均有祛寒燥湿，镇痛利痹之效。《本草通玄》：手、足太阳，足少阴、厥阴药。《名医别录》：治诸风，百草痛风，无久新者。《本草汇言》：独活，善行血分，祛风行湿，散寒之药也。《药品化义》：独活能宣通气道，自项至膝，收散肾经伏风，凡颈项难舒，臀腿疼痛，两足痿痹，不能移动，非此莫能效也。《本草汇言》：独活，善行血分，祛风行湿散寒之药也。羌活，祛风逐湿，升阳发散之药也。《得配本草》：羌活治游风，独活理伏风。羌活散营卫之邪，独活温营之气。羌活有发表之功，独活有助表之力。独活，君地黄，治风热齿痛；使细辛，疗少阴头痛。羌活配独活、松节酒煎，治历节风痛；使细辛，治少阴头痛。

方如张洁古之"九味羌活汤"治感冒风寒头身酸痛之症，《备急千金要方》独活寄生汤治冷痹缓弱、腰痛脚挛等。

车前子

【原文】

车前子，一名当道。味甘，寒，无毒。治气癃，止痛，利水道小便，除湿痹。久服轻身，耐老。生平泽、丘陵、阪道中。

【讲解】

车前子为利尿消炎药。《药性论》：谓车前子，甘平。治尿血，能补五脏，明目，利小便，通五淋。《日华子本草》：通小便淋涩，壮阳，治脱精，心烦，下气。《本草经疏》：闪伤劳倦，阳气下陷之病，皆不当用。应用上如《得配本草》：甘，微咸，寒，入足太阳经气分。配牛膝，疏肝利水。配菟丝子，补虚明目。入补药，酒蒸捣研。入泻药，炒研。阳气下陷者，禁用。

《沈氏尊生方》治水泻、小便短少之"车前子汤"（车前子、厚朴、泽泻水煎服）；《证治准绳》方治诸淋之石韦散；《太平惠民和剂局方》之治肝肾俱虚，眼常昏暗，多见黑光之"驻景丸"（车前子、熟地黄、菟丝子）。

木香

【原文】

木香，一名木蜜。味辛，温，无毒，治邪气，辟毒疫、温鬼，强志，治淋露。久服不梦寤魇寐。生山谷。

【讲解】

木香为燥湿健胃药。《雷公炮制药性解》：入心、肺、肝、脾、胃、膀胱六经。《日华子本草》：治心腹一切气，止泻，霍乱，痢疾，安胎，健脾消食，疗羸劣，膀胱疼痛，呕逆反胃。《本草备要》：辛、苦温。三焦气分之药。能升降诸气，泄肺气，疏肝气，和脾气。《得配本草》：木香，君散药则泄，佐补药则补。得木瓜，治霍乱转筋腹痛。得黄芩、川连，治暴痢。得川柏、防己，治脚气肿痛。配煨姜，治冷滞。配枳壳、甘草，治小儿阴茎肿，或痛缩。佐姜、桂，和脾胃。使皂角，治心痛。合槟榔，疗中下气结。

应用如《证治准绳》之治胃炎、消化不良、痰多的木香枳实丸；《儒门事亲》之治食积的木香槟榔丸；《太平惠民和剂局方》之木香调气丸，治气滞、胸膈虚痞、宿冷腹痛；《卫生易简方》之治小肠疝痛的木香楝子散等。

薯蓣

【原文】

薯蓣，一名山芋，秦、楚名玉延，郑、越名土薯，齐、赵名山羊。味甘，温，无毒。治伤中，补虚赢，除寒热邪气，补中，益气力，长肌肉。久服耳目聪明，轻身，不饥，延年。生山谷。

【讲解】

薯蓣即山药，为补益收敛药。山药为治糖尿病之特效药。《得配本草》：入手、足太阴经血分，兼入足少阴经气分。《药性论》：补五劳七伤，去冷风，止腰痛，镇心神，补心气不足。患人体虚赢，加而用之。《本草备要》：山药，色白入肺，味甘入脾。入脾肺二经，补其不足，清其虚热。固肠胃，润皮毛，化痰涎，止泻痢。肺为肾母，故又益肾强阴，治虚损劳伤；脾为心子，故又益心气，治健忘遗精。

方如《金匮要略》方之治虚劳不足之薯预丸、八味肾气丸；《太平惠民和剂局方》之治饮食不振、呕吐泄泻、脾胃虚弱之参苓白术散及易黄汤等。

薏苡仁

【原文】

薏苡仁，一名解蠡。味甘，微寒，无毒。治筋急拘挛，不可屈伸，风湿痹，下气。久服轻身，益气。其根，下三虫。生平泽及田野。

【讲解】

薏苡仁为利水利尿药。由日本薏苡仁提出有效成分制成的"卡可洛命"是治神经痛、赘疣之效药。《雷公炮制药性解》：入肺、脾、肝、胃、大肠。《名医别录》：

除筋骨邪气不仁，利肠胃，消水肿，令人能食。《本草经疏》：薏苡仁，性燥能除湿，味甘能入脾补脾，兼淡能渗泄，故主筋急不可屈伸及风湿痹，除筋骨邪气不仁，利肠胃，消水肿，令人能食。《本草备要》：薏苡仁，甘淡、微寒属土，阳明胃药也。甘益胃，土胜水，淡渗湿。泻水所以益土，故健脾。治水肿湿痹，脚气疝气，泻痢热淋。益土所以生金，故补肺清热，治肺痿肺痈，咳吐脓血。扶土所以抑木，故治风热筋急拘挛。

应用如《金匮要略》之治肠痈的"薏苡附子败酱散"与治风湿身尽痛，日晡所剧者之"麻黄杏仁薏苡甘草汤"等。

泽泻

【原文】

泽泻，一名水泻，一名芒芋，一名鹄泻。味甘，寒，无毒。治风寒湿痹，乳难，消水，养五脏，益气力，肥健。久服耳目聪明，不饥，延年，轻身，面生光，能行水上。生池泽。

【讲解】

泽泻为利水、利尿、滋阴药。《雷公炮制药性解》：入膀胱、肾、三焦、小肠四经。《名医别录》：补虚损五劳，除五脏痞满，起阴气，止泻精，消渴，淋沥，逐膀胱、三焦停水。《纲目》：泽泻气平，味甘而淡，淡能渗泄，气味俱薄，所以利水而泻下。《得配本草》：泽泻，甘淡，微寒，入足太阳、少阴、少阳经气分。走膀胱，开气化之源。通水道，降肺金之气。去胞垢，疗尿血，止淋沥，收阴汗，消肿胀，除泻痢。凡痘疮，小便赤涩者，用此为宜。配白术，治支饮。健脾生用，或酒炒用。滋阴利水，盐水炒。多服昏目，肾虚者禁用。

如《证治准绳》治妊娠水肿之泽泻散；《金匮要略》之治支饮及水泻、小便短少之"泽泻汤"，补益药之"八味肾气丸"等。

远志

【原文】

远志，一名棘菀，一名葽绕，一名细草。味苦，温，无毒。治咳逆，伤中，补不足，除邪气，利九窍，益智慧，耳目聪明，不忘，强志，倍力，久服轻身，不老。叶名小草。生川谷。

【讲解】

远志为化痰缓咳药。本品能增进气管黏膜分泌、稀释痰液，有利于咳嗽之气顺，能增强大脑之机能。《滇南本草》：入心、肝、脾三经。王好谷：肾经气分。《名医别录》：定心气，止惊悸，益精，去心下膈气，皮肤中热，面目黄。《纲目》：远志，入足少阴肾经，非心经药也。其功专于强志益精，治善忘。盖精与志，皆肾经之所藏也。肾经不足，则志气衰，不能上通于心，故迷惑善忘。其同人参、茯苓、白术能补心；同黄芪、甘草、白术能补脾；同地黄、枸杞、山药能补肾；同白芍、当归、川芎能补肝；同人参、麦冬、沙参能补肺；同半夏、胆星、贝母、白芥子能消惊痰。

方如《医学心悟》加减止嗽散之治久咳痰稠不易咳出（前胡、杏仁、远志、紫菀、白前、百部、甘草）；《证治准绳》读书丸之治健忘脑力衰弱（远志、石菖蒲、菟丝子、生地黄、五味子、川芎各一两，地骨皮二两，为末，薄糊为丸，如梧桐子大，每服 70 ~ 80 丸，临卧白汤送下）；《锦囊方》之治诸癫如钩藤汤（钩藤、天麻、牛黄、犀角、珍珠、僵蚕、人参、菖蒲、远志、橘红、南星、灯芯等）。

龙胆

【原文】

龙胆，一名陵游。味苦，寒，无毒。治骨间寒热，惊痫，邪气，续绝伤，定五脏，杀蛊毒。久服益智，不忘，轻身，耐老。生山谷。

【讲解】

龙胆，即龙胆草，为解毒消毒药，临床为消炎之要药。《雷公炮制药性解》：入肝、胆、肾、膀胱四经。《纲目》：相火寄在肝胆，有泻无补，故龙胆之益肝胆之气，正以其能泻肝胆之邪热也。

方如《济生方》治惊风、抽掣、烦躁有热，二目上视、口㖞、牙关紧闭之截惊丸；《证治准绳》之治热毒上攻，目赤肿痛，翳云攀睛的龙胆散；东垣方之治耳聋耳肿，热痒阴痛，白浊溲血的龙胆泻肝汤；今人华实孚氏用恽铁樵先生遗方之治流行性脑炎（龙胆草，菊花三钱，生地黄五钱，犀角三钱，当归身三钱，黄连三钱，回天丸半粒，于二十四小时内即愈）；龙南县卫生院治脊髓前角灰白质炎（牛黄、石膏、黄连、钩藤、菊花、芒硝、大黄或合"牛黄丸"或"紫雪丹"加减应用）。

细辛

【原文】

细辛，一名小辛。味辛，温，无毒。治咳逆，头痛，百节拘挛，风湿痹痛，死肌。久服明目，利九窍，轻身，长年。生山谷。

【讲解】

细辛为发表镇痛药，能促进肺循环，缓解气管痉挛，并具有刺激肌肤末梢神经，促进其机能恢复而利痹缓痛。《雷公炮制药性解》：入心、肝、胆、脾四经。《本草汇言》：入足厥阴、少阴血分。《纲目》：细辛，辛温能散，故诸风寒风湿头痛、痰饮、胸中滞气、惊痫者，宜用之。口疮、喉痹、匿齿诸病用之者，取其能散浮热，亦火郁则发之之义也。辛能泻肺，故风寒咳嗽上气者宜用之。辛能润燥，故通少阴及耳窍，便涩者宜用之。

方如细辛汤、小青龙汤之治痰饮哮喘；《御药院方》之定痛散（细辛、白芷、乳香、川乌）治风冷牙痛；《太平惠民和剂局方》之川芎茶调散治伤寒感冒、正偏头痛；《备急千金要方》独活寄生汤之治关节疼痛、挛拘不伸等。

石斛

【原文】

石斛，一名林兰。味甘，平，无毒。治伤中，除痹，下气，补五脏虚劳，羸瘦，强阴。久服厚肠胃，轻身，延年。生山谷，水旁石上。

【讲解】

石斛，为补阴健胃药，能促进胃液分泌、加强胃肠蠕动力，有时也可促使粪便排出。《本草经疏》：入足阳明、少阴，亦入手少阴。《本草求真》：入脾而除虚热，入肾而涩肾气。《本草通玄》：石斛，甘可悦脾，咸能益肾，故多用于水土二脏。但气性宽缓，无捷奏之功，古人以此代茶，甚清膈上。《得配本草》：石斛，甘淡，微寒，入足太阴、少阴，兼入足阳明经。清肾中浮火，而摄元气。除胃中虚热，而止烦渴。清中有补，补中有清。但力薄，必须合生地黄奏功。

方如《原机启微》石斛夜光丸之治目视力减弱，瞳神散大，昏暗羞光；益胃汤之治胃肠虚弱，四肢无力药用石斛、麦冬、云苓、陈皮、甘草；《本草经解》方治伤中，除痹，虚劳羸瘦，中伤，可强阴益精药用石斛、麦冬、五味、人参、白芍、枸杞子、牛膝、杜仲、炙甘草。

巴戟天

【原文】

巴戟天，味辛，微温，无毒。治大风邪气，阴痿不起，强筋骨，安五脏，补中，增志，益气。生山谷。

【讲解】

巴戟天为滋阴强壮药，能健脑强神，旺盛筋骨，刺激性腺，暖宫调经。巴戟天，辛甘，温，入肝、肾二经。《日华子本草》：安五脏，定心气，除一切风，疗水肿。《本草求真》：为补肾要剂，能治五劳七伤，强阴益精，以其体润故耳。然气味辛温，又能祛风除湿，故凡腰膝疼痛，风气脚气水肿等症，服之更为有益。《得配本草》：辛甘，温，入足少阴血分。助阳起阴，治一切风湿水肿，少腹引阴冷痛。得纯阴药，有既济之功。滚水浸，去心，助阳，杞子煎汁浸蒸。去风湿，好酒拌炒。摄精，金樱子汁拌炒。理肾气，菊花同煮。火旺泄精，阴水虚泛，小便不利，口舌干燥，四者禁用。

方如巴戟天丸（熟地黄、人参、菟丝子、补骨脂、小茴香等）之治老人衰弱，足膝痿痹，步履困难等。《奇效良方》治小便不禁方，药用益智仁、巴戟天、桑螵蛸、菟丝子等。

白英

【原文】

白英，一名谷菜。味甘，寒，无毒。治寒热，八疸，消渴，补中益气。久服轻身，延年。生山谷。

【讲解】

白英为补益强壮药。陶弘景：叶作羹饮，甚疗劳。《开宝本草》：茎叶煮粥解热毒。子可明目，叶可疗痨瘵作汤。陈藏器言：可疗风疹、烦热、丹毒、疟瘴寒热，小儿结热，煮汁饮之。

白蒿

【原文】

白蒿，味甘，平，无毒。治五脏邪气，风寒湿痹，补中益气，长毛发，令黑，治心悬，少食常饥，久服轻身，耳目聪明，不老。生川泽。

【讲解】

白蒿为祛风强壮药。李时珍言：可解河豚毒，利膈开胃。孟诜《食疗本草》言：生挼，醋淹为菹食，甚益人；捣汁服，去热黄及心痛楚。

赤箭

【原文】

赤箭，一名离母，一名鬼督邮。味辛，温。主杀鬼精物，蛊毒，恶气。久服益气力，长阴，肥健，轻身，增年。生川谷。

【讲解】

赤箭为祛风镇痉药，为天麻之茎叶，其根茎名天麻。《纲目》：入肝经气分。《本草汇言》：主头风，头痛，头晕虚旋，癫痫强痉，四肢挛急，语言不顺，一切中风，风疾。李杲：肝虚不足者，宜天麻、川芎以补之。

其用有四：疗大人风热头痛，小儿风痫惊悸，诸风麻痹不仁，风热语言不遂。如《太平惠民和剂局方》治卒中后半身不遂、肌挛痛者之天麻丸（天麻、牛膝、杜仲、当归、羌活，为末，制丸）；《宣明论方》治头风痛之河间大川芎丸（川芎、天麻）；《圣惠方》之治手足麻痹、腰胯沉重的何首乌散（羌活、防风、天麻、肉桂、附子、何首乌、当归、赤芍、川芎、牛膝、威灵仙、羚羊角等）。

庵闾子

【原文】

庵闾子，味苦，微寒，无毒。治五脏瘀血，腹中水气，胪胀，留热，风寒湿痹，身体诸痛。久服轻身，延年，不老。生川谷及道边。

【讲解】

庵闾子为滋阴药，能促进性欲，刺激子宫卵胞之成熟，并为祛风剂。《纲目》：入足厥阴肝经。《名医别录》：疗心下坚，膈中寒热，周痹，妇人月水不通，消食，明目。《本草疏经》：庵闾子，行血散结之药，妇人月事不以时至。《药性论》：益气，主男子阴痿不起，治心腹胀满，能消瘀血。

如《广利方》之治瘀血不散，变成痈，取其捣汁服之；《圣惠方》治月水不通，子宫风冷，血聚下元，一升，酒浸，日三服；《濒湖集简方》治产后血痛，水煎，加童便煎服。

菥蓂子

【原文】

菥蓂子，一名薆菥，一名大蕺，一名马辛。味辛，微温，无毒。主明目，目痛，泪出，除痹，补五脏，益精光。久服轻身，不老。生川泽及道旁。

【讲解】

菥蓂子为消炎镇痛药，能治肝家积聚，眼目赤肿，得荆实、细辛配合则效果良，今人少用之。

菁实

【原文】

菁实，味苦，平，无毒。主益气，充肌肤，明目，聪慧先知。久服不饥，不老，轻身，生山谷。

【讲解】

菁实为强神补气药，能振神益智。今人用者甚少。

六芝（赤芝、黑芝、青芝、白芝、黄芝、紫芝）

【原文】

赤芝，一名丹芝。味苦，平，无毒。主胸中结，益心气，补中，增智慧，不忘。久食轻身，不老，延年，神仙。生山谷。

黑芝，一名玄芝。味咸，平，无毒。治癃，利水道，益肾气，通九窍，聪察。久食轻身，不老，延年，神仙。生山谷。

青芝，一名龙芝。味酸，平，无毒。主明目，补肝气，安精魂，仁恕。久食轻身，不老，延年，神仙。生山谷。

白芝，一名玉芝。味辛，平，无毒。治咳逆上气，益肺气，通利口鼻，强志意，勇悍，安魄。久食轻身，不老，延年，神仙。生山谷。

黄芝，一名金芝。味甘，平，无毒。治心腹五邪，益脾气，安神，忠信和乐。久食轻身，不老，延年，神仙。生山谷中。

紫芝，一名木芝。味甘，温，无毒。治耳聋，利关节，保神，益精气，坚筋骨，好颜色。久服轻身，不老，延年。生山谷。

【讲解】

《神农本草经》记灵芝有六种，据现代文献及其标本，原植物多为赤芝与紫芝两种，为滋补强壮药。赤芝和紫芝现多用于治疗老年慢性气管炎、咳嗽气喘、冠心病、白细胞减少症、神经衰弱、失眠、消化不良等慢性疾病。

卷柏

【原文】

卷柏，一名万岁。味辛，温，无毒。治五脏邪气，女子阴中寒热痛，癥瘕，血闭，绝子。久服轻身，和颜色。生山谷石间。

【讲解】

卷柏为收敛止血药。《本草经疏》：入足厥阴、少阴血分。《日华子本草》：镇心，除面皯，头风，暖水脏。生用破血，炙用止血。本品对于肠道出血和女子阴中热痛淋结，有消炎止血之效。

如《百一选方》之治内痔、肠出血及妇人子宫出血方，用卷柏、地榆、侧柏叶、棕榈烧存性，为末，酒服二钱，见效。亦可饭丸服。

蓝实

【原文】

蓝实，味苦，寒，无毒。主解诸毒，杀蛊蚑，疰鬼，螫毒。久服头不白，轻身。生平泽。

【讲解】

蓝实为消炎解毒杀菌药，有解热、散毒、杀菌作用。今人少用。

芎䓖

【原文】

芎䓖，味辛，温，无毒。治中风入脑，头痛，寒痹，筋挛缓急，金疮，妇人血闭，无子。生川谷。

【讲解】

芎䓖，即川芎，为和血、消炎、调经药。本品能使子宫及小肠停止收缩，又能扩张子宫血管使之有出血倾向，对大脑运动中枢及脊髓反射机能有兴奋作用。《汤液本草》：入手足厥阴、少阳经。《日华子本草》：治一切风、一切气、一切劳损、一切血，补五劳，壮筋骨，调众脉，破癥结缩血，养新血，长肉。《纲目》：芎䓖，血中气药也，肝苦急以补之，故血虚者宜之；辛以散之，故气郁者宜之。《本草备要》：芎䓖，补血润燥，宣，行气搜风。为少阳引经，入手足厥阴，乃血中气药。助清阳而开郁，润肝燥而补肝虚。上行头目，下行血海，搜风散瘀，止痛调经。《得配本草》：得细辛，治金疮。得麦曲，治湿泻。得牡蛎，治头风吐逆。得蜡茶，疗产风头痛。配地黄，止崩漏。配参、芪，补元阳。配薄荷、朴硝，为末，少许吹鼻中，治小儿脑热，目闭目赤。佐槐子，治风热上冲。佐犀角、牛黄、细茶，去痰火，清目疾。

常用方，如四物汤、四制香附丸（《沈氏尊生方》）均有调经镇痛之效；傅青主治经行后期之"温经活血汤"（芎、地、桂、术、断、芍、五味、柴胡等）;《内外伤辨惑论》治受湿身重背痛，项强头痛之羌活胜湿汤（羌独、防风、川芎、苦参、蔓荆子、甘草，水煎服）。

蘼芜

【原文】

蘼芜，一名薇芜。味辛，温，无毒。治咳逆，定惊气，辟邪恶，除虫毒，鬼疰，去三虫。久服通神。生川泽。

【讲解】

蘼芜，即川芎苗也，为杀菌、兴奋药。《本草汇言》：入手少阴、足少阳、厥阴经。主头风、风眩之药也。此药气味芳香清洁，故祛风散湿。《纲目》：菲芜一作蘼芜，其茎叶蘼弱而繁芜，故以名之。今人少用。

黄连

【原文】

黄连，一名王连。味苦，寒，无毒。治热气，目痛，眦伤泣出，明目，肠澼，腹痛，下利，妇人阴中肿痛。久服令人不忘。生川谷。

【讲解】

黄连为消炎杀菌药，能抑制一切细菌的发育、繁殖，对赤痢杆菌有特殊作用。《本草经疏》：入手少阴、阳明，足少阳、厥阴、阳明、太阳。《本草崇原》：黄连生西蜀，味苦气寒，禀少阴水阴之精气，主治热气者，水滋其火，阴济其阳也。《得配本草》：大苦大寒，入手少阴经气分。泻心脾，凉肝胆，清三焦，解热毒，燥湿开郁，治心窍恶血，阳毒发狂，惊悸烦躁，恶心痞满，吞酸吐酸，心腹诸痛，肠澼泻痢，疳疾虫症，痈疽、疮疥，暴赤目痛，牙疳口疮，孕妇腹中儿啼，胎悸子烦，阴户肿痛。得木香，治热滞。得枳壳，治痔疮。得肉桂，使心肾相交。得吴茱萸，治挟热下痢。得白芍，泻脾火。得石膏，泻胃火。得知母，泻肾火。得黄芩，泻肺火。得木通，泻小肠火。得川柏，泻膀胱火。得槐米，泻大肠火。得山栀，泻三焦火。配煨独头蒜，治脏毒下血。配川椒，安蛔虫。配芦荟末，蜜汤服，治小儿疳疾。加蟾炭等分，青黛减半，麝香少许，搽走马牙疳。配茯苓，祛湿热，治白淫。佐龙胆草，泻肝胆火。佐枳实，消痞气火胀。佐花粉，解烦渴。使细辛，治口疮，止下血。各经泻火得川连，其力愈猛。《本草思辨录》：黄连之用，见于仲景方者，黄连阿胶汤，治心也；五泻心汤、黄连汤、干姜黄连黄芩人参汤，治胃也；黄连粉，治脾也；乌梅丸，治肝也；白头翁汤、葛根黄芩黄连汤，治肠也。其制剂之道，或配以大黄、芍药之法，或配以半夏、瓜蒌实之宣，或配以干姜、附子之温，或配以阿胶、鸡子黄之濡，或配以人参、甘草之补，因证治宜，所以能收苦燥之宜，而无苦燥之弊也。

其主要作用有四：①有抑制赤痢杆菌及阿米巴原虫之效，亦有抑制葡萄球菌及链球菌作用，名方如香连丸、黄连解毒汤等。②对湿热呕吐下泻（肠炎）、黄疸，有消炎健胃作用，如半夏泻心汤、左金丸、消黄茵陈汤等。③治衄血、吐血、便血，如泻心汤（黄连、黄芩、大黄）；清龙汤（《沈氏尊生方》）治肠风便血（黄连、黄芩、黄柏、栀子、当归、川芎、白芷、生地黄、阿胶、槐角、地榆、侧柏叶）。④治消渴，如《圣惠方》之黄连散（黄连、麦冬、葛根、枇杷叶、竹叶）。

络石

【原文】

络石，一名鲮石。味苦，温，无毒。治风热，死肌，痈伤，口干，舌焦，痈肿不消，喉舌肿，水浆不下。久服轻身，明目，润泽，好颜色，不老，延年。生川谷。

【讲解】

络石为强壮镇痛药，能利关节，镇痛祛风。《本草经疏》：入足阳明，手、足少阴，足厥阴、少阳经。《纲目》：络石，气味平和，其功主筋骨关节风热痈肿。

方如《外台秘要》治喉痹肿塞，喘息不通，取汁饮之。《验方新编》络石、甘草、忍冬花、乳香、没药等煎服，治痈疽疼痛，关节肿痛。今人少用之。

蒺藜子

【原文】

蒺藜子，一名旁通，一名屈人，一名止行，一名生推，一名豺羽。味苦，温，无毒。治恶血，破癥结积聚，喉痹，乳难。久服长肌肉，明目，轻身。生平泽或道旁。

【讲解】

蒺藜子为强壮缓和药，能收缩子宫，固精锁尿，可兴奋神经，有平肝熄风，泻肺胜湿之用。《雷公炮制药性解》：入肺、肝、肾三经。《药性论》：治诸风疬疡，破宿血，疗吐脓，主难产，燥热。《纲目》：古方补肾治风，皆用刺蒺藜，后世补肾多用沙苑蒺藜。《本草正》：白蒺藜，凉血养血，亦善补阴，用补宜炒熟去刺，用凉宜连刺生捣。

方如《外台秘要》治腰脊引痛，为末，蜜丸二钱，酒服。《圣惠方》治通身浮肿，用其煎汤洗之。《肘后备急方》治卒中，为末，膏丸服。《儒门事亲》方，治月经不通，加当归为末，米饮，服三钱。《外台秘要》治三十年失明之补肝散，阴干捣散后，食后服。《瑞竹堂方》治牙齿打动疼痛，取其子或根为末，日日擦之。《易简救急方》治面上瘢痕，同山栀为末，醋合，夜涂昼洗等。

黄芪

【原文】

黄芪，一名戴糁。味甘，微温，无毒。治痈疽，久败疮，排脓止痛，大风癞疾，五痔，鼠瘘，补虚，小儿百病。生山谷。

【讲解】

黄芪为强壮补气药。《本草蒙荃》：入手少阳，手足太阴。《本草经疏》：手阳明，太阴经。《本草备要》：生用固表，无汗能发，有汗能止，温分肉，实腠理，泻阴火，解肌热；炙用补中，益元气，温三焦，壮脾胃，生血，生肌，排脓内托，疮痈圣药。痘症不起，阳虚无热毒宜之。《本草求真》：黄芪入肺补肺，入表实卫，为补气诸药之最，是以有芪之称。《得配本草》：黄芪，得枣仁，止自汗。配干姜，暖三焦。配川连，治肠风下血。配茯苓，治气虚白浊。配川芎、糯米，治胎动腹痛，下黄汁。佐当归，补血。使升、柴，发汗。补虚，蜜炒。嘈杂病，乳炒。解毒，水炒。胃虚，米泔炒。暖胃，除泻痢，酒拌炒。泻心火，退虚热，托疮毒，生用。恐滞气，加桑白皮数分。

其用有五：①补诸虚不足，如补中益气汤、当归补血汤、黄芪建中汤，均有强壮之力。②加强血液循环，促进组织吸收，如透脓散、托毒黄芪汤等，均有促进循环、排脓生肌之功。③闭塞皮肤汗孔，抑制发汗过多，如玉屏风散之调整汗腺，充实表气，以达止汗固表之力。④强心、利水、利尿，如防己茯苓汤之治水肿。⑤血痹，身体不仁，如《金匮要略》方黄芪桂枝五物汤有利痹之功。本品能兴奋大脑，晚服之难以入睡。

肉苁蓉

【原文】

肉苁蓉，味甘，微温，无毒。治五劳七伤，补中，除茎中寒热痛，养五脏，强阴，益精气，多子。妇人癥瘕。久服轻身。生山谷。

【讲解】

肉苁蓉为强壮益精药。本品能刺激性腺，制止膀胱及肾脏出血，补阳起痿。《本草经解》：入足厥阴肝经，足太阴脾经，足少阴肾经。《药性论》：益髓，悦颜色，延年，治妇人血崩，壮阳，大补益，主赤白下。《本草经疏》：肉苁蓉，滋肾补精血之要药，气本微温。甘能除热补中，酸能入肝，咸能滋肾，肝肾为阴，阴气滋长，则五脏之劳热自退，阴茎中寒热痛自愈。肾肝足，则精血以盛，精血盛则多子。妇人癥瘕，病在血分，血盛则行，行者癥瘕自消矣。膀胱虚，则邪客之，得补则邪气自散，腰痛自止。《得配本草》：得山萸肉、北五味，治善食中消。得沉香，治汗多虚秘。合菟丝子，治尿血泄精。佐精羊肉，治精败面黑。

《济生方》治老人、虚人汗多，便秘，肉苁蓉（酒浸泡）三两，沉香半两，与麻子仁捣汁为丸，白汤下。《医学指南》方治消中易饥，肉苁蓉、山茱萸、五味子共为末，蜜丸梧子大，盐汤下二十丸。《圣济总录》方治肾虚白浊，肉苁蓉、鹿茸、山药、茯苓，为末，米糊丸，梧子大，枣汤下三十丸。《卫生总录》方治破伤风、口噤、身强直，肉苁蓉切片晒干，烧烟熏疮口上。《济生方》苁蓉丸，治肾虚耳聋，或风邪入于经络耳鸣头眩，肉苁蓉、山茱萸、石龙芮、石菖蒲、菟丝子、羌活、鹿茸、石斛、磁石、附子各一两，全蝎七条，麝香半分，共为末，蜜丸。每次三丸，空心服下，特效。

防风

【原文】

防风，一名铜芸。味甘，温，无毒。治大风，头眩痛，恶风，风邪，目盲无所见，风行周身，骨节疼痹，烦满。久服轻身。生川泽。

【讲解】

防风为祛风发表药，能健胃、祛风，并能缓解神经僵滞，透发汗腺，舒神解痉。《汤液本草》：足阳明胃，足太阴脾二经之引经药。《雷公炮制药性解》：入肺经。《长沙药解》：行经络，逐湿淫，通关节，止疼痛，舒筋脉，伸急挛，活肢节，起瘫痪，敛自汗、盗汗，断漏下、崩中。《本草经疏》：防风治风通用，升发而能散，故主大风头眩痛。李杲：防风，治一身尽痛，随所引而至，乃风药中润剂也。《得配本草》：防风，治风祛湿之要药，此为润剂。散风，治一身尽痛，目赤冷泪，肠风下血。去湿，除四肢瘫痪，遍体湿疮。能解诸药毒。得白术、牡蛎，治虚风自汗。得黄芪、白芍，止自汗。配白芷、细茶，治偏正头风。配浮小麦，止自汗。配炒黑蒲黄，治崩中下血。配南星末、童便，治破伤风。配白及、柏子仁等分为末，人乳调，涂小儿解颅。佐阳起石、禹余粮，治妇人胞冷。产青州者良。上部病用身，下部病用梢。止汗麸炒。

方如《摄生众妙方》治感冒、大头瘟的荆防败毒散；《普济本事方》治风热上盛，咽喉生疮的利膈汤（防风、牛蒡、荆芥、薄荷、桔梗、甘草、玄参）；《太平惠民和剂局方》治诸风上攻头目眩晕而痛的消风散（防风、羌活、川芎、蝉蜕、僵蚕、藿香、火麻仁、厚朴、荆芥、人参、甘草、茯苓制散服）；钱乙方治小儿惊风的凉惊丸（防风、黄连、龙胆草、钩藤、牛黄、青黛、麝香、龙脑，共为末，制丸，金银花汤下）。

蒲黄

【原文】

蒲黄，味甘，平，无毒。治心腹膀胱寒热，利小便，止血，消淤血。久服轻身，益气力，延年，神仙。生池泽。

【讲解】

蒲黄为止血药。《本草经疏》：入手少阴、太阳、太阴，足阳明、厥阴。治癥结，五劳七伤，停积瘀血，胸前痛即发吐衄。《纲目》：凉血，活血，止心腹诸痛。《得配本草》：蒲黄，得五灵脂，治少腹诸痛。配阿胶、生地黄汁，治口耳大衄。行血生用，止血炒黑。勿犯铁器。故今谓可行血、祛痰、和营，并有利尿作用。

治尿血方，蒲黄、车前子、牛膝、生地黄、麦冬等分煎服。治产后诸血病，炒蒲黄、生姜、黑豆、泽兰、当归、川芎、牛膝、生地黄煎服。此外，如《简要济众方》治吐血、唾血，炒蒲黄五分，温酒或冷水调服三钱，妙。《圣济总录》治吐血，蒲黄五分，入发灰、生地黄汁，调服，并治小便出血。《备急千金要方》《圣惠方》治阴下湿痒，肿出水，干撒之。《经效产宝》方治产后儿枕痛，血瘕形成，用蒲黄三钱，米饮热服，效。

香蒲

【原文】

香蒲，一名睢，味甘，平，无毒。治五脏心下邪气，口中烂臭，坚齿，明目，聪耳，久服轻身，耐老。生南海池泽。

【讲解】

香蒲为消炎利尿药。《本草汇言》：润燥凉血，去脾胃伏火。《本草图经》：香蒲，蒲黄苗也。《纲目》：二、三月苗，采其嫩根，可食。《诗经》云：其籁伊河，惟笋及蒲。仲景之"蒲灰散"，即取香蒲烧灰服之。李时珍方止盗汗及妇人血崩，经水不断，烧灰，酒服立效，并有避秽驱邪之效。

续断

【原文】

续断，一名龙豆，一名属折。味苦，微温，无毒。治伤寒，补不足，金疮，痈伤，折跌，续筋骨，妇人乳难，崩中，漏血，久服益气力。生山谷。

【讲解】

续断为强壮镇痛药，能增加组织再生，促进乳汁分泌，并有止血排脓之效。《雷公炮制药性解》：入肝、肾二经。《名医别录》：主崩中漏血，金疮血内漏，止痛，生肌肉，腕伤，恶血，腰痛，关节缓急。《药性论》：主绝伤，去诸温毒，能宣通经脉。《本草求真》：续断，实疏通气血、筋骨第一药也。《本草正义》：续断，通行百脉，能续绝伤而调气血。《得配本草》：入足厥阴经气分。通血脉，理筋骨，疏肝气，利关节，一切崩漏，金疮折跌，痈毒血痢，唯此治之，则血气流畅而自疗。川续断，配杜仲，治胎漏。佐人参，扶脾气。

今验诸临床，为预防妇女流产之特效药（川续断、杜仲、白术、当归各等份，水煎，一日三次分服）。行血理气，用续断、当归、牛膝、肉桂、元胡等。止血，补肝肾不足，疗崩中，用续断、鹿角胶、阿胶、地黄、麦冬、杜仲、五味子、山茱萸、人参、枸杞子、黄芪等。《卫生易简方》治打仆伤损，闪腰骨折，用川断叶捣烂罨之，立效。

漏芦

【原文】

漏芦，一名野兰。味苦，寒，无毒。治皮肤热，恶疮，疽，痔，湿痹，下乳汁。久服轻身，益气，耳目聪明；不老，延年。生山谷。

【讲解】

漏芦为排脓止血药，能促进腺体分泌，通乳汁，排脓止血，并可作驱虫剂。李杲：入手足阳明。《玉楸药解》：入足少阴肾，足厥阴肝经。《日华子本草》：治小儿壮热，通小肠，泄精，尿血，风赤眼，乳痛，发背，瘰疬，肠风，排脓，补血，治扑损，续筋骨，敷金疮，止血长肉，通经脉。

《外台秘要》驱蛔方，每用本品烘焙研细，每日三次，白水送五分。治乳癖、乳癌，以之与浙贝、连翘、甘草、金银花、橘叶、白芷、山豆根、山慈姑、夏枯草等合用。治瘰疬发疽，排脓止痛，用漏芦、连翘、甘草、地黄、浙贝、金银花、菊花、夏枯草。本品合黄芪、人参，排脓长肉；加狗蹄、猪蹄，下乳汁。《太平惠民和剂局方》治乳汁不通、乳房胀痛，药用漏芦二两半、瓜蒌十个（急火烧焦存性）、蛇蜕十条（烧灰存性），共为细末，温酒调服，以通为度。《圣济总录》治历节风，筋脉拘挛的古圣散，药用漏芦（麸炒）半两、地龙（土炒）半两、生姜二两取汁、蜜二两，同煎，每入好酒五合，服之。

营实

【原文】

营实，一名墙薇，一名墙麻，一名牛棘。味酸，温，无毒。治痈，疽，恶疮，结肉肤筋，败疮，热气，阴蚀不瘳，利关节。生川谷。

【讲解】

营石为利尿泻下药，能消炎利水，缓下健胃，并可促进破损皮肤表皮组织早期恢复。《纲目》：入阳明经。《药性论》：治火疮白秃，主五脏客热。《本草汇言》：凉血解毒。

《和汉药方考》治肾炎水肿的泉功汤，取营实一味，煎汤内服，一日三次。加大黄名大泉功汤，对肾炎水肿之体壮实者用之。《圣惠方》治眼热昏暗，用营实、枸杞子、地肤子各二两，为末，每服三钱不计时候，以温酒调下。

天名精

【原文】

天名精，一名麦句姜，一名虾蟆蓝，一名豕首。味甘，寒，无毒。治瘀血，血瘕欲死，下血，止血，利小便，除小虫，去痹，除胸中结热，止烦渴。久服轻身，耐老。生平原，川泽。

【讲解】

天名精又名地菘，为消炎、和血、杀虫药，对充血性炎症，如喉炎、胸膜炎、气管炎等奏效。《本草再新》：入肺经。《本草撮要》：入手足阳明、厥阴经。《新修本草》：主破血，生肌，止渴，利小便，杀三虫，除诸毒肿疔疮，瘘痔，金疮内射。身痒瘾疹不止者，揩之立已。

《本草备要》：治乳蛾喉痹。子，名鹤虱，杀蛔虫、绦虫、蛲虫；其叶捣汁，治毒虫螫伤。《卫生易简方》治男女吐血，取本品晒干为末，每付一二钱，以茅花泡汤调服，日二次。《普济方》治诸骨哽咽，以本品、马鞭草各一把，白梅肉一个，白矾一钱，捣作弹丸，绵裹含嚼，其骨自软而下。《伤寒类要》方治发背初起，地菘捣汁服之，瘥乃止。《易简方》治毒蛇咬伤，地菘捣汁敷之。《孙氏集效方》治疗疮肿毒，本品叶捣汁，敷之立效。

决明子

【原文】

决明子，味咸，平，无毒。治青盲，目淫肤，赤白膜，眼赤痛，泪出。久服益精光，轻身。生川泽。

【讲解】

决明子为营养强壮利尿药。《本草经疏》：足厥阴肝，亦入胆、肾。《日华子本草》：助肝气，益精水，调末涂，消肿毒，燷太阳穴治头痛，又贴脑心止鼻衄，作枕胜黑豆，治头风，明目。治肝脏疾患，能增强视力，消除白内障及结膜炎，并能降低血压。

方如《僧深集方》治积年失明，用本品二升，为末，每食后粥饮服方寸匕。《普济方》治夜盲雀目，用决明子一升、地肤子五两，为末，米汤做成丸子，如梧子大，每服二三十丸。《圣惠方》补肝明目，用决明子一升、蔓荆子二升，好酒煮晒干为末，每服以温水调下二钱，食后及临卧服。治赤胞暴发、迎风流泪，配生地黄、菊花、荆芥、黄连、甘草、玄参、连翘、木通煎服。

丹参

【原文】

丹参，一名郄蝉草。味苦，微寒，无毒。治心腹邪气，肠鸣幽幽如走水，寒热积聚，破癥，除瘕，止烦满，益气。生山谷。

【讲解】

丹参为妇科要药，能祛瘀生新，活血调经。《纲目》：手足少阴、厥阴血分药。活血，通心急络，治疝痛。《本草汇言》：丹参，善治血分，去瘀生新，调经顺脉之药也。《得配本草》：丹参，入手少阴、厥阴经血分。养血活血，生新血，去宿血。配白芷、芍药、猪脂，敷乳痈。配楂炭、益母草，清血瘀。《纲目》：丹参，按《妇人明理论》云，四物汤治妇人病，不问产前、产后，经水多少，皆可通用，唯一味丹参散，主治与之相同。盖丹参能破宿血，补新血，安生胎，落死胎，止崩中带下，调经脉，其功大类当归、地黄、芎䓖等药故也。验之临床，对萎黄贫血及脏燥症有效。

方如天王补心丹之用丹参，常配伍牛膝、地黄、黄芪、薤白等。《备急千金要方》单用一味丹参，称丹参散，用治妇人经脉不调，或前或后，产前胎动不安，产后恶露不尽，腰腿疼痛，落胎下血，用丹参一味十二两，细切，以清酒五升，煮取三升，温服一升，日三服；或死胎不下，取丹参、当归、牛膝、细辛煎服。《圣惠方》治寒疝腹痛及阴中肿痛，自汗欲死，丹参一两为末，热酒下。丹参清血中之火及温热入营等，用之有效。

茜根

【原文】

茜根，味苦，寒，无毒。治寒湿风痹，黄疸，补中。生川谷。

【讲解】

茜根为通经行血药，能消瘀镇痛，治经闭、跌打损伤，瘀血作痛，并可作为强壮药用，适于小儿及妇人软骨病。《纲目》：入手、足厥阴血分。《本草疏经》：入足厥阴，手、足少阴。《名医别录》：止血，内崩下血，膀胱不足，踒跌。主痹及热中，伤跌折。《得配本草》：行血通经，除霉毒，疗乳痈。配黑豆、炙甘草煮，治血渴。配石榴皮，治脱肛。佐乌梅、生地黄，治鼻衄不止。佐阿胶、侧柏，疗妇人败血。酒炒行血，童便炒止血。

茜草根，《内经》名蒽茹，有治血枯之"乌鲗骨丸"。他如《简要济众方》治吐血不定，用茜根一两为末，每付二钱，水煎冷服。《普济本事方》治鼻血不止，用茜根、艾叶各一两，乌梅肉两钱半，为末，蜜丸梧子大，每付十五丸，日三次。唐瑶《经验方》治五旬行经不知，用茜根一两，阿胶、侧柏、炙黄芩各五钱，生地黄一两，小儿胎发一团，分作六帖，每帖水煎服之。《奇效良方》治时行痘疹不出，茜根煎汁服之。《圣惠方》治脱肛不收，用茜根、石榴皮酒煎服。

飞廉

【原文】

飞廉，一名飞轻。味苦，平，无毒，治骨节热，胫重酸疼。久服令人身轻。生川泽。

【讲解】

飞廉为解热杀虫药。《名医别录》：治头眩顶重，皮间风邪如蜂蜇针刺。热疮、痈、疽、痔、湿痹，止风邪咳嗽，下乳汁。《新修本草》：杀疳蚀，杀虫。治小儿疳痢，为散，水调服。明·李时珍治头风眩晕，并治骨节热，胫重酸疼，下乳汁，久服明目。今人少用。

五味子

【原文】

五味子，一名会及。味酸，温，无毒。主益气，咳逆上气，劳伤羸瘦，补不足，强阴，益男子精。生山谷。

【讲解】

五味子为敛肺、止咳、止泻药，能兴奋呼吸中枢及血管运动中枢，并能增进男性精子之分泌作用，增加新陈代谢旺盛。《汤液本草》：入手太阴、足少阴经。《纲目》：入肝、心。《名医别录》：养五脏，除热，生阴中肌。《日华子本草》：明目，暖水脏，治风，下气，消食，霍乱转筋，疝癖奔豚冷气，消水肿，反胃，心腹气胀，止渴，除烦热，解酒毒，壮筋骨。《得配本草》：皮肉甘酸，核苦辛，其性皆温，入手太阴经血分，兼入足少阴经气分。敛肺经耗散之气，归肾脏散失之元。收瞳子之散大，敛阴阳之汗溢。退虚热，止烦渴，定喘止咳，壮水镇阳。佐半夏，治痰。佐阿胶，定喘。佐干姜，治冬月寒咳。佐参、芪，治夏季困乏。佐蔓荆子，洗烂弦风眼。伍麦冬、五倍，治黄昏咳嗽。合吴茱萸，治肾泄。入醋糊丸，治胁背穿痛。《本经疏证》：五味子所治之证，《伤寒论》仅言咳逆，《金匮要略》则兼言上气，如射干麻黄汤之咳而上气，喉中水鸡声；小青龙汤加石膏汤主肺胀咳逆上气，烦躁而喘也。夫伤寒有伤寒之关键，无论其为太阳、少阳、少阴，凡咳者皆可加入五味子、干姜；杂证自有杂证之体裁，即咳而脉浮，厚朴麻黄汤主之一语，已概全书大旨。

今概而论之，五味子其用有四：①治咳逆上气，如《太平惠民和剂局方》之温肺汤（五味子、半夏、干姜、杏仁、细辛、甘草、肉桂、白芍、麻黄）；②治气虚、盗汗，如《内外伤辨惑论》之生脉散（人参、麦冬、五味子）；③《普济本事方》治五更泄泻之四神丸（吴茱萸、肉豆蔻、五味子、补骨脂，制丸服）；④治滑精不固，如《杨氏家藏方》之桑螵蛸丸（桑螵蛸、五味子、龙骨、附子，制丸服）。今人又发掘其对神经衰弱有卓效，制作酊剂。

旋花

【原文】

旋花，一名筋根花，一名金沸。味甘，温，无毒。主益气，去面皯黑，色媚好。

其根，味辛，治腹中寒热邪气，利小便。久服不饥，轻身。生平泽。

【讲解】

旋花秘精益髓，《瑞竹堂经验方》有太乙金锁丹。旋花苗为利尿药，用治糖尿病。其根益精气，续筋骨，治丹毒，创伤。今多少用。

兰草

【原文】

兰草，一名水香。味辛，平，无毒。主利水道，杀蛊毒，辟不详。久服益气，轻身，不老，通神明。生池泽。

【讲解】

兰草为利尿解热药，能通经、消黄疸，对关节痛有缓解功能，兼有杀菌之力。《本草汇言》：入手足太阴经。兰草，芳香馥郁，开郁行气，利小道之药也。主恶气，香泽，可作膏涂发。《本草品汇精要》：主痰癖，恶气。陈藏器：兰草、泽兰一类两种。本品同藿香、枇杷叶、石斛、竹茹、橘红有开胃益气之力；同沉香、郁金、白蔻、苏子、芦根有下气开郁之功，用治膈噎之降气；同瓜蒌根、麦冬、川连、竹叶、芦根汁治消渴。唐瑶《经验方》云，食牛马肉中毒等，省头草连根叶煎服即解。其形态与泽兰相似，辟恶调气，除胸中痰癖，为清肺、消痰、散结之要药。今多以菊科植物佩兰茎叶入药。

蛇床子

【原文】

蛇床子，一名蛇粟，一名蛇米。味苦，平，无毒。治妇人阴中肿痛，男子阴痿，湿痒，除痹气，利关节，癫痫，恶疮。久服轻身。生川谷及田野。

【讲解】

蛇床子为兴奋、强阳、杀菌药。《雷公炮制药性解》：入肺、肾二经。《药性论》：治男子、女人虚，湿痹，毒风，顽痛，去男子腰痛，浴男子阴，去风冷，大益阳事。主大风身痒，煎汤浴之瘥。疗齿痛及小儿惊痫。《本草逢原》：蛇床子不独助男子壮火，且能散妇人郁抑，非妙达《本经》经义，不能得从治之法也。其能治疗妇人阴肿及阴道瘙痒症，并为治阴痿、阴囊湿痒及皮肤风疹之品。

《验方新编》治阳痿，用蛇床子三钱、淫羊藿二钱、小茴香、山萸三钱，水煎服。《备急千金要方》治阳事不起，用蛇床子、五味子、菟丝子共为末，蜜丸梧子大，每服三十丸，温酒下，日三服。《儒门事亲》治赤白带下，月经不来，用蛇床子、枯矾等分，为末，醋打面糊丸，如弹子大，以胭脂为衣，绵子裹，纳于阴户，一日一换。《金匮要略》治妇女子宫寒冷，温阴中坐药之蛇床子散，以蛇床子为末，入粉少许，和合相得，如枣大，绵裹纳之，自然温。《濒湖集简方》治妇人阴痒，以本品一两，白矾二钱，煎汤频洗。《经验方》治脱肛，用本品、甘草各一两，为末，每日三次，白水服。《简便方》治痔肿痛不可忍，用蛇床子煎汤洗之。《备急千金要方》治小儿癣，用蛇床子为末，猪脂调擦。《全幼心鉴》方治耳内湿疮，用蛇床子、黄连各一钱，轻粉少许，为末吹之。

地肤子

【原文】

地肤子，一名地葵。味苦，寒，无毒。治膀胱热，利小便，补中，益精气。久服耳目聪明，轻身，耐老。生平泽及田野。

【讲解】

地肤子有利尿、收敛、消炎的作用，对于淋病、脚气水肿、皮肤丘疹、湿疹有效。地肤子入肾、膀胱经。《本草备要》：益精强阴，除虚热，利小便而通淋。《圣惠方》地肤子散治肝虚目昏。

《外台秘要》治风热目赤，用地肤（焙）一升、生地黄半斤，取汁作饼，晒干，每服三钱，空心温酒下。《圣济总录》方治雷头风肿，不省人事，用地肤子同生姜研烂，热酒冲服，取汗即愈。《寿域神方》治肋下痛。《简便方》治疝气危急，用本品炒香为末，酒冲服。《子母秘录》方治妊娠患淋热痛，用地肤子十二两煎服。《玉楸药解》治狐疝阴卵疾，以地肤子五钱、白术二钱、桂心五分，为末，酒饮三钱。《寿域神方》治肢体疣目，地肤子、白矾等分，煎汤频洗。

景天

【原文】

景天，一名戒火，一名水母花，一名慎火。味苦，平，无毒。治大热，火疮，身热，烦，邪恶气。

花，主女人漏下赤白，轻身，明目。生川谷。

【讲解】

景天为消炎解毒药，能消肿退热，可解丹毒及疡肿。《得配本草》：入手少阴经。《本草再新》：入肝经。《药性论》：治风疗恶痒，主小儿风毒，治发热惊疾。《本草从新》：专清热毒，捣敷蛇咬。

《普济方》治小儿惊风烦热，本品烧水洗之。《圣济总录》方治小儿中风，汗出一日，头顶腰热二日，手足不屈，用本品干者半两，丹参、麻黄、白术各三钱，捣为末，每服一钱。《杨氏产乳方》治丹毒风热，捣汁拭之。《外台秘要》方治风疹，恶疮疮，以本品作汁涂。《圣惠方》治眼生花翳、涩痛，用景天草捣绞，取汁点之。《和汉药考》记载日人多以此治肿痛。

茵陈蒿

【原文】

茵陈蒿，味苦，平，无毒。治风湿寒热邪气，热结，黄疸。久服轻身，益气，耐老。生邱陵、坡岸上。

【讲解】

茵陈为退黄解热药，能清湿热、利黄疸，能解热、发汗、凉血，为治疗黄疸之特效药。《本草经疏》：入足阳明、太阴、太阳三经。《本草再新》：入肝、肾二经。《名医别录》：治通身发黄，小便不利，除头热，去伏瘕。《医林纂要》：坚肾，燥脾湿，去郁，解热。《得配本草》：得附子、干姜，治阴黄。得白鲜皮，治疸如金。配秫米、麦面、酿酒，治挛急。佐大黄、栀子，治湿热。佐桃仁，治血黄。佐苍术、厚朴，治湿黄。佐枳实、山楂，治食积发黄。佐知母、黄柏，治火黄。佐车前子、木通，治黄而小便不利。

《备急千金要方》治遍身风痒生疮疥，用茵陈煮浓汁洗之，立瘥。叶天士之甘露消毒丹治时疫，发热、胸闷、便秘、咽痛、尿赤。《金匮要略》之治黄疸有茵陈五苓散、茵陈蒿汤。《张氏医通》方治黄疸阴证之茵陈四逆汤等。

杜若

【原文】

杜若，一名杜衡。味辛，微温，无毒。治胸胁下逆气，温中，风入脑户，头肿痛，多涕，泪出。久服益精，明目，轻身。生川泽。

【讲解】

杜若为强壮祛风药。《名医别录》：治眩倒目，止痛，除口臭。《纲目》：散风寒，下气消痰，行水破血，杀虫。本品为马兜铃科植物杜衡的全草。今人少用。

沙参

【原文】

沙参，一名知母。味苦，微寒，无毒。治血积，惊气，除寒热，补中，益肺气。久服利人。生川谷。

【讲解】

沙参为清热祛痰药。《本草撮要》：入手、足太阴经。《本草从新》：专补肺阴，清肺火，治久咳、肺痿。《得配本草》：甘平，微苦，微寒。入手太阴经。补阴以治阳，清金以制火，治久咳肺痿，皮热瘙痒，惊烦，嘈杂，多眠，疝痛，长肌肉，消痈肿。得糯米，助脾阴。配生地黄，凉血热。佐柴、葛，去邪火。合玄参，止干咳。

其作用有二：①治肺痿、肺热，与天冬、麦冬、百部、五味子、桑白皮同用；②治咳、久嗽，可合用浙贝、枇杷叶、瓜蒌、甘草、桑白皮、百部、天冬、麦冬。葛洪方治卒得疝气，少腹及阴中引痛如绞，自汗出，以本品捣细末，酒服立瘥。《证治要诀》方治妇人白带或下元虚冷，以本品为末，米饮调服二钱。《卫生易简方》治肺热咳嗽，取本品半两，水煎服。阴虚肺寒者忌用。

白兔藿

【原文】

白兔藿，一名白葛。味苦，平，无毒。治蛇、虺、蜂、蛋、猘狗、菜、肉、蛊毒、鬼疰。生山谷。

【讲解】

白兔藿为解毒、止血、镇痛药，为萝藦科植物牛皮消的茎叶。今人少用。

徐长卿

【原文】

徐长卿，味辛温，主鬼物，百精，蛊毒，疫疾邪恶气，温虐，久服强悍轻身，一名鬼督邮，生山谷。

【讲解】

徐长卿为镇痛，止咳，利水消肿，活血解毒药。本品用以治疗胃痛，风湿痹痛，咳喘，水肿，痢疾，湿疹，跌打损伤，毒蛇咬伤等病。《圣惠方》：治恶疾身痛，闷绝欲死。以其通经活络之功，可与木防己同用；以其利水通淋之功，单味煎服，用水肿、腹水、小便淋痛、带下诸疾。用于咳喘病，可单味水煎服；用治胃痛、腹痛，单用或与元胡同用；用治皮肤病，如对湿疹、顽癣，单用水煎内服或外洗均可；用治龋齿牙痛，可单用五钱煎汤漱口；治跌打损伤，以徐长卿适量，捣烂敷患处。《抱朴子》：上方辟瘟疫，有徐长卿散良效。

石龙刍

【原文】

石龙刍，一名龙须，一名草续断，一名龙珠。味苦，微寒，无毒。治心腹邪气，小便不利，淋闭，风湿，鬼疰，恶毒。久服补虚嬴，轻身，耳目聪明，延年。生山谷湿地。

【讲解】

石龙刍为补虚解热药。《名医别录》言补内虚不足，痞满，身无润泽，出汗，除茎中热痛，疗蛔虫及不消食。今人少用。

薇衔

【原文】

薇衔，一名麋衔。味苦，平，无毒。治风湿痹，历节痛，惊痫，吐舌，悸气，贼风，鼠瘘，痈肿。生川泽。

【讲解】

《本草逢原》：理血，温补下元，祛风痹，历节痛，定小儿惊悸。本品不特有益老人，对婴儿先天不足者，尤为上药。本品成分不详，现认为为鹿蹄草科植物鹿蹄草的全草。今人少用。

云实

【原文】

云实，味辛，温，无毒。治泄利，肠澼，杀虫，蛊毒，去邪恶，结气，止痛，除寒热。

花，主见鬼精物，多食令人狂走。久服轻身，通神明。生川谷。

【讲解】

云实为杀菌利气药。《名医别录》：主消渴。《嘉祐本草》云治疟多用之，又能治痢。

王不留行

【原文】

王不留行，味苦，平，无毒。治金疮，止血，逐痛，出刺，除风痹，内寒。久服轻身，耐老，增寿。生山谷。

【讲解】

王不留行为止血、镇痛、催乳药。《纲目》：王不留行能走血分，乃阳明、冲、任之药。俗有"穿山甲，王不留，妇人服了乳长流"之语，可见其性行而不住也。《雷公炮制药性解》：入心、肝二经。《日华子本草》：治发背，游风，风疹，妇人血经不匀及难产。甘苦，平，入心、肝二经血分，通血脉，治诸淋，下乳汁，催生产，疗疮疡，除风痹。孕妇失血、崩漏者，禁用。

《指南方》治鼻衄不止，王不留行连茎叶，阴干，浓煎汁，温服。《圣济总录》方治粪后下血，本品研末，水服一钱。《卫生宝鉴》治妇人乳少的"涌泉散"，用王不留行、穿山甲、龙骨、瞿麦、麦冬等分，为末，每服一钱，热酒送服后，食猪蹄汤，以木梳梳之，一日三次。《圣惠方》治头风白屑，王不留行、香白芷等分，为末，干掺一夜，篦去。《濒湖集简方》治疗肿初起，王不留行子为末，蟾酥丸黍米大，每服一丸，酒下。

升麻

【原文】

升麻，一名周麻。味甘、苦，平，无毒。主解百毒，杀百精、老物、殃鬼，辟瘟疫、瘴气、邪气，蛊毒。久服不夭。生山谷。

【讲解】

升麻为解热解毒药。《本草经解》：入手太阴肺经，足太阳膀胱经，手太阳小肠经，手少阴心经，足阳明胃经。《纲目》：消斑疹，行瘀血，治阳陷眩晕，胸胁虚痛，久泄下痢后重，遗浊，带下，崩中，血淋，下血，阴痿足寒。《得配本草》：入手阳明、足太阴经气分。风邪客于阳明，非升不散。阳气陷于至阴，非升不举。消疮痈，解百毒。得葱白、白芷，缓带脉之急。佐葛根、石膏，治胃火齿痛。同葛根，治脾土火郁。同当归、肉苁蓉、怀牛膝，通大便虚燥。多用则散，少用则升。蜜炙，使不骤升。柴胡引少阳清气上行，升麻引阳明清气上行。

本品临床应用以抗菌解毒为主要目的，主要有如下几方：①《备急千金要方》之升麻煎，治口舌生疮、咽痛，用升麻、玄参、射干、黄柏、竹叶、大青叶、芦根、蔷薇根，蜜煎，以绵取之，封贴舌上含之，细细咽之，以愈为度。②《外科正宗》之升麻解毒汤，治杨梅疮及远年近日流注结毒，咽喉损破，以升麻、土茯苓、皂角刺，煎服。③《外科正宗》之化斑解毒汤，治风热火丹，遍身疼痛，方用升麻、玄参、川连、牛子、连翘、人中黄、石膏、知母、甘草、竹叶等分，煎服。④《太平惠民和剂局方》之升麻葛根汤，治斑疹初起。⑤河间方之清震汤治雷头风，用升麻、苍术、荷叶，煎服。⑥《济生方》之辛夷散，治鼻内壅塞，涕出不已，气息不通，不闻香臭，用辛夷、升麻、羌活、藁本、防风、川芎、细辛、木通、白芷、甘草等分，制散，清茶调服。⑦东垣方之补中益气汤，治气虚久泄、脱肛，一切中气不足之症，方用人参、元芪、白术、甘草、当归、陈皮、升麻、柴胡、生姜、大枣，煎服。

青蘘

【原文】

青蘘，味甘，寒，无毒。主五脏邪气，风寒湿痹，益气，补脑髓，坚筋骨。久服耳目聪明，不饥，不老，增寿。生川谷。

【讲解】

青蘘为胡麻科植物芝麻的叶。胡麻又名巨胜，故青蘘又名巨胜苗、巨胜蔓，又称梦神。《纲目》：祛风解毒，润肠，又飞丝入咽喉者，嚼之。《药性论》曰：患崩中血凝疰者，生取一升捣，生捣汁，热汤冲服。《备急千金要方》曰生叶捣汁饮之，治伤暑。《日华子本草》取叶做汤，去头风游风，润养五脏。今亦少有用之。

姑活

【原文】

姑活，一名冬葵子。味甘，温，无毒。治大风邪气，湿痹寒痛。久服轻身，益寿，耐老。

【讲解】

姑活古称冬葵子，非今之冬葵子，为祛风利痹药，甘温无毒。

别羁

【原文】

别羁，味苦，微温，无毒。治风寒湿痹，身重，四肢疼酸，寒邪，历节痛。生川谷。

【讲解】

别羁为祛风利痹药。今人少用。

屈草

【原文】

屈草，味苦，微寒，无毒。治胸胁下痛，邪气，肠间寒热，阴痹。久服轻身，益气，耐老。生川泽。

【讲解】

屈草为理气镇痛药。今人少用。

淮木

【原文】

淮木，一名百岁城中木。味苦，平，无毒。治久咳上气，伤中，虚羸，女子阴蚀，漏下，赤白沃。生平泽。

【讲解】

淮木为收敛补气药。林正渝：淮木煎汤服，治难产。今人少用。

牡桂

【原文】

牡桂，味辛，温，无毒。治上气咳逆，结气，喉痹，吐呕。利关节，补中益气。久服通神，轻身，不老。生南海，山谷。

【讲解】

牡桂为温热兴奋药，即肉桂之别名。《雷公炮制药性解》：入心、脾、肺、肾四经。《日华子本草》：治一切风气，补五劳七伤，通九窍，利关节，益精，明目，暖腰膝，破痃癖癥瘕，消瘀血，治风痹骨节挛缩，续筋骨，生肌肉。《得配本草》：入足少阴经，兼入足厥阴血分。补命门之相火，通上下之阴结。升阳气以交中焦，开诸窍而出阴浊。从少阳纳气归肝，平肝郁，补益脾土，一切虚寒致病，并宜治之。得人参、甘草、麦门冬、大黄、黄芩，调中益气。得柴胡、紫石英、干地黄，疗吐逆。蘸雄鸡肝，治遗尿。入阳药，即汗散。入血药，即温行。入泻药，则渗利。入气药，则透表。若入药煎服，必待诸药煎好投入，煎五六沸，即倾出取服。痰嗽咽痛，血虚内燥，孕妇，产后血热，四者禁用。现代研究本品有发汗解热、促进代谢、增加体温之作用。冉雪峰氏云"肉桂化阳、附子回阳"是进一步说明其促进循环，提高全身机能之力。

其临床应用约有四项：①如《医宗金鉴》方拯阳理劳汤之治虚弱。人参、黄芪、肉桂、当归、白术、甘草、火麻仁、五味子，对慢性结核疾患有效。《证治准绳》之养心汤治血少心虚、惊悸怔忡、盗汗不寐（人参、黄芪、酸枣仁、柏子仁、五味子、肉桂、茯神、茯苓、当归、川芎、神曲、远志、玉竹），对神经衰弱等有效。《圣济总录》之托里黄芪汤治痈疽疮溃后脓出多、内虚（黄芪、人参、当归、五味子、甘草、桂心、远志、麦冬、茯苓，煎服）。②《素问病机气宜保命集》之浆水散治虚乱吐利、冷汗不止、脉伏欲脱等（附子、干姜、肉桂、甘草、姜半夏、高良姜，淡醋调服），具有强心固脱之功。③《兰室秘藏》之滋肾丸，治下焦邪热蕴于血分，不渴而小便闭者（黄柏、知母、肉桂，制丸服），有温化利水、消除泌尿系炎症之效。《备急千金要方》大腹水肿方治腹水肿成，气息不通，命在旦夕（桂心、牵牛、椒目、葶苈子、昆布、海藻、牛黄煎服），有其强心、利尿、消肿之效。④独活寄生汤之治冷痹脚痛，及《景岳全书》之暖肝汤治除寒小腹痛、疝气等症（官桂、小茴、沉香、乌药、当归、枸杞子、茯苓），确具温寒止痛之力；《备急千金要方》之高良姜汤（高良姜、桂心、厚朴、当归）对心腹绞痛、如刺不可忍等，具有祛痛散寒之力。

菌桂

【原文】

菌桂，味辛，温，无毒。治百病，养精神，和颜色，为诸药先聘通使。久服轻身，不老，面生光华，媚好常如童子。生山谷岩崖间。

【讲解】

菌桂为兴奋化阳药，即肉桂之好者，出越南，能提高全身代谢机能，使颜色华好，作用与牡桂相同。

松脂

【原文】

松脂，一名松膏，一名松肪。味苦，温，无毒。治痈疽，恶疮，头疡，白秃，疥瘙，风气，安五脏，除热。久服轻身，不老，延年。生山谷。

【讲解】

松脂为收敛杀菌药，有生肌止痛、排脓息风、杀虫作用，一般作为煎膏用或散剂。《本草求真》：入肝脾经。《纲目》：强筋骨，利耳目，治崩带。《本草备要》：祛风去湿，化毒杀虫。《本草经疏》：松脂，味苦而兼甘，性燥，燥则除湿散风寒；苦而燥，则能杀虫；甘能除热，胃中伏热散，则咽干消渴自止。《得配本草》：甘苦，温，入手太阴、足阳明经。祛风胜湿，除邪下气。煎膏，生肌止痛，排肿抽风。血虚者禁用。

《刘涓子鬼遗方》治疥癣湿疣，研末入轻粉少许，香油合擦。李楼《怪证奇方》治一切肿毒，方用松香八两，铜青二两，蓖麻子五钱，捣作膏，贴之。

槐实

【原文】

槐实，味苦，寒，无毒。治五内邪气热，止涎唾，补绝伤，五痔，火疮，妇人乳瘕，子脏急痛。生平泽。

【讲解】

槐实为清凉性收敛止血药。《雷公炮制药性解》：入心、肝、大肠三经。《本草拾遗》：杀虫去风，明目除热泪，头脑心胸间热风烦闷，风眩欲倒，心头吐涎如醉，漾漾如船车上者。《得配本草》：入足厥阴经，脾胃湿热生痰，内虫隐见莫测，子脏血热致痛，肝气结乳为瘕，非此不能消散。配枳壳、当归，治肠风。入牛胆阴干，明眼目。牛乳拌蒸。脾气不足者禁用。

《百一选方》治大肠疾脱肛，方用槐角、槐花各等分，炒为末，用羊血蘸药，炙熟食之，酒送服。《外台秘要》治内外痔，用许仁则方，方用槐角二钱，为末，同鸦胆子煎服，或作丸服。《圣济总录》治目热昏暗，方用槐子、黄连各二钱，为末，蜜丸梧子大，每次二十丸，日两次。《备急千金要方》治大热心闷，槐子烧末，酒服方寸匕。《太平惠民和剂局方》治五种肠风泻血之槐角丸，方用槐角（去梗）一两，地榆、当归、防风、黄芩、枳壳半两，为末，经酒糊为丸，梧子大，每次服五十丸。

枸杞

【原文】

枸杞，一名杞根，一名地骨，一名枸忌，一名地辅。味苦，寒，无毒。治五内邪气，热中，消渴，周痹。久服坚筋骨，轻身，不老。生平泽及诸丘陵阪岸。

【讲解】

枸杞为滋养强壮药。《本草汇言》：入足少阴、足厥阴经。《药性论》：能补益精诸不足，易颜色，变白，明目安神。《本草经疏》：枸杞子，润而滋补，兼能退热，而专于补肾润肺，生津益气，为肝肾真阴不足，劳乏内热补益之要药。《得配本草》：味甘，微温而润，入足少阴，兼厥阴血分。补肝经之阴，益肾水之阳，退虚热，壮神魂，解消渴，去湿风，强筋骨，利二便，下胸胁气，疗痘风眼，止阴虚脐痛，疗肝虚目暗。得麦冬，治干咳。得北五味，生心液。配椒、盐，理肾而除气痛。佐术、苓，补阴而不滑泄。甘草汤浸，或好酒浸蒸。恐温热，童便拌蒸。大便滑泄，肾阳盛而遗泄，二者禁用。

其用约二：①《景岳全书》之右归丸，治阳衰无子。左归丸，治肾阴不足，精髓虚亏，头晕目眩，腰腿发软，阳痿等，方用熟地黄、山茱萸、枸杞子、鹿角胶、龟甲胶、菟丝子、山药、茯苓、牛膝、制丸服，有提高性机能和增进精液活力之效。②肝、肾不足，久视昏暗，羞明流泪之杞菊地黄丸，方用枸杞子、菊花、熟地黄、山茱萸、山药、茯苓、泽泻、牡丹皮，制丸服。

柏实

【原文】

柏实，味甘，平，无毒。治惊悸，安五脏，益气，除风湿痹。久服令人润泽，美色，耳目聪明，不饥，不老，轻身，延年。生山谷。

【讲解】

柏实，即柏子仁，为滋养补益药。《本草经疏》：入足厥阴、少阴，亦入手少阴。《纲目》：养心气，润肾燥，益智宁神，烧沥治疥癣。柏子仁，性平而不寒不燥，味甘而补，辛而能润，其气清香，能透心肾，益脾胃，盖上品药也，宜乎滋养之剂用也。《得配本草》：辛平，微凉，入手少阴、足厥阴经气分。安五脏，宁神志，去鬼交，定惊悸，利虚秘，治惊痫。得远志少许，升肾气交心。配松子、火麻仁，治老人虚秘。痰多，肺气上浮，大便滑泄，胃虚欲吐，四者禁用。

方如《全生指迷方》治妇人臂痛，筋脉拘急，遇寒则剧的柏子仁丸，药用柏子仁、地黄各二两，茯苓、五味子、覆盆子、附子、石斛、鹿茸、桂心、沉香、黄芪各一两，研末，蜜丸，空心温酒服三十丸。本方《妇人大全良方》作散服。《证治准绳》治虚后败血夹邪攻心乱于狂作、如见鬼神之柏子仁散，药用柏子仁、远志、人参、寄生、防风、琥珀、当归、生地黄、甘草等份，研末，每次服五钱。先白羊心一个，切片，加水一碗，煮至九分，去心，入药煎至六分，去渣，不拘时服。《医部全录》引《体仁汇编》柏子养心丸，治劳累过度，心血亏损，精神恍惚，夜多怪梦，健忘，遗泄等，确有定神补肾滋阴之效。

茯苓

【原文】

茯苓，一名茯菟。味甘，平，无毒。治胸胁逆气，忧恚，惊邪，恐悸，心下结痛，寒热，烦满，咳逆。止口焦，舌干，利小便。久服安魂魄，养神，不饥。延年。生山谷大松下。

【讲解】

茯苓为补益渗利药，入心、脾、肺经。《日华子本草》：补五劳七伤，安胎，暖腰膝，开心益智，止健忘。《得配本草》：白茯苓，甘淡，平，入手足少阴、太阴、太阳经气分。性上行而下降，通心气以交肾，开腠理，益脾胃。除呕逆，止泄泻，消水肿，利小便。除心下结痛，烦满口干，去胞中积热，腰膝痹痛，及遗精、淋浊、遗尿、带下，概可治之。得人参，通胃阳。得白术，逐脾水。得艾叶，止心汗。得半夏，治痰饮。得木香，治泻痢不止。配黄蜡，治遗浊带下。君川连、花粉，治上盛下虚之消渴。加朱砂，镇心惊。利水生用。补脾炒用。

现代研究茯苓有显著之营养价值和滋养强壮作用，可促使肋膜积水得以吸收减少，又有安定神经、通畅小便之效。如名方四君子汤、六味地黄丸，均具有补益滋养强壮之效。《备急千金要方》之定志丸（茯神、石菖蒲、远志等分，制丸服，朱砂为衣），有滋养镇静之功。《金匮要略》之苓桂术甘汤、防己茯苓汤，前者治心下有痰饮，胸胁支满（胸水），有利尿除水作用；后者治皮水，面目、四肢肿，水气在皮肤中，有强心利尿之力。他如五苓散（茯苓、桂枝、白术、泽泻、猪苓）之利尿退肿，四苓汤（《温疫论方》）之治水泻、小便不利，均有卓效。

榆皮

【原文】

榆皮，一名零榆。味甘，平，无毒。治大小便不通，利水道，除邪气，久服轻身，不饥。其实尤良。生山谷。

【讲解】

榆皮为滑肠利水药。《纲目》：入手、足太阳，手阳明经。利窍，渗湿热，行津液，消痈肿。《药性论》：主利五淋，治不眠。

《救荒本草》谓能断谷不饥，方用榆皮、檀皮为末，日服数次。《备急千金要方》治火灼烂疮，以榆白皮，嚼涂之；治五色丹毒，以本品为末，猪脂调涂之。《普济方》治五淋涩痛，用榆白皮阴干，焙研，每二钱，煎如胶，日二服。《外台秘要》治渴而多尿非淋也，以榆皮二斤，去黑皮，水一斗，煎取五升，一服三合，日三服之，甚效。

酸枣

【原文】

酸枣，味酸，平，无毒。治心腹寒热，邪结气聚，四肢酸疼，湿痹。久服安五脏，轻身，延年。生平泽。

【讲解】

本品即酸枣仁，为补血宁心药。《纲目》：入足厥阴、少阳。《雷公炮制药性解》：入心、脾、肝、胆四经。《名医别录》：主烦心不得眠，脐上下痛，血转久泄，虚汗烦渴，补中，益肝气，坚筋骨，助阴气，令人肥健。《得配本草》：入足厥阴，兼入手少阴经血分。收肝脾之液，以滋养营气。敛心胆之气，以止消渴。补君火以生脾土，强筋骨以除酸痛。得人参、茯苓，治盗汗。得生地黄、五味子，敛自汗。配辰砂、乳香，治胆虚不寐。配地黄、粳米，治骨蒸不眠。去壳。治不眠，炒用。治胆虚不眠，生用。止烦渴虚汗，醋炒。醒脾，临时炒用。恐助火，配二冬用。肝旺烦躁，肝强不眠，心阴不足，致惊悸者，俱禁用。朱震亨曰：血不归脾而睡卧不宁者，宜用此大补心脾，则归脾而五脏安和，睡卧自宁。

方如归脾丸之治忧思伤心，体倦健忘，惊悸盗汗。《金匮要略》之酸枣仁汤治虚劳，虚烦不得眠。《圣惠方》治睡中盗汗，骨蒸劳热之酸枣仁粥。近人谓其有降压之力。

檗木

【原文】

檗木，一名檀桓。味苦，寒，无毒。治五脏肠胃中结热，黄疸，肠痔，止泄利，女子漏下赤白，阴伤，蚀疮。生山谷。

【讲解】

檗木为抗菌、消炎、解毒药。《纲目》名黄柏，《伤寒论》名柏皮。《汤液本草》：足太阳经引经药，足少阴经之剂。《日华子本草》：安心除劳，治骨蒸，洗肝，明目，多泪，口干，心热，杀疳虫，治蛔心痛，疥癣。蜜炙治鼻洪，肠风，泻血，后分急热肿痛。《得配本草》：苦，寒，入足少阴经血分。泻下焦隐伏之火，除脏腑至阴之湿，溲便癃闭，水泻血痢，由湿热致者，宜此治之。得肉桂，治咽痛。配知母，降肺火。佐苍术，治湿痿。使细辛，泻胞火。治上酒制，治中蜜制，治下盐水制。止崩带炒炭，涂疮乳调。脾胃虚泻，尺脉细弱，二者禁用。现代研究认为，黄柏能抑制细菌发育繁殖，对白喉杆菌、赤痢杆菌、伤寒杆菌、副伤寒杆菌、大肠杆菌、绿脓杆菌、变形菌、葡萄球菌等均有抑制作用。

临床应用如：①治痢疾，每辅黄连而行，如《伤寒论》白头翁汤。②治消化类炎症（胃肠炎），十二指肠，黄疸，痔疮，如《伤寒方》栀子柏皮汤，《沈氏尊生方》清脏汤，药用黄连、黄柏、玄参、栀子、当归、川芎、白芷、生地黄、阿胶、槐角、地榆、侧柏叶等治肠风便血。③治子宫阴道炎症，漏下，赤白，如傅青主易黄汤，药用黄柏、芡实、山药、车前子、肉桂。④治泌尿系炎症，若淋浊、小便闭涩，如东垣方滋肾丸，药用黄柏、知母、肉桂；《医学正传》固本丸药用黄柏、黄连、猪苓、茯苓、砂仁、半夏、益智仁、莲须、甘草；⑤治疗疮痈肿毒，如《外科正宗》方黄连解毒汤，药用黄连、黄芩、黄柏、栀子、大力子、连翘、甘草，确具杀菌解毒消炎之力。

干漆

【原文】

干漆，味辛，温，有毒。治绝伤，补中，续筋骨，填髓脑，安五脏，五缓，六急，风寒湿痹。

生漆，去长虫。久服轻身，耐老，生川谷。

【讲解】

干漆为和血杀虫药。《本草求真》：入肝、脾经。《本草经疏》：干漆能杀虫消散，逐肠胃一切有形之积滞，肠胃即清，则五脏自安，痿缓痹结自调矣。现代研究认为，干漆有疏通血管之栓塞之效，并可杀三虫（蛲虫、蛔虫、鞭虫），通经祛瘀。

方如杜仁治小儿蛲虫，胃寒危恶之证，用干漆烧尽，同白芜荑等份，为末，米饮服一字或一钱。一字，中药药量计量单位，用唐代"开元通宝"钱币抄取药末，填去一字之量。即一钱匕的四分之一量。后泛指一个单位量。如《医宗金鉴·幼科杂病心法要诀·撮口》云："撮风散：赤脚蜈蚣（炙）半条……麝香一字，上为末，每服一字，竹沥调下。"《备急千金要方》治五劳七伤，用干漆、柏子仁、山茱萸、酸枣仁各等份，为末，蜜丸，梧子大，服三十丸，温酒下，日二服。《简要济众方》治九种心痛及腹胁作痛，用干漆一味，捣，炒烟尽，为末，醋糊丸，梧子大，每服五到九丸，热酒服下。《经验方》治女子月闭不来，用干漆、牛膝、牡丹皮、川断、赤芍、桃仁、乳香、没药、红花、元胡、鳖甲，作丸服之效。《妇人良方》治产后青肿，疼痛及血气水痰，方用干漆、大麦芽等份，为末，新瓦泥罐装，盐泥封固，煅赤，研末，每服一钱，热酒服下，并治产后瘀血未净等病。

五加皮

【原文】

五加皮，一名犲漆。味辛，温，无毒。治心腹疝气，腹痛，益气，治躄，小儿不能行，疽疮，阴蚀。

【讲解】

五加皮为强壮、祛风、燥温药。《雷公炮制药性解》：入肝、肾二经。《名医别录》：疗男子阴痿，囊下湿，小便余沥，女人阴痒及腰脊痛，两脚疼痹风弱，五缓虚羸，补中益精，坚筋骨，强志意。现代研究认为本品有刺激性腺，缓解筋骨肿痛之效。

《沈氏尊生方》治慢性风湿之五加皮散：五加皮、松节、木瓜等，各等份，为细末，每次一钱，日三次，温酒送服。《备急千金要方》治虚劳不足之五加皮酒：五加皮、地骨皮各一斗，面曲一斗拌煮，做稀粥，如常酿酒法。《全幼心鉴》方治小儿行迟，三岁不能步者：五加皮五钱，牛膝、木瓜各两钱，为末，每服五分，米饮入酒服。《瑞竹堂方》治男子妇人脚气，骨节皮肤肿湿疼痛之五加皮丸：五加皮（酒浸）、远志（去心）等分，秋、冬用，浸药酒为糊，夏则用酒为糊，丸如梧桐子大，每服五十丸，空心，温酒送下。

蔓荆实

【原文】

蔓荆实，味苦，微寒，无毒。治筋骨间寒热，湿痹，拘挛，明目，坚齿，利九窍，去白虫、长虫，久服轻身，耐老。小荆实亦等。

【讲解】

蔓荆实即蔓荆子，为清凉性镇静镇痛药。《本草经疏》：入足太阳、厥阴，兼入足阳明经。《珍珠囊》：凉诸经血，止头痛，主目睛内痛。《医林纂要》：散热、祛风，兼能燥湿。《得配本草》：配马蔺，治喉痹口噤。配蒺藜，治皮肤不仁。胃虚、血虚头痛，二者禁用。现代研究认为本品有强壮肌肉，镇静神经，制止痉挛抽搐之力，又具消炎利气之效。

《危氏得效方》治乳癖初起，用蔓荆子研末，酒服，渣涂之。《备急千金要方》治头风作痛，以蔓荆子一升，为末，绢袋盛之，浸水中七日，温服，日三次。叶橘泉氏治偏侧头神经痛之蔓荆汤，用蔓荆子、菊花、白芷、川芎、细辛、甘草等，煎服。疝气、睾丸炎，可以作汤熏洗之。

辛夷

【原文】

辛夷，一名辛矧，一名侯桃，一名房木。味辛，温，无毒。治五脏，身体寒热，风头，脑痛，面䵟。久服下气，轻身，明目，增年，耐老。生山谷。

【讲解】

辛夷为镇静镇痛药。《纲目》：入手太阴、足阳明经。《名医别录》：温中解肌，利九窍，通鼻塞，涕出，治面肿引齿痛，眩冒。《得配本草》：辛，温，入手太阴、足阳明经气分。通九窍，利关节，行头脑，而散上焦之风热。佐薄荷、石膏，治鼻流清涕。佐川柏、牡蛎，治鼻渊如脓。气虚火盛，二者禁用。为鼻部要药。现代研究认为，本品能促进鼻黏膜分泌，消除鼻腔内之炎症，并能缓解头部神经痉挛而达止痛之效。如《严氏济生方》之辛夷散治鼻生息肉，气息不通，不闻香臭之候。药用辛夷、白芷、升麻、藁本、防风、川芎、细辛、木通、甘草，为末，每服二钱，清茶下。其主要作用是散上焦风热，通七窍不利，用治头风脑痛，常配合菊花、苍耳子、薄荷、细辛、甘草、羌活、藁本、防风、川芎等，以治鼻塞流涕或鼻渊不止，风寒入脑者疼痛之疾。

桑上寄生

【原文】

桑上寄生，一名寄屑，一名寓木，一名宛童。味苦，平，无毒。治腰痛，小儿背强，痈肿，安胎。充肌肤，坚发齿，长须眉。

其实，明目，轻身，通神。生川谷桑树上。

【讲解】

桑上寄生为强壮、安胎、消肿药。《本草求真》：入肝、肾。《名医别录》：主金疮，去痹，女子崩中，内伤不足，产后余疾，下乳汁。《日华子本草》：助筋骨，益血脉。《药性论》：能令胎牢固，主怀妊漏血不止。《得配本草》：苦，平，入足厥阴经。去风湿，益血脉，主崩漏，散疮疡，安胎下乳，兼治胎产余疾。配阿胶，治胎动腹痛。配芎、防，治下痢脓血。现代研究认为本品能缓解腰腿神经疼痛，并软化血管，预防血管硬化性之高血压病，此外，对于妇女经期之腰痛亦有卓效。

如《太平惠民和剂局方》之独活寄生汤，疗一切风湿痹痛。《圣惠方》疗胎动腹痛之桑寄生饮：寄生一两半、阿胶（炒）、艾叶各半两，水一盏半，煎一盏，温服。杨子建《护命方》治毒痢脓血，六脉微小，无寒热现象者，取桑寄生二两，防风、川芎各二钱半，炙甘草三铢，为末，每服二钱，水煎服。

杜仲

【原文】

杜仲，一名思仙。味辛，平，无毒。治腰脊痛，补中，益精气，坚筋骨，强志，除阴下痒湿，小便余沥。久服轻身，耐老。生山谷。

【讲解】

杜仲为强壮、镇静、镇痛药。王好古：入肝经气分。《雷公炮制药性解》：入肾经。《药性解》：治肾冷及腰痛，腰病人虚而身强直，风也。腰不利加而用之。《玉楸药解》：益肝肾，养筋骨，去关节湿淫，治腰膝酸痛，腿足拘挛。《得配本草》：辛甘淡，气温，入足少阴气分。除阴下之湿，合筋骨之离，补肝气而利于用，助肾气而胎自安。凡因腰膝酸疼，内寒而便多余沥，须此治之。得羊肾，治腰痛。配牡蛎，治虚汗。配菟丝子、五味子，治肾虚泄泻。配糯米、山药，治胎动不安。佐当归，补肝火。入滋补药，益筋骨之气血。入祛邪药，除筋骨之风寒。治泻痢酥炙，除寒湿酒炙，润肝肾蜜炙，补腰肾盐水炒。治酸痛姜汁炒。内热，精血燥，二者禁用。现代研究认为杜仲对中枢神经有抑制作用，能降低血压，促使骨组织生长，对于腰背神经痛及背肌软弱有镇痛强壮作用，并为孕妇预防流产之要药。

方剂如《验方新编》治年老无嗣，中年阳痿，精冷不固，下部重坠之十补丸：鹿茸、杜仲、熟地、枸杞、菟丝子、山萸肉、山药、牛膝、麦冬、五味子，制丸服。《备急千金要方》治五种腰痛之杜仲酒，以杜仲、桂心、补骨脂、鹿茸各等份，酒服方寸匕，日三服。《证治准绳》方治胎气不固小产之杜仲丸：杜仲、川断、萸肉，制丸服。近人高清明氏治高血压百余例之杜仲合剂，药用桑寄生、夏枯草、玄参、地龙、槐花、益母草、杜仲、海藻等。现又有杜仲酊，20%杜仲浸泡七日后，过滤服用。本品对输精管平滑肌有控制作用，故有增进性机能，固精广嗣之力。

女贞实

【原文】

女贞实，味苦，平，无毒。主补中，安五脏，养精神，除百疾，久服肥健，轻身，不老。生山谷。

【讲解】

女贞实即女贞子，为强壮、解热、镇痛、消炎药。《本草再新》：入肝、肺、肾三经。养阴益肾，补气舒肝，治腰腿痛，通经活血。《纲目》：强阴，健腰膝，明目。《本草经疏》：女贞子气味俱阴，正入肾除热，补精之要品，肾得补，则五脏自安，精神自足，百病去而身肥健矣。《得配本草》：女贞子，甘苦，凉，入足少阴肾经。养阴气，平阴火，一切烦热骨蒸，虚汗便血，目泪虚风，因火而致者，得此治之，自无不效。其能黑须发，善行水，乃补肾补脾之功也。脾胃虚寒，肾阳不足，津液不足，内无虚热，四者禁用。现代研究认为本品能治疗肺结核之潮热和淋巴结核，并能利水道，消水肿以安五脏，外用捣碎可贴诸疮。

方剂如《济急仙方》治风热赤眼，用女贞子捣汁煎汤熬膏，净瓶收固，埋地中七日，点眼。《普济方》治一切眼疾时，将女贞子捣烂，加朴硝，贴足心。《简便方》治虚损百病，久服发白再黑，返老还童，女贞子二十两，墨旱莲、桑葚各十两，晒干研末，蜜丸，梧子大，淡盐汤送下四五十丸。女贞子伍墨旱莲，《医方集解》名二至丸。他如《医醇賸义》女贞子汤，治肾受燥热，淋浊溺痛，腰脚无力，久为下消。

木兰

【原文】

木兰，一名林兰。味苦，寒，无毒。治身大热在皮肤中，去面热，赤疱，酒皶，恶风，癞疾，阴下痒湿。明耳目。生山谷。

【讲解】

木兰别称木莲。木兰皮,《名医别录》：疗中风伤寒及痈疽水肿。《纲目》治酒疸,利小便,疗重舌。木兰花消痰、益肺、和气,蜜渍尤良,治妇人痛经、不孕,并疗鱼骨鲠喉。今人少用。

蕤核

【原文】

蕤核,味甘,温,无毒。治心腹邪结气。明目,目赤痛伤,泪出。久服轻身。益气,不饥。蠥鼻。生山谷。

【讲解】

蕤核即玉竹的种子,为祛风消炎药。本品能疏通泪腺,消除眼睑浮肿。《太平惠民和剂局方》治肝虚,风热上攻,眼目昏暗、痒痛、隐涩、赤肿、羞明的春雪膏,用蕤仁（研末）二两,樟脑二钱,生蜜六钱,和匀点眼。《孙氏集效方》治眼目一切疾患,蕤仁三钱,甘草、防风各六钱,黄连五钱,熬取浓汁,点目。本品专作眼科用药。

橘柚

【原文】

橘柚,一名橘皮。味辛,温,无毒。治胸中瘕热,逆气,利水谷。久服去口臭,下气,通神明。生山谷。

【讲解】

橘柚为芳香性健胃药,包含今之青皮和陈皮。《雷公炮制药性解》入肺、肝、脾、胃四经。《药性论》：治胸膈间气,开胃,主气痢,清痰涎,治上气咳嗽。《本草求真》：橘皮,味辛而温,治虽专主脾肺,调中快膈,导痰消滞,利水破癥,宣五脏理气燥湿。然同补剂则补,同泻剂则泻,同升剂则升,同降剂则降,各随各所配，而得其宜。且同生姜，则能止呕。同半夏，则能豁痰。同杏仁，则治大肠气闭。同桃仁，则治大肠血闭。至其利气，虽有类於青皮，但此气味辛温，则入脾肺，而宣壅，不如青皮专入肝疏泄。

现代研究有健脾祛风，增进消化的作用。《太平惠民和剂局方》治胃中寒湿、湿聚成痰之名方二陈汤。《赤水玄珠》卷十四治七情所伤发痉，气滞肝厥、胸胁作痛之理气平肝汤：青皮，柴胡，香附，木香，枳壳，乌药，当归，甘草，川芎。《鸡峰方》治脾气不和，冷气客于中宫，闭塞不通之宽中丸：橘皮四两、白术二两，为末，调糊，梧子大，木香汤下 30 丸。《杂病源流犀烛》治火热咳嗽气喘之桔梗二陈汤：桔梗，半夏，陈皮，茯苓，甘草，枳壳，川连，山栀，黄芩。《济生方》治疝气睾肿大，坚硬如石之橘核丸。

橘络能疏络破结气而消乳痹，青皮专于破气，陈皮专于化痰，橘红对化痰止咳尤妙。

发髮

【原文】

发髮，味苦，温，无毒。治五癃，关格不通。利小便水道。治小儿痫，大人痉，仍自还神化。

【讲解】

发髮即剃落头发，为止血收敛药。《雷公炮制药性解》：入心经。《本草经疏》：入手、足少阴经。《长沙药解》：入足太阳膀胱、足厥阴肝经。《日华子本草》：止血闷血运，金疮伤风，血痢，入药烧灰，勿令绝过，煎膏长肉，清瘀血也。《纲目》：发乃血余，故能治血病，补阴，疗惊痫，去心窍之血。今多用治五淋，大小便不通，小儿惊痫，止鼻衄。

张仲景之猪膏发煎，滑石白鱼散二方用之。《子母秘录》治小儿斑疹，本品烧灰，服三钱。《圣惠方》治小儿吻疮，本品烧灰，和猪脂涂。《备急千金要方》治小儿夜啼，本品烧灰，乳汁和服。《梅师方》治鼻衄，眩冒欲死者，本品烧灰，吹之。《圣惠方》活血淋苦痛，本品烧灰，加麝香少许，米饮服。

龙骨

【原文】

龙骨，味甘，平，无毒。治心腹鬼疰，精物老魅，咳逆，泄利脓血，女子漏下，癥瘕坚结，小儿热气惊痫。

龙齿，平。治小儿、大人惊痫，癫疾，狂走，心下结气，不能喘息，诸痉，杀精物。久服轻身，通神明，延年。生川谷及岩水岸土穴中死龙处。

【讲解】

龙骨为重镇固涩要药。《本草经疏》：入足厥阴、少阴、少阳，兼入手少阴、阳明经。《纲目》：益肾镇惊，止阴疟，收湿气，脱肛，生肌敛疮。《得配本草》：甘平，涩，入足少阳、厥阴经。收浮越正气，涩有形之精液，镇惊定魄，止肠红，生肌肉，疗崩带，愈尿血。敛疮口，祛肠毒。得白石脂，治泄泻不止。得韭菜子，治睡即泄精。配桑螵蛸，治遗尿。合牡蛎粉，扑阴汗湿痒。酒煮烤干，水飞用。或黑豆蒸晒干，或火煅水飞用。不制，着于肠胃，晚年发热。现代研究证明本品能加快血液凝固，抑制神经兴奋，减低血管及淋巴之渗透性，血中之钙游子兼可作为吸着制涩剂。

临床应用如《太平惠民和剂局方》治心血虚少，惊悸震颤，夜寐不宁之安神正心丹：龙骨、枣仁、远志、柏仁、茯神、人参、当归身、生地黄、麦冬、山药、菖蒲、肉桂、五味、朱砂制丸服;《金匮要略》治癫痫、风瘫之风引汤和治男子失精，女子梦多之桂枝加龙骨牡蛎汤：龙骨、牡蛎、桂枝、甘草、大枣、生姜;《疡医大全》治小儿大肠虚、脱肛之龙骨散：龙骨、诃子、粟壳、赤石脂、没石子，制散服;《证治准绳》治脐疮之龙骨散：龙骨、轻粉、黄连，为散，撒患处。

麝香

【原文】

麝香，味辛，温，无毒。主辟恶气，杀鬼精物，温疟，蛊毒，痫，痉，去三虫。久服除邪，不梦寤魇寐。生川谷及山中。

【讲解】

麝香为强心、兴奋、救生药。《本草汇言》：入足太阴、手少阴经。《纲目》：通诸窍，开经络，透肌骨，解酒毒，清瓜果食积。治中风，中气，中恶，积聚癥瘕。现代研究证明本品内服可兴奋中枢神经，刺激呼吸中枢、血管收缩中枢及改善心脏功能。麝香对于皮肤黏膜有局部刺激作用，可以改善局部血液循环，促进病理产物的吸收，诱导深部血液流向体表，此外还具有抗炎的作用。

临床应用如《医通方》治痰迷猝然昏迷，不省人事之人马平安散：麝香、冰片、雄黄、朱砂、火硝，制散服。《温病条辨》治温热逆结心包，神昏谵语之安宫牛黄丸。《证治准绳》治小儿夜惊痫、痉挛抽搐之牛黄散：牛黄、朱砂、麝香、天竺黄、全蝎，钩藤，为散服，有强心回苏急救之效。《证治准绳》治疮疡硬肿不消或溃而不敛之圣合煎：麝香，乳香，没药，血竭，当归。《重楼玉钥》治一切喉症之回生丹：麝香、冰片、硼砂、元明粉，制散吹剂用，取其镇痛、消肿、消炎之功。

牛黄

【原文】

牛黄，味苦，平，有小毒。治惊痫，寒热，热盛，狂，痉，除邪，逐鬼。生平泽。

牛角鰓，温，无毒。下闭血，瘀血疼痛，女人带下血。

髓，补中，填骨髓。久服增年。

胆，治惊，寒热。可丸药。

【讲解】

牛黄为解毒消炎药。《雷公炮制药性解》：入心经。《本草蒙筌》：入肝经。《名医别录》：疗小儿诸痫热，口不开，大人狂癫，又堕胎。《日用本草》：治惊痫搐搦烦热之疾，清心化热，利痰凉惊。能消炎解毒，除邪镇痛，为动物食百草精华凝结而成，犹人之有内丹。冉雪峰氏云："或云病理结成，乃病之癥结外状秽物。"其作用如今日之疫苗血清之有抗毒免疫作用耳。

临床应用约为三：①消炎解毒，治咽喉肿痛，口疮，痈疽，如雷氏之六神丸。②解热醒神，治多种热病，神昏谵语，如《温病条辨》之安宫牛黄丸。③镇静安神，治小儿惊痫，痉挛抽搐，如《证治准绳》方之牛黄散。

熊脂

【原文】

熊脂，一名熊白。味甘，微寒，无毒。治风痹不仁，筋急，五脏腹中积聚，寒热，羸瘦，头疡，白秃，面皯疱。久服强志，不饥，轻身。生山谷。

【讲解】

熊脂为滋养、强壮、滑润药。《药性论》：主小儿五疳，杀虫，治恶疮。《新修本草》：长发令黑，悦奉人面。《日华子本草》：能治风，补虚损，杀劳虫，酒炼服之。脂乃熊背脂肪，色白如玉，取一斤入生椒十四粒，同炼，收盛服用。《日华子本草》：性凉，其脂燃灯，烟损人眼，令人失明。今人入药少用之。

白胶

【原文】

白胶，一名鹿角胶。味甘，平，无毒。治伤中，劳绝，腰痛，羸瘦，补中益气，妇人血闭，无子，止痛，安胎，久服轻身，延年。

【讲解】

白胶即鹿角胶，为滋养强壮药。《本草新编》：鹿胶，止痛安胎，大补虚羸，疗跌仆损伤，治吐衄崩带。《神农本草经读》：白胶即鹿角煎熬成胶，何以《本草》白胶列为上品，鹿茸列为中品乎，盖鹿茸温补过峻，不如白胶之甘平足贵也。其主妇人血闭止痛安胎者，皆补冲脉血海之功也。轻身延年者，精足血满之效也。《本草逢原》：鹿角生用则散热行血，消肿辟邪，熬胶则益阳补肾，强精活血，总不出补督脉、补命门之用，但胶力稍缓，不能如茸之力耳。本品能增强身体活力，促进心脏活动，营养心肌，并能促使受伤部位的愈合。

如《景岳全书》滋阴补肾之左归丸：大熟地、炒山药、枸杞、山茱萸、川牛膝、菟丝子、鹿角胶、龟板胶，制丸服。《医学正传》之斑龙丸：白胶、鹿角霜、菟丝子、柏子仁、熟地、茯苓、补骨脂，制丸服，取其强壮作用。《外科全生集》治险症恶疮之阳和汤：熟地、肉桂、麻黄、鹿角胶、白芥子、姜炭、生甘草，煎服，是取其促进局部痊愈之力。鹿角胶功用大体同鹿茸与鹿角相似。

阿胶

【原文】

阿胶，一名傅致胶。味甘，平，无毒。治心腹内崩，劳极，洒洒如疟状，腰腹痛，四肢酸疼，女子下血，安胎。久服轻身，益气。

【讲解】

阿胶为滋养强壮药。《本草汇言》：入手、足少阴、厥阴经。《药性论》：主男子肾脏气衰虚劳损，能安胎去冷。治漏下赤白，主吐血。《纲目》：治劳嗽，尿精，尿血，下血。《得配本草》：甘，平，微温，入手太阴、足少阴、厥阴经血分。壮生水之源，补坎中之液，润燥降痰，敛虚汗，利小便，定喘嗽，固胎漏，止诸血，治带浊，一切血虚致疾，服无不效。得人参，正瞳人。得滑石，利前阴。佐川连，治血痢。君生地黄，治大衄吐血。和血，酒蒸。止血蒲黄炒。止嗽，蛤粉炒。清火，童便化。肺气下陷、食积呕吐、脾胃虚弱，三者禁用。现代研究证明阿胶能增加血色素与红细胞数目，为滋养神经和补血生血要药。

临床应用主要有如下几个方面。①滋阴强脉，治热病真阴耗损，脉虚欲脱，如《温病条辨》之救逆汤：炙甘草、地黄、白芍、麦冬、阿胶、龙骨、牡蛎，煎服。大定风珠治热灼真阴，舌绛，苔少，神倦，瘛疭，脉虚欲绝者：阿胶、炙甘草、白芍、麦冬、鸡子黄、麻仁、龟板、五味、牡蛎，水煎服。②滋阴柔肝，治热灼真阴，心烦不眠，如《伤寒论》黄连阿胶汤：阿胶、鸡子黄、川连、玄参、乌药，水煎服。③滋阴保肺，治肺虚咳嗽喘息，如《太平惠民和剂局方》之人参清肺汤：人参、阿胶、桑皮、骨皮、知母、杏仁、甘草、粟壳、乌梅、大枣，水煎服。④补血止血，治先便后血，妇人血崩，如《金匮要略》方之黄土汤：灶心土、阿胶、甘草、地黄、白术、炮附子、黄芩，水煎服。《金匮要略》方治妊娠下血，腹中痛，为胞阻之胶艾汤：阿胶、艾叶、地黄、当归、川芎、白芍、炙甘草，水煎服。

丹雄鸡

【原文】

丹雄鸡，一名载丹。味甘，微温，无毒。治女人崩中，漏下，赤白沃。补虚，温中，止血，通神，杀毒，辟不详。

头，主杀鬼。东门上者优良。

肪，治耳聋。

肠，治遗溺。肫胵里黄皮，治泄利。

屎白，治消渴，伤寒，寒热。

黑雌鸡，治风寒湿痹，温，五缓，六急，安胎。

翮羽，主下血闭。

鸡子，主除热，火疮，痫，痉。可作琥珀神物。

鸡白蠹，能肥猪。

生平泽。

【讲解】

丹雄鸡即朱红色之公鸡也，系家禽类，药用其骨肉。《本经》：补虚，温中，止血。《名医别录》：愈久伤金疮不瘥者，食药用之。《千金翼》：肺虚能补。

雁肪

【原文】

雁肪，一名鹜肪。味甘，平，无毒。治风挛拘急，偏枯，气不通利。肉，味甘，平，无毒。久服长毛发须眉，益气，不饥，轻身，耐老。生池泽。

【讲解】

雁肪系野禽类鹅的脂肪。《名医别录》云长毛发须眉。《日华子本草》云可治耳聋，和豆黄作丸，补劳瘦，肥人。李时珍云，涂痈肿耳疳，又治结热、胸痞、呕吐。今人少用。

石蜜

【原文】

石蜜，一名石饴。味甘，平，无毒。治心腹邪气，诸惊，痫，痓，安五脏，诸不足，益气补中，止痛，解毒，除众病，和百药。久服强志，轻身，不饥，不老。生山谷及诸山石中。

【讲解】

石蜜即蜂蜜也，为滋养矫味药。现代研究证明蜂蜜能润滑缓下及镇咳，富有营养，能增强心脏机能，对胃及十二指肠溃疡有缓痛、保护溃疡面的作用。《本草汇言》：入手足太阴、阳明经。《纲目》：和营卫，润脏腑，通三焦，调脾胃。其入药之功能有五：消热也，补中也，解毒也，润燥也，止痛也。生则性凉，故能清热；熟则性温，故能补中；甘而和平，故能解毒；柔而濡泽，故能润燥；缓可以去急，故能止心腹肌肉疮疡之痛；和可以致中，故能调和百药而与甘草同功。《得配本草》：甘，平，入手足太阴经。润燥生津，除心烦，通便秘，能缓燥急之火，并解诸般之毒。得姜汁，治初痢。和生地黄汁，治心腹刺痛。拌薤白，涂汤火伤。入牙皂，通便结。每斤入水四两，桑柴火熬，掠去浮末，至滴水成珠用。

《外台秘要》治除头生疮，蜜煎甘草涂之；《梅师方》治热油烧痛，以蜜涂之。他如《济急仙方》治疗疔肿恶毒者，生蜜、大葱研膏，刺破涂之，后以热醋洗去。《肘后方》治目生珠管，以生蜜点之。《全幼心鉴》方百花膏治疹痘作痒难忍，抓成疮，以蜜水涂即止。便涩便燥，《伤寒论》方蜜煎导之。近代苏联介绍本品治胃溃疡及点眼用颇效。

蜂子

【原文】

蜂子，一名蜚零。味甘，平，无毒。治风头，除蛊毒，补虚羸，伤中。久服令人光泽，好颜色，不老。

> 大黄蜂子，主心腹胀满痛，轻身，益气。
>
> 土蜂子，平，治痈肿。
>
> 生山谷。

【讲解】

蜂子分蜜蜂、土蜂、黄蜂、马蜂数种，具补虚损，安五脏，益气血之用。今人药用者少。

蜜蜡

【原文】

> 蜜蜡，味甘，微温，无毒。治下利脓血，补中，续绝伤，金疮，益气，不饥，耐老。生山谷蜜房，木石间。

【讲解】

蜜蜡即黄蜂蜡也，为蜜蜂科昆虫中华蜜蜂等工蜂分泌的蜡质，经精制而成，可作为赋形剂。《本草汇言》：入手、足阳明经。《本草再新》：入肺、肾二经。《纲目》：蜜之气味俱厚，故养脾。《本草备要》：生肌止血，定痛补虚，续筋接骨，外科要药。《得配本草》：微温，味涩，入足阳明经。止痛生肌，疗下痢，续绝伤，凡荡涤下焦之药，裹丸吞之，免伤上部。配黄连、阿胶，治下痢腹痛。烊化，入水十余次，色变为白，亦名白蜡，调阳气，安胎漏。暴痢者禁用。蜡之气味俱薄，故养胃。厚者味甘而性缓质优，故润脏腑。薄者味淡而性啬质坚，故止泻痢。治刀伤及跌打伤。内服治出血性下利，有加快血液凝固之功，并能防腐杀菌，补中，续绝伤金疮。

著名方剂如千金胶蜡汤，治急性热性下利，出血性痢疾：黄蜡、阿胶、当归、川连、黄柏、陈廪米，温服，神效。外科之蜡矾丸（《玉案》），治痈疽发背；《肘后方》治霍乱吐利，黄蜡弹大，热酒化服。外用葛氏方治犬咬疮发之黄蜡膏。其他软膏剂很多，一般作为赋形药用。

牡蛎

【原文】

牡蛎，一名蛎蛤，味咸，平，无毒。治伤寒寒热，温疟洒洒，惊恚怒气，除拘缓，鼠瘘，女子带下赤白。久服强骨节，杀鬼，延年。生东海池泽。

【讲解】

牡蛎为镇降、固涩、制酸药，是所有食物中含锌最丰富食品。《本草经疏》：入足少阴、厥阴、少阳经。《纲目》：化痰软坚，清热除湿，止心脾气痛，痢下赤白浊，消疝瘕，积块，瘿疾结核。《得配本草》：牡蛎，咸平，微寒，涩，入足少阴经血分。主泄精带下，逐虚痰宿血，除鬼交，治温疟，止遗尿，散喉痹，收往来潮热，消胃膈胀满。得杜仲，止盗汗。得玄参，治男女瘰疬。得柴胡，治胁痛。配大黄，消痈肿。配鳖甲，消胁积。和贝母，消痰结。合花粉，消瘿瘤，并治伤寒百合变渴。同干姜末水调，涂阴囊水肿。煅研，久服寒中。现代研究证明牡蛎能和胃、镇痛、制酸，可减少炎症之渗出物，并具有止血之用，又为造骨要药，对孕妇及小儿钙质缺乏与肺结核之空洞有补益填塞之效，张锡纯氏谓本品为治鼠瘘之特效药，亦有降低血压之作用。

方如《金匮要略》之治百合病，渴不止者的瓜蒌牡蛎散：瓜蒌根、牡蛎；《备急千金要方》之治冷白滞痢、腹痛的大桃花汤：牡蛎、赤石脂、龙骨、白芍、甘草、人参、白术、干姜、附子、当归，水煎服；《医学衷中参西录》之治妇女血崩的固冲汤：元芪、白术、芍药、龙骨、牡蛎、山萸肉、乌贼骨、茜草、棕炭、五倍子，脉象热者加生地黄，凉者加附子，水煎服；又一方治赤白带下之清带汤：龙骨、牡蛎、山药、乌贼骨、茜草，煎服；又一方治虚汗淋漓之莱菔汤：山萸肉、牡蛎、龙骨、白芍、甘草、玄参，煎服。《金匮要略》方治癫痫之风引汤；《太平惠民和剂局方》治心肾不交，遗精滑精之金锁固精丸：牡蛎、龙骨、芡实、莲肉，制丸服。另外如《医宗金鉴》之消核散：玄参、海藻、牡蛎、红娘子、甘草，制散服。

龟甲

【原文】

龟甲，一名神屋。味咸。平，有毒。治漏下赤白，破癥瘕，痎疟，五痔，阴蚀，湿痹，四肢重弱，小儿囟不合。久服轻身，不饥。生南海、池泽及湖水中。

【讲解】

龟甲即龟腹甲，为滋养强壮药。《雷公炮制药性解》：入心、脾、肝经。《纲目》：治腰脚酸痛，补心肾，益大肠，止久痢久泄，主难产，消痈肿，烧灰敷廉疮。《本草通玄》：龟板咸平，肾经药也。大有补水制火之功，故能强筋骨，益心智，止咳嗽，截久疟，去瘀血，止新血。大凡滋阴降火之药，多是寒凉损胃，唯龟甲益大肠，止泄泻，使入进食。《得配本草》：甘，平，微咸，入足少阴经血分。通血脉，疗蒸热，治腰脚血结，及疟邪成痞。血虚滞于经络，得此可解其结。邪气郁于隧道，得此可通其塞。开骨节，辟阴窍，是其所能。得妇人头发、芎、归，治难产。得枳壳，开产门。配杜仲，止泻痢。配鳖板烧研，治人咬伤疮。酒、醋、猪脂，随证炙用。阴虚燥热者禁用。现代研究证明本品能补充人体钙质，解热止血，用于骨结核、淋巴结核、慢性衰弱及急性热病之恢缓期，对妇女子宫出血，胎前产后之带下痈肿，脾肿大及小儿软骨病，有较好效果。

方如《海上方》治疟疾不止，本品烧，存性，研末酒服。《小品方》治肿毒初起，焙龟板煅烧存性，温服，亦治乳毒。《圣惠方》治小儿头疮、月蚀耳疮，口吻生疮，龟甲烧灰，涂之。《子母秘录》治难产催生，用龟甲制酥，觅妇女头发一团，川芎、当归各一两，散剂，每付七钱。著名方剂如大补阴丸、龟鹿二仙胶，皆取其强壮滋阴之用。《深师方》治结聚不散之龟甲汤，本品一味，醋煎服。

桑螵蛸

【原文】

桑螵蛸，一名蚀肬。味咸，平，无毒。治伤中，疝瘕，阴痿。益精生子，女子血闭，腰痛，通五淋，利小便水道。生桑枝上。

【讲解】

桑螵蛸即螳螂子巢。《本草经疏》：入足少阴、太阳经。《纲目》：入肝、肾经。《名医别录》：疗男子虚损，五脏气微，梦寐失精，遗溺。《本草逢原》：桑螵蛸，肝肾命门药也。功专收涩，故男子虚损，肾虚阳痿，梦中失精，遗精白浊方多用之。《得配本草》：咸，甘，平，入足少阴、厥阴经。益精气，固肾阴，通五淋，止遗浊。得黄芩，治小便不通。配人参、龙骨，疗虚汗遗浊。佐马勃、犀角，治喉痛。酒炒研，白汤下，治胎产遗尿，并疗血闭不通。故本品适用阴痿，遗精，尿频及遗尿，妇人月经不调。

《备急千金要方》治妇人遗尿及产后尿失禁，本品烘炒为末，每服二钱。《圣惠方》治小便不通，本品炙黄三枚，加黄芩二两，水煎服。《产书》方治妇人转胞，小便不通，本品炙为末，服三钱，日两次。著名方剂桑螵蛸散治小便频数，遗精白浊，心神恍惚，健忘，药用桑螵蛸、远志、石菖蒲、人参、茯神、当归、龙骨、龟甲、炙甘草，研末，夜卧，人参汤送服二钱。

海蛤

【原文】

海蛤，一名魁蛤。味苦，平，无毒。治咳逆上气，喘息，烦满，胸痛，寒热。生东海。

【讲解】

海蛤为介壳类海产之一种，为利尿、止咳、消炎药。《本草汇言》：入手足太阴、阳明经。《要药分剂》：入心、肾二经。《日华子本草》：治呕逆，阴痿，胸胁胀急，腰痛，五痔，妇人崩中，带下病。苏恭《新修本草》云：治十二种水肿，急痛，利膀胱大小肠。甄权《药性论》云：治水气浮肿，下小便，治嗽逆上气，项下瘿瘤。李时珍云：清热利湿，化痰饮，消积聚，除血痢，妇人血结胸。

方剂如《普济方》治气虚水肿，以大蒜十个捣如泥，入蛤粉，丸梧子大，食前服二十丸。《圣惠方》治心气疼痛，蛤粉炒，佐以香附末，每服二钱，白水服。洁古《素问病机气宜保命集》方珍珠粉丸，治白淫、梦遗、泄精，及滑出不收，阳盛阴虚，蛤粉一斤，黄柏一斤，炒煅研末，水丸，空心，温酒服下，每服一百丸，日二次。《儒门事亲》方治雀目夜盲，蛤粉炒黄，油蜡化和丸，皂子大，装猪腰内，系定，蒸食之，一日一次。

文蛤

【原文】

文蛤，味咸，平，无毒。治恶疮蚀，五痔，大孔出血。生东海。表有文。

【讲解】

文蛤属介壳类海产之一种，如海蛤壳表相同，有斑纹，为消炎利尿药。《注解伤寒论》：走肾。《长沙药解》：入手太阴肺、足太阳膀胱经。清金利水，解渴除烦，化痰止嗽，软坚消痞。《本草经疏》：文蛤之咸，能消散上下结气，故主咳逆胸痹腰痛胁急也。恶疮蚀，五痔，鼠漏，大孔出血，崩中漏下，皆血热为病，咸平入血除热，故主之。更能止烦渴，化痰，利小便。本品主治恶疮蚀、五痔，咳逆胸痹，女人崩中漏下，腰痛胁急，大量出血。《本草纲目》云能止烦渴，利小便，化痰软坚，治口鼻中蚀疳。

蠡鱼

【原文】

蠡鱼，一名鲖鱼。味甘，寒，无毒。治湿痹，面目浮肿，下大水。生池泽。

【讲解】

蠡鱼即鲤也，为利尿、消肿、利湿痹药。《本草撮要》：入手足太阴、阳明经。《本草再新》：强阳养阴，退风去湿，治妇人血枯，经水不调，崩淋二带，理腰腿气。鳞、尾败毒祛风，养肝益肾，通经利湿。胆，凉心泻火，治耳聋目翳。《食医心镜》方治十种水气垂死，以鲤一斤，煮汁，和冬瓜、葱白作羹食。孟诜方下一切气，用大鲤一条，开肚，入胡椒半两，大蒜两斤，缝合，同小豆一升，下萝卜三、五颗，葱一握，煮食，空腹用，并饮汁。《外台秘要》方治肠痔下血，取同蒜蒸食之，忌冷物。

鲤鱼胆

【原文】

鲤鱼胆，味苦，寒，无毒。治目热赤痛，青盲，明目。久服强悍，益志气。生池泽。

【讲解】

鲤鱼胆，为清热、利尿、明目药。《名医别录》：无毒。《本草求真》：入心、脾经。多和药作丸内服，或取汁点涂。《本草经疏》：凡胆皆苦寒走厥阴，故鲤鱼胆亦主明目，及目热赤痛、青盲也。

《肘后方》：点雀目燥痛。《药性论》：点眼，治赤肿翳痛。《备急千金要方》：治小儿喉痹肿：鱼胆二七枚（取汁），以和灶底土涂之，瘥止。《圣济总录》鱼胆敷眼膏，治眼飞血赤脉及痛：鲤鱼胆五枚，黄连（去须捣为末）半两，上二味，取胆汁调黄连末，纳瓷合盛，于饭上蒸一次，取出，如干，即入少许蜜，调以膏。日五、七度，涂敷目眦。

藕实茎

【原文】

藕实茎，一名水芝。味甘，平，无毒。主补之，养神，益气力，除百疾。久服轻身，耐老，不饥，延年。生池泽。

【讲解】

藕实茎即莲子与藕也。藕为凉血散瘀、清凉解热、消炎止血药。《本草经疏》：入心、脾、胃三经。生者甘寒，能凉血止血，除热清胃，故主消散瘀血，吐血，口鼻出血，产后血闷，窨金疮伤折，及止热渴，霍乱烦闷，解酒等功。熟者甘温，能健脾开胃，益血补心，故主补五脏，实下焦，消食，止泄，生肌，及久服令人心欢止怒也。莲子为滋养强壮药。《本草经疏》：入足太阴、阳明，兼入手少阴经，《日华子本草》：益气，止渴，助心，止痢。本品亦可治腰痛，泄精。

用藕之方如治鼻衄不止，可捣汁饮之，或者滴鼻孔中。《全幼心鉴》治大便下血，藕节研末，人参、白蜜煎汤，送服二钱。《普济方》治鼻渊脑漏，藕节、川芎，焙，研末，每服二钱，米饮送服。

莲子固心益脾，益气，力除百疾。用莲子之方，如《普济方》治白浊遗精，用莲子肉、白茯苓等份，研末，白汤送。《圣济总录》方治小儿热渴，莲子二十枚（炒）、浮萍二钱半、生姜少许，水煎服。治下痢，饮食不入，俗名噤口痢，鲜莲肉一两，川连、人参各五钱，水煎服。《太平惠民和剂局方》之清心莲子饮，治心虚有热，小便赤涩，玄参、麦冬、地骨皮、甘草、车前子、莲子、茯苓、黄芪、人参各七钱，为末，每服三钱。

大枣

【原文】

大枣，味甘，平，无毒，治心腹邪气，安中养脾，助十二经，平胃气，通九窍，补少气，少津液，身中不足，大惊，四肢重，和百药。久服轻身，长年。叶，覆麻黄能令出汗。生平泽。

【讲解】

大枣为缓和强壮药，可缓和诸药之刺激，并可矫味镇咳。《本草经疏》：入足太阴、阳明经。《名医别录》：补中益气，强力，除烦闷，疗心下悬，肠澼。《日华子本草》：润心肺，止嗽，补五脏，治虚劳损，除肠胃癖气。《得配本草》：甘，温，入足太阴经血分。补中益气，生津液，和百药，益五脏，润心肺，调营卫。杀乌头、附子、天雄毒。得生姜，和营卫。佐小麦、炙甘草，治脏躁。

《得配本草》载治卒心痛诀云：一个乌梅二个枣，七枚杏仁一处捣，男酒女醋送下之，不害心痛直到老。《药对》：杀附子，天雄毒。如仲景之十枣汤、葶苈大枣汤、苓桂甘枣汤、越婢汤、生姜泻心汤等，皆主以大枣十五枚。其他甘麦大枣汤治脏躁，小柴胡汤治颈项强、胁痛，小建中汤治急痛，大青龙汤治身疼痛、不出汗而烦躁，黄连汤治腹痛，葛根汤治项背强，桂枝加黄芪汤治身疼痛重而烦躁，吴茱萸汤治烦躁，以上皆大枣十二枚为引，皆治有挛引强急之证也。

葡萄

【原文】

葡萄，味甘，平，无毒。治筋骨湿痹，益气，倍力，强志，令人肥健，耐饥，忍风寒。久食轻身，不老，延年。可作酒。生山谷。

【讲解】

葡萄为滋养利痹药。本品有强筋骨，倍力气，强志，令人肥健，耐饥忍风寒，逐水利小便之功用。《本草再新》入脾、肺二经，暖胃健脾，治肺虚寒咳，破血积疽瘤。《滇南本草》：大补气血，舒筋活络，泡酒服之。治阴阳脱症，又治盗汗虚证。汁，治咳嗽。

方剂如《居家必用方》，除烦止渴，以葡萄捣汁，温热，入熟蜜，和饮。《圣惠方》治热淋涩痛，葡萄捣取汁，加生藕汁、生地黄汁、白蜜混合，每服一盏。《圣惠方》治胎气冲心，取葡萄煎汤饮之。

蓬蘽

【原文】

蓬蘽，一名覆盆。味酸，平，无毒。主安五脏，益精气，长阴令坚，强志，倍力，有子。久服轻身，不老。生平泽。

【讲解】

蓬蘽《名医别录》名寒莓，为强壮药。本品补阴气，益精力，疗暴中风，身热大惊。《本草汇言》：养五脏，益精气之药也。此药虽养五脏，充足在肝，但肝主发生，又主疏泄，倘服食过多，性味有偏，发生急而疏泄多，未免有反激之患，而肝本自戕其体矣，慎之慎之。《新修本草》：益颜色，长发，耐寒湿。如《圣惠方》治秃发，用蓬蘽子榨油，日涂之。

鸡头实

【原文】

鸡头实，一名雁喙实。味甘，平，无毒。治湿痹，腰脊膝痛，补中，除暴疾，益精气，强志，令人耳目聪明。久服轻身，不饥，耐老，神仙，生池泽。

【讲解】

鸡头实即芡实，为强壮、收涩、滋养药。本品补脾治带浊，益肾疗遗精。《雷公炮制药性解》：入心、肾、脾胃。《纲目》：止渴益肾，治小便不禁，遗精，白浊，带下。《日华子本草》：开胃助气。《本草经百种录》：鸡头实，甘淡，得土之正味，乃脾肾之药也。脾恶湿而肾恶燥，鸡头实淡渗甘香，则不伤于湿，质黏味涩，而又滑泽肥润，则不伤于燥，凡脾肾之药，往往相反，而此则相成，故尤足贵也。《得配本草》：甘，平，涩，入足少阴、太阴经。补脾助气，固肾涩精，治遗浊带下，小便不禁。得金樱子，摄精。配秋石、莲肉、大枣，为丸，盐汤下，治便数滑精。佐生地黄，止血。合菟丝，实大便。近世芡实多应用于神经痛，腰脚关节痛，慢性泄泻，遗精，慢性淋浊，女子带下等。

《洪氏集验方》治梦遗、滑精之水陆二仙丹：芡实、金樱子两味，制小丸服。《永类钤方》四精丸：治思虑过度，色欲太过，损伤精气，小便频数，用秋石、白茯苓、芡实、莲子肉各二两，为末，枣肉为丸，空心盐汤下三钱。

胡麻

【原文】

胡麻，一名巨胜，一名鸿藏。味甘，平，无毒。治伤中虚羸，补五内，益气力，长肌肉，填髓脑。久服轻身不老。生川泽。

【讲解】

胡麻为黏滑、润泽、解毒药。本品具有滋养强壮神经之力。《本草经疏》：入足太阴，兼入足厥阴、少阴。胡麻，气味和平，不寒不热，益脾胃，补肝肾之佳谷也。金刃伤血，则瘀而作痛，甘平益血润燥，故为金疮止痛也。《食疗本草》：润五脏，主火灼，填骨髓，补虚气。《日华子本草》：补中益气，养五脏，治劳气、产后羸困，耐寒暑，止心惊，逐风湿气、游风、头风。《得配本草》：甘，平，入足三阴经血分。补精髓，润五脏，通经络，滑肌肤，治尿血，祛头风，敷诸毒不合，并阴痒生疮。得蔓荆，治热淋茎痛。得白蜜蒸饵，治百病。配连翘，治小儿瘰疬。精滑、脾滑、牙痛、口渴，四者禁用。现代研究认为胡麻适用于慢性神经炎及末梢神经麻痹引起的偏枯、瘫痪，肠液缺乏之便秘，对于高血压亦有效。

方如《备急千金要方》治腰脚疼痛，以胡麻一升，熟香研末，日服一升，温热姜汁下。《肘后方》治牙齿痛肿，以胡麻一升，水一斗，煎五升，含漱。《普济方》治小儿头面诸疮，生胡麻嚼敷之。《简便方》治小儿瘰疬，用胡麻、连翘等份，为末，频频食之。

麻蕡

【原文】

麻蕡，一名麻勃。味辛，平，有毒。治五劳七伤，利五脏，下血，寒气。多食令人见鬼狂走。久服通神明，轻身。生川谷。

麻子，味甘，平，无毒。主补中益气。久服肥健，不老。生川谷。

【讲解】

麻蕡为大麻之幼嫩果穗，有麻醉性；成熟种子，名火麻仁。火麻仁尤适用于衰弱患者及老人，小儿或产妇，与大病后之大便干燥不下者。《医林纂要》：和胃，润命门，祛风，利大肠，破瘀通乳，下胎。

杨华亭治喘息及失眠之麻黄膏，取麻蕡切细，500g 加水 1000mL，煎浓汁，去渣熬成膏，每日服一次，一次约 10mL，有滋养润燥，镇咳镇痛作用。麻蕡治五劳七伤，多服令人狂走。麻蕡入口嚼时，先无味，后则微辛而麻，有毒，臭气甚浓。麻蕡有麻醉作用，主治干性咳嗽，喘息，能安抚神经，止抽搐，止痛，止痒安眠，调经，尚能治疗产后妇女子宫不复原之腹痛等。火麻仁有滋养润燥，镇痛镇咳之力。方如《伤寒论》治脾约大便硬之麻子仁丸、心悸之炙甘草汤及《普济方》小儿头疮方（麻仁一味捣涂）。

冬葵子

【原文】

冬葵子，味甘，寒，无毒。治五脏六腑寒热，羸瘦，五癃，利小便。久服坚骨，长肌肉，轻身，延年。

【讲解】

冬葵子为润滑性利尿药。《雷公炮制药性解》：入小肠、膀胱二经。《本草再新》：入肝、肺二经。《药性论》：治五淋，主奶肿，下乳汁。《得配本草》：甘，淡，寒滑，入足太阴经气分。滑肠达窍，下乳滑胎，消肿，通关格，利二便，根叶同功。得砂仁，治乳痈。配牛膝，下胎衣。拌猪脂，通关格。拌人乳，利大便。秋种过冬，至春作子，名冬葵子，入药用。气虚下陷，脾虚肠滑，二者禁用。现代研究表明，冬葵子适用于泌尿系感染之小便涩痛，或大便干燥。本品对妊娠性水肿有较好的利水作用，能促使产后胎盘剥离。叶橘泉氏治胎盘滞留，取冬葵子、牛膝，水煎服。冬葵子并能通乳汁，消乳腺炎肿，并为分娩催生药。

方如张仲景治妊娠水肿，小便不利，洒淅恶寒，起即头眩之葵子茯苓散，以葵子一升、茯苓三两，杵为散，每服六寸匕，日二服。《肘后方》治关节不通，胀满欲死，葵子二升，煮取一升，纳猪脂，鸡子大，顿服。《备急千金要方》治小便血淋，葵子三升，水煎服。又一方，治妊娠恶淋或下血，葵子三升，煎服。另有一方，治胎死腹中或生产不下，葵子水煎服。《儒门事亲》方治便毒初起，葵子为末，温服。《圣惠方》治伤寒劳后：葵子二升、梁米一升，作粥服，取汗则安。

苋实

【原文】

苋实，一名马苋。味甘，寒，无毒。治青盲，明目，除邪，利大小便，去寒热。久服益气力，不饥，轻身。生川泽及田中。

【讲解】

苋实为苋菜之实，故名。苋菜为一年生草本，春夏间采嫩茎与叶，可供食。能通肠利便，治热结血痢之症。《玉楸药解》：入手阳明大肠、足太阳膀胱、足厥阴肝经。朱震亨云：苋分六种，赤苋、人苋、白苋、紫苋、五色苋、马苋等，人苋、白苋入药，赤苋入血分能下胎，其子如青葙子，治白翳，杀蛔虫。李时珍云：苋实治肝风客热，翳目黑花，其治目之功与青葙子同，非马齿苋也，乃苋科植物田苋菜之子。现少有用者。

瓜蒂

【原文】

瓜蒂，味苦，寒，有毒。治大水身面四肢浮肿，下水，杀蛊毒，咳逆上气，及食诸果不消，病在胸腹中，皆吐下之。生平泽。

【讲解】

瓜蒂为催吐药，本品能刺激胃神经和黏膜而引起呕吐，可作为服毒急救催吐药，有排出病毒作用。方例：仲景之瓜蒂散，取其吐出胃中食物及黏液。《圣惠方》治发狂欲走，一味瓜蒂研末，井水服一钱，得吐完全乃愈。《经验方》云若吐多人困不支，以麝香泡汤一盏，饮之即止。

白瓜子

【原文】

白瓜子，一名水芝。味甘，平，无毒。主令人悦泽，好颜色，益气，不饥。久服轻身，耐老。生平泽。

【讲解】

白瓜子即冬瓜子，为消炎、利尿、缓下药。《雷公炮制药性解》：入脾、胃、大、小肠四经。《玉楸药解》：入手太阴肺，足太阳膀胱经。《日华子本草》：消烦，治胸膈热，清热毒痈肿。《本草再新》：清心火，泻脾火，利湿去风，消肿止渴，解暑化热。本品适用于内脏脓疡，如盲肠炎、肺脓疡等。

方例：《金匮要略》治肠痈，有大黄牡丹汤，药用大黄、牡丹皮、桃仁、瓜子、芒硝，煎服。孙真人方治多年损伤不愈者，瓜子末，用温酒服。《摘玄方》治消渴不止，小便多，用冬瓜子、麦门冬、川连各二两，水煎服。《救急易方》治男子白浊，瓜仁炒为末，空心米饮服五钱，并治女子白带。《和汉药考》治雀斑，以冬瓜子、柏子仁等分为末，用蜜炼和，贴之。

苦菜

【原文】

苦菜，一名荼草，一名选。味苦，寒，无毒。治五脏邪气，厌谷，胃痹。久服安心，益气，聪察，少卧，轻身，耐老。生川谷、山陵、道旁。

【讲解】

苦菜系菊科苦苣菜属，其花、子俱入药用。掌禹锡《嘉祐本草》云：调十二经脉，霍乱后胃气烦逆，久服强力，虽冷甚益人。陈藏器《本草拾遗》云：捣汁饮，除面目及舌下黄；其白汁，涂疔肿，拔根；滴痈上，立溃。寇宗奭《本草衍义》云：汁点瘊子自落。汪机《本草汇编》云：明目，主诸痢。明李时珍云：可治血淋、痔疮等，其花可疗黄疸。

《本草经》中品诸药

雄黄

【原文】

雄黄，一名黄食石。味苦，平，有毒。治寒热，鼠瘘，恶疮，疽、痔，死肌，杀精物、恶鬼，邪气，百虫毒肿，胜五兵。炼食之，轻身，神仙。生山谷，山之阳。

【讲解】

雄黄为杀菌解毒药。《本草经疏》：入足阳明经。《本草再新》：入心、肝二经。《日华子本草》治疥癣，风邪，癫痫，岚瘴，一切蛇虫犬兽咬伤。《纲目》：治疟疾寒热，伏暑泻痢，酒饮成癖，惊痫，头风眩晕，化腹中瘀血，杀劳虫疳虫。故而，本品能解毒蛇咬伤及疥癣恶疮诸毒，并能杀灭疟原虫，有治疟之效。雄黄外用燥湿杀虫，内服祛痰解毒，治惊痫。工业上为制造烟火及颜料之用。

内服方如邵真人经验方治破伤中风：雄黄、白芷等分，为末，酒煎灌之。《救急良方》治疯狗咬伤：雄黄五钱、麝香二钱，为末，分次酒服。邓笔峰《杂兴》方治饮食中毒：雄黄、青黛等分，为末，每服二钱，新汲水服。苏东坡方治虫毒、蛊毒：雄黄、生白矾等分，为末，蜡丸梧子大，每服七丸，熟水下。

外用方如《博济方》至灵散治偏正头痛：雄黄、细辛等分，为末，每用一字吹鼻，左痛吹右，右痛吹左。《十便良方》治百虫入耳：雄黄烧捻熏之，自出。《圣济总录》治小儿白秃，用雄黄末、猪胆汁调涂。《积德堂经验方》疗恶疮以雄黄一钱半、杏仁三十粒，轻粉一钱，为末，洗净，猪胆汁调涂，神效。《摄生众妙方》治赤鼻，用雄黄、硫黄各五钱，水粉二钱，用头生乳汁调敷。

石硫黄

【原文】

石硫黄，味酸，温，有毒。治妇人阴蚀，疽、痔，恶疮，坚筋骨，除头秃，能化金银铜铁奇物。青白色。主益肝明目。生东海、山谷中。

【讲解】

石硫黄为杀菌药。《玉楸药解》：入足太阴脾、足少阴肾、足厥阴肝。《纲目》：主虚寒久痢滑泄，霍乱，补命门不足，阳气暴绝，阴毒伤寒，小儿慢惊。外用涂搽，疗皮肤性寄生菌病如疥疮、秃疮、阴部湿疹及溃疡等。

方如半硫丸，治老人便秘，血管硬化，关节风痛等。《普济方》之如神丹，治头痛、头风，用硫黄、硝石各一两，研末，水丸，芡实大，空心服，茶水下。《太平惠民和剂局方》：黑锡丹，与附子、肉桂等助阳药同用以治肾不纳气之哮喘。《圣济总录》方治霍乱吐泻，用硫黄一两、胡椒五钱，为末，黄蜡一两，化丸梧子大，每次凉水下一丸。《扁鹊心书》神方卷有金液丹，七制硫黄而成，并云"一切疑难大病，治之无不效验"。近人用治风湿性关节炎，每服五钱。硫黄共有三种，赤者曰石亭脂，即石硫赤；青者曰冬结石，即石硫青；半白半黑者曰神鹰石。

雌黄

【原文】

雌黄，味辛，平，有毒。治恶疮，头秃，痂疥，杀毒虫、虱，身痒，邪气，诸毒。炼之，久服轻身，增年，不老。生山谷。

【讲解】

雌黄与雄黄功用同。生山之阳者为雄黄，生山之阴者为雌黄。《得配本草》：入肝经阴分。《纲目》：治冷痰劳嗽，血气虫积，心腹痛，癫痫，解毒。雄黄、雌黄同产。治病则二黄之功亦仿佛。大要皆取其温中、搜肝、杀虫、解毒、祛邪焉尔。为杀虫解毒药，可治恶疮。

内服如《圣惠方》治心痛吐水，不下饮食，发止不定，以雌黄二两，蜡二斤，慢火熬成膏，干蒸饼，和丸梧子大，每服七丸，姜汤下。《圣济总录》治肾消尿频，用干姜半两（入盐四钱半，同炒黄）、雌黄一两半，为末，蒸饼和丸，绿豆大，每服十丸，空心盐汤下。外用如《圣惠方》治乌癞虫疮，雌黄粉，醋和，鸡子黄调涂。《仁斋直指方》治牛皮顽癣，雌黄末，入轻粉，和猪膏敷之。

水银

【原文】

水银，味辛，寒，有毒。治疥瘙痂疡，白秃，杀皮肤中虫、虱，堕胎，除热，杀金、银、铜、锡毒，熔化还复为丹。久服神仙，不死。生平土，出于丹砂。

【讲解】

水银即汞质之流动体，为杀虫及驱虫药，治诸种皮肤病，有大毒。

内服方如《圣济总录》方，治消渴烦热：水银一两、铅一两（结砂）、皂角一挺（酥炙）、麝香少许，研为末，每服半钱，白汤下。《宣明方论》治胆热衄血，血上妄行：水银、朱砂、麝香等分，为末，每服半钱，新汲水下。《圣惠方》治妊妇胎动，母欲死，子尚在，以此下之：水银、朱砂各半两，研膏，以牛膝半两，水五大碗煎汁，入蜜，调服半匙。《妇人大全良方》治妇人断产，水银以麻油煎一日，空心服枣大一丸，永断，不损人。然水银属汞质，今多不内服。《本草经疏》：惟宜外用，不宜内服。

外用如《摘玄方》治头上生虱，水银和蜡烛油揩之，一夜皆死。《备急千金要方》治腋下狐臭：水银、胡粉等分，以面脂和，频掺之。《肘后方》治少年面皰：水银、胡粉等分，研，腊猪脂和，夜涂旦拭，勿见水，三度瘥。

石膏

【原文】

石膏，味辛，微寒，无毒。治中风寒热，心下逆气，惊喘，口干，舌焦，不能息，腹中坚痛，除邪鬼，产乳，金疮。生山谷。

【讲解】

石膏为清解退热药。《汤液本草》：入手太阴、少阳、足阳明。《名医别录》：除时气头痛身热，三焦大热，皮肤热，肠胃中膈热，解肌发汗，止消渴烦逆，腹胀暴气喘息，咽热。《得配本草》：得甘草、姜、蜜，治热盛喘嗽。得桂枝，治温疟。得荆芥、白芷，治胃火牙痛。得苍术，治中暍。得半夏，达阴降逆，有通玄入冥之神。得黄丹，掺疮口不敛。配川芎、炙甘草、葱白、茶汤，治风邪眼寒。配牡蛎粉、新汲水服，治鼻衄头痛。配蒌仁、枳壳、郁李仁，涤郁结之热。使麻黄，出至阴之火。胃弱气虚，血虚发热者禁用。现代研究表明石膏有镇静消炎作用，除热之主药，对急性热病之烦渴、谵语、头痛、齿痛、咽喉痛等有效。无水石膏即煅石膏，可作固定骨折绷带用。

应用方面：①治伤寒时疫，诸般热病，壮热、自汗、烦渴、脉洪数之症，如《伤寒论》白虎汤，取其以解热为主。若大汗引饮，体液丧失者，必佐以滋养津液之品，如《伤寒论》人参白虎汤，《温病条辨》玉女煎；若恶寒、体疼、无汗，必合麻、桂；体重身楚，必合苍术，如大青龙汤、苍术白虎汤等。②治肺热喘急（肺炎）、湿热泄泻（急性肠炎）、牙龈口腔之肿痛（牙龈炎、口腔炎）及斑疹等，皆取其消炎解毒之用。如《伤寒论》麻杏甘石汤，《医学启源》桂苓甘露饮，《外科正宗》方清阳散火汤，《医宗金鉴》儿科方三黄解毒汤（黄连、黄芩、黄柏、栀子、石膏、麻黄、豆豉），是合强心平喘之麻黄，健胃之桂、术，利尿之苓、泽，解毒之升麻、连翘，镇痛之川芎、白芷，每收相辅之力。③治惊风痉厥，神识昏迷者，以镇静为主每用紫雪丹。张锡纯氏云：石膏生用，有强心之效。张公浪氏云：过服本品，有减低细胞生活力之弊。

磁石

【原文】

磁石，一名玄石。味辛，寒，无毒。治周痹，风湿，肢节中痛，不可持物，洒洒酸消，除大热烦满及耳聋。生川谷及山阴，有铁处则生其阳。

【讲解】

磁石为强壮镇静药。《本草经疏》：入足少阴，兼入足厥阴。《本草经解》：入足少阴肾经、手太阴肺经。《名医别录》：养肾脏，强骨气，益精除烦，通关节，消痈肿鼠瘘，颈核喉痛，小儿惊痫。《得配本草》：入足少阴经。坠炎上之火以定志，引肺金之气以入肾。除烦闷，逐惊痫，聪耳明目。得朱砂、神曲，交心肾，治目昏内障。配人参，治阳事不起。佐熟地、萸肉，治耳聋。和面糊，调涂囟上，治大肠脱肛。现代研究表明磁石能强壮神经，降低血压，对风湿性关节炎、痛风及贫血性头晕、耳鸣有效；能促进赤血球之产生，并可作为补血液；可镇静中枢神经，缓痛以利关节；并能调节体温中枢，解热以除烦热。《名医别录》云其"益精除烦"，《日华子本草》称其"补五劳七伤"，李时珍言其"明目聪耳"，是取其增进耳目感觉器官之功能。

临床应用：①用于镇心平肝，治头晕、目眩、失眠，合朱砂用，如《备急千金要方》之神曲丸（磁石、光明砂、神曲）。②用于补血益肝，治耳失聪，目失明，眼之神小，宽大昏散不明，以及耳的虚鸣重听，如《普济本事方》治疗疮毒后肾经热、听事不真之地黄丸（地黄、磁石、羌活、防风、玄参、桑白皮、枳壳、木通、甘草，制丸），《饲鹤亭集方》之耳聋左磁丸等。

凝水石

【原文】

凝水石，一名白水石。味辛，寒，无毒。治身热，腹中积聚，邪气，皮中如火烧，烦满。水饮之，久服不饥。生山谷。

【讲解】

凝水石，即寒水石，为解热利水药。本品有清热、降火、明目之功效，时用作牙粉原粉。《本草撮要》：入手足少阴、太阴、阳明经。《名医别录》：除时气热盛，五脏伏热，胃中热，烦满，口渴，水肿，小腹痹。《纲目》：治小便白，内痹，凉血降火，止牙痛，坚牙明目。

方例：《永类钤方》治男女转胞，不得小便，寒水石二两、滑石一两、冬葵子一合，为末，水一斗，煮五升，每服一升。《普济方》治牙龈出血有窍，寒水石粉三两、朱砂二钱、甘草脑子一字，为末，每用少许，干掺有窍处。《卫生易简方》治汤火伤灼，寒水石烧、研，敷患处。《经验方》治小儿丹毒，皮肤热赤，寒水石半两、白垩一分，为末，米醋调涂之。

阳起石

【原文】

阳起石，一名白石。味咸，微温，无毒。治崩中漏下，破子脏中血，癥瘕结气，寒热，腹痛，无子，阴痿不起，补不足。生川谷。

【讲解】

阳起石为兴奋强精药，属硅酸盐类矿物。《雷公炮制药性解》：入肾经。《药性论》：补肾气精乏，腰痛膝冷，湿痹，能暖女子子宫久冷，冷癥寒瘕，止月水不定。故本品可治阳痿不起，肢体厥冷；又治妇女月经不调、子宫寒冷、不孕症。阳起石尚有抑菌作用，并治崩中带下、破症瘕积聚、女子瘀血腹痛腰冷，男子茎中寒，久服，令人有子。

方例如：《普济方》治阴萎、阴汗，用阳起石煅为末，每服二钱，盐酒下。《济生方》治命门虚寒，阳痿不起，精寒无嗣，服之能令阳道丰隆，使人有子，药用阳起石、补骨脂、鹿茸、锁阳、菟丝子、狗阴茎、肉苁蓉、巴戟天，共为末，蜜丸服。

孔公孽

【原文】

孔公孽，一名通石。味辛，温，无毒。治伤食不化，邪结气，恶疮，疽、瘘、痔，利九窍，下乳汁。生山谷。

【讲解】

孔公孽为石类药之一，石钟乳之身部也，又名孔公石、通石。本品辛，温，无毒，治男子阴疮，女子阴蚀及伤食病、常欲睡眠，主腰冷湿痹，能使喉音圆亮，又疗脚弱脚气。恶细辛、术，忌羊血，木兰为之使，不可丸散，只可水煎汤服。今少用。

殷孽

【原文】

殷孽，一名姜石。味辛，温，无毒。治烂伤，瘀血，泄利，寒热，鼠瘘，瘕痕，结气。生山谷及南海。

【讲解】

殷孽为石类药之一，又名姜石，为钟乳石的根部，功效与孔公孽相同。李时珍：盖殷如人之乳根，孔公如乳房，钟乳如乳头也。《名医别录》云治筋骨弱，并痔瘘及下乳汁。恶防己，畏术，辛温无毒。今少用。

铁精

【原文】

铁精，平。主明目，化铜。

铁落，味辛，平，无毒。治风热，恶疮，疡疽疮，痂疥，气在皮肤中。

【讲解】

铁精为镇静补血药。《名医别录》：疗惊悸，定心气，小儿风痫，阴癀，脱肛。本品疗心悸，定心神，治小儿风痫、阴溃、脱肛，解毒疗疮，并作解毒药，能明目化铜。方例：《至宝方》治下痢脱肛，铁粉敷之即收。《圣惠方》治妇人阴脱，以铁精、羊脂，布裹炙热，热熨之。《子母秘录》治男子阴肿，铁精敷之。《普济方》治疗肿拔根，用铁精二两、轻粉一钱、麝香少许，为末，醋调糊面，敷之。又为治疮、补血要药。

铁落为镇静药，含四氧化三铁，或名磁性氧化铁。本品能平肝镇惊。《日华子本草》：治惊邪癫痫，小儿客忤。《纲目》：平肝去怯，治善怒发狂。《医林纂要》：

宁心神，泻妄火。《素问》生铁落饮，治暴怒发狂。

理石

【原文】

理石，一名立制石。味辛，寒，无毒。治身热，利胃，解烦，益精，明目，破积聚，去三虫。生山谷。

【讲解】

理石即石膏之顺理而微硬有肌者，又名立制石、肌石、精理黄石。本品能除营卫中去来大热、结热，解烦毒，止消渴，及中风痿痹。《名医别录》：除营卫中去来大热，结热，解烦毒，止消渴，及中风痿痹。苏恭《新修本草》云：渍酒服之，疗癖，令人肥悦。恶麻黄，滑石为之使，甘寒无毒。今人少用。

长石

【原文】

长石，一名方石。味辛，寒，无毒。治身热，四肢寒厥，利小便，通血脉，明目，去翳眇，下三虫，杀蛊毒。久服不饥。生山谷。

【讲解】

长石又名直石、土石、硬石膏，系单斜晶系或三斜晶系之长石，有珠光，可作玻璃。其成分含石灰及水硅酸化合物。《名医别录》：止消渴下气，除胸肋肺间邪气。此石与寒水石、石膏相似，但不可发汗解肌，今人少用。

肤青

【原文】

肤青，一名推青。味辛，平。主蛊毒及蛇、菜、肉诸毒，恶疮。生山谷。

【讲解】

肤青即绿青，非绿肤青也，为杀菌解毒药。本品古名推青、推石，属石类。按《神农本草经》中品石十四，肤青在内，其性味辛、平，主蛊毒及蛇、菜、肉诸毒、恶疮。而《名医别录》云，绿肤青不可久服，令人瘘。此味药似可缺如，不谈为是。

干姜

【原文】

干姜，味辛，温，无毒。治胸满，咳逆上气。温中，止血，出汗，逐风湿痹，肠澼下利。

生者尤良，味辛，微温。久服去臭气，通神明。生川谷。

【讲解】

干姜为温热性兴奋药。干姜，入脾、胃、肺经。《名医别录》：治寒冷腹痛，中恶，霍乱，胀满，风邪诸毒，皮肤间结气，止唾血。《本草经疏》：炮姜，辛可散邪理结，温可除寒通气，故主胸满咳逆上气，温中出汗，逐风湿痹，下痢因于寒冷，止腹痛。《得配本草》：辛，热，入手少阴、足太阴经气分。生则逐寒邪而发散，熟则除胃冷而守中，开脏腑，通肢节，逐沉寒，散结气，治停痰宿食，呕吐泻痢，霍乱转筋，寒湿诸痛，痞满癥积，阴寒诸毒，仆损瘀血。得北味，摄膀胱之气。配良姜，温脾以祛疟。佐人参，助阳以复阴。合附子，回肾中之阳。孕妇服之，令胎内消。气虚者服之伤元。阴虚内热，多汗者，禁用。临证本品可温中散寒，有刺激胃黏膜，引起血管运动中枢或交感神经反射，而起健胃作用；可促进肺循环，加强分泌物的吸收，而达止咳平喘之功；能扩张血管，以达止血作用；具有引起兴奋汗腺中枢，达到发汗、利痹之功。

临床用途有五：①用于温中，健脾，治霍乱吐泻及病后胃寒，如理中汤。②用以回阳救脱，治亡阳虚脱，如四逆汤、通脉四逆汤。③用于散寒逐水饮，治寒饮咳嗽，如《圣惠方》之干姜散方（干姜、细辛、半夏、五味、款冬、炙草、附子、白术、木香、大枣，制散服）；若痰饮哮喘，如小青龙汤，是取其促进肺循环，减少气管分泌而奏效。④用于止血，治阳虚失血，如《观聚方要补》断红饮（阿胶、侧柏、姜炭、当归、川芎、蒲黄，煎服），可扩张血管而达止血功效。⑤用于温寒缓痛，治心痛，如《金匮要略》乌头赤石脂汤治寒疝，如《外台秘要》引《小品方》之解急蜀椒汤（蜀椒、干姜、附子、半夏、甘草、大枣、粳米，煎服），皆是取其散寒缓痛之力也。

枲耳实

【原文】

枲耳实，一名胡枲，一名地葵。味辛，温，有小毒。治风头寒痛，风湿周痹，四肢拘挛痛，恶肉死肌。久服益气，耳目聪明，强志，轻身。生川谷及田野。

【讲解】

枲耳实即苍耳子，为发汗、利尿、排毒药。苍耳的茎叶，可治癫疯、湿热风毒、疔疮。《名医别录》：治膝痛，溪毒。《药性论》：主肝家热，明目。《天宝本草》：祛风解毒。《备急千金要方》治热毒攻手足，赤肿微热，疼痛欲脱：苍耳草绞取汁以渍之。苍耳子，入肺、肝。《日华子本草》：治一切风气，填精，暖脚腰。《本草正》：治鼻渊。《要药分剂》：治鼻瘜。《本草从新》：散气耗血，虚人勿服。今于临床，苍耳子有镇静镇痛作用，用于肌肉神经麻痹、麻风、梅毒、关节痛、疟疾、水肿等；能促进细胞组织增生、新陈代谢，并有发汗、加强血液循环的功效，故又为祛风燥湿之药；亦可用于治疗瘰疬、疥癣及瘙痒。

方如《备急千金要方》治大腹水肿，小便不利，用苍耳子（灰）、葶苈（末）等份，煎服，或为末，每服二钱，日二服。《朱氏集验方》治久疟不止，用苍耳子或根、茎，焙，研末，酒糊丸，梧子大，每服二钱，日二服。《食医心镜》方治风湿挛痹、一切风气，苍耳子三两，炒为细末，煎服。陈无择治鼻渊，流浊涕不止，苍子（炒）二钱、辛夷五钱、白芷一两、薄荷五分，为末，每服二钱，用葱煮汤调下，食后服。本品忌猪、马肉。

葛根

【原文】

葛根，一名鸡齐根。味甘，平，无毒。治消渴，身大热，呕吐，诸痹。起阴气，解诸毒。

葛谷，治下利十岁以上。生川谷。

【讲解】

葛根为清解除热药。本品有缓和局部刺激的作用，外敷可治疗局部炎症；内服有辛凉解肌退热之力，并可减低末梢神经炎症，解百药及蛇毒，对胃肠黏膜有保护作用。《要药分剂》：入胃、膀胱二经，兼入脾经。《名医别录》：疗伤寒中风头痛，解肌，发毒，出汗，开肌腠，疗金疮，止痛，胁风痛。《日华子本草》：治胸膈热，心烦闷热狂，止血痢，通小肠，排脓破血，敷蛇虫啮。

应用有四：①辛凉解肌。治热下痢，表证未解，合黄芩、黄连用，如葛根芩连汤，有解热等作用；治太阳病，颈背强几几，合麻黄、桂枝用，如葛根汤，有发汗解热作用。②辛凉透疹。治痘疮，麻疹初期、不易透彻之症，合升麻用，如《太平惠民和剂局方》升麻葛根汤（升麻、葛根、芍药、甘草），具有促发疹痘之功。③升津止渴。治脾虚泄泻，合人参、白术用，如《小儿药证直诀》七味白术散（葛根、人参、白术、茯苓、甘草、木香、藿香），取其升津之用。④滋润解渴，治消渴，合生地黄、人参、莲须用，如《幼幼集成》莲花饮（葛根、莲须、人参、花粉、生地黄、茯苓、知母、甘草、黄连、五味、竹叶、灯芯，煎服），有减低血糖之效。

栝楼根

【原文】

栝楼根，一名地楼。味苦，寒，无毒。治消渴，身热，烦满，大热，补虚，安中，续绝伤。生川谷及山阴地。

【讲解】

栝楼根即天花粉，为解热消炎药。本品内服具有滋阴、消炎、止渴、催乳功能，对痈疽发背诸疮，有消炎散肿之效；外用可治皮肤湿疮，汗癜擦伤，作涂剂。天花粉服后在胃中不起变化，至肠被吸收后，能使血液流动增速，促使呼吸加快，使痰容易咳出。故其为消渴润燥药，及为消炎、排脓、生肌药。《雷公炮制药性解》：入肺、心、脾、胃、小肠五经。《名医别录》：除肠胃中痼热，八疸，身面黄，唇干，口燥，短气，通月水，止小便利。《本草正》：凉心肺，解热渴，降膈上热痰，消乳痈肿痛。《医林纂要》：补肺，敛气，降火，宁心，兼泻肝郁，缓肝急，清膀胱热，止热淋小便短数，除阳明湿热。

如治小儿发黄，《广利方》用天花粉捣汁，合蜜服之。《圣惠方》治小儿热病，壮热头痛，用天花粉末，乳汁调服半钱。《集简方》治虚热咳嗽，以天花粉一两、人参三钱，为末，米汤送服一钱。《全幼心鉴》方治小儿阴囊肿，用天花粉一两、甘草一钱半，水煎，入酒服。《永类钤方》治产后吹乳，乳痈初起，用天花粉一两、乳香一钱，为末，酒调服。《普济方》治天疱疮，用天花粉、滑石为末，水调搽之。《简便方》治杨梅天疱疮，用天花粉、川芎、当归各四两，槐花一两，为末，米糊丸梧子大，每服三五十丸，姜汤下。《备急千金要方》治消渴，以天花粉、生姜、麦冬、芦根、茅根，以水一斗，煮取三升，水煎，分三次服。

苦参

【原文】

苦参，一名水槐，一名苦蘵。味苦，寒，无毒。治心腹结气，癥瘕积聚，黄疸，溺有余沥。逐水，除痈肿，补中，明目，止泪。生山谷及田野。

【讲解】

苦参为杀虫消炎药。本品有健胃驱虫作用，对赤痢、肠出血、痔疮出血有效。苦参内服能刺激胃神经，增加胃分泌而促进消化；入肠能激动肠之蠕动，使大便易于排出；一部分由肠壁吸收而入血，故能增加血液循环之力。本品益精，利九窍，除伏热，肠澼，止渴，醒酒，疗恶疮阴蚀，并治癫痫、谷疸。《雷公炮制药性解》：

入胃、大肠、肝、肾四经。《名医别录》：养肝胆气，安五脏，定志益精，利九窍，除伏热肠癖，止渴，醒酒，小便黄赤，疗恶疮，下部䘌，平胃气，令人嗜食。《日华子本草》：杀疳虫。《滇南本草》：凉血，解热毒，疥癣，脓窠疮毒。疗皮肤瘙痒，血风癣疮，顽皮白屑，肠风下血，便血。消风，消肿毒，痰毒。

如厉风丸治大麻风（苦参、胡麻、白蒺藜、荆芥、甘菊、豨莶草、白芷、当归、川芎、地黄、天门冬、首乌、牛膝、漆叶、秦艽、龙胆草，为丸服）。《医方摘要》治脱肛：苦参、五倍子、陈壁土等分，煎汤洗之。《御药院方》治肺热生疮，遍身奇痒：苦参末、粟米饮，丸梧子大，每服五十丸，空心米饮下。张文仲方治瘰疬结核，苦参四两（捣末）、牛膝汁，丸绿豆大，开水送二十丸。《仁存堂方》治血痢不止，苦参炒焦为末，水丸梧子大，每服十五丸，米汤下。《外台秘要》治谷疸食劳，食毕头旋，心怫郁不安，以苦参、胆草为末，牛胆汁和丸梧子大，生姜汤下五丸，日三次。治皮肤风疹、瘙痒，本品烧水洗之。

当归

【原文】

当归，一名干归。味甘，温，无毒。治咳逆上气，温疟，寒热洒洒在皮肤中。妇人漏下，绝子。诸恶疮疡，金疮。煮饮之。生川谷。

【讲解】

当归为和血、补血、调经药。本品能抑制子宫平滑肌的紧张，而止痛经；改善子宫局部供血，促进子宫发育；能滑肠，解除便秘，消散骨盆器官和组织充血；对延髓中枢神经有兴奋和抑制作用；对赤痢杆菌、伤寒杆菌、霍乱弧菌有灭杀作用。《汤液本草》：入手少阴，足太阴，厥阴经。《名医别录》：温中止痛，除客血内塞，中风痓，汗不出，湿痹，中恶客气，虚冷，补五脏，生肌肉。《日华子本草》：治一切风，一切血，补一切劳，破恶血，养新血及主癥癖。《得配本草》：配白芍，治血淋、热淋，及妇人遗尿。配贝母、冬花、百部，治肺实鼻塞。配石膏、竹茹、甘草、桂枝，治胎前虚烦呕逆。佐人参、当归、甘草，治血厥。李杲：当归头，止血而上行；身养血而中守；梢破血而下流；全活血而不走。

临床应用有四：①活血调经，治血虚月经不调，如四物汤为和血调经之祖方，加桃仁、红花则名桃红四物汤，有活血调经作用；加阿胶、艾叶则名胶艾四物汤，有补血、止漏、安胎之力；入元胡、香附则有调经镇痛功能。②活血退肿，治一切炎肿，合山甲、乳香，如仙方活命饮，具有消炎退肿之力。③活血止痛，治手足关节痛，合羌活、防风用，如东垣当归拈痛散（当归、川羌活、防风、葛根、苍术、升麻、知母、丹参、猪苓、降香、茵陈、人参、甘草、玄参，制散服）具有活血镇痛之效。④活血疗伤，治跌打损伤，合桃仁、苏木用，如《医学入门》当归须散，药用当归身、红花、桃仁、赤芍、香附、乌药、苏木、官桂、甘草，制散，水、酒各半服。⑤滋养润肠，治阴虚便秘，合生地黄、火麻仁用，如润肠丸。中医临床认为当归头止血、当归身补血、当归尾破血，故补益强壮用当归身、活血消肿用当归尾、调和气血用全当归。

麻黄

【原文】

麻黄，一名龙沙。味甘，温，无毒。治中风，伤寒，头痛，温疟，发表出汗，去邪热气，止咳逆上气，除寒热，破癥坚积聚。生川谷。

【讲解】

麻黄为辛温发表峻汗药。本品对气管、支气管肌肉有舒张作用，故有平喘作用；能使血压降低，并有散瞳作用，与肾上腺素相似；能使唾液分泌增加，增强心脏机能，并能发汗，使体内水分及毒素排出体外；又为利关节、止湿痹疼痛之效药，故为发汗、利尿、镇咳、祛痰药。《珍珠囊》：入手太阴。《日华子本草》：通九窍，调血脉，御山岚瘴气。《本草经疏》：麻黄，轻可去实，故疗伤寒，为解肌第一。专主中风，伤寒头痛，温疟，发表出汗，去邪气者，盖以风寒湿之外邪，客于阳分皮毛之间，则腠理闭拒，营卫气血不能行，故谓之实，此药轻清，故能祛其壅实，使邪从表散也。《得配本草》：得肉桂，治风痹冷痛。佐半夏，治心下悸病。佐射干，治肺痿上气。使石膏，出至阴之邪火。

临床应用有五：①用于伤寒，治疗重感冒，恶寒、发热、无汗者，如麻黄汤；若一般热病，如上感、肺炎等之见烦躁口渴者，其热必壮，可用大青龙汤。②用于哮喘（支气管喘息）、痰饮（支气管炎）、小儿哮喘（百日咳），可用小青龙汤、麻杏石甘汤，或配五味子用，或配石膏用，是取其镇咳平喘之力，并防其大量发汗之弊。③用于水肿、黄疸，如越婢汤利水、《外台秘要》五味汤（茵陈、石膏、麻黄、葛根、生姜）疗恶性黄疸，取其发汗利尿以达治疗目的。④用于风湿麻木、关节风痛，如《医通》薏苡仁汤（麻黄、白术、薏苡仁、桂心、当归、芍药、甘草、生姜）、《金匮要略》乌头汤（乌头、麻黄、芍药、甘草、黄芪、白蜜），是皆取其发汗、促进循环而利其关节运动，以缓解疼痛。⑤用于透发麻疹，发汗能改善循环，有利于麻疹之透发，如《医宗金鉴》三黄石膏汤（黄连、茯苓、黄柏、栀子、石膏、麻黄、淡豆豉，煎服）。本品既为峻汗之剂，若体力虚弱或表虚有汗者慎用，血压高者忌用。

通草

【原文】

通草，一名附支。味辛，平，无毒。主去恶虫，除脾胃寒热，通利九窍。血脉、关节，令人不忘。生川谷及山阳。

【讲解】

通草为利尿清凉药。本品有解热、利尿、镇静作用，对于热性病之烦躁，肺热咳嗽，小便不利均有良效，又为催乳药，并治五淋。《纲目》：入手太阴肺，足阳明胃经。《医学启源》：除水肿癃闭，治五淋。《日华子本草》：明目，退热，催生，下胞，下乳。

方如仲景之当归四逆汤，治伤寒邪入厥阴之证，药用当归、芍药、桂枝、细辛、通草、大枣、甘草，取其能通营卫之意。《医方集解》治诸淋之琥珀散，药用琥珀、木通、滑石、萹蓄、郁金、当归、通草，制散服。本品不能独行其职，必须配他药以为治。

芍药

【原文】

芍药，一名白木。味苦，平，有小毒。治邪气腹痛，除血痹，破坚积，寒热，疝瘕，止痛，利小便，益气。生山谷及丘陵。

【讲解】

芍药为祛风镇痉止痛药。徐灵胎云芍药为平肝、养肝要药。本品有镇痛缓痉之效；对赤痢杆菌、霍乱弧菌、葡萄球菌、伤寒杆菌及其他杆菌，均有杀灭作用。通常分赤、白二种，白者解胃肠、子宫之痉挛，可以缓急解痛；赤者通经络活血脉，有舒筋活络破瘀之效。二者对腹腔内之感染性炎症，均有消炎镇痛之力。《本草经疏》：手、足太阴引经药，入肝、脾血分。《名医别录》：通顺血脉，缓中，散恶血，逐贼血，去水气，利膀胱、大小肠，消痈肿，时行寒热，中恶腹痛，腰痛。《新修本草》：益女子血。《得配本草》：白芍药，酸苦，微寒，入手、足太阴、足厥阴经血分。泻木中之火，土中之木。固腠理，和血脉，收阴气，退虚热，缓中止痛，除烦止渴，治脾热易饥，泻痢后重，血虚腹痛，胎热不安。得干姜，治年久赤白带下。得犀角，治衄血咯血。配香附、熟艾，治经水不止。配川芎，泻肝。配姜、枣，温经。配川连、黄芩，治泻痢。配甘草，止腹痛，并治消渴引饮。君炒柏叶，治崩中下血。佐人参补气。佐白术，补脾。用桂枝煎，酒浸炒，治四肢痘疮痒。伐肝生用，补肝炒用。后重生用，血溢醋炒。补脾酒炒，滋血蜜炒，除寒姜炒。赤芍药行血中之滞，通经闭，治血痹，利小肠，除疝瘕，泻血热，退目赤，消痈肿，疗痘毒。

临床应用有三：①用于疏肝缓痛，治足之挛急（腓肠痉挛），仲景合甘草用，如芍药甘草汤，取其镇痉缓痛之效；治下利腹痛（肠炎），合黄芪用，如《金匮要略》黄芪建中汤，取其消炎缓痛之力。②用于和肝调经，治肝气郁滞、月经不调，合柴胡、当归用，如《伤寒论》四逆散、《太平惠民和剂局方》逍遥散，有镇静调经之功。③用于治痢，每合黄芩、黄连用，如芍药汤，取其抗赤痢杆菌作用。苏恭云：赤者利小便下气，白者止痛散血。成无己云：白补而赤泻，白收而赤散。胡光慈云：白芍用于镇痉缓痛，赤芍用于活血消炎，颇有称心应手之效。

蠡实

【原文】

蠡实，一名剧草，一名三坚，一名豕首。味甘，平，无毒。治皮肤寒热，胃中热气，风寒湿痹。坚筋骨，令人嗜食。久服轻身。花、叶，去白虫，喉痹。生山谷。

【讲解】

蠡实即马蔺子，又名荔草，为泻湿解热药。本品能止心烦，利大小便，治小腹疝痛，腹内冷积，消酒毒，治黄病，疗毒虫咬伤。《得配本草》：入阳明经血分。《日华子本草》：治妇人血气烦闷，产后血逆并经脉不止，崩中带下，清一切疮痈肿毒，止鼻洪吐血，通肠，清酒毒，治黄病，敷蛇虫咬，杀蕈毒。

方如《备急千金要方》治诸冷痛极，以马蔺子九升，水煎，酒调服。《集验方》治寒疝不能食，及腹内一切诸疾，消食肥肌，以马蔺子一升，炒，研，拌面吞服。《卫生易简方》治喉痹肿痛，以马蔺子八钱，牛蒡子六钱，研末，空心温酒服。

瞿麦

【原文】

瞿麦，一名巨句麦。味苦，寒，无毒。治关格，诸癃结，小便不通。出刺，决痈肿，明目，去翳，破胎堕子，下闭血。生山谷。

【讲解】

瞿麦为利尿通经药。本品对血淋及尿道痛有特效，为通经药，尚可开关格，决痈肿，明目去翳，破胎坠子，下血闭，妊娠忌用。《本草汇言》：入手少阴、太阳二经。《本草再新》：入心、脾、肾经。《名医别录》：养肾气，逐膀胱邪逆，止霍乱，长毛发。《日华子本草》：叶，治痔漏并泻血，小儿蛔虫，眼目肿痛，捣敷治浸淫疮并妇人阴疮。子，催生，治月经不通，破血块，排脓。

方如《备急千金要方》治下焦结热之立效散，药用瞿麦、甘草、栀子，共为末，或莲须、葱白、灯心草，烧汤饮之。《外台秘要》治小便石淋，本品子捣末，酒服。仲景《金匮要略》方之瓜蒌瞿麦丸，治小便不利，有水气。《备急千金要方》治子死腹中或经产不下，本品烧浓汁服之。《太平惠民和剂局方》之八正散治诸淋：瞿麦、山栀、扁蓄、大黄、滑石、木通、车前子、甘草各一钱，加灯心草一钱，煎服。《外台秘要》治咽喉骨鲠，本品为末，水调服。《圣惠方》治眯目生翳，其物不出，生肤翳者，以瞿麦、干姜（炮），为末，井华水调服二钱。

玄参

【原文】

玄参，一名重台。味苦，微寒，无毒。治腹中寒热积聚，女子产乳余疾。补肾气，令人目明。生川谷。

【讲解】

玄参为滋阴、清热、解毒药，有清心、消炎、解热作用，对于咽喉炎、腮腺炎、眼结合膜炎、耳膜炎、颈淋巴腺炎及各种热性病，口干舌燥者，有退热、止渴、生津之功；对斑疹出后之稽留热、白喉、猩红热、丹毒等，均有减轻其症状之力。《雷公炮制药性解》：入心、肺、肾三经。《名医别录》：主暴中风，伤寒身热，支满狂邪，忽忽不知人，温疟洒洒，血瘕下寒血，除胸中气，下水，止烦渴，散颈下核，痈肿，心腹痛，坚癥，定五脏。《纲目》：肾水受伤，真阴失守，孤阳无根，发为火病，法宜壮水以制火，故玄参与地黄同功。《得配本草》：得花粉，治痰结热痈。配大力子，治急喉痹风。配甘草、桔梗，治咽喉肿痛。配升麻、甘草，治发斑咽痛。佐二地，除阴虚火动。煮猪肝，治赤脉贯瞳。研末，敷年久瘰疬。

临床应用：①用于消炎解毒，治咽喉肿痛、瘰疬、热毒斑疹。如《外科正宗》卷二之玄参解毒汤，药用玄参、栀子、荆芥、桔梗、甘草、生地黄、葛根、淡竹叶、灯心草。《医宗金鉴》卷六十四之消核散，药用玄参、海藻、牡蛎、红娘子、甘草，为细末，温酒调服。《外科正宗》方治温毒之化斑解毒汤，药用升麻、玄参、黄连、牛蒡子、连翘、人中黄、石膏、知母、甘草、淡竹叶等。②用于滋养津液，治温热伤津、烦热谵语之症，常合滋液清营之麦冬、生地黄、犀角、竹叶之类，如清宫汤、清营汤，有滋养、退热、清神之效。

秦艽

【原文】

秦艽，一名秦瓜。味苦，平，无毒。治寒热邪气，寒湿风痹，肢节痛。下水，利小便。生川谷。

【讲解】

秦艽为散风利痹药，有发汗、镇痛作用，能疏肌表之风湿，而达祛风利湿之效；又为治疟药，并可利小便，疗黄疸，使体内胆红素由小便排泄。《纲目》：手、足阳明经，兼入肝、胆，治胃热，虚劳发热。《日华子本草》：主骨蒸，治疳及时气。《名医别录》：疗风，无问久新，通身挛急。《得配本草》：辛，苦，温。入手、足阳明经气分。去风湿寒痹，疗黄疸酒毒，舒筋养血。得肉桂，治产后中风。得牛乳，治伤寒烦渴，及发背初起，并治五种黄疸。配阿胶、艾，治胎动不安。佐柴胡，治风湿骨蒸。

临床应用：①发汗解热，治骨蒸劳热，如《杨氏家藏方》之秦艽扶羸汤（秦艽、地骨皮、鳖甲、柴胡、人参、当归、半夏、紫菀、甘草、大枣）。②发汗镇痛，治诸痹、历节风（关节炎），如独活寄生汤、洁古大秦艽汤（秦艽、羌活、独活、防风、细辛、白芷、川芎、当归、白芍、生地黄、熟地黄、白术、茯神、石膏、玄参、甘草）之方，治手足痿痹，血不养筋，关节疼痛。

百合

【原文】

百合，味甘，平，无毒。治邪气腹胀，心痛，利大小便，补中益气。生山谷。

【讲解】

百合为滋养强壮性镇咳祛痰药。本品对于肺结核及慢性干性气管炎，均有滋养缓和止咳之功，并有退热清凉作用，又用于治疗"百合病"及神经衰弱。《雷公炮制药性解》：入心、肺、大、小肠四经。《名医别录》：除浮肿胪胀，痞满，寒热，通身疼痛，及乳难，喉痹，止涕泪。《日华子本草》：安心、定胆、益志，养五脏，治癫邪啼泣，狂呌，惊悸，杀蛊毒气，痓乳痈，发背及诸疮肿，并治产后血狂运。

临床应用有六：①治肺热咳嗽及吐脓血，本品同知母、贝母、麦冬、天冬、百部、桑白皮、薏苡仁、枇杷叶用。②利大小便，本品同麦冬、白芍、甘草、通草用。③治寒热泄气，通身疼痛，本品同知母、柴胡、竹叶用。④补中益气，本品同白芍、炙甘草、麦冬、五味子用。⑤治浮肿，本品同白芍、茯苓、车前子、桑白皮用。⑥治伤寒后百合病，行住坐卧不定，如有鬼神伏，已发汗者，仲景以百合知母汤治之，用百合七枚，泉水浸一夜，翌晨，更以泉水煮取一升，再以知母三两，泉水二升，煮取一升，二汁合煮一升半，分两次服。另外仲景用百合地黄汤治百合病未经汗吐下者；百合鸡子黄汤治百合病已经吐后者；百合代赭汤，治百合病已经下后者。《圣惠方》治肺脏壅热，烦闷咳嗽者，用新百合四两，蜜和蒸软，时时含一片，吞之。《备急千金要方》治肺病吐血，鲜百合捣汁饮之。

知母

【原文】

知母，一名蚳母，一名连母，一名野蓼，一名地参，一名水参，一名水浚，一名货母，一名蝭母。味苦，寒，无毒。治消渴，热中，除邪气，肢体浮肿。下水，补不足，益气。生川谷。

【讲解】

知母为清热消炎药。本品对热病可作清凉止渴剂，有抑制杆菌及球菌功能，并可镇静止咳，填阴治消渴，故具有利尿生津之力。《汤液本草》：入足阳明、手太阴经。《本草经解》：入足少阴肾、手少阴心经。《药性论》：主治心烦躁闷，骨热劳往来，生产后蓐劳。肾气劳，憎寒虚损。《日华子本草》：通小肠，消痰止咳，润心肺，补虚乏，安心止惊悸。《得配本草》：辛苦，寒，入足少阴、手太阴经气分。泻肾火，除骨蒸，退邪热，滋化源，疗初痢腹痛，治久疟酷热，消痰定嗽，止渴除烦。得人参，治子烦。得地黄，润肾燥。得莱菔子、杏仁，治久嗽气急。配麦冬，清肺火。欲上行，酒拌焙炒。欲下行，盐水润焙。肠胃滑泄，虚损发热，二者禁用。

临床应用约为三项：①清凉解热，辅石膏，用于壮热、烦渴之症，如白虎汤；合银柴胡、青蒿、地骨皮，用于骨蒸劳热，阴虚发热，如《证治准绳》清骨散（银柴胡、青蒿、鳖甲、知母、地骨皮、秦艽、胡黄连、甘草，水煎服；或为末，冲服）、《温病条辨》青蒿鳖甲汤（青蒿、知母、鳖甲、生地黄、牡丹皮、天花粉）

等。②镇静安神，同黄柏配，用于滋养剂，施治于肾虚火旺之睡眠不安及梦遗等，如知柏地黄丸。③消炎，利关节，用于关节肿痛（风湿性关节炎），随一般消炎发汗镇痛药用，如张洁古大羌活汤（羌活、独活、防风、知母、黄连、玄参、防风、细辛、苍术、白术、生地黄、川芎、甘草）和桂枝芍药知母汤等。至于治消渴的作用，是取其滋阴清热之力。

贝母

【原文】

贝母，一名空草。味辛，平，无毒。治伤寒烦热，淋沥邪气，疝瘕，喉痹，乳难，金疮，风痉。

【讲解】

贝母为润肺、化痰、止咳药，对肺部支气管平滑肌有扩张作用，能作用于副交感神经，扩张支气管，减少分泌，而收祛痰镇咳之效，功用与阿托品类似；又有消炎解毒、治人畜恶疮之用，并且可作为镇静、解热、止痉、抗惊厥之药。《雷公炮制药性解》：入心、肺二经。《名医别录》：疗腹中结实，心下满，洗洗恶风寒，目眩，项直，咳嗽上气，止烦热渴，出汗，安五脏，利骨髓。《日华子本草》：消痰，润心肺。《得配本草》：得厚朴，化痰降气。配白芷，消便痈肿痛。配苦参、当归，治妊娠尿难。配连翘，治瘿瘤。配瓜蒌，开结痰。配桔梗，下气止嗽。现贝母分三种：川贝祛痰而兼补虚，浙贝祛痰而兼清热，土贝祛痰而兼解毒。

临床应用有二：①化痰止咳，治阴虚劳咳（肺结核），合滋养之二冬（天冬、麦冬）、二地（生地黄、熟地黄），如《济世方》之滋阴降火汤，治阴虚发热，吐痰喘急：天冬、麦冬、生地黄、熟地黄、贝母、知母、地骨皮、百部、茯苓、白芍、白术、黄芪。治肺热咳嗽（急性支气管炎），合玄参、桑白皮用，如《济世方》之清火宁肺汤，治咳嗽有热痰，胸中痞闷：麦冬、玄参、秦皮、贝母、桔梗、甘草、前胡、枳实、赤苓、生姜。治久咳气急（慢性支气管炎），合杏仁、款冬花用，如《证治准绳》之贝母散，治小儿久喘气急：贝母、杏仁、款冬花、紫菀、麦冬，是皆取其消炎镇咳之功。②消炎散结。治肺痈，合排痰之桔梗用，如《外台秘要》之桔梗白散，治肺痈久吐，脓如米糊者：桔梗、贝母、巴霜制散服；治疬腮（颈淋巴腺炎）、乳痈（乳腺炎）、瘰疬（颈淋巴结脓肿）等，合公英、连翘用，如《外科正宗》之消痈散毒汤：贝母、天花粉、蒲公英、连翘、青皮、当归、鹿角霜；合夏枯草用，如《外科正宗》之夏枯草汤，治瘰疬：夏枯草、贝母、桔梗、甘草、白芷、当归、白芍、生地黄、红花、柴胡、桑白皮、茯苓、白术、香附，先以夏枯草煎水，后下诸药，同煎服，是皆取其消炎作用。其他如加味逍遥散治疳腮、乳肿及腋部、颈部淋巴结肿：柴胡、当归、赤芍、夏枯草、玄参、贝母、郁金、连翘、牛蒡子、乳香、没药等，煎服，均有特效。

白芷

【原文】

白芷，一名芳香，一名䖀。味辛，温，无毒。治女人漏下赤白、血闭、阴肿、寒热、风头侵目泪出，长肌肤，润泽。可作面脂，生川谷下泽。

【讲解】

白芷为发表镇痛药。本品作用于血管、神经中枢、呼吸中枢及迷走神经脊髓等，因兴奋作用而使血压上升，脉搏徐缓，呼吸加快，用大量时引起痉挛，可呈一般麻痹。白芷可促进循环，有助于炎症之减轻；对妇女卵巢之内分泌有调节功能，故有止带下作用。《雷公炮制药性解》：入肺、脾、胃三经。《日华子本草》：治目赤胬肉，及补胎漏滑落，破宿血，补新血，乳痈，发背，瘰疬，肠风，痔瘘，排脓，疮痍，疥癣，止痛，生肌，去面䵟疵瘢。《纲目》：治鼻渊、鼻衄、齿痛、眉棱骨痛、大肠风秘、小便出血、妇人血风眩晕、翻胃吐食。《得配本草》：得辰砂，治盗汗不止。得荆芥、蜡茶，治风寒流涕。得椿根皮，治湿带下。配黄芩，治眉棱骨痛。配白芥子、生姜汁，调涂脚气肿痛。佐蒌仁，治乳痈。血虚、气虚者，禁用。

临床应用有五：①用于风寒头痛，需与发汗之羌活、防风同用，如九味羌活汤。②用于头风，常与川芎、防风同用，如《医学统旨》方治风热上攻、眉棱骨疼之祛风清上饮：白芷、川芎、防风、羌活、荆芥、柴胡、玄参、甘草。③用于牙龈结肿疼痛，常合升麻、石膏、玄参，如《正宗》方之清阳散火汤：白芷、升麻、石膏、玄参、连翘、防风、荆芥、车前子、白蒺藜、当归、甘草。④用于痈毒肿痛，常合金银花、穿山甲等解毒消炎药用，如《医学统旨》方之仙方活命饮。⑤用于鼻炎，常随苍耳子、辛夷用，如《济生方》之苍耳散：白芷、苍耳子、辛夷、薄荷。他如《百一选方》之都梁丸，治病风头痛，百药不效，取白芷一味，蜜丸弹子大，每用清茶、荆芥，烧水送饮一丸。张公浪氏云：本品能扩张血管而奏祛痛之效。充血性之风脑（高血压）等不宜。

淫羊藿

【原文】

淫羊藿，一名刚前。味辛，寒，无毒。治阴痿绝伤，茎中痛，利小便，益气力，强志。生山谷。

【讲解】

淫羊藿为性神经强壮药，能补精液，对阳痿及神经衰弱、健忘等均有卓效。并有刺激性腺，增加荷尔蒙分泌之力。《本草经疏》：入手厥阴，足少阴、厥阴。《名医别录》：坚筋骨、消瘰疬、赤痈。《日华子本草》：治一切冷风劳气，补腰膝，强心力，丈夫绝阳不起，女子绝阴无子，筋骨挛急，四肢不任，老人昏耄，中年健忘。《得配本草》：入足少阴经气分。兼入手足阳明、三焦、命门，助相火，强精气，除风冷，解拘挛。得覆盆、北五味，治三焦冷嗽。配威灵仙，治痘疹入目。君生姜、茶叶，治气胀不食。浸无灰酒，治偏风不仁。巴戟天、锁阳、仙茅、淫羊藿，均须生地黄汁浸透，焙干用，再重用滋阴之剂，以制其热，庶无阳旺阴亏之患。今人动以此为种子良方，服之者，多致阳亢阴竭，精液干涸，反受其害，则惑之甚者也。

方例：《和汉药考》治阳痿，用枸杞子、肉苁蓉、五味子、山茱萸、淫羊霍；《百一选方》治病后青盲，以本品一两、淡豆豉一百粒，煎服。《普济方》治小儿夜盲，用淫羊霍、蚕沙各一两，炙甘草、射干各二钱半，为末，羊肝一枚，切开，掺药半两，黑豆一合，米泔一盏，同煎服。时方：淫羊霍浸酒饮之，可壮阳强精。

黄芩

【原文】

黄芩，一名腐肠。味苦，平，无毒。治诸热，黄疸，肠澼，泄利，逐水，下血闭，恶疮，疽蚀，火疡。生川谷。

【讲解】

黄芩为苦寒清热燥湿药，有解热及抗菌作用，对一切杆菌及球菌，均具有抑制其繁殖之力；可解一切热性病，如稽留热、消耗热，故又为消炎杀菌药。《纲目》：入手少阴、阳明，手足太阴、少阳六经。《名医别录》：疗痰热，胃中热，小腹绞痛，消谷，利小肠，女子血闭，淋露下血，小儿腹痛。《药性论》：能治热毒，骨蒸，寒热往来，肠胃不利，破壅气，治五淋，令人宣畅，去关节烦闷，解热渴，治热腹中疠痛，心腹坚胀。《得配本草》：得黄芪、白蔹、赤小豆，治鼠瘘。得厚朴、川连，止腹痛。得白芍，治下痢。得桑白皮，泻肺火。得白术，安胎。配白芷、细茶，治眉棱骨痛。

临床应用有四：①清热解表，用于多种热病。如合发汗之羌活、防风以治感冒，合柴胡以解疟热，合白蔻仁以清湿热，合薄荷、荆芥以清风热，因配伍不同而作用亦殊。方如九味羌活汤、小柴胡汤、黄芩滑石汤（黄芩、白蔻仁、滑石、茯苓、大腹皮、通草、猪苓）。②清热消炎，用于湿热下利（痢疾、急性肠炎）；咽喉眼目之肿痛，每合芍药、黄连之类，如葛根芩连汤、黄芩汤等。③清热止血，合地榆、茜草、阿胶用，如《直指方》治肠风下血之地榆散（地榆、黄芩、黄连、茜草、茯神、山栀子）。④安胎保产，合当归、芍药用，如《金匮要略》之当归散（当归、黄芩、白芍、川芎、白术）。⑤平肝清热，用于充血性头痛，合天麻、钩藤、决明子用，如天麻钩藤汤，本方亦确有降压之效。

狗脊

【原文】

狗脊，一名百枝。味苦，平，无毒。治腰背强，关节缓急，周痹，寒湿膝痛。颇利老人。生川谷。

【讲解】

狗脊为缓和强壮药。本品能通血脉，利关节，治顽痹，强腰背，疗失溺不节，男女脚软及妇女赤白带下。《本草求真》：入肝、肾经。《名医别录》：疗失溺不节，男子脚弱腰痛。《纲目》：强肝肾，健骨，治风虚。《玉楸药解》：泄热去寒，起痿止痛，泄肾肝湿气，通关利窍，强筋壮骨，治腰痛膝寒，足肿脚弱，遗精带浊。《得配本草》：微苦，微温，入足少阴经气分。去风湿，疗失溺，治伤中，利关节。配当归，治病后足肿。佐鹿茸、艾叶，治寒湿带下。肾虚有火者，禁用。

方如《普济方》治男子诸风之四宝丹：狗脊、苏木、草薢、川乌，为末，米醋糊丸，梧子大，酒服二十丸。《济生方》治室女白带、冲任虚寒之鹿茸丸：狗脊、白蔹各一两，鹿茸二两，为末，艾煎醋汁打，糯米糊为丸，每服二钱，温酒下。时方治腰神经及坐骨神经痛，用狗脊五钱、牛膝三钱、杜仲三钱、薏苡仁四钱、木瓜二钱，煎服。

石龙芮

【原文】

石龙芮，一名鲁果能，一名地椹。味苦，平，无毒。治风寒湿痹，心腹邪气，利关节，止烦满。久服轻身，明目，不老。生川泽石边。

【讲解】

石龙芮为祛风燥湿药。《名医别录》：平肾胃气，补阴气不足，失精茎冷，令人皮肤光泽，有子。《日华子本草》：逐诸风，除心热躁。畏吴萸、蛇蜕，大戟为使。其功用与枸杞子、覆盆子相同。今人少用。

茅根

【原文】

茅根，一名兰根，一名茹根。味甘，寒，无毒。治劳伤，虚羸，补中益气，除瘀血、血闭、寒热，利小便。

其苗，主下水。生山谷、田野。

【讲解】

茅根为缓和营养利尿药，能消炎利尿，排除内脏及组织间隙过剩之水分而达消肿之效，对肾炎、淋病、妊娠浮肿有效，对于热性病口渴，又可作为清凉药，并有止血作用。《得配本草》：入手少阴、太阴，兼入足太阴、阳明经。《名医别录》：下五淋，除客热在肠胃，止渴，坚筋，妇人崩中。《纲目》：止吐衄诸血，伤寒哕逆，肺热喘急，水肿黄疸，解酒毒。

方如《圣惠方》治肺热气喘，用生茅根一两，水煎服，名如神汤。《圣济总录》治反胃上气，食入即吐，用茅根、芦根各二两，水煎服。治水肿，以茅根、芍药、赤小豆、赤茯苓、白茯苓、车前子、薏苡仁、木瓜、石斛、木通，煎服。治尿血，用茅根、生地黄、麦冬、车前子、牛膝、茯苓、黄柏、五味子、栀子煎服。

紫菀

【原文】

紫菀，一名青菀，味苦，温，无毒。治咳逆上气，胸中寒热结气，去蛊毒，痿厥，安五脏。生山谷。

【讲解】

紫菀为化痰降气药。本品有排除呼吸道黏液作用，而使气管舒适，咳止气平，对慢性气管炎、支气管炎、肺结核之咳血、咯血及消散喉头之肿胀均有卓效，又为利尿药。《雷公炮制药性解》：入心、肺二经。《名医别录》：疗咳唾脓血，止喘悸，五劳体虚，补不足，小儿惊痫。《日华子本草》：调中及肺痿吐血，消痰止咳。《得配本草》：入手太阴、少阴经血分。泄上炎之火，散结滞之气，治痰血，利小便，开喉痹，退惊痫。配生地黄、麦冬，入心以宁神。配丹皮、白芍，入胃以清热。配款冬、百部、乌梅，治久嗽。配白前、半夏，治水气。

临床应用以祛痰利咳为主。①治诸般咳嗽，合祛痰之白前、镇咳之百部用，如：程钟龄《医学心悟》方之止嗽散（紫菀、白前、桔梗、甘草、荆芥、橘红、百部）。②治虚劳咳有血，合滋养之人参和麦冬、止血之阿胶用，如《医通方》之紫菀散（紫菀、人参、麦冬、阿胶、川贝、茯苓、桔梗、炙甘草、五味子），奏祛痰镇咳之效。③对于慢性气管炎咳嗽、气逆、咳痰不利之症，热症合清肺之桑白皮、黄芩用，燥症合润肺之麦冬、川贝用，湿痰合二陈汤用，均有卓效。

紫草

【原文】

紫草，一名紫丹，一名紫芙。味苦，寒，无毒。治心腹邪气，五疸，补中益气，利九窍，通水道。生山谷。

【讲解】

紫草为利血解毒药。本品内服能发斑疹，透痘毒、疗恶疮，并有利尿、润便、解热、疗疝气之效；外用有治皮肤湿疹、烫、火伤之力。《纲目》：入心包络、肝经血分。治斑疹、痘毒，活血凉血，利大肠。《本草经疏》：紫草为凉血之要药，故主心腹邪热之气。《得配本草》：配木香，治痘毒血热。配瓜蒌仁，治痈疽便闭。配兰叶、黄连、木香，治火黄身热。

方如《直指方》消解痘毒：紫草一钱、陈皮五分、葱白二寸，新汲水煎服。又治痈疽便秘：紫草、瓜蒌实等份，水煎服。《圣惠方》治小儿白秃，紫草煎汁，涂之日三。《备急千金要方》治小便卒淋，紫草为末，每食前井华水服二钱。日本华冈青州方，治冻疮溃烂、下腿溃疡等：取紫草20g、当归20g、胡麻油200mL，放入瓷盆中，温火熬至焦，去渣，再入黄脂40g溶化，做成软膏，搽之。验方预防小儿麻疹传染：紫草3g、甘草2g、木香1g，水300mL，每日三次分服，依小儿年龄酌情加减之。

败酱

【原文】

败酱，一名鹿肠。味苦，平，无毒。治暴热，火疮赤气，疥瘙，疽，痔，马鞍热气。生川谷。

【讲解】

败酱即败酱草，为消炎、排脓、解凝、利尿药，有活血破瘀滞、消痈肿排脓之效，为疮科要药，并可磨障膜、消胬肉，又能治疗目疾。《纲目》：入手足阳明、厥阴经。《名医别录》：除痈肿，浮肿，结热，风痹不足，产后疾痛。

方如仲景方之薏苡仁附子败酱汤之治肠痈有脓，方以薏苡仁十分、附子二分、败酱五分，捣为末，水煎。此方对治慢性肠炎、结肠炎等亦有效。《外台秘要》治产后恶露，七八日不止，败酱、当归各六分，川断、芍药各八分，川芎、竹茹各四分，生地黄（炒）十二分，水煎，空心服。《广济方》治产后腰痛，及血气流注受阻，腰腿痛不可转者，以败酱草、当归各八分，川芎、芍药、桂心各六分，水煎，忌葱。

白鲜皮

【原文】

白鲜，味苦，寒，无毒。治头风，黄疸，咳逆，淋沥，女子阴中肿痛，湿痹，死肌不可屈伸、起止、行步。生川谷。

【讲解】

白鲜皮为祛风杀虫、变质药。本品能祛风湿热毒，疗疥癣、恶疮，又为风痹要药，可祛疮毒，通月经，治女子阴肿痛，并疗小儿惊痫，妇女产后阴痛之疾。《纲目》：入足太阴、阳明经，兼入手太阴、阳明。《药性论》治一切热毒风，恶风，风疮，疥癣赤烂，眉发脱脆，皮肌急，壮热恶寒，主解热黄、酒黄、急黄、谷黄、劳黄等。《日华子本草》：通关节，利九窍及血脉，并一切风痹筋骨弱乏，通小肠水气，天行时疾，头痛眼疼。

临床应用：①疗足弱顽痹，去下部湿热，合牛膝、石斛、薏苡仁、黄柏、苍术用。②治下部一切湿热，合金银花、防己用。③外部表皮风冷痒疮，可合荆芥、防风、连翘、金银花，煎汤浴洗之。叶橘泉方治黄疸、淋病、关节炎等，以白鲜皮一两、金银花四钱、甘草一钱，水200mL，煎至100mL，一日二次分服。

补注：变质药是指改变体质、增强机体抵抗力的药物。一般认为凡属直接作用于机体代谢，促进机体同化、异化过程，改善机体营养和机能状态的药物都可以列入这一类，包括激素、酶、维生素及脏器制剂，碘、磷、砷、铁等化合物。以往人们对这些药物的机制不明，仅仅从医学实践中获得的感性概念出发，因而采用了较笼统的名称。现在，这类药物在机体内的生理、生化机制已逐渐明确或正在明确之中，药物学的分类也逐渐科学化，从而"变质药"这个名称逐渐少用。

酸浆

【原文】

酸浆，一名醋浆。味酸，平，无毒。治热，烦满，定志，益气，利水道。产难，吞其实立产。生川泽及人家田园中。

【讲解】

蒇古称醋浆、灯笼草，小者名苦蘵。故时珍谓酸浆、苦蘵一物二神也。近世又称"锦灯笼"。酸浆为利尿、镇咳、解热药，是茄科植物酸浆的全草。本品能解热除烦，疗痛风，利尿，有使子宫收缩作用，故有堕胎之弊。

叶橘泉氏治急性气管炎，剧咳、喉痛、声哑，本品二钱、甘草一钱、牛蒡子半钱、安南子（胖大海）半钱、马勃五钱、玄参三钱，水煎服。此药今人少用。

紫参

【原文】

紫参，一名牡蒙。味苦，寒，无毒。治心腹积聚，寒热邪气。通九窍，利大小便。治牛病。生山谷。

【讲解】

紫参为解毒止血药。本品能破瘀血，消肿毒，通月经，止血痢，解烦渴，益精气。《本草求真》：入肝，逐瘀破血，兼入胃、膀胱，使血自为通利。《本草经疏》：味苦、辛，气寒，而无毒，专入血分。为除热散结，逐血之要药。故主心腹积聚，寒热邪气。通九窍，利大小便。《得配本草》：得阿胶、乌梅，治吐血。配甘草、龙芽草，治血痢。

方如《金匮要略》治痢下之紫参汤：紫参半斤、甘草二两，煎服半升，分三服。《圣惠方》治吐血不止：紫参、人参、阿胶（炒），等分，为末，乌梅汤送服一钱。《普济方》治面上酒刺之五参丸：紫参、人参、丹参、苦参、沙参各一两，为末，核桃仁捣为丸，梧子大，每服三十丸，姜水送服。无瘀滞及脾胃虚寒者忌用。

藁本

【原文】

藁本，一名鬼卿，一名地新。味辛，温，无毒。治妇人疝瘕，阴中寒肿痛，腹中急。除风头痛，长肌肤，悦颜色。生山谷。

【讲解】

藁本为镇痉镇痛药。本品多用于治疗各种头痛，对流行性脑脊髓膜炎新起之剧烈性头痛及颈项强直有缓解之力，对于小肠疝痛有解痉止痛之效，并可散风寒湿邪，除妇女疝瘕，阴中寒痛，腹中拘急及寒犯大脑，巅顶疼痛连及齿、颊、督脉，病脊强而厥之疾有效。《本草求真》：入膀胱，兼入奇督。《药性论》：治恶风注入腰，痛冷，能化小便，通血，去头风黑干疮。《医学启源》：治头痛，胸痛，齿痛。《纲目》：治痈疽，排脓内塞。《本草再新》：治风湿痛痒，头风目肿，泄泻疟痢。《得配本草》：头痛不有使药为之引，则无效。然引经各有专司，勿得混用。阳明当用白芷，少阳应用柴胡，太阴苍术为宜，厥阴川芎有效，少阴细辛略用，太阳藁本奏功。

方如《广济方》治寒邪郁于足太阳经，头痛及巅顶痛，用藁本、川芎、细辛、葱白。《济生方》治鼻内壅塞，涕出不已，气息不通之辛夷散。《内外伤辨惑论》治受湿身重、脊痛、项强、头痛之羌活胜湿汤：羌活、独活、防风、川芎、藁本、蔓荆子、甘草。叶橘泉氏治头痛、偏头痛方：藁本二钱、川芎一钱、防风半钱、白芷一钱、细辛二钱、甘草一钱，煎服，一日三次。

石韦

【原文】

石韦，一名石䩾。味苦，平，无毒。治劳热邪气，五癃，闭不通，利小便水道。生山谷石上。

【讲解】

石韦为收敛性利尿药。本品适用于急性淋病、尿道炎、膀胱炎之小便出血、淋痛，有消肿、止血、利尿、补精气之效。《雷公炮制药性解》：入肺、膀胱二经。《名医别录》：止烦下气，通膀胱等，补五劳，安五脏，去恶风，益精气。《得配本草》：甘苦，微寒，入足太阳，兼入手太阴经。通膀胱，泻肺火，治淋沥遗尿，疗痈疽发背。配槟榔、姜汤，治气热咳嗽。配滑石末，治淋痛。真阴虚者，禁用。

方如《圣济方》治小便淋痛，用石韦、滑石等分，为末，每饮服二钱。《指迷方》治小便转胞，用石韦（去毛）、车前子各二钱，水煎服。《普济方》治便前有血，以石韦为末，温酒煮茄子枝汤，下二钱。《圣济总录》治气热咳嗽，用石韦、槟榔等份，为末，姜汤，服二钱。《备急千金要方》之石韦散治血淋，药用石韦、当归、蒲黄、芍药等分，为末，下方寸匕，日三次。《太平惠民和剂局方》之石韦散治肾气不足，膀胱有热，水道不通，淋沥不宣，出少起数，脐腹急痛，蓄作有时，劳倦即发，或尿如豆汁，或便出砂石等物，用石韦（去毛）、木通各二两，滑石、白术、瞿麦、芍药、葵子各三两，当归、炙甘草、王不留行各二两，为细末，每服二钱，小麦汤下，食前日三服。

萆薢

【原文】

萆薢，味苦，平，无毒。治腰背痛，强骨节，风寒湿周痹，恶疮不瘳，热气。生山谷。

【讲解】

萆薢为缓和利尿药。本品内服能中和毒素，对于疮毒、梅毒、淋浊、尿酸性关节炎、类风湿性关节炎等症有卓效，对于组织液壅滞之肿胀及尿酸毒素留瘀诸疾，均有治疗作用。《雷公炮制药性解》：入脾、肾、膀胱三经。《药性论》：治冷风顽痹，腰脚不遂，手足惊掣，主男子肾腰痛久冷，是肾间有膀胱宿水。《日华子本草》：治瘫缓软风，头旋间疾，补水脏，坚筋骨，益精明目，中风失音。《得配本草》：得石菖蒲、益智仁、乌药，治白浊频数。佐杜仲，治腰脚痹软。佐旋覆花、虎头骨，治头痛发汗。拌盐炒服，治小便数痛。

方如治慢性淋浊《杨氏家藏方》之萆薢分清饮：萆薢、石菖蒲、益智仁、乌药、甘草。孙用和《家传秘宝方》治肠风、痔漏之如圣散方：萆薢、贯众等分，为末，每服三钱，温酒空心服之。《广利方》治脚腰痹软，行履不稳者：萆薢二两、杜仲八钱，为细末，温水服三钱，禁牛肉。治恶疮年久不愈，合黄芪、生地黄、金银花、皂刺、皂荚子、牛膝、木瓜、石斛、薏苡仁、海风藤、僵蚕、胡麻，煎服。尿酸中毒、关节疼痛，合莲子、茯苓、车前子、木通、泽泻、牛膝、黄柏、甘草用。治腰脊疼痛，合牛膝、木瓜、薏苡仁、黄柏、骨碎补、川断、杜仲、石斛、生地黄、狗脊用；若强骨节，治周痹，加白术、石菖蒲、茯苓用。

白薇

【原文】

白薇，味苦，平，无毒。治暴中风，身热，肢满，忽忽不知人。狂惑，邪气，寒热，酸疼，温疟洒洒、发作有时。生平原、川谷。

【讲解】

白薇为解热利尿药。本品对间歇热发作之身灼热，及卒中患者之四肢浮肿有效；对组织细胞酸化机能兴奋之虚热，如急性热病中末期及衰弱病者之消耗热、肺结核之骨蒸潮热等，均有清热滋养之效；其他对于小便赤痛、肺热咳嗽等症，均有解热作用。《纲目》：阳明经。治风温灼热多眠，及热淋，遗尿，金疮出血。《雷公炮制药性解》：入心、肾二经。《要药分剂》：清虚火，除血热。《得配本草》：苦咸，寒，阳明、冲任之药。利阴气，下水气，治风湿灼热，自汗身重，多眠鼻鼾，语言难出，及温疟血厥，热淋遗尿。得白芍，治血淋、热淋，及妇人遗尿。配贝母、冬花、百部，治肺实鼻塞。配石膏、竹茹、甘草、桂枝，治胎前虚烦呕逆。佐人参、当归、甘草，治血厥。血虚气弱者，禁用。

方如《普济方》治肺实鼻塞、不知香臭者，用白薇、贝母、冬花各一两，百部二两，共为细末，米饮，服一钱。《备急千金要方》治妇女遗尿，不拘胎前产后，以白薇、芍药各二两，为末，酒服方寸匕，日三服。亦治血淋、热淋。《普济本事方》治妇人血厥，平素无疾，一旦忽如死人之白薇汤，方以白薇、当归各一两，人参半两，甘草二钱半，为粗末，每服五钱，水煎温服。

水萍

【原文】

水萍，一名水花。味辛，寒，无毒。治暴热身痒，下水气，胜酒，长须发，止消渴。久服轻身。生池泽水上。

【讲解】

水萍，即浮萍，为发汗利尿药。本品对于热病初期之无汗，及斑疹、痘疮之透发不快者，有发汗透毒之功；对水肿，无汗、小便不利者，有消水利尿之力；可刺激汗腺分泌，疏通肌肤之血管阻塞，而达散风、祛湿、解热作用。《纲目》：入肺经。主风湿麻痹，脚气，打扑损伤，目赤翳膜，口舌生疮，吐血，衄血，癜风，丹毒。

方如《圣济总录》治夹惊伤寒，用紫背浮萍一钱，犀角五分，钩藤三、七个，共为细末，每服五分，蜜水调下，出汗为度。《备急千金要方》治消渴，饮水日至一石者，用浮萍、花粉等分，为末，人乳汁合梧子大，空腹服二十丸，白水送服。《圣惠方》治霍乱心烦，以芦根一两，浮萍、人参、枇杷叶各一两，每服五钱，入薤白四寸，酒煎温服。《圣济总录》治吐血不止，方用浮萍（焙）半两，炙黄芪二钱半，为末，每服一钱，姜蜜水送服。《丹溪纂要》治风热瘾疹，用浮萍（焙）、牛蒡子（酒煮，晒干，炒）各一两，为末，用薄荷汤送一、二钱，日三次。

王瓜

【原文】

王瓜，一名土瓜，味苦，寒，无毒。治消渴，内痹，瘀血，月闭，寒热，酸疼。益气，愈聋。生平泽田野及人家垣墙间。

【讲解】

王瓜为利尿通经药，又名土瓜。本品消热利水，行血化瘀，治消渴、内痹，瘀血月闭、妇人带下，通乳汁，利小便，逐四肢骨节中水肿，能疗马骨刺伤。《本草再新》：入心、肾二经。《日用本草》：止热躁大渴，消肿毒，除黄疸，行乳汁，通经水。

方如仲景之土瓜根散及土瓜根导法二方，均用之。《医宗金鉴》治小便如泔、肾虚之证的王瓜散，用王瓜根一两、白石脂二两、菟丝子（酒浸）二两、桂心一两、牡蛎一两，为末，每服二钱，大枣粥下饮。《肘后方》治小便不通，土瓜根捣汁，入水少许，以竹管吹阴中，大便结以竹管吹入肛内。《产乳方》治乳汁不通，土瓜根为末，煎服一钱，一日三次。《金匮要略》之土瓜根散，治带下，经水不利，少腹满，痛经，一月再见，用土瓜根、芍药、桂枝、䗪虫各三两，杵为散，酒服方寸匕，日三服。

地榆

【原文】

地榆，味苦，微寒，无毒。治妇人乳痓痛、七伤、带下十二病，止痛，除恶肉，止汗气，消酒，明目。治金疮。生山谷。

【讲解】

地榆为收敛止血药。本品有凉消诸热疮、止血之效，又能消酒除渴，对烧烫伤、产后出血有良效，并可作金疮敷膏，可治肠风、吐衄出血、月经不足、血崩诸疾。《本草经疏》：入足厥阴、少阴，手、足阳明经。《名医别录》：止脓血，诸漏，恶疮，消酒，除消渴，补绝伤，产后内塞，可作金疮膏。主内漏不止，血不足。《药物图考》：调敷汤火伤，疳疮溃烂。《得配本草》：得犀角，治热痢。配黄芩，治疮痒。配苍术，治肠风痛痒不止。佐砂仁、甘草，治下血腹痛。止血炒黑用上截。其稍，能行血。

临床应用：①治血痢，同金银花、芍药、甘草、枳壳、黄连、乌梅合用。如热在心经、利下纯鲜血者，加生犀角磨汁同服。②治毒蚀鱼口，用地榆四两、金银花二两、山甲三钱，研细，酒煎服；若脓已成者，加黄芪五钱、白芷二钱，使脓易溃，口易合。本方去山甲，加木瓜、牛膝、僵蚕、黄柏，治下疳阴蚀，极效。③治妇人漏下，赤白不止，令人黄瘦，以地榆三两、米醋一斤，煮沸去渣，食前温热服一合。④疗金疮不合，本品煮成浓汁，去渣，熬成炼膏，摊贴之。

海藻

【原文】

海藻，一名落首。味苦，寒，无毒。治瘿瘤气，颈下核，破散结气，痈肿，癥瘕，坚气，腹中上下鸣，下十二水肿。生东海池泽。

【讲解】

海藻为利尿消肿、变质药。本品清热散结，化痰涎，消瘿瘤，故用作软坚用，又疗皮间水气，利小便。《本草求真》：入肾。《本草新编》：入脾。《本草再新》：入肺、胃二经。《本草蒙筌》：治项间瘰疬，消项瘿囊、利水道，通癃闭成淋，泻水气，除胀作肿。《得配本草》：得甘草，治瘰疬马刀。反者并用，其功愈烈。配僵蚕，治蛇盘瘰疬。淡白酒洗去盐水，再生乌豆、紫背天葵同蒸，晒干用。

方如《范汪方》治瘿气之海藻酒：海藻一斤（绢袋盛），清酒四斤，纳一宿，每服一合；渣晒干为末，每送一钱。丹溪方治瘿气初起：海藻一两、川连二两，为末，时时舐咽，先断一切浓味。五海散之治甲状腺肿大：胖大海、海藻、昆布、青盐、海螵蛸各一两，鸡内金五钱，共为细末，每服一钱，良效。

泽兰

【原文】

泽兰,一名虎兰,一名龙枣。味苦,微温,无毒。治乳妇衄血,中风余疾,大腹水肿,身面四肢浮肿,骨节中水,金疮,痈肿疮脓。生诸大泽旁。

【讲解】

泽兰为通经、利尿药。本品适用于溶血性水肿及妇人产后瘀血腹胀、月经不调,均有卓效,并能消散痈肿及外伤肿毒,破宿血,消癥瘕,通小便,利关节。《滇南本草》:行肝、脾二经。《药性论》:主产后腹痛,频产血气,衰冷成劳,瘦羸,又治通身面目大肿,主妇人血沥腰痛。《雷公炮制论》:能破血,通久积。《得配本草》:入足太阴经血分。破宿血,去癥瘕,兼除痰癖蛊虫,能疗目痛痈肿。配防己,治产后水肿。配当归,治月水不利。

方如《肘后方》治产后水肿,血虚浮肿,用泽兰、防己等分,为末,每服二钱,醋汤下。又治小儿褥疮,嚼泽兰心,封之。《集简方》治久肿初起,取鲜泽兰,捣敷之。《子母秘录》治产后儿枕痛,恶露不尽,药用泽兰、当归、川芎、地黄、牛膝、益母草、赤芍、蒲黄、五灵脂、甘草等分,煎服之。

防己

【原文】

防己,一名解离。味辛,平,无毒。治风寒,温疟,热气,诸痫,除邪,利大小便,通腠理,利九窍。生山谷。

【讲解】

防己为镇痛解凝药。本品能缓解因风寒湿引起之僵滞性疼痛,如肩凝、腰痛、痛风等症,适用于风湿性关节炎及颜面神经麻痹患者,又为治支气管性喘息之药,又可利尿,治水肿、淋病。《本草通玄》:入太阳。《本草再新》:入肝、脾、肾三经。《名医别录》:疗水肿,风肿,去膀胱热。伤寒寒热邪气,中风手足挛急,止泄，散痈肿恶结。通腠理，利九窍。《得配本草》：足太阳本药。行十二经络，泻下焦血分湿热，祛风水，除温疟，退痈肿，疗虫疮。得葵子，通小便，淋涩。配知、柏，去下焦湿肿。配桃仁，治大便秘。佐胆草，治胁痛。使胆星，治热痰。合威灵，治肩臂痛。

方如仲景之防己茯苓汤、防己黄芪汤，前者治皮水，四肢浮肿，按之没指，不恶风，水气在皮肤中，四肢聂聂动者；后者治风水，身重、汗出、恶风、脉浮，腹痛加芍药，兼治风湿相搏、关节沉痛微肿，恶风。《备急千金要方》三物木防己汤，治小便涩淋：木防己、防风、冬葵子各二两，水煎，分三次服。《儒门事亲》治伤寒喘急：防己、人参等分，为末，桑白皮汤送服二钱。《古今录验》方治肺痿，咯血、多痰者，用防己、葶苈等分，为末，糯米汤下一钱。《圣惠方》治霍乱吐利，防己、白芷等分，为末，新汲水调服二钱。其他如《金匮要略》防己地黄汤，治病如狂状，独行言语，体无寒热，脉浮者；木防己汤，治膈间支饮，其人喘满，心下痞坚，面色黧黑，脉沉紧，得之数十日，吐、下之不愈者。本品并能解雄黄毒。

款冬花

【原文】

款冬花，一名橐吾，一名颗东，一名虎须，一名菟奚。味辛，温，无毒。治咳逆上气，善喘，喉痹，诸惊痫，寒热，邪气。生山谷及水旁。

【讲解】

款冬花为镇咳、止咳、祛痰药。本品有调节大脑功能，对惊痫、功能性病变，有矫治作用；并可抑制气管痉挛，而达止咳平喘之力；又可作为健胃药，为解河豚中毒之剂。《雷公炮制药性解》：入心、肺二经。《药性论》：主疗肺气心促，急热乏劳，咳连连不绝，涕唾稠黏，治肺痿、肺痈吐脓。《长沙药解》：降逆破壅，宁嗽止喘，疏利咽喉，洗涤心肺而兼长润燥。《得配本草》：辛温，入手太阴经气分。开痰止咳，下气除烦，却喉痹，疗肺痿。配白薇、贝母、百部，治鼻塞。配川连，敷口疳。阴虚火动，肺气虚咳，二者禁用。

临床方面，款冬花治暴咳不已，每合镇咳之杏仁、贝母用；治肺痨喘咳，合益肾之蛤蚧、鳖甲；治咳而喉中如水鸡声，合消炎之射干、定喘之麻黄用。如《圣济总录》之款冬花汤，治暴咳：款冬花、杏仁、贝母、知母、桑白皮、五味子、甘草，煎服；《圣惠方》之蛤蚧丸治妇人咳嗽不止，渐成痨病：蛤蚧、炙鳖甲、款冬花、紫菀、杏仁、贝母、皂角子，制丸服；《金匮要略》之射干麻黄汤治咳而上气、喉中水鸡声者；其他配合桑叶、杏仁、贝母、紫菀、白前、枇杷叶，应用于肺结核之劳热咳嗽，久痰、黏稠不易咯出之患者为宜。

牡丹

【原文】

牡丹，一名鹿韭，一名鼠姑。味辛，寒，无毒。治寒热，中风，瘈疭，痉，惊痫，邪气，除癥坚，瘀血留舍肠胃，安五脏，疗痈疮。生山谷。

【讲解】

牡丹，即牡丹皮，为清热、活血、调经药。本品能使子宫内膜充血，促进月经之量；能疏通血液壅滞，而达到活血、消炎，治痛疽、疮肿之效；对内脏之炎肿，有消炎及杀菌作用；能抑制杆菌及球菌等感染疾患。《纲目》：入手足少阴、厥阴四经。活血、生血、凉血，治血中伏火，除烦热。《药性论》：治冷气，散诸痛，治女子经脉不通，血沥腰痛。《得配本草》：辛苦，微寒，入手足少阴、厥阴经血分。泻心包伏火，清膻中正气，除血内热，退无汗骨蒸，下胞胎，治惊痫，除癥疭，疗痈肿，行瘀血。配防风，治癫疝偏坠。入辛凉药，领清气以达外窍。入滋肾药，使精神互藏其宅。胃虚者酒拌蒸。实热者，生用。牡丹皮，清神中之火以凉心。地骨皮，清志中之火以安神。丹皮治无汗之骨蒸。地骨皮治有汗之骨蒸。丹皮、川柏，皆除水中之火。然一清燥火，一降邪火，制不相合。

临床用途有三：①活血调经，治月经不调、经行先期，火旺者（指子宫炎症）。合地黄、黄柏、地骨皮用，如傅青主之清经汤：牡丹皮、地骨皮、黄柏、熟地黄、白芍、青蒿、茯苓，煎服；治经行后期，胞寒无子者，合吴茱萸、桂枝用，如《金匮要略》之温经汤：吴茱萸、桂枝、当归、川芎、白芍、人参、阿胶、炙草、麦冬、牡丹皮、半夏、生姜，煎服，是皆取其有调经之力。②清热凉血，治温邪化热，热入血分。合青蒿、鳖甲用，如《温病条辩》之青蒿鳖甲汤：青蒿、知母、鳖甲、生地黄、牡丹皮、天花粉；合犀角、地黄、赤芍用，如《备急千金要方》之犀角地黄汤，治吐血、衄血、崩漏、溺血：犀角、地黄、牡丹皮、芍药，煎服，均用其解热消毒作用。③活血消炎，治肠痈、疮肿，合桃仁、冬瓜仁用，如《金匮要略》之大黄牡丹汤：大黄、牡丹皮、桃仁、冬瓜仁、芒硝，均具有消炎清毒之效，唯孕妇忌用。

马先蒿

【原文】

马先蒿，一名马屎蒿。味苦，平，无毒。治寒热，鬼疰，中风，湿痹，女子带下病，无子。生川泽。

【讲解】

马先蒿又名练石草，为利尿通结药。《名医别录》：治五癃，破石淋，膀胱结气，利水通小便，陶弘景云治恶疮。今人少用。

积雪草

【原文】

积雪草，味苦，寒，无毒。治大热，恶疮，痈疽，浸淫，赤熛，皮肤赤，身热。生川谷。

【讲解】

积雪草即连钱草，为消炎、解毒、强壮药。本品捣敷恶疮，有消肿止痛作用。《泉州本草》：入肝、脾、肾三经。《药性论》：治瘰疬鼠漏，寒热时节来往。《新修本草》：捣敷热脓丹毒。李时珍云本品可研汁，点暴赤眼。民间用作强壮药，可以治小儿癫痫，故一名切痫草。

方如《增补内经拾遗》引董炳《集验方》之九仙驱红散，治孕妇呕吐者、血病及尿血、妇人崩漏：连钱草五钱，当归、山栀子、蒲黄炭、黄芩、生地黄、槐花炭、黄连各一钱，上部加藕节半钱，下部加地榆半钱，水煎。本品又可用于劳嗽、发热诸患，能凉解内热，祛除污液，利大小便，愈创。

女菀

【原文】

女菀，味辛，温，无毒。治风寒洒洒，霍乱，泄利，肠鸣上下无常处，惊痫，寒热，百疾。生川谷或山阳。

【讲解】

女菀为止咳利气药。本品能疗肺伤咳逆久汗，寒在膀胱，泻痢，支饮，寒热百病。《名医别录》：疗肺伤咳逆，出汗，久寒在膀胱，支满。

方如葛洪《肘后方》治人面黑令白，用女菀三分、铅丹一分，为末，一刀圭，日三服。十日大便黑，十八日如漆，二十一日全白便止，过此太白矣。年三十后不可服。忌五辛。《备急千金要方》亦载此法。今人少用。

王孙

【王孙】

王孙，吴名白功草，楚名王孙，齐名长孙。味苦，平，无毒。治五脏邪气，寒湿痹，四肢疼酸，膝冷痛。生川谷及城郭垣下。

【讲解】

王孙为强壮补益药。本品能疗百病，益气，黑毛发，长生不饥。《名医别录》：益气。《新修本草》：主金疮，破血，生肌肉，止痛，赤白痢，补虚益气，除脚肿，发阴痒，亦主治五脏邪气，风寒湿痹，四肢疼痛。今用者少。

蜀羊泉

【原文】

蜀羊泉，味苦，微寒，无毒。治头秃，恶疮，热气，疥瘙，痂癣虫，龋齿。生川谷。

【讲解】

蜀羊泉古又称羊泉、漆菇草，为解毒杀菌药。本品能疗龋齿，女子阴中内伤，皮间实积，疥癣恶疮。《本草拾遗》：主烦热，风疹，丹毒，疟瘴，寒热，小儿结热。《百草镜》：除骨风湿痛。唐苏恭云：小儿惊，生毛发，捣涂漆疮。李时珍云：被蚯蚓气呵者，加入黄丹捣敷之。今用者少。

爵床

【原文】

爵床，一名爵卿。味咸，寒，无毒。治腰脊痛不得着床，俯仰艰难。除热，可作浴汤。生川谷及田野。

【讲解】

爵床，又名香苏、赤眼老母草，为强壮活血药。本品主治腰膝痛，不得着床，俯仰困难，能除热，并作浴汤。《本草汇言》：解毒，杀疳，清热，治疳热，退小儿疹后骨蒸，止血痢，疗男子酒积肠红。唐·苏恭云：能疗血胀下气，可治杖伤，捣汁涂之。《植物学大辞典》载可治失血之症甚有功效。

假苏

【原文】

假苏，一名鼠蓂。味辛，温，无毒。治寒热，鼠瘘，瘰疬生疮，破结聚气，下瘀血，除湿痹，生川泽。

【讲解】

假苏即荆芥之别名，为疏风解表药。荆芥轻宣发表，祛风理血，又为镇痉药，用于冒寒性痉挛及痛风发作，产后可作为祛风止血剂，其疏表发汗可用于流感及疹痘之透发，其他如寒热、乳痈、疮疡均可用之。本品尚有促进皮肤血行、消结散络、促进皮肤组织早期愈合，并可调节卵巢分泌，以止漏下赤白。《雷公炮制药性解》：入肺、肝二经。《纲目》：散风热，清头目，利咽喉，消疮肿。治项强，目中黑死，及生疮，阴癞，吐血，衄血，下血，血痢崩中，痔瘘。《得配本草》：辛苦，温，入足厥阴经气分，兼入血分。散瘀破结，通利血脉，祛风邪，清头目，利咽喉，清疮毒，治中风口噤，身直项强，口面㖞斜，目中黑花，及吐衄崩中，肠风血痢，产风血晕，最能祛血中之风，为风病、血病、疮病、产后要药。得童便，治产后中风。配灵脂炭，止恶露不止。配缩砂末，糯米饮下，治小便尿血。佐桃仁，治产后血晕。调陈皮汤，治口鼻出血如涌泉。血晕用穗，止血用炭，散风生用，敷毒醋调。止崩漏，童便炒黑。毒虚有汗者，禁用。

临床应用有四：①用于发汗解热。治风寒感冒，无汗者，合羌活、防风用，如荆防败毒散；若风热之症（热性病），合金银花、连翘用，如银翘散。②用于眼部疾患及咽喉风热之症，合桑叶、菊花、僵蚕、牛蒡子用，有消炎退肿作用。用于疹痘初期，同金银花、连翘、葛根、牛蒡子用，有透毒解毒之功。如《喉科指掌方》之总方六味汤治咽喉肿痛：荆芥、防风、薄荷、桔梗、甘草、僵蚕，煎服。③用于肠及子宫出血、白带等，每炒炭用。如《普济本事方》之槐花散治肠风下血：槐花、侧柏叶、荆芥、枳壳，作散服。傅青主之完带汤治白带。④用于祛风解痉，如华佗愈风散，取荆芥一味炒炭，温酒服，可治产后日夜四肢痉挛强直。

翘根

【原文】

翘根，味甘，寒，有小毒。治下热气，益阴精，令人面悦好，明目。久服轻身，耐老。生平泽。

【讲解】

翘根当名连轺根皮，为缓和强壮药。本品消炎，下气，补气，益精，令人面色华好、耳目聪明，可强身延寿。《纲目》：治伤寒瘀热发黄。《得配本草》：根，名连轺。苦寒。下热气，专治伤寒瘀热发黄者，导湿热从小便而出。

方如《伤寒论》治伤寒瘀热在里，身必黄之麻黄连轺赤小豆汤：麻黄（去节）二两，连轺二两，杏仁（去皮、尖）四十个，赤小豆一升，大枣十二枚，生梓白皮一升，生姜二两，甘草（炙）二两。以水一斗，先煮麻黄，再沸，去上沫，纳诸药，煮取三升，去滓，分温三服，半日服尽。本品可蒸饼作食，不可同酒饮，腹胀病人不能食。今人少用。

桑根白皮

【原文】

桑根白皮，味甘，寒，无毒。治伤中，五劳，六极，羸瘦，崩中，脉绝，补虚益气。

叶，主除寒热，出汗。

桑耳，平。黑者，治女子漏下赤白汁，血病，癥瘕积聚，阴痛，阴阳寒热，无子。

五木耳，一名檽。益气，不饥，轻身，强志。生山谷。

【讲解】

桑白皮为利尿、镇咳药。本品能平咳、定喘、祛痰，并为利水消肿之辅佐剂，具有消炎作用，可使呼吸道及腹膜炎性渗出物吸收加快，并能降低血糖。《雷公炮制药性解》：入脾、肺二经。《名医别录》：去肺中水气，唾血热渴，水肿，腹泻胪胀，利水道。《纲目》：泻肺，降气，散血。《滇南本草》：止肺热咳嗽。《得配本草》：甘辛，寒，入手太阴经气分。泻肺火。降肺气，利小便。祛痰嗽，散瘀血，杀寸虫。又，皮主走表，治皮里膜外之水肿，除皮肤风热之燥痒。得糯米，治嗽血。配茯苓，利小便。疏散清热，生用。入补肺药，蜜水拌炒。肺虚小便利者禁用。

其用途约有三端：①利水消肿，治四肢浮肿、喘满气急（心脏性水肿），合茯苓、泽泻、大腹皮、干姜用，如杨氏之茯苓汤：茯苓、桑白皮、橘红、大腹皮、香附、泽泻、干姜，煎服，取其强心、利尿、退肿之效。②清肺止咳，肺热咳嗽，合地骨皮用，如钱乙之泻白散，治肺热咳嗽气急：桑白皮、地骨皮、甘草、粳米，取其消炎缓咳作用。③补肺平咳，治肺痨咳嗽喘息，合人参、阿胶用，如《太平惠民和剂局方》之人参清肺汤治肺虚日久，咳嗽气喘：人参、阿胶、桑白皮、地骨皮、杏仁、乌梅（去仁）、贝母、罂粟壳、甘草各等分，煎服。

竹叶

【原文】

竹叶，味苦，平，无毒。治咳逆上气，溢筋急，恶疮，杀小虫。

根，作汤，益气，止渴，补虚，下气。

汁，治风痓。

实，通神明，轻身，益气。

【讲解】

竹叶为清热除烦药。本品具有消炎、解热、利尿作用，常用于一般热性病壮渴、尿赤、口唇干焦之患。《雷公炮制药性解》：入心、肺、胃三经。《名医别录》：主胸中痰热，咳逆上气。《药性论》：主吐血热毒风，止消渴。《得配本草》：淡竹叶，甘淡，微凉，入手太阴、少阴、足阳明经。清咳气上冲，除风邪烦热。止呕血，利小水。得芍药，清肝胆之火。得橘皮，治上气发热。佐小麦、石膏，治时行发黄。

其用有二：①治一般热病，合石膏，用于伤寒、温病之伤津烦热之症，如《伤寒论》竹叶石膏汤；合蔻仁、薏苡仁，用于湿温之午后潮热，如《温病条辩》之三仁汤：白蔻仁、薏苡仁、杏仁、竹叶、滑石、半夏、通草、厚朴，煎服，用于湿温初起及暑温夹湿之湿重于热证，均取其解热为主的功能。②治目赤、口疮、溺赤，合生地黄、木通用，如钱乙之导赤散：竹叶、木通、生地黄、甘草，取其消炎利尿作用。

吴茱萸

【原文】

吴茱萸，一名藙。味辛，温，有小毒。主温中，下气，止痛，咳逆，寒热，除湿，血痹，逐风邪，开腠理。根，温，杀三虫。久服轻身。生山谷。

【讲解】

吴茱萸为温热兴奋药。本品有芳香健胃、镇痛作用，收缩子宫而治腹痛，排除消化道内不良气体，吴蕴瑞氏实验并有杀灭肠内寄生虫作用。此外，吴茱萸对中枢神经有兴奋作用，可兴奋神经，加强血液循环，以除诸痹痛，并具强心回苏之功。《汤液本草》：入足太阴、少阳、厥阴经。《药性论》：主心腹疾、积冷，心下结气，疰心痛，治霍乱转筋，胃中冷气，吐泻腹痛不可胜忍者，疗遍身顽痹，冷食不消，利大肠拥气。《得配本草》：吴茱萸，入足厥阴经血分，兼足太阴、少阴经气分。疏肝燥脾，温中下气，开郁化滞，除阴湿，逐风寒，治一切厥气上逆，厥阴头痛，呕逆吞酸，痞满咽塞，喉舌生疮，肠风泻痢，脚气水肿，疝气阴毒，心腹诸痛，及产后余血。得茯苓，治痰饮。得盐水，暖膀胱，治脾泻。得干姜，治干呕及吞酸。配橘皮、附子，治肾气上逆。配川连，禁痢疾水泄。醋调贴足心，治喉舌生疮。

临床应用有三：①温中健脾。若虚寒泄泻，合肉豆蔻用，如《证治准绳》方之四神丸：吴茱萸、肉豆蔻、五味子、补骨脂；若虚寒呕吐，合生姜用，如《伤寒论》之吴茱萸汤：吴茱萸、生姜、大枣、人参，是取其兴奋胃肠机能，以收止泻、止呕之力。②调经散寒。治虚寒无子，经行后期，同当归、川芎用，如《金匮要略》方之温经汤，取其兴奋神经中枢，增进卵巢之内分泌，以达调整月经之效。③温中止痛。治肝胃气痛（神经性胃痛），合川连用，如丹溪方之左金丸。若心痛（胃炎性痛），合香附用，如《医学入门》方之栀萸丸：吴茱萸、山栀子、香附、生姜。疝气疼痛，合荔枝核用，如丹溪方之定痛散：吴茱萸、荔枝核、山楂、枳壳、山栀子；脚气肿痛，合木瓜用，《备急千金要方》之吴萸汤治脚气入腹，腹胀满闷。

栀子

【原文】

栀子，一名木丹。味苦，寒，无毒。治五内邪气，胃中热气，面赤，酒皰皶鼻，白癞，赤癞，疮疡。生山谷。

【讲解】

栀子为凉血清热药。本品有镇静解热作用，可用于胆道炎、黄疸、胃及食道上部充血性之炎症等，具有消炎解热之力。栀子内服用于吐血、衄血、急性尿道炎之血尿、淋痛等，均有止血之效；外用可消炎肿，如跌打损伤之瘀血、疼肿等。《雷公炮制药性解》：入心、肺、大小肠、胃、膀胱六经。《名医别录》：疗目热赤痛，胸、心、大小肠大热，心中烦闷，胃中热气。《食疗本草》：主瘖哑，紫癜风，黄疸积热心躁。《纲目》：治吐血，衄血，血痢，下血，血淋，损伤瘀血，及伤寒劳复，热厥头痛，疝气，汤火伤。《得配本草》：山栀，苦寒，入手太阴经血分。主屈曲下行，泻三焦郁火，导痞块中之伏邪，最清胃脘之血热，心烦懊恼，颠倒不眠，脐下血滞，小便不利，皆此治之。得滑石，治血淋尿闭。得良姜，治寒热腹痛。得柏皮，治身热发黄。配连翘，治心经留热。佐柴胡、白芍，治肝胆郁火。使生地黄、丹皮，治吐衄不止。生用清热解毒，炒用清热止血，大便溏者勿用。

其临床应用有四：①用于解热，治急性热病之烦热，如仲景之栀子豉汤；合荆芥、薄荷，用于风热感冒；合牡丹皮、赤芍，用于血热红肿之充血性炎症，均有卓效。②用于消炎，对疔疮红肿、口舌耳目赤痛，同黄连、黄柏、连翘等解毒之品用，如黄连解毒汤。③用于消炎治疸，合茵陈用，如《伤寒图歌活人指掌》茵陈栀子黄连三物汤。④用于止血，治吐血、衄血诸血症，合侧柏叶、白茅根用，如《十药神书》十灰散。外用将生山栀为末，鸡子清或醋调，可治跌打挫伤。

芜荑

【原文】

芜荑，一名无姑，一名蔽蘹。味辛，平，无毒。治五内邪气，散皮肤骨节中淫淫行毒，去三虫，化食，逐寸白，散腹中嗢嗢喘息。生川谷。

【讲解】

芜荑为驱虫杀菌药。本品对于小儿肠寄生虫所致之腹痛及大便干燥硬结等症，有驱虫、镇痛、通便之功，并治五痔，消食去疳积。《要药分剂》：入脾、胃二经。《玉楸药解》：入厥阴肝经。《雷公炮制药性解》：入肺、脾二经。《名医别录》：逐寸白。《药性论》：能主积冷气，心腹癥痛，除肌肤节中风淫淫如虫行。

方如《普济本事方》制杀诸虫，以芜荑仁、槟榔等分，为末，糊为丸，梧子大，每服空腹服二十丸，白水送。《洪氏集验方》之肥儿丸治小儿风后，失音不能言，用芜荑、陈曲、川连、麦芽各一钱，炒研为末，猪胆糊为丸，黍米大，每服十丸，木通汤下。杜壬方治小儿虫痫，用芜荑、干漆（烧存性）等分，为末，米饮一字或至一钱。《备急千金要方》治脾胃有虫，食即作痛，面黄无色，取芜荑二两，和面炒黄，研匀，空心米饮服二钱。

枳实

【原文】

枳实，味苦，寒，无毒。治大风在皮肤中，如麻豆苦痒，除寒热结，止利，长肌肉，利五脏，益气，轻身。生川泽。

【讲解】

枳实为消胀健胃药。本品有促进肠胃蠕动，助肠胃消化之功能；对子宫下垂、内脏下垂及脱肛等疾患，有升提和收缩之功；并具宽中、下气、消食、散瘀血、镇痛作用。《本草经疏》：入足阳明、太阴经。《名医别录》：除胸胁痰癖，逐停水，破结实，消胀满，心下急，痞痛，逆气，胁风痛，安胃气，止溏泄，明目。《药性论》：解伤寒结胸，入陷胸汤用；主上气咳喘，肾内伤冷，阴痿而有气，加而用之。《得配本草》：枳实，辛苦，微寒，入足太阴、阳明经气分。破结气，消坚积，泄下焦湿热，除中脘火邪，止上气喘咳，治结胸痞满，痰癖癥结，水肿胁胀，胸腹闭痛，呕逆泻痢。配芍药，治腹痛。配黄芪，治肠风下血。佐大黄，推邪秽。佐蒌仁，消痞结。

临床应用：用于积滞（消化不良）之胃部满闷，食欲不振，呕恶，腹痛，下痢等，合陈皮、生姜用，如《金匮要略》之橘皮枳实生姜汤，治胸痹、气塞、短气等。合大黄用，如东垣方之枳实导滞丸（枳实、白术、茯苓、神曲、黄连、黄芩、泽泻、大黄，制丸服），治脾胃不适，胸闷腹痛，泄泻积滞。又可用于气滞胁痛（胁间神经痛），合郁金、香附、柴胡、白芍之类用，有利气、镇痛之效。叶铭心发现本品有使妇女子宫平滑肌收缩作用，故可治子宫下垂。时逸人云有通利胆管作用，可治黄疸。枳实、枳壳，一物两种，夏至前后采取幼果，名枳实，故小；秋季采摘成熟果实，名枳壳，故大。枳实力胜，枳壳力缓，均为芳香健胃祛风之品，效用相同。

厚朴

【原文】

厚朴，味苦，温，无毒。治中风，伤寒，头痛，寒热，惊悸气，血痹，死肌，去三虫。生山谷。

【讲解】

厚朴为燥湿健胃药。本品缓解气血之痹而活死肌，并能麻痹运动神经末梢，缓解横纹肌之痉挛疼痛，又具解热、祛寒、理气、驱虫等作用。《本草经疏》：入足太阴，手足阳明经。《名医别录》：温中，益气，消痰下气，疗霍乱及腹痛胀满，胃中冷逆及胸中呕不止，泻痢淋露，除惊，去留热心烦满，厚肠胃。《得配本草》：辛苦，温，入足太阴、阳明经气分。除肠胃之浊邪，涤膜原之秽积。破郁血，去结水，消宿食，散沉寒。得炒姜，治肠风下血。配黄连，治带下。配杏仁，治气逆急喘。佐白茯苓，治尿浑。佐解表药，却卫气之有余。佐分理药，清大肠之多阻。暴泻如水，胃虚呕恶，脾阴不足，孕妇，四者禁用。

临床应用有四：①治脾虚食滞，痞满不食，合陈皮、半夏用，如洁古《素问病机气宜保命集》方之厚朴汤（厚朴、白术、半夏曲、枳实、陈皮、甘草），取其健胃祛风之力。②治痢疾，里急后重，便下赤白，合芍药、芩、连用，如《素问病机气宜保命集》之芍药汤，具有特殊消毒作用。③治冷气滞痛（胃肠之痉挛痛），合木香、干姜用，如《尊生方》之厚朴温中汤，有祛风镇痉之效。④治咳嗽气逆，合桂枝用，如《伤寒论》之桂枝厚朴杏子汤；合麻黄用，如《金匮要略》之厚朴麻黄汤，皆取其缓痉平喘之效。厚朴花能宽中舒气，宣妇女之肝胃气痛（神经性胃痛）。

秦皮

【原文】

秦皮，味苦，微寒，无毒。治风寒湿痹，洒洒寒气，除热，目中青翳，白膜。久服头不白，轻身。生川谷。

【讲解】

秦皮为苦味健胃收敛药。本品有消炎解热、收敛止泻作用，可治肠炎下痢；又可煎汁洗眼，故又为治目要药。《纲目》：入厥阴肝、少阳胆经。《药性论》：主明目，去肝中久热，两目赤肿疼痛，风泪不止，治小儿身热，作汤浴。《汤液本草》：主热痢下重，下焦虚。黄宫绣《本草求真》：味苦气寒，色青性涩，功专入肝以除热，入肾以涩气。是以因风而见湿、惊痫、目障之症者，则当用此苦燥、苦降之味以除；因脱而见崩带、肠下痢之症，则当用此收涩寒气以固。《得配本草》：苦，寒，涩，入足厥阴、少阴经。治下痢崩带，疗风寒湿痹。祛肝热，点白膜。配滑石、川连，洗赤眼生翳。配川连、竹叶，治眼暴赤。

方如仲景之白头翁汤：白头翁、黄柏、黄连、秦皮等分，取其苦涩之用也。《外台秘要》治赤眼暴肿，疼痛：秦皮、川连各一两，苦竹叶半升，水煎八分，食后服。《备急千金要方》治血痢连年：秦皮、鼠尾草、蔷薇根等分，水煎成流膏，再为小丸梧子大，每服五六丸，日二服。秦皮外用并可解蝮蛇咬伤，为解毒药。本品渍水便成碧色，书纸看之皆青色者，真也。

秦椒

【原文】

秦椒，味辛，温，有毒。治风邪气，温中，除寒痹，坚齿，长发，明目。久服轻身，好颜色，耐老，增年，通神。生川谷。

【讲解】

秦椒，又名花椒，为散寒燥温药。本品能温中下气，有促进食欲之效，用于慢性胃炎；并可治霍乱吐泻及齿痛，有缓痛作用。《纲目》：入手、足太阴，右肾命门气分。《本草经疏》：入手、足太阴，兼入手厥阴经。《名医别录》：疗喉痹，吐逆，疝瘕，去老血，产后余疾腹痛，出汗，利五脏。《日华子本草》：破癥结，开胃，治天行时气温疾，产后宿血，疗心腹气，壮阳，疗阴汗，暖腰膝，缩小便。甄权《药性论》云：能治恶风，遍身四肢痛痹，口齿浮动肿痛，女子月闭不通，产后血痢，腹中瘀痛。《本草汇言》引韦芷生曰：椒性辛烈香散，故前古通治一切寒闭、一切热郁、一切气滞、一切血凝、一切痰风诸证，用此无不流通。

方如孟诜方治牙齿风痛，秦椒煎汤含漱。

山茱萸

【原文】

山茱萸，一名蜀枣。味酸，平，无毒。治心下邪气，寒热，温中，逐寒湿痹，去三虫，久服轻身。生山谷。

【讲解】

山茱萸为滋补益精药。本品有强壮增进机能作用，对内分泌不足之虚弱患者，有改善内分泌功能，加强内脏各器官之功能协调。山茱萸滋阴补虚，除寒热以温中，强精髓以益气。《汤液本草》：入足厥阴、少阳经。《雷公炮制药性解》：壮元阳，秘精。《药性论》：治脑骨痛，止月水不定，补肾气，兴阳道，添精髓，疗耳鸣，除面上疮，主能发汗，止老人尿不节。《得配本草》：酸、温，入足厥阴、少阴经血分。收少阳之火，滋厥阴之液。补肾温肝，固精秘气。暖腰膝，缩小便。敛内风，涩阴汗。除面疱，止遗泄。去核酒蒸，带核则滑精。命门火盛，阴虚血热，肝强脾弱，小便不利，四者禁用。

临床应用有二：①滋补益精，治衰老虚弱、精液不足，可合兴奋之麝香、强壮之补骨脂，如明·吴旻《扶寿精方》之草还丹：山茱萸、补骨脂、当归、麝香，研末，蜜丸，共奏兴奋强壮之功。②涩精敛汗，治阴虚遗精、盗汗，合地黄、山药用，如六味地黄丸，不仅有助于滋养强壮，且有制泌敛汗之效。张锡纯氏医案载：一人年四十八岁，大汗淋漓不止，衾褥皆湿，已数日不愈、病势垂危。余用萸肉二两，煎汤饮之，遂止。翌晨，诊之脉沉迟而弱，右部脉沉细尤甚，虽无大汗，但遍体犹湿，自觉胸中气不上升，如巨石相压，乃悟其汗出后，大气下陷，卫气无所统摄而外泄之故，随用生芪一两，萸肉、知母各三钱，一剂，而豁然痊愈也，又予数剂以善其后。据此案理解本品有良好之止汗作用，是其滋阴补虚之功也。

紫葳

【原文】

紫葳，一名芙华，一名陵苕。味酸，微寒，无毒。治妇人产乳余疾，崩中，癥瘕，血闭，寒热，羸瘦，养胎。生西海川谷及山阳。

【讲解】

紫葳，即凌霄花，为通经利尿药。本品能泻血热，破瘀血，主治妇女产乳余疾，崩中，癥瘕，血闭，寒热，羸瘦，养胎，有助阴涵阳之意。《雷公炮制药性解》：入脾、肝二经。《药性论》：主热风、风痫，大小便不利，肠中结实，止产后崩血不定，淋沥。《医林纂要》：缓肝风，泻肝热，治肝风，巅顶痛。《天宝本草》：行血通经，治跌打损伤，痰火脚气。

紫葳临床应用首见于《金匮要略》之鳖甲煎丸以治疟母。妇女壮实经闭者，合当归、川芎、红花、牛膝、地黄、元胡、桃仁、苏木、灵脂用。如丹溪方治妇女血崩，本品为末，每酒服二钱，再服四物汤。《普济方》治便后下血，本品一两，捣煮煎服。《百一选方》治鼻上酒渣，取凌霄花、山栀子等分，为末，茶水送服二钱，日二次。《徐氏胎产方》治女人经不行，以本品为末，每日二次，温酒下二钱。

猪苓

【原文】

猪苓，一名猳猪屎。味甘，平，无毒。治痎疟，解毒，蛊疰不祥，利水道。久服轻身，耐老。生山谷。

【讲解】

猪苓为渗水利尿药。本品可解蛊毒，并有抗毒、治痈作用，对糖尿病之口渴，兼有解热之力，兼疗大腹水肿、淋疾涩痛、伤寒大热、脚气、带下、妊娠子淋、胎肿、小便不利。《汤液本草》：入足太阳、少阴经。《本草经解》：入手太阴肺经、足太阴脾经。《珍珠囊》：渗泄，止渴，又治淋肿。《纲目》：开腠理，治淋、肿、脚气、白浊、带下，妊娠子淋，小便不利。

临床应用有四：①治水泻，小便减少，合健胃之白术用，如五苓散、猪苓散，取其利尿止泻之效。②治鼓胀，小便不通，合砂仁、腹皮用，如《万病回春》分消汤，取其利尿消胀之功。③治诸淋，小便涩痛，合海金沙、石韦用，如《普济方》海金沙散，取通淋利尿之用。④治白浊不止，合黄柏、黄连用，如东垣治浊固本丸，取其消炎利尿之意。

白棘

【原文】

白棘，一名棘针。味辛，寒，无毒。治心腹痛，痈肿溃脓，止痛。生川谷。

【讲解】

白棘为补益强壮药。本品为鼠李科植物酸枣的棘针，即野棘之白色者。《名医别录》言疗丈夫虚损，阳痿精自出，补肾气，益精髓。刺，疗腰痛，喉痹不通。花，可疗金疮，内漏。叶，捣敷臁疮；干为末，香油调擦亦可。一般偏方多用之。

龙眼

【原文】

龙眼，一名益智。味甘，平，无毒。治五脏邪气，安志、厌食。久服强魂魄，聪明，轻身，不老，通神明。生南海山谷。

【讲解】

龙眼为滋养强壮药。本品为治神经衰弱、贫血要药。龙眼能益脾长智，养心保血，治心思劳伤、健忘怔忡及肠风下血之证。《本草经疏》：入足太阴，手少阴经。《开宝本草》：归脾而能益智。《滇南本草》：养血安神，长智敛汗，开胃益脾。《得配本草》：益脾胃，葆心血，润五脏，治怔忡。

方如《济生方》之归脾汤，取其补心安神、益气强志之力，常配生地黄、麦冬、丹参、柏子仁、远志、莲子、五味子、茯神、人参用，有补心脾、疗羸虚之功。阴虚内火之人禁用。其核可治疝气及无名肿毒、金疮等。

松萝

【原文】

松萝，一名女萝。味苦，平，无毒。治瞋怒，邪气，止虚汗，头风，女子阴寒肿痛。生川谷松树上。

【讲解】

松萝为祛痰、利水、消炎药。本品具清肝解毒，化痰开结，止血固崩之功，能疗痰热温疟，胸中痞热，项上瘿瘤，崩漏，带下等候。《药性论》：治寒热，吐胸中客痰涎，去头疮，主项上瘤瘿。《日华子本草》：令人得眠。

方如葛洪《肘后方》治胸中有痰头痛，不欲食气，壮者，药用松萝、杜蘅各三两、瓜蒂三十枚，酒一升二，合渍再宿，旦饮一合，取吐。不吐，晚再服一合。《备急千金要方》治胸膈痰澼积热之断膈汤：松萝、甘草各一两，恒山三两，瓜蒂二十一枚，水、酒各半，煎服，得吐即止。今多不用。

卫矛

【原文】

卫矛，一名鬼箭。味苦，寒，无毒。治女子崩中下血，腹满，汗出，除邪，杀鬼毒，蛊疰。生山谷。

【讲解】

卫矛又名鬼箭羽，为杀虫、通经、破瘀药。本品用于妇产科之产后瘀血，妇人经闭，瘀血性腹痛，并有驱虫作用。《本草撮要》：入足厥阴经。《新修本草》：疗妇人血气。《本经逢原》：鬼箭，专散恶血。《药性论》：破陈血，落胎，主中恶，腰腹痛。《日华子本草》：通月经，破癥结，止血崩，带下，杀腹脏虫，及产后血绞肚痛。

方如《太平惠民和剂局方》治产后败血不尽，儿枕块硬，及新产乘虚，恶露不快，脐腹坚胀者之当归散，取当归、鬼箭、红花各一两，酒煎，食前服。《圣济总录》治鬼疟日发，卫矛、鲮鲤甲（烧灰）各二钱半，为末，于发病前以一字搐鼻，发时以冷水服一钱。

合欢

【原文】

合欢，一名蠲忿。味甘，平，无毒。主安五脏，和心志，令人欢乐无忧。久服轻身，明目，得所欲。生山谷。

【讲解】

合欢为豆科植物合欢的根皮，为强壮兴奋药。本品有兴奋神经，强心利尿及驱虫作用，并有缓和身心而达镇痛之力，外用可治跌打骨折，痈疽肿痛，为调心脾、续筋骨、安五脏、快人神之剂。《本草再新》：入心、肝二经。《本草衍义补遗》：合欢，补阴有捷功，长肌肉，续筋骨。《本草汇言》：合欢皮，甘温平补，有开达五神，消除五志之妙也。味甘气平，主和缓心气，心气和缓，则神明自畅而欢乐无忧。如俗云，萱草忘忧，合欢蠲忿，正二药之谓也。

治肺痈、吐浊，可合阿胶煎汤服之；治吐血、肺痿，合白蜡熬膏。合欢皮能续筋骨、长肉生肌，《百一选方》治跌打骨折，以合欢皮四两、炒芥子一两，共为末，每服二钱，以渣敷患处。《普济方》治发落不生：合欢皮（烧灰）二合、墙衣五合、铁精一合、水萍（研末）二合，研匀，生油调涂，一夜一次。本品一般用于虚弱患者之阳痿症。

白马茎

【原文】

白马茎，味咸，平，无毒。治伤中，绝脉，阴不起，强志，益气，长肌肉，肥健，生子。

眼，平。治惊痫，腹满，疟疾。

悬蹄，平。治惊邪，瘛疭，乳难，辟恶气，鬼毒，蛊疰，不详。生平泽。

【讲解】

白马茎为马科动物雄性马之外生殖器，强壮滋阴药。《药性论》：主男子阳痿。本品有强精益神、补虚滋阴之力，又能镇静神经、定神安志，救中伤虚弱，用者甚少，单方多采之。

鹿茸

【原文】

鹿茸，味甘，温，无毒。治漏下，恶血，寒热，惊痫，益气，强志，生齿，不老。

角，温，无毒。治恶疮，痈肿，逐邪恶气，留血在阴中。

【讲解】

鹿茸为补肾益精药。本品可增强人体的机能，消除心肌疲劳，可使外部擦伤迅速痊愈，对于化脓性感染之创伤，服后可促进病理组织早期愈合，同时能增食欲、振奋情绪，理气强骨，亦可促进凝血，有止血之效。《本草经疏》：入手厥阴、少阴、足少阴、厥阴经。《药性论》：主补男子腰肾虚冷，脚膝无力，梦交，精溢自出，女人崩中漏血。又主赤白带下，入散用。《纲目》：生精补髓，养血益阳，强健筋骨。治一切虚损，耳聋，目暗，眩晕，虚痢。《得配本草》：鹿茸，甘，温，纯阳，入足少阴经血分。通督脉之气舒，达奇经之阳道。生精补髓，养血益阳。配参芪，提痘浆。配狗脊、白蔹、艾，治冷带不止。

临床应用有三：①用于诸虚百损、元气不足，每合人参、黄芪、当归、地黄用，如《饲鹤亭集方》参茸固本丸，取其增全身机能之力。②用于肾虚，精清、精冷无子，合阳起石、菟丝子用，如《普济方》阳起石丸，因本品含男性之内分泌激素，能促进精液之分泌，有增进性机能之作用。③用于肾虚骨弱、行迟之症，合六味地黄丸用，如《古今医统》加味地黄丸，因本品所含钙质能奏强健骨骼之功，长于补血止血，并有促进毛发、骨质新生之力。

牛角腮

【原文】

味苦，温。止血，止痢。治便血，衄血，妇女崩漏，带下，赤白痢，水泻。

【讲解】

牛角腮为牛角中的骨质角髓，止血强壮药。本品能下瘀血，治经闭、血痹疼痛，止妇人血崩、赤白带下。《本草经疏》：入足厥阴、少阴血分。《药性论》：黄牛角腮灰，能止妇人血崩不止，赤白带下，止冷痢，泄血。李时珍《本草纲目》言可治水肿。牛角腮即牛角骨内之肉，治水肿此物也。今人用者少。其角可代替犀角用，有解毒舒神之功。

羖羊角

【原文】

羖羊角，味咸，温，无毒。治青盲，明目，杀疥虫，止寒泄，辟恶鬼、虎、狼，止惊悸。久服安心，益气，轻身。生山谷。

【讲解】

羖即黑羊也。羖羊角为牛科动物雄性山羊或雄性绵羊的角，为镇静强壮药。《本草经疏》：入肺、心、肝三经。《药性论》：治产后恶血，烦闷，烧灰，酒服之。又治小儿惊痫。现代研究表明本品有杀菌解毒，镇神益气之力，用于角膜硬化之视物不清，有软化缓和功效。羖羊角可代替羚羊角之用，用于跌打损伤、骨折，有续筋接骨作用。

牡狗阴茎

【原文】

牡狗阴茎，一名狗精。味咸，平，无毒。治伤中，阴痿不起，令强热大，生子，除女子带下十二疾。

胆，平，主明目。

【讲解】

牡狗阴茎即公狗之生殖器，为滋阴强壮药。《本草经疏》：狗阴茎气味与马阴茎同，其所主，亦相似，性专补右肾命门真火。女子带下十二疾，皆冲任虚寒所致，咸温入下焦，补暖二脉，故亦主之也。本品能强阴助阳，促进生殖器官机能，为治阳痿不起、精冷无子、女子宫寒不孕要药，并治十二带下之疾，配他药为用则效良，单独炙研服亦可。

羚羊角

【原文】

羚羊角，味咸，寒，无毒。主明目，益气，起阴，去恶血，注下，辟蛊毒、恶鬼、不详，安心气，常不魇寐。久服强筋骨，轻身。生山谷。

【讲解】

羚羊角为镇痉、清热、通经药。《本草经疏》：入手太阴、少阳，足厥阴经。《名医别录》：疗伤寒时气寒热，热在肌肤，温风注毒伏在骨间，除邪气惊梦，狂越僻谬，及食噎不通。《纲目》：平肝舒筋，定风安魂，散血下气，辟恶解毒，治子痫痉疾。本品有抑制血压、预防中风及清解湿热之力，故为泻火、平肝、息风之药，对脑溢血、脑膜炎、伤寒病之出现脑病症状时尤为适宜，对于震颤麻痹，各种热病之神昏谵语、邪热侵脑，有镇静退热之效。

方如《太平惠民和剂局方》之紫雪丹，治烦热发狂，神昏谵语。《普济本事方》治子痫之羚羊角散：羚羊角一钱，杏仁、薏苡仁、防风、独活、川芎、当归、茯神、酸枣仁各五分，木香、甘草各二分半，姜引水煎。钱乙方治中风手颤，弹曳语涩之羚羊角丸，以羚羊角一两，犀角三分，羌活、防风各一两，薏苡仁（炒）、秦艽各二两，为末，蜜丸，每服二十丸，渐加至三十丸，煎竹叶汤下（见明·方贤著《奇效良方》）。明·李时珍言其有平肝舒筋、息风安魂，散血下气，辟恶解毒，用治子痫诸疾。凡肝经无热者忌用。故治肝肾虚热、目昏生翳之疾有效，可配枸杞子、菊花、草决明、黄精、生地黄、五味子、黄柏、密蒙花、木贼、女贞子等用。其用有三：治热病，如紫雪丹之清热醒神；用于癫痫，合天麻、全蝎之钩藤饮；肝火上攻，目视不清，如羚羊角散。

补注：羚羊角，为牛科动物赛加羚羊的角。羚羊角为国际保护动物。我国已明令禁用，可用羊角代替。

犀角

【原文】

犀角，味苦，寒，无毒。治百毒，蛊疰，邪鬼，瘴气，杀钩吻、鸩羽、蛇毒，除邪，不迷惑，魇寐。久服轻身。生山谷。

【讲解】

犀角为退热解毒药。《雷公炮制药性解》：入心、肝二经。《名医别录》：疗伤寒，温疫，头痛寒热，诸毒气。《纲目》：磨汁治吐血，衄血，下血及伤寒蓄血发狂谵语，发黄发斑，痘疮稠密，内热里陷或不结痂。泻肝凉心，消胃解毒。《得配本草》：犀牛角，苦酸咸，寒，入手少阴、足阳明经。散心经之火，泻肝木之邪，清胃中之热，伤寒时疫，烦呕发斑，蓄血谵语，发狂发黄，及吐血衄血，惊痫心烦，痘疹血热，鬼魅痛疽，概无不治。得升麻，散阳明结热。配连翘，治热邪入络。佐地黄，解营中伏火。合地榆，治血虚不止。本品有清热凉血解毒作用，对于热性病之呈脑病症状者有镇静之力；并可强心排毒，对痘疹内陷、毒气攻入里之患，可消除病原，解毒回苏；用治风痰、癫痫，心窍痰迷者，具有开心逐痰之力。本品能解蛇毒及钩吻之毒，又可解鸩毒，对毒素有拮抗作用，固其能中和毒素之故也。综括其疗效，犀角有镇静安眠、强心解毒、清热作用，并可制止化脓性病原菌之发育繁殖。

临床应用有四：①清热解毒，急性传染病高热神昏、毒气侵脑者，具有退热镇神之力。②凉血清血解毒，对痈疽发背、肿毒疮疡及斑疹痘毒内陷，因其所含钙质能强心、减低血管之渗透性、减少血球游走于血管之外，而达消炎解肿、化脓作水之效。③清热止血，治吐血、衄血、下血，磨汁服之，因其含有钙质可凝固血液而止血。④镇心安神，治心烦惊悸，如至宝丹、神犀丹、犀角地黄汤、清宫汤等。阴寒无热之症忌用之。

燕屎

【原文】

燕屎，味辛，平，有毒，治蛊毒，鬼疰，逐不详邪气，破五癃，利小便。生高山平谷。

【讲解】

燕屎为金腰燕干燥的粪便，杀菌利尿药。唐苏恭《新修本草》：疗痔，杀虫，去目翳。孙思邈云：可治口疮、疟疾。陶弘景云：作汤浴小儿惊痫。炒香用之，似有镇静利尿之力。现用者很少。

天鼠屎

【原文】

天鼠屎，一名鼠法，一名石肝。味辛，寒，无毒。治面痈肿，皮肤洒洒时痛，腹中血气，破寒热积聚，除惊悸。生山谷。

【讲解】

天鼠屎即夜明砂之别名，为活血退热药。《纲目》：入厥阴肝经血分。治目盲，障翳，明目，除疟。本品能活血消积，明目退翳，小儿惊疳、大人淋带、瘰疬痈肿之属于厥阴肝经病，俱有疗效，一般作为治目要药。

方如《圣惠方》治青盲，视物不清，以夜明砂（糯米炒黄）一两、柏叶（炙）一两，为末，蜜丸，或牛胆汁和丸梧子大，每夜卧时服二十丸，五更初，以粥饮下二十丸，至瘥乃止。《经验秘方》治胎前疟疾，用夜明砂末三钱，空心温酒服。《直指方》治溃肿排脓，以夜明砂一两、桂半两、乳香一分，为末，拌砂糖半两，调水敷外部。《普济方》治小儿疳积之猪肝散，取夜明砂二钱、木鳖子一个（焙）、粳米三两、谷精草二钱、使君子仁二钱、百草霜半钱，共为细末、公猪肝一叶，竹刀割，撒药末，共蒸熟食之。

猬皮

【原文】

猬皮，味苦，平，无毒。治五痔，阴蚀，下血赤白，五色血汁不止，阴蚀痛引腰背。酒煮杀之。生川谷、田野。

【讲解】

猬皮为收敛性止血药。《本草撮要》：入手足太阴、阳明经。《药性论》：主肠风泻血，痔病有头，多年不瘥者，灸末白饮下方寸，烧末吹之鼻衄。《本经逢原》：除目中翳障。《随息居饮食谱》：煅研服，治遗精。故本品可疗痔疾、肠出血，梦遗、滑精，并用于胃炎及溃疡吐血、妇人子宫出血等，对于妇人乳腺炎肿，有消炎凉血作用，为肠风、阴浊、下血要药。民间单方猬皮同炒槐花研末酒冲服。

露蜂房

【原文】

露蜂房，一名蜂肠。味苦，平，有毒。治惊痫，瘛疭，寒热，邪气，癫疾，鬼精，蛊毒，肠痔。生山谷。

【讲解】

露蜂房为镇痉杀虫药。《纲目》：入阳明经。《本草再新》：入肝、肺经。《日华子本草》：治牙齿痛，痢疾，乳痈；蜂叮，恶疮，即煎洗。《本草述》：治积痰久嗽，风惊颤掉，神昏错乱。对于小儿惊痫抽搐、颈项强直及肠寄生虫等均可内服，外用可疗诸疮肿毒、阴瘘、皮肤痒疹、湿癣等症。

方如《子母秘录》治脐风湿肿，久不瘥，以蜂房烧末敷之。《梅师方》治风气瘑痒及瘾疹，用蜂房（炙）、蝉蜕等分，为末，酒服一钱，日三服；外以蜂房入芒硝，煎汁洗之。《十便良方》治风热牙痛，以蜂房烧存性，研末，酒调含漱。《食医心镜方》治喉痹肿痛，用炙蜂房、白僵蚕等分，为末，乳香汤下，每服半钱；又可吹喉内。张文仲方治崩中漏下五色，使人无子，取蜂房末三指撮，酒服。胜金方治咳嗽，以生蜂房、胡麻烧存性，研末，米饮下。《备急千金要方》治阴痿阴弱，阳物不兴，用蜂房研炙，开水冲服二钱或敷阴上。《生生编》治寸白蛔虫，以本品烧存性，酒服一匙。《圣惠方》治头上疮癣，本品研末，腊猪脂调涂。他如仲景《金匮要略》之鳖甲煎丸，取其疏浚脏腑寒邪癥瘕之效。

鳖甲

【原文】

鳖甲，味咸，平，无毒。治心腹癥瘕坚积，寒热，去痞，息肉，阴蚀，痔，恶肉。生池泽。

【讲解】

鳖甲为强壮药。《雷公炮制药性解》：入肝、脾二经《本草汇言》：入足厥阴、少阴经。《药性论》：主宿食，癥块，痃癖气，冷瘕，劳瘦，下气，除骨蒸，骨节间劳热，结实壅塞。治妇人漏下五色羸瘦者。《医学入门》：主劳疟，老疟，女子经闭，小儿痫疾。本品多用于补阴气，潜肝阳，消癥瘕，除寒热，对于女子血病及劳疟均有卓效。《名医别录》言鳖甲治温疟，血瘕腰痛，小儿胁下坚硬之疾；其肉可治伤中益气补不足。《得配本草》：鳖甲，咸平，入足厥阴经血分。治劳疟，除胁坚，祛腰痛，疗斑痘。凡暑邪中于阴分，出并于阳而热，入并于阴而寒者，得此治之，自无不愈。得青蒿，治骨蒸。配牡蛎，消积块。佐桃仁、三棱，治奔豚气痛。消积，醋炙。治骨蒸劳热，童便炙。治热邪，酒炙。

方如《金匮要略》鳖甲煎丸之治疟母结为癥瘕痞满之证，及治阳毒之升麻鳖甲汤。治骨蒸劳热可用《温病条辨》青蒿鳖甲煎汤、《卫生宝鉴》秦艽鳖甲散及《证治准绳》清骨散。甄权方治血瘕癥癖用鳖甲汤（鳖甲、琥珀、大黄等分，作散）。《肘后方》治卒得腰痛，不可俯仰，用鳖甲炙研末，乳服一钱，酒冲服亦可。《圣济总录》治吐血不止，鳖甲、蛤粉各一两（炒黄色），熟地黄一两半，共为末，每服二钱，食后茶水下。《梅师方》治妇人难产，以鳖甲烧存性，研末，酒服三钱，立出。鳖甲为解热滋阴要药，用于肺结核之稽留热。

蟹

【原文】

蟹，味咸，寒，有毒。治胸中邪气，热结痛，喎僻，面肿，败漆。烧之致鼠。生池泽诸水中。

【讲解】

蟹为散血益气药。《本草经疏》：入足阳明、厥阴经。《名医别录》：解结散血，愈漆疮，养筋益气。《本草拾遗》：蟹脚中髓、脑、壳中黄，并能续断绝筋骨，取碎之微熬，纳疮中筋即连也。《滇南本草》：山螃蟹强壮筋骨，并能横行络分。故能散血结，泻诸热，其壳可治疗癣，能败漆。

方如《集简方》治湿热黄疸，以蟹烧存性，研末，酒糊为梧子大，白汤下五十丸，日二次。唐瑶《经验方》治骨折筋断，生蟹捣烂，热酒冲服连饮，渣敷患处。《备急千金要方》下死胎及妊娠有病欲去胎者，蟹爪二对（烧存性），桂心、瞿麦各一两，牛膝二两，为末，空心温酒送服一钱。《证治要诀》治崩中腹痛，蟹壳烧存性，米饮服一钱。《摘玄方》熏辟壁虱，蟹壳烧烟，熏之立绝。弘景曰：仙方用之，能化漆为水，故可用之解漆中毒；并中鳝鱼鱼毒，食蟹即解也。

蚱蝉

【原文】

蚱蝉，味咸，寒，无毒。治小儿惊痫，夜啼，癫病，寒热。生杨柳上。

【讲解】

蚱蝉为解热镇痉药。《本草汇言》：入手太阴、足厥阴经。《名医别录》：主惊悸，妇人乳难，胞衣不出，又堕胎。蝉蜕多用于治疗各种热病、头痛，小儿因热所发之惊痫、痉挛、抽搐，妇人产褥热，伤风感冒及破伤风之挛急，及喉头炎症、咳嗽、风疹、皮肤发痒、目赤生翳障及中耳炎症等。李时珍用治产难、产后下胞衣，取其能退蜕之义。《圣惠方》治小儿发痫，有蚱蝉汤及蚱蝉丸等。《药性论》：主小儿惊哭不止，杀疳虫去壮热，治肠中幽幽作声。《新修本草》：主小儿痫绝不能言。今人以其治盲哑及中风失语之症。今人只知用蜕，而不知用蝉也。

蝉蜕能治风热，宣肺气，发疹痘，治惊痫，为热病及小儿痉痫要药。方如《活幼口议》治小儿夜惊作啼，用蝉蜕二七枚（去头足），入朱砂一分，研末，蜜调吮之。《卫生易简方》治小儿天吊，发时头目仰视，痰塞内热，用蝉蜕一钱，研末，冷水调下。《全幼心鉴》治小儿噤风初生，口噤不乳，用蝉蜕、全蝎（去钩）各二七枚，为末，入轻粉少许，用乳汁调灌。《医学正传》治破伤风病发热，用蝉蜕炒研，酒服一钱，神效。《普济方》治破伤风之追风散，用蝉蜕为末，葱涎调，涂破处，即时取去恶水，立效。《集验方》治皮肤风痒，以蝉蜕、薄荷等分，为末，酒服一钱，日三服。钱氏方治痘后目翳，蝉蜕为末一钱，羊肝煎汤服之，日二次。《青囊杂纂》治疗疮毒不破，毒入心腹，用蝉蜕、僵蚕等分，为末，醋调敷疮，可将疮毒连根拔除。《太平惠民和剂局方》目赤红肿、肝经风热、翳膜遮睛、内外障翳并皆治之之蝉花散，用蝉蜕、谷精草、白蒺藜、菊花、防风、决明子、密蒙花、甘草、羌活、玄参、栀子、川芎、木贼、荆芥，共为细末，每服二钱，茶食后服。

蛴螬

【原文】

蛴螬，一名蟦蛴。味咸，微温，有毒。治恶血，血瘀，痹气，破折，血在胁下坚满痛。月闭，目中淫肤，青翳，白膜。生平泽及人家积粪草中。

【讲解】

蛴螬为化生虫类金龟子之幼虫，为破血痛经药。《本草汇言》：入足厥阴肝经。《药性论》：汁滴目中，去翳障，主血，止痛。《名医别录》：疗吐血在胸腹不去，破骨折血结，金疮内塞，产后中寒，下乳汁。陶弘景以本品同猪蹄作美食，能下乳汁。张仲景治杂病之大黄䗪虫丸方中用之，取其能去胁下病坚满也；许学士《普济本事方》治筋急之养血地黄丸中用之，取其治血痹瘀积也。《药性论》中治目中云翳，取其血汁点之。张太尹治破伤风，用蛴螬口中吐水，抹疮口上觉身麻汗出，无有不活者，故李时珍云能行血散结。

乌贼鱼骨

【原文】

乌贼鱼骨，味咸，微温，无毒。治女子漏下赤白经汁，血闭，阴蚀肿痛，寒热，惊气，癥瘕，无子。生东海，池泽。

【讲解】

乌贼鱼骨一名海螵蛸，为制酸性止血药。《本草再新》：入肝、脾、肾三经。《药性论》：止妇漏血，主耳聋。《纲目》：主女子血枯病，伤肝，唾血下血，治疟消瘰。研末敷小儿疳疮、痘疮臭烂，丈夫阴疮，汤火伤，跌伤出血。《得配本草》：海螵蛸，得鹿茸、阿胶，治崩中带下。配辰砂、黄蜡，治赤翳攀睛。配生地黄，治血淋不休。配干姜煎服，治血瘕。配炒蒲黄，敷舌血如泉。配鸡子黄，涂重舌鹅口。研铜绿，治血风赤眼。调白蜜，点浮翳。拌槐花吹鼻，止衄血。加麝香，吹聤耳，炙黄用。故海螵蛸功能通血脉，祛寒湿，温经止带，用作止血药及女子血枯经闭药，对肺结核之咯血、痔疮出血、创伤均有治疗作用，又为配眼药及牙粉原料。

方如《圣惠方》之治伤寒热毒攻眼、生赤白翳者，用本品一两，去皮，为末，入龙脑少许，点之；又治诸目翳，本品与五灵脂等分，为细末，熟猪肝切片，蒸食之。钱乙方治鼻疮疳，以本品、白芨各一钱，轻粉少许，研末搽之。《经验方》治小便血淋，以本品、生地黄、赤茯等分，为末，每服一钱，车前子叶烧汤送服。《仁斋直指方》治大肠出血，不拘大人、小儿，脏毒、肠风及内痔下血，本品炙黄去皮，研末，每服一钱，木贼汤下，三日后，服猪脏黄连丸。《圣惠方》治猝然吐血，本品研细末，米饮二钱。《仁斋直指方》治跌破出血，乌贼骨为细末，敷之。

白僵蚕

【原文】

白僵蚕，味咸，平，无毒。治小儿惊痫，夜啼，去三虫，灭黑䵟，令人面色好，男子阴易病。生平泽。

【讲解】

白僵蚕为祛风、化痰、镇痉药。《雷公炮制药性解》：入心、肝、脾、肾四经。《名医别录》：女子崩中赤白，产后余痛。《药性论》：治口噤，发汗，主妇人崩中下血不止。《本草图经》：治中风，急喉痹。《纲目》：散风疾结核，瘰疬，头风，风虫齿痛，皮肤风疮，丹毒作痒，痰疟癥结，妇人乳汁不通，崩中下血，小儿疳蚀鳞体，一切金疮，疔肿风痔。《得配本草》：白僵蚕，得生矾、枯矾、姜汁，治喉风。得姜汁，治一切风痰。得葱、茶，治头风。得冰、硼，治喉痹。配乌梅，治肠风下血。合蛇蜕，治小儿肤如鳞甲。本品功能治惊痫，疗喉痹，用作中风失言，癫痫咽痛失音，祛风逐痰及诸疮痕，为末封疔肿拔根，有镇痉舒神作用。

小儿急惊客忤，可用白僵蚕、丹砂、牛黄、胆南星、全蝎、麝香、钩藤、犀角、金箔、天竺黄、蝉蜕等，研末服。《备急千金要方》治一切风痰，以白僵蚕七个同研细，姜汁灌之。寇氏方治小儿惊风，僵蚕、蝎梢等分，天雄黄、附子各一钱，为末，每服半钱，姜汤下。《仁存方》开阓散之治喉痹，以白僵蚕（炒）、白矾（半生半熟）等分，为末，每用姜汁送服一钱。《百一选方》治急喉风痹之如圣散，以白僵蚕、天南星（刮皮）等分，生研为末，每用一字，姜汁调服，得吐痰涎即愈。《普济方》治腹内龟病神效，有诗云：人间龟病不堪言，肚里生成硬似砖。自死僵蚕白马尿，不过时刻软如棉。《斗门方》治面上黑雀斑，用白僵蚕、黑牵牛、细辛等分，研细末，如绿豆，每日用洗之，令人好颜色。《外台秘要》治项上瘰疬，用白僵蚕为末，每日水下五分，日三服，十日瘥。另如天麻防风丸治急惊风痫（天麻、防风、僵蚕、蝎尾、朱砂、雄黄、牛黄、人参、甘草）；疏风清热饮治小儿高热惊恐不安之症（天麻、薄荷、黄连、玄参、连翘、豆卷、桑叶、菊花、僵蚕）。

鮀鱼甲

【原文】

鮀鱼甲，味辛，微温，有毒。治心腹癥瘕，伏坚积聚，寒热，女子崩中下血五色，小腹阴中相引痛，疮疥死肌。生南海池泽。

【讲解】

鮀音驼，鮀与鼍字同。故鮀鱼又名鼍龙、猪婆龙，鮀鱼甲即扬子鳄之鳞甲。本品为和血镇痛药。《名医别录》：主治五邪涕泣时惊，腰中重痛，小儿气癃，眦溃。甄权云能除血积，妇女带下。《本草拾遗》：杀虫，治瘰疬，风顽瘙痒，恶疮，烧酒浸之，功同鳖甲。李时珍曰可治阴疟，为厥阴肝经药。《千金》治风癫有鼍甲汤。今药肆多悬之，云能辟蠹，亦杀虫之意。今多不用。

樗鸡

【原文】

樗鸡，味苦，平，有小毒。治心腹邪气，阴痿，益精，强志，生子，好色，补中，轻身。生川谷樗树上。

【讲解】

樗鸡为蜡蝉科动物樗鸡的成虫，体黑色居于山中臭樗树上，俗谓之樗狗，用时去头足，糯米炒或面炒。本品为和血、行血、散血药，性苦平，有小毒，为厥阴肝经药。《名医别录》：疗腰痛下气。陶弘景之大麝香丸用之。《普济方》治目翳之拨云膏中，与芫青、斑蝥同用，亦活血散结之义。今多不用。

蛞蝓

【原文】

蛞蝓，一名陵蠡。味咸，寒，无毒。治贼风㖞僻，轶筋及脱肛，惊痫，挛缩。生池泽及阴地、沙石、垣下。

【讲解】

蛞蝓，一名鼻涕虫，为镇痉止痛药。负壳者为蜗牛，无壳者为蛞蝓。本品功能可涂疮伤，消肿痛，并为解蝼蚁毒之要药。《本草再新》：入肝、脾、肺三经。《纲目》：治肿毒焮热，热疮肿痛。《泉州本草》：通经破瘀，解毒消肿，利小便，主治月经闭止，癥瘕腹痛，损伤瘀血作痛，痈肿丹毒。《本草衍义》：治蜈蚣，蝎毒。近时本品多主治贼风喝僻，转筋及脱肛，惊痫挛缩。

方如《妇人大全良方》治痔热肿毒，大蛞蝓一个，研泥，入龙脑一字，坯子半钱，同敷之。蜈蚣见蛞蝓则拘促不前，蛞蝓乃登其首，陷其脑而死。故以此解蜈蚣咬伤。今多不用。

石龙子

【原文】

石龙子，一名蜥蜴。味咸，寒，有小毒。治五癃，邪结气，破石淋，下血，利小便水道。生川谷及山石间。

【讲解】

石龙子为鳞属蛇类之一种，形如蜥蜴，俗称四脚蛇。《本草求原》：偏助壮火，阳事不振者宜之。《神农本草经》用以主治五癃邪结气，利小便水道，破石淋下血。李时珍曰酥炙，可治传尸劳瘵。《备急千金要方》之蜥蜴丸功长于利水，治癥结、水肿、留饮有效。今多不用。

木虻

【原文】

木虻，一名魂常。味苦，平，有毒。治目赤痛，眦伤，泪出，瘀血，血闭，寒热，酸痟，无子。生川泽。

【讲解】

木虻为化生虫类之一种，即虫属之生于木上者，其形如大蝇，能食牛马之血，有毒，为破血散结药。《纲目》：肝经血分。《名医别录》：主女子月水不通，积聚，除贼血在胸腹五脏者，及喉痹结塞。《本草品汇精要》：妊娠不可服，服之堕胎。今用之主治目赤痛，眦伤，泪出，瘀血，血闭，寒热酸，无子。今多不用。

蜚虻

【原文】

蜚虻，味苦，微寒，有毒。主逐瘀血，破下血积，坚痞癥瘕，寒热，通利血脉及九窍。生川谷。

【讲解】

蜚虻同木虻相似，有破瘀逐结之力。本品俗名瞎狗蠓，主逐瘀血，破下血积、坚痞、症瘕，寒热，通利血脉及九窍。今多不用。

蜚蠊

【原文】

蜚蠊，味咸，寒，有毒。治血瘀癥坚，寒热，破积聚，喉咽痹，内寒无子。生川泽及人家屋间。

【讲解】

蜚蠊即人家厨中之蟑螂也，触之有臭气，其屎尤臭。《名医别录》：通利血脉。苏恭云：食之下气。故本品有通利血脉，破积聚、癥瘕，血闭，内寒无子之功用。

方如《传信方》治红丝疔，用蟑螂一个，去头，和白糖敷之。《卫生家宝方》治膨胀，用蟑螂一个（焙干）、萝卜子一撮，共炒为末，温酒吞服。《慈航活人书》治对口肿毒，以蟑螂十个，盐一撮，捣涂，留头即破。李时珍云本品主妇人癥瘕寒热，乃理血要药，尤宜于妇人。今多不用。

䗪虫

【原文】

䗪虫，一名地鳖。味咸，寒，有毒。治心腹寒热洒洒，血积，癥瘕，破坚，下血闭，生子大良。生川泽及沙中、人家墙壁下土中湿处。

【讲解】

䗪虫即土鳖虫，又名土元，为破血、消瘀、痛经药。《雷公炮制药性解》：入心、肝、脾三经。《药性论》：治月水不通，破留血积聚。《纲目》：行产后血积，折伤瘀血，治重舌，木舌，口疮，小儿腹痛夜啼。《本草通玄》：破一切血积，跌打重伤，接骨。

方如仲景之大黄䗪虫丸，治虚劳腹痛，腹中有干血者。《圣惠方》治木舌肿强，塞口不能言，以䗪虫五枚，食盐半两，为末，水二杯，煎沸，含漱之。《得配本草》：配乳香、没药、自然铜、龙骨等分，加麝香少许，每服三分，酒下，治折伤接骨。《袖珍方》治折伤骨断，以土鳖六钱（隔纸炒）、自然铜二两（醋煅），为细末，每以温酒服二钱，病在上，食后服；病在下，食前服。杨拱《摘玄方》治骨折，活土鳖焙干为末，每以温酒冲服二三钱。《董炳集验方》治外伤骨折，以土鳖一个（阴干），乳香、没药、龙骨、自然铜各等分，麝香少许，共为末，每服三分，酒下。

伏翼

【原文】

伏翼，一名蝙蝠。味咸，平，无毒。治目瞑，明目，夜视有精光。久服令人喜乐、媚好、无忧。生川谷及人家屋间。

【讲解】

伏翼即蝙蝠。苏恭《新修本草》：主女人生子余疾，带下病无子。李时珍云：其肉可治久咳上气，久疟瘰疬，金疮内漏，小儿魃病惊风。《名医别录》：疗石淋，利水道。其血滴目，令人不睡，夜能视物。其脑可治痈疽内陷之毒攻心。现用者少。

梅实

【原文】

梅实，味酸，平，无毒。主下气，除热，烦满，安心，止肢体痛，偏枯不仁，死肌，去青痣，恶疾。能益气，不饥。生川谷。

【讲解】

梅实为收敛性生津药。《雷公炮制药性解》：入肺、肾二经。《本草经疏》：入肝。《药品化义》：入肺、胃、大肠三经。《名医别录》：止下痢，好唾口干。利筋脉，去痹。《纲目》：敛肺涩肠，治久嗽，泻痢，反胃噎膈，蛔厥吐利，消肿，涌痰，杀虫，解鱼毒，马汗毒、硫黄毒。《得配本草》：乌梅，得川连，治赤痢肠痛。配建茶、干姜，治休息痢。佐麦冬，治产后痢渴。入补脾药，止久泄虚脱。汤浸去核，捣丸如枣大，纳入谷道，导大便不通。去核煅炭，敷疮蚀恶肉立效。其核中仁，能消妇人子脏风气积滞。故其能消痰涎壅塞，喉如有物，膈间作痛，吐之不出，咽之不下之梅核气。糖可作果饵，即糖酸梅也，多食损齿。本品下气除热，解烦满，养肝利气，开胃散郁作用，俗用名乌梅，并有驱虫之力。如《金匮要略》治蛔厥，有乌梅丸之施。余之银柴胡饮中，有乌梅之施，以治消化道炎症及息肉之疾。

大豆黄卷

【原文】

大豆黄卷，味甘，平，无毒。治湿痹，筋挛，膝痛。生大豆，平。涂痈肿，煮汁饮，杀鬼毒。止痛。

赤小豆，平，主下水，排痈肿脓血。生平泽。

【讲解】

大豆黄卷系用黑大豆湿蒸发芽，牙卷色黄故名。《得配本草》：入足少阴经气分。《本草再新》：入肝、脾二经。《要药分剂》：入胃经。《纲目》：除胃中积热，消水病胀满。《食疗本草》：破妇人恶血。《本草经疏》：湿痹而筋挛膝痛，湿闭于下者宜升，湿不闭则筋且舒，筋既舒则膝自不痛。舒筋之物，有薏苡、木瓜、牛膝，何以取大豆黄卷？夫木瓜治转筋，非治筋挛，牛膝治筋挛，能降而不能升。既治筋挛，又欲其湿升者，舍大豆黄卷别无他物矣。故为利湿清热药，能治疗湿痹，筋挛膝痛，五脏不足，胃气结积，益气止痛，去黑皯，润肌肤皮毛。李时珍云：除胃中积热，消水肿病胀满。方如《宣明论方》治湿痹在血脉之中，上下周身，本痹不痛之大豆蘖散，即大豆卷一斤，炒香为末，每服半钱，酒调下。大豆黄卷亦可疗五脏结积，益胃益气出毒，润肌肤皮毛，补肾气。《普济方》治头风湿痹，筋挛膝痛，胃中积热，便结之黄卷散，即豆卷（炒）一升、酥半两，为末，食前温水服一匙，日二。《圣济总录》治水病肿满喘急、大小便涩者，大豆卷（醋炒）、大黄（炒）等分，为末，葱、橘皮汤送服二钱，以利为度。

赤小豆为利水排脓药。本品能利水除湿，和血排脓，消肿解毒。《得配本草》：入手少阴、太阳经。《名医别录》：主寒热，热中，消渴，止泄，利小便，吐逆，卒澼，下胀满。《药性论》：消热毒痈肿，散恶血不尽、烦满，治水肿皮肤胀满；捣薄涂痈肿上；主小儿急黄、烂疮。《伤寒论》麻黄连轺赤小豆汤（麻黄、连轺、赤小豆、杏仁、梓白皮、炙甘草、大枣、生姜），治伤寒瘀热在里，身必黄；《圣济总录》赤小豆汤（赤小豆、紫草、桑白皮），治脚气气急，大小便涩，通身肿，两脚气胀；《纲目》治风瘙瘾疹，用赤小豆、荆芥穗等分，为末，鸡子清调涂之。

粟米

【原文】

粟米，味咸，微寒，无毒。主养肾气，去胃脾中热，益气。陈粟，味苦，寒，无毒。主胃热，消渴，利小便。

【讲解】

粟米俗称谷子、小米，为清热、解毒、滋养药。本品能和胃气，补脾肾。《本草求真》：专入肾，兼入脾、胃。《本草撮要》：入手足太阴、少阴经。《名医别录》：主养肾气，去胃、脾中热，益气。《日用本草》：和中益气，止痢，治消渴，利小便，陈者更良。李时珍曰：治反胃热痢，煮粥食，益丹田，补虚损，开肠胃。方如

《食医心镜》治胃热消渴，以陈粟米炊饭，食之。《普济方》治鼻衄不出，以粟米粉水煮服之。粟米粥可利小便、止烦渴、养肠胃。陈藏器云：粟泔水（汁）可洗皮肤瘙痒，杀虫；饮之，主五痔；和臭樗皮同煎服，可治小儿疳痢。

黍米

【原文】

黍米，味甘，温，无毒。主益气补中。多热，令人烦。丹黍米，味甘，微温，无毒。主咳逆，霍乱，止泄，除热，止烦渴。

【讲解】

黍米俗称大黄米，为滋养食物之一，可补中益气。孟诜《食疗本草》言本品烧灰和油，涂杖疮，止痛，不作瘢。《本草撮要》：入手足阳明、太阴经。《吴普本草》：益气补中。《名医别录》：丹黍米，主咳逆，霍乱，止泄，除热，止烦渴。李时珍：嚼汁，涂小儿鹅口疮。《纲目》引宋代罗愿云：其气温暖，故功能补肺，而多食作烦热，缓筋骨也。一般而言，稞之黏者为黍，粟之黏者为秫，粳之黏者为糯，三者性味功用相同，益气，有治脾胃虚寒泻利、吐逆之效，一般作为食物，不入药用。

蓼实

【原文】

蓼实，味辛，温，无毒。主明目，温中，耐风寒，下水气，面目浮肿，痈疡。

马蓼，去肠中蛭虫，轻身。生川泽。

【讲解】

蓼实即水蓼之子也。本品能明目、消痈肿，故作为眼科及疮科药。《本草撮要》：入手、足太阴，足厥阴经。《本草逢原》：治消渴去热，及瘰疬、癣疮、腹胀，皆取其散热消积之功。唐·甄权《药性论》：去疬疡，止霍乱，治小儿头疮。本品有水蓼、马蓼之别，其种很多，不便细别。其功效主要差别为：红花者，消水，治浮肿，可散结消肿和血止痛；白花者，补气，治霍乱转筋。方如《肘后方》治伤寒劳复，因性交后卵肿，或缩入少腹疼痛，用蓼子一把，水煎饮服一升。《圣惠方》治霍乱烦渴，取蓼子一两、香薷二两，水煎服。《药性论》治小儿头疮作痒，用蓼子为末，蜜和鸡子白同涂之，不作瘢。今人少用。

葱实

【原文】

葱实，味辛，温，无毒。主明目，补中不足。

其茎，平，作汤，治伤寒寒热，出汗，中风，面目肿。

【讲解】

葱实即大葱之子实也。本品味辛，大温，无毒，可温肾、明目，治阳痿、目眩。《日华子本草》：温中益精，其汁（葱汁）饮之可治溺血，并可解藜芦及桂毒。李时珍：葱汁散瘀血，止衄止痛，治头痛耳聋，消痔漏，解众药之毒。方如《梅师方》治金疮出血不止，取葱汁炙热，涂之止。唐仲举方治火焰丹毒，从头起者，生葱捣汁涂之。《备急千金要方》治钩吻中毒，面青口噤欲死，以葱涕啖之，即解。本品一般作为药引使用。

水苏

【原文】

水苏，一名芥蒩。味辛，微温，无毒。主下气，杀谷，除饮食，辟口臭，去毒，辟恶气。久服通神明，轻身，耐老。生池泽。

【讲解】

考水苏即龙脑薄荷也，为解热止血药。本品功能散风湿，止吐衄、血崩诸疾，对头风目眩、血瘀、血热而见肺痿、血痢、吐血、崩淋、喉腥、口臭、邪热等病，俱可用，此宣泄以达热除，血止而疗病也，但表疏汗出忌用。《本草求真》入肠、胃经。《本草再新》：入肺经。《日华子本草》：治肺痿，崩中，带下，血痢，头风目眩，产后中风及血不止。方如《梅师方》治漏血欲死，水苏煮汁一升，服之。《圣惠方》治衄血不止，以水苏二两、防风一两，为末，每服二钱，荷叶塞鼻中，即止。

薤

【原文】

薤，味辛，温，无毒。治金疮疮败，轻身，不饥，耐老。生平泽。

【讲解】

薤即韭类蔬菜之一，为镇痛及健胃药。本品能通利滑肠，通肠泄渴，开胸痹，散结气，作美食，益病人。诸疮中风寒水气，肿痛者，可以本品捣涂之。《本草经解》：入足厥阴肝经，手太阴肺经，手少阴心经。《汤液本草》：入手阳明经。《名医别录》：除寒热，去水气，温中散结。《纲目》：治少阴病厥逆泄痢，及胸痹刺痛，下气散血，安胎，温补助阳道。方如《金匮要略》治胸痹心痛短气之瓜蒌薤白白酒汤、枳实薤白桂枝汤、瓜蒌薤白半夏汤等。

《本草经》下品诸药

石灰

【原文】

石灰，一名恶灰。味辛，温。治疽，疡，疥瘙，热气，恶疮，癞疾，死肌，堕眉，杀痔虫，去黑子、息肉。生山谷。

【讲解】

石灰为腐蚀、止血、制酸药，即石灰岩被火烧炼而成之灰石也。俗分为生石灰、风化石灰、水石灰三种。本品辛温有毒，主要成分是氧化钙，功能坚肌肉、杀疥虫，外治与盐同用，有腐蚀性。石灰又为弥补创口、凝固血液之用，入胃后能中和胃酸，至肠能阻止肠之蠕动使肠之分泌减少。《名医别录》疗髓骨疽。

方如《备急千金要方》治身面疣目，苦酒浸石灰七日，取汁频滴之，自落。《普济方》治疣痣赘瘤，以石灰一两，用桑叶灰淋汁熬成膏，刺破点之。崔知悌方治血痢十年，用石灰三升（熬黄），水一斗投之，澄清一日，每服一升，日三服。《圣惠方》治虚冷脱肛，石灰烧热，帛裹之坐熨，冷则易之。《简便方》治疟腮肿痛，醋调石灰敷之。《普济方》治疗疮毒恶肿，取石灰、半夏等分，为末，敷之。

礜石

【原文】

礜石，一名青分石，一名立制石，一名固羊石，味辛，大热，有毒。治寒热，鼠瘘，蚀疮，死肌，风痹，腹中坚癖，邪气，除热。生山谷。

【讲解】

礜石为燥湿、杀虫、杀鼠药，为含砒、硫化铁之矿石。本品有散寒湿，消冷积，除热明目，下气，除膈中热，止消渴，益肝气，破积聚，瘤冷腹痛，去鼻中息肉之功用。其有大毒，只外用，不可内服。今人不用。古人有炼服之者，多生痈疽发背，投此石于瓮中，冬亦不冰者为真。

铅丹

【原文】

铅丹，味辛，微寒。治吐逆，胃反，惊痫，癫疾，除热，下气，炼化还成九光，久服通神明。生平泽。

【讲解】

铅丹即黄丹，系用黑铅和硝黄盐岩煅炼而成之黄色丹药也。《本草再新》：入心、肾二经。《要药分剂》：入肝、脾二经。《药性论》：治惊悸狂走，呕逆，消渴。《日华子本草》：镇心安神，疗反胃，止吐血及嗽，敷金疮，长肉及汤火伤。染须发可用本品煎膏。今为清热解毒药。内服坠痰、镇心，外敷拔毒生肌，一般作为外科制膏药之用。《名医别录》云：止小便、除毒热脐挛，金疮血溢等。

方如谢氏《小儿方》烧针丸治小儿吐逆不止，以黄丹研末，枣肉和丸，如芡实大，每以一丸，针签于灯火上烧之透尽，研末，乳汁调下，一方加朱砂、枯矾等份。《摘玄方》治泄泻下痢赤白，将枣肉捣烂，入黄丹、白矾各皂子大，粳米饭一团，和丸弹子大，铁条串在灯上烧过，为末，米饮服之。《三因极一病证方论》治妊娠下痢疼痛，可用乌鸡蛋一个打一孔，去白留黄，入铅丹五钱，搅匀，泥裹煨干研末，每服二钱，米饮下。一服愈，是男；二服愈，是女。《孙氏集验方》治远年近日臁疮，黄丹（炒过）、黄柏（酒浸七日，焙干）各一两，轻粉五钱，研细，以苦茶洗疮，轻粉填满，外用黄丹护之，再外以黄柏末摊膏贴之。张仲景之柴胡加龙骨牡蛎汤中之用铅丹，取其收敛神气以镇惊之用也。

粉锡

【原文】

粉锡，一名解锡。味辛，寒，无毒。治伏尸，毒螫，杀三虫。锡镜鼻，平。治女子血闭、癥瘕，伏肠，绝孕。生山谷。

【讲解】

粉锡即白粉之古别名，乃化铅而成之白粉，一名胡粉，一名宫粉。本品功效能杀虫治疥癣，磨积治泻痢，能收缩黏膜之分泌，减少化脓，且有直接灭菌之功。本品外用可制成膏药用于溃疡、火伤皮肤剥脱发疹等。《名医别录》：去癥瘕，疗恶疮，止小便，堕胎。张仲景之蛇床子散、甘草粉蜜汤二方皆用之。

方如《肘后方》治赤血痢下频繁、肠痛，以粉锡一两，鸡子清和，炙焦为末，冷水服一钱。《备急千金要方》治身热多汗，用粉锡半斤、雷丸四两，为细末，粉身。《肘后方》治寸白蛔虫，胡粉炒燥，方寸匕，入肉中，空心服，大效。《圣惠方》治鼻衄不止，胡粉炒黑，醋服一钱，即止。邵真人方治黄水脓疮，取宫粉（煅黄）、松香各三钱，黄丹一钱，枯矾二钱，为末，香油二两，熬膏，搽之。《仁斋直指方》之神应膏治痈疽发背诸疮，光粉二两、真麻油三两，慢火熬，以柳枝急搅，至滴水成珠，入白胶末少许，入器，水浸两日，油纸摊贴之。

代赭

【原文】

代赭，一名须丸。味苦，寒，无毒。治鬼疰，贼风，蛊毒，杀精物恶鬼，腹中毒，邪气，女子赤沃漏下。生山谷。

【讲解】

代赭石又名须丸、血师、土朱、铁朱，为镇静收敛药。《汤液本草》：入手少阴、足厥阴经。《长沙药解》：入足阳明胃经。《纲目》：入肝、包络二经血分。《日华子本草》：止吐血、鼻衄，肠风痔漏，月经不止，小儿惊痫，疳积，反胃，止泻痢脱精，尿血遗溺，金疮长肉，安胎健脾，又治夜多小便。故本品能治带下百病，产难胞中，热痹血瘀，大人、小儿惊气入腹及阴痿不起。甄权言可辟鬼魅。张仲景《金匮要略》之滑石代赭石汤、《伤寒论》之旋覆代赭汤等，皆取其降逆气、镇心神之意。

方如《寿域方》治小肠疝气，赭石火煅醋淬为末，每服二钱，白汤下。《斗门方》治肠风下血、吐血、衄血，血师一两火煅醋淬，捣细，每服一钱。《普济方》治妇人崩漏不止，赭石煅研末，白汤服二钱。《伤寒蕴要》方治伤寒无汗，代赭石、干姜等分，为末，热醋调涂两手心，合掌握定，夹于大腿内侧，温覆出汗，乃愈。《仁斋直指方》治诸丹热毒，土朱、青黛各二钱、滑石、荆芥各一钱，为末，每服一钱半，蜜水调服，或外敷之。

戎盐

【原文】

戎盐，主明目，目痛，益气，坚肌骨，去毒蛊。生北地。

卤咸，一名寒石。味苦，寒，无毒。治大热，消渴，狂烦，除邪及吐下蛊毒，柔肌肤，生盐池。

【讲解】

戎盐即胡盐，又名羌盐、岩盐、大青盐，为滋养、解热、解毒药。本品功能滋肾水，泻血热，明目益气，坚筋骨，去虫毒，可疗心腹疼痛、溺血吐血、齿舌出血等。《本草经疏》：入手、足少阴经。《长沙药解》：入足太阳膀胱经。《名医别录》：主心腹痛，溺血，吐血，齿舌血出。《日华子本草》：助水脏，益精气，除五脏癥结，心腹积聚痛，疮疥癣等。《本草备要》：坚骨固齿，明目乌须。方如《金匮要略》之茯苓戎盐汤，治小便不通。《普济方》治风眼烂弦，以戎盐化水，点之。唐氏治风热牙疼，用青盐一斤、槐枝半斤，水四碗，煎至一碗，待盐干，研细，每日搽之，并治牙龈出血。赵氏治痔漏疮，以白盐、白矾各四两，为末，猪胞一个盛之，阴干为末，每服五钱，空心服，温水送下。

卤盐为利尿强心药，含氯、镁、钠、钾等成分，能清热，止渴，除烦。今人不用。

白垩

【原文】

白垩,味苦,温,无毒。治女子寒热,癥瘕,月闭,积聚,阴肿痛,漏下,无子。生山谷。

【讲解】

白垩,《名医别录》称白善土。《本草再新》:入肺、肾二经。本品有温中、涩肠,止血,敛疮之效。《日华子本草》:治泻痢,痔漏,泄精,女子宫冷,男子水脏冷,鼻洪,吐血。《妇人大全良方》白垩散,治虚热反胃(白垩、米醋、炮姜);《圣济总录》白垩丸,治水泻米谷不化,昼夜不止(白垩、干姜、楮叶);《瑞竹堂经验方》治衄不止:白土末五钱,井华水调服。《集玄方》治臁疮不干:白善土煅研末,生油调搽。

冬灰

【原文】

冬灰,一名藜灰。味辛,微温。治黑子,去疣,息肉,疽蚀,疥瘙。生川泽。

【讲解】

冬灰,《纲目》称为薪紫灰,即俗称草木灰,为蚀痈疽恶肉之药。因植物种类的不同,故本品成分难明。《本草拾遗》:和醋熨心腹冷气痛及血气绞痛。《纲目》:治犬咬,热灰敷之,蚀诸痈疽恶肉。《新修本草》:桑薪灰,最入药用,疗黑子疣赘,功胜冬灰。

青琅玕

【原文】

青琅玕，一名石珠。味辛，平，无毒。治身痒，火疮，痈伤，白秃，疥瘙，死肌，生平泽。

【讲解】

青琅玕为镇静安神药。《纲目》：珊瑚生于海底，五、七株成林，谓珊瑚林，红者为上；亦有黑色者不佳；碧色者亦良。昔人谓碧者为青琅玕。《新修本草》：主宿血，去目中翳，鼻衄。《日华子本草》：镇心，止惊，明目。《圣惠方》珊瑚散治小儿眼有障翳：珊瑚研细如粉，每点时取黍米大，纳翳上。《彭氏家抄方》治心肺郁热，吐衄不止：大红珊瑚，徐徐研极细如粉，每服二分，百合煮成糊，调服。

附子

【原文】

附子，一名茛。味辛，温，有大毒。治风寒，咳逆，邪气，温中，金疮，破癥坚，积聚，血瘕，寒湿痿躄，拘挛，膝痛，不能行步。生山谷。

【讲解】

附子，为镇痛镇痉药，有麻醉性。《名医别录》：甘，大热，有大毒。《本草经疏》：入厥阴、命门、手少阳，亦入足少阴、太阴经，亦可入足太阳。本品有回阳救逆，散寒通痹之功，为治阴盛格阳，大汗亡阳，吐痢厥逆，心腹冷痛，风寒湿痹，痿躄，拘挛之要药。李杲：除脏腑沉寒，三阴厥逆，湿淫腹痛，胃寒蛔动，治经闭，补虚散壅。王好古：治督脉为病，脊强而厥。汪昂：补肾命火，逐风寒湿。《得配本草》：引补气药，追复失散之元阳。引补血药，滋养不足之真阴。引发散药，驱逐在表之风寒。引温暖药，祛除在里之冷湿。得蜀椒、食盐，下达命门。配干姜，治中寒昏困。配黑山栀，治寒疝诸痛。配生姜，治肾厥头痛。配肉果粥丸，治脏寒脾泄。配白术，治寒湿。配半夏、生姜，治胃中冷痰。配泽泻、灯心，治小便虚闭。配煅石膏，等分为末，入麝香少许，茶酒任下，治头痛。合荆芥，治产后瘀痞。合肉桂，补命门相火。

方如《伤寒论》四逆汤：少阴病，脉沉者，急温之，宜四逆汤。药用甘草二两（炙）、干姜一两半、附子一枚（生用去皮，破八片）上三味，以水三升，煮取一升二合，去渣，分温再服。《伤寒论》桂枝附子汤与去桂加白术汤：伤寒八九日，风湿相搏。身体疼烦，不能自转侧，不呕不渴，脉浮虚而涩者，桂枝附子汤主之。若其人大便硬，小便自利者，去桂加白术汤主之。桂枝附子汤方以桂枝四两（去皮）、附子三枚（炮、去皮、破）、生姜三两（切）、大枣十二枚（擘）、甘草二两（炙）上五味，以水六升，煮取二升，去渣。分温三服。去桂加白术汤方用附子三枚（炮、去皮、破）、白术四两、生姜三两（切）、大枣十二枚（擘）、甘草二两（炙）上五味，以水六升，煮取二升，去渣，分温三服。《济生方》回阳散：治阴毒伤寒，面青，四肢厥逆，腹痛身冷，一切冷气，用大附子三枚（炮制、去皮，脐）为末，每服三钱，姜汁半盏，冷酒半盏，调服，良久脐下如火暖为度。

乌头

【原文】

乌头，一名奚毒，一名即子，一名乌喙。味辛，温，有大毒。治中风，恶风洒洒，出汗，除寒湿痹，咳逆上气，破积聚，寒热。其汁，煎之名射罔。杀禽兽。生山谷。

【讲解】

川乌头、草乌头，明代以前统称乌头，至《纲目》始分。本品为镇痛镇痉药。《医学启源》：气热，味大辛，有大毒。《本草撮要》：入手厥阴、少阴经。《珍珠囊》：去寒湿风痹，血痹。李杲：除寒湿，行经，散风邪，破诸积冷毒。乌头有搜风，胜湿，开顽疾，治恶寒及身体四肢骨节沉重或不仁之候。《得配本草》：川乌头，配桑白皮，煎干捣丸，治阴水肿满。配生栀子研，治湿热寒郁，心腹冷痛，疝气。野生于他处者，为草乌头。或生用，或炮用，或以乌大豆同煮去其毒，或以豆腐同煮亦可。

《金匮要略》之乌头汤治历节不可屈伸，疼痛：麻黄、芍药、黄芪各三两，甘草二两（炙），川乌五枚（哎咀，以蜜二升，煎取一升，即取乌头），上五味，哎咀四味，以水三升，煮取一升，去渣，内蜜煎中，更煎之，服七合。不知，尽服之。《普济本事方》川乌粥法，治风寒湿痹，麻木不仁：川乌（生，去皮尖为末）用香熟白米粥半碗，药末四钱，同末用慢火熬熟，稀薄，不要稠，下姜汁一茶盅许，蜜三大匙，搅匀，空腹啜之，温为佳。如是中湿，更入薏苡仁末二钱，糯米作一中碗服。

天雄

【原文】

天雄，一名白幕。味辛，温，有大毒。治中风，寒湿痹，历节痛，拘挛缓急，破积聚邪气，金疮，强筋骨，轻身，健行。生山谷。

【讲解】

天雄，为解痉、镇痛、麻醉药。《名医别录》：甘，大温，有大毒。本品能祛风散寒，燥湿，益火助阳，为治风寒湿痹，历节风痛，四肢拘挛之药。《名医别录》以其疗头面去来疼痛，心腹结积，关节重，不能行步，除骨间痛，长阴气，强志令人武勇，力作不倦，又堕胎。《日华子本草》：治一切风，一切气，助阳道，暖水脏，补腰膝，益精明目，通九窍，利皮肤，调血脉，四肢不遂，破痃癖癥结，排脓止痛，续骨，消瘀血，补冷气虚损，霍乱转筋，背脊偻伛，消风疾，下胸膈水，发汗，止阴汗，炮含治喉痹。

方如《太平惠民和剂局方》三建汤，治元阳素虚，寒邪外攻，手足厥冷，大便滑泄，小便白浊，六脉沉微，除痼冷，扶元气及伤寒阴毒：乌头、附子、天雄（并炮裂，去皮，脐）等分，粗末，每服四钱，水两盅，姜十五片，煎八分，温服。《圣济总录》天雄丸，治肾脏虚积，冷气攻腹疼痛，少力，行步难，不思饮食：天雄（炮裂、去皮、脐）二两，茴香籽（炒），山芋、蜀椒（去目及口合者，炒）各一两，上四味，捣至为末，用羊肾一对，切去皮膜研细，酒、面同煮成膏，候冷伴前药为丸，如梧桐子大，每服二十丸至三十丸，温药盐汤下，空心食前服。《本草纲目》谓："乌、附、天雄皆是补下焦命门阳虚之药。补下所以益上也，若是上焦阳虚，即属心、脾之分，当用参、芪，不当用天雄也。"

半夏

【原文】

半夏，一名地文，一名水玉。味辛，平，有毒。治伤寒，寒热，心下坚，下气，喉咽肿痛，头眩，胸胀，咳逆，肠鸣，止汗。生山谷。

【讲解】

半夏为镇呕、镇咳、祛痰药。《名医别录》：生微寒，熟温，有毒。主消心腹胸膈痰热满结，咳嗽上气，心下急痛，坚痞，时气呕逆；消痈肿，堕胎，疗痿黄，悦泽面目，生令人吐，熟令人下。《雷公炮制药性解》：入肺、脾、胃三经。《药性论》：消痰涎，开胃健脾，止呕吐，去胸中痰满，下肺气，主咳结。《纲目》：治腹胀，目不得瞑，白浊，梦遗，带下。《得配本草》：辛，温，有毒。入足太阴、阳明、少阳经气分。利窍和胃，而通阴阳，为除湿化痰，开郁止呕之圣药。发声音，救暴卒，治不眠，疗带浊，除瘿瘤，消痞结，治惊悸，止疟疾。配秫米，和营卫。配猪苓、牡蛎，治梦遗。配白蔹，治金刃入骨。入苦寒药，能散火。入气药，和中气。入阴分药，散郁热。佐滋阴药，能开燥。佐竹茹，治惊悸。佐蒌仁，治邪热结胸。佐芩、连，治火痰、老痰。佐姜、附，治寒痰、湿痰。

方如《灵枢》半夏秫米汤，治目不瞑，不卧，以流水千里外者八升，扬之万遍，取其清五升煮之，炊以苇薪火，沸，置秫米一升，治半夏五合，徐炊令竭，为一升半，去其渣，饮之一小杯，日三，稍益，以知为度。《金匮要略》中有：呕家本渴，渴为欲解，今反不渴，心下有支饮故也，小半夏汤主之，药用半夏一升、生姜半斤，上二味，以水七升，煮取一升半，分温再服；卒呕吐，心下痞，膈间有水，眩悸者，小半夏加茯苓汤主之，药用半夏一升、生姜半斤、茯苓三两（煎服法同小半夏汤）。《伤寒论》半夏散及汤，治少阴病，咽中痛：半夏（洗）、桂枝（去皮）、甘草（炙），上三味等分，个别捣筛已，合治之，白饮合服方寸匕，日三服。若不能散服者，以水一升，煎七沸，内散两方寸匕，更煮三沸，下火令小冷，少少咽之。《太平惠民和剂局方》二陈汤，治湿痰咳嗽：半夏（汤洗七次）、橘红各五两，白茯苓三两，甘草一两半。㕮咀，每服四钱，用水一盏，生姜七片，乌梅一个，同煎六分，去渣热服，不拘时候。

虎掌

【原文】

虎掌，味苦，温，有大毒。治心痛，寒热，积气，积聚，伏梁，伤筋，痿，拘缓，利水道。生山谷。

【讲解】

虎掌，古称虎膏、鬼蒟蒻、天南星，为镇痉、镇痛、祛痰药。《药性论》：味甘。《吴普本草》：岐伯、桐君，辛，有毒。《纲目》：入手、足太阴经。《本草通玄》：入肺、脾、肝经。《药性论》：治风眩目转，主疝瘕肠痛，伤寒时疾，强阴。《开宝本草》：主中风，除痰，麻痹，下气，破坚积，消痈肿，利胸膈，散血堕胎。《日华子本草》：畏附子，干姜，生姜。《本草备要》：阴虚燥痰禁用。《会约医镜》：孕妇忌之。《得配本草》：南星，辛，温，有毒，入手足太阳经。主风痰之流滞，祛四肢之麻痹，散血攻积，下气堕胎，敷疥癣疮毒，并蛇咬损伤。得防风，治麻木。配川柏，使下行。配苍术、生姜，治痰湿臂痛。配荆芥、姜汁，治风痰头痛。配石菖蒲，涂口咽舌糜。佐天麻，疗吐泻惊风。君琥珀、朱砂，除痰迷心窍。

《太平惠民和剂局方》三生饮，治卒中昏不知人，口眼㖞斜，半身不遂，咽喉作声，痰气上壅，无问外感风寒，内伤喜怒，或六脉沉伏，或指下浮盛，并宜服之。兼治痰厥气逆及气虚眩晕：南星（生用）一两、木香一分、川乌（生，去皮）、附子（生，去皮）各半两，上细切，每服半两，水二大盏，姜十五片，煎至八分，去渣，温服，不拘时候。《杨氏家藏方》天南星膏，治暴中风口眼㖞斜：天南星为细末，生姜汁调摊纸上贴之，左㖞贴右，右㖞贴左，才正便洗去。《医宗金鉴》玉真散，治破伤风：天南星、防风各一两，上二味，捣罗为末，先用童子小便洗疮口，后以此药末洒调贴之。《妇人大全良方》导痰汤，主治痰涎壅盛，胸膈痞塞，或咳嗽恶心，饮食少思，及肝风夹痰，呕不能食，头痛眩晕，甚或痰厥者：半夏二钱，南星、枳实（麸炒）、茯苓、橘红各一钱，甘草五分，生姜十片。水煎服。《济生方》涤痰汤，主治中风痰迷心窍，舌强不能言：半夏（姜制）、胆星各二钱二分，橘红、枳实、茯苓各二钱，人参、菖蒲各一钱，竹茹七分，甘草五分，加姜枣，水煎服。天南星用牛胆汁拌制而成的加工品，名胆南星，味苦，性微辛、凉，功于清热化痰，息风定惊。胆南星多用于中风、癫痫、惊风、目眩之候。《本草逢源》云："南星、半夏皆治痰药也。然南星专走经络，古中风、麻痹以之为向导；半夏走肠胃，故呕吐，泄泻以之为向导。"

鸢尾

【原文】

鸢尾，味苦。平，有毒。治蛊毒，邪气，鬼疰，诸毒。破癥瘕，积聚。去水，下三虫。生山谷。

【讲解】

鸢尾，古称乌园、乌鸢、扁竹，为解热解毒药。本品有祛痰和利尿之效，以治癥瘕积聚，膨胀，肿毒。《名医别录》：疗头眩。《普济方》治水道不通：扁竹根（水边生，紫花者佳）研自然汁一盏服，通则止药。今人少用之。

大黄

【原文】

大黄，味苦，寒，无毒。主下瘀血，血闭，寒热，破癥瘕积聚，留饮，宿食，荡涤肠胃，推陈致新，通利水谷，调中化食，安和五脏。生山谷。

【讲解】

大黄，古称将军、火参、黄良，为泻下消炎健胃药。本品有荡涤肠胃，下燥结，除瘀热，利水消肿，通经之功。《名医别录》：大黄，无毒。平胃，下气，除痰实，肠间结热，心腹胀满，女子寒血闭胀，小腹痛，诸血留结。《汤液本草》：入手、足阳明经。《纲目》：足太阴，手、足阳明，手、足厥阴五经血分药。主治下痢赤白，里急腹痛，小便淋沥，实热燥结，潮热谵语，黄疸，诸火疮。《本草汇言》：凡病在气分，及胃寒血虚，并妊娠产后，及久病年高之人，并勿轻用大黄。《得配本草》：入足太阴、手足阳明、厥阴经血分。性沉而不浮，用走而不守。荡涤肠胃之邪结，祛除经络之瘀血，滚顽痰，散热毒。痘初起，血中热毒盛者宜之。得杏仁，疗损伤瘀血。得生地黄汁，治吐血刺痛。得牡蛎、僵蚕，治时疫疙瘩恶症。配桃仁，疗女子血闭。合芒硝，治伤寒发黄。同川连，治伤寒痞满。欲速行、下行生用，欲缓行煎熟用，欲上行酒浸炒用。破瘀血，韭汁炒。

《伤寒论》治伤寒阳明腑证，邪热入里，肠中有燥屎，腹满痛，谵语等候，予以大承气汤：大黄四两（酒洗）、厚朴半斤（炙、去皮）、枳实五枚（炙）、芒硝三合，上四味，以水一斗，先煎二物，取五升，去渣，内大黄，更煮取二升，去渣，内芒硝，更上微火一两沸，分温再服。他如《伤寒论》大黄黄连泻心汤（大黄、黄连）：治心下痞，按之濡，其脉关上浮者；茵陈蒿汤（茵陈、栀子、大黄）治伤寒七八日，身黄如橘子色，小便不利，腹微满者。《金匮要略》己椒苈黄丸（防己、椒目、葶苈、大黄）治腹满，口舌干燥，肠间有水气。大黄䗪虫丸（大黄、黄芩、甘草、桃仁、杏仁、芍药、地黄、干漆、虻虫、水蛭、蛴螬、䗪虫），主治五劳虚极羸瘦，腹满不能饮食，食伤、忧伤、饮伤、房室伤、饥伤、劳伤、经络营卫气伤，内有干血，肌肤甲错，两目黯黑等候；尚有大黄牡丹汤（大黄、牡丹皮、桃仁、冬瓜子、芒硝）治肠痈脓未成者。《备急千金要方》：治产后恶血冲心，或胎衣不下，腹中血块等：锦纹大黄一两，杵罗为末，用头醋半升，同熬成膏，丸如梧子大，用温醋化五丸服之，良久下。亦治马堕内损。

葶苈

【原文】

葶苈，一名大室，一名大适。味辛，寒，无毒。治癥瘕，积聚，结气，饮食寒热，破坚，逐邪，通利水道。生平泽及田野。

【讲解】

葶苈子，有甜葶苈、苦葶苈两种。本品为泻下利尿药。《名医别录》：苦，大寒，无毒。《雷公炮制药性解》：入肺、心、脾、膀胱四经。《本草经疏》：为手太阴经正药，亦入手阳明、足太阳经。葶苈子有通利水道、逐皮间邪水之功，主治水病、肺痈、结胸上气、咳逆、胸中痰饮之候。《开宝本草》：疗肺壅上气咳嗽，定喘促，除胸中痰饮。《得配本草》：得大枣，治肺痈，不伤胃。配防己，治阳水暴肿。

《金匮要略》葶苈大枣泻肺汤（葶苈子、大枣），治肺痈喘不得卧；《外台秘要》

治阳水暴肿，面赤烦渴，喘急，小便涩：甜葶苈一两半（炒，研末），汉防己（末）二两，以绿头鸭血及头，合捣万杵，丸如梧子大。甚者，空腹白汤下十丸，轻者五丸，日三、四服，五日止，小便利为验。

桔梗

【原文】

桔梗，味辛，微温，有小毒。治胸胁痛如刀刺，腹满，肠鸣幽幽，惊恐悸气。生山谷。

【讲解】

桔梗为祛痰药，古称白药、梗节、荠花。本品对气管及支气管卡他性咳嗽或肺脓疡，有祛痰排脓之效；又适用于咽喉炎症，常与甘草配伍应用。《药性论》：苦、平、无毒。《尔雅》云：梗，直边。桔梗之名或取义于直也。《汤液本草》：入足少阴、手太阴经。《名医别录》：利五脏肠胃，补血气，除寒热，风痹，温中消谷，疗喉咽痛。《本草衍义》：治肺痛。《本草崇原》：桔梗治少阳之胁痛，上焦之胸痹，中焦之肠鸣，下焦之腹满。又惊则气上，恐则气下，悸则动中，是桔梗为气分药，上、中、下皆可治也。《本草求真》：桔梗系开提肺气之药，可为诸药舟楫，载之上浮，能引苦泄峻下之剂，至于至高之分成功，俾清气既得上升，则浊气自克下降，降气之说理根于是。《本草逢源》：阴虚久嗽不宜用，以其通阳泄气也。朱震亨：下虚及怒气上升者不宜。《得配本草》：桔梗，入手太阴气分。行表达窍，开提气血，能载药上浮，以消郁结。治痰壅喘促，鼻塞，肺痛，干咳，目赤，喉痹咽痛，齿痛，口疮，胸膈刺痛，腹痛肠鸣。配栀子、大黄，治目赤肿痛。配大力、大黄，治疫毒。配阿胶，治肺痿。配诃子，治失音。配茴香烧研，敷牙疳臭烂。配枳壳，利胸膈。君甘草，治少阴咽痛，及肺痛咳嗽，吐脓如粳米粥者。入凉膈散，则不峻下。入补血药，则理咽喉。入治痢药，开肺气之郁于大肠。入治嗽药，散火郁之于肺中。

《伤寒论》之桔梗汤治少阴病二三日，咽痛者：桔梗一两、甘草二两，以上二味，以水三升，煮取一升，去滓，温分再服。《金匮要略》之桔梗汤主治咳而胸满，振寒脉数，咽干不渴，时出浊唾腥臭，久久吐脓如米粥者。《备急千金要方》治喉痹及毒气：桔梗二两，水三升，煮取一升，顿服之。

莨菪子

【原文】

莨菪子，一名横唐。味苦，寒，有毒。治齿痛，出虫，肉痹拘急。使人健行，见鬼。多食令人狂走。久服轻身，走及奔马。强志，益力，通神。生海滨、川谷。

【讲解】

莨菪子为解痉镇痛药，古称天仙子。《雷公炮炙论》：大毒。《药性论》：味苦辛，微热，有大毒。《名医别录》：主齿痛出血，肉痹拘急。《本草拾遗》：主痃癖，除邪逐风。

《圣济总录》治湿厥痛：天仙子三钱（炒）、大草乌头、甘草半两、五灵脂一两，为末，糊丸，梧子大，以螺青为衣，每服十丸。《圣惠方》治积冷疬癖，不思饮食，四肢羸困：莨菪子三分、大枣四十九枚，上药，以水三升相和，煮水尽，即取枣去皮核。每于食前吃一枚，粥饮下亦得，觉热即止。《纲目》：有毒，能使痰迷心窍，蔽其神明，以乱其视听故耳。《日华子本草》：莨菪子有毒，甘草、升麻、犀角并能解之。今人不用。

草蒿

【原文】

草蒿，一名青蒿，一名方溃。味苦，寒，无毒。治疥瘙痂痒，恶疮，杀虱，留热在骨节间，明目。生川泽。

【讲解】

青蒿，古称草蒿、方溃、香蒿，为优良之解热药。陶弘景：草蒿，处处有之，即今青蒿。《本草求真》：味甘微辛，气寒无毒。《纲目》：入少阳、厥阴血分。治疟疾寒热。《新修本草》：生挼敷金疮，大止血生肉，止疼痛。《本草拾遗》：主妇人血气，腹内满，及冷热久痢，秋冬用子，春夏用苗，并捣绞汁服。亦曝干为末，小便冲服。《得配本草》：青蒿，入手少阴、足少阳、厥阴经血分。其气芳香，与胃独宜。治妇人血气腹满，退阴火伏留。得豆豉，治赤白痢。配桂心，治寒热疟。配赤柽柳，祛时行邪热。佐鳖甲，治温疟。佐人参，治虚汗。入滋补药，治骨蒸虚劳。

《温病条辨》青蒿鳖甲汤治温病夜热早凉，热退无汗，热自阴来者：青蒿二钱、鳖甲五钱、细生地黄二钱、丹皮三钱、知母二钱，水五杯，煮取二杯，日再服。《通俗伤寒论》蒿芩清胆汤，治少阳三焦湿遏热郁，气机不畅，胸痞作呕，寒热如疟者：青蒿钱半至二钱、淡竹茹三钱、仙半夏钱半、赤茯苓三钱、青子芩钱半至二钱、生枳壳钱半、陈广皮钱半、碧玉散（包）三钱，水煎服。《圣济总录》青蒿丸治虚劳，盗汗，烦热，口干：青蒿半斤，取汁熬膏，入人参末、麦冬末各一两，熬至可丸，丸如梧子大，每食后末饮下二十丸。《圣惠方》治赤白痢下：青蒿、艾叶等分，同豆豉捣作饼，日干，每用一饼，以水一盏半煎服。

旋覆花

【原文】

旋覆花，一名金沸草，一名盛椹。味咸，温，有小毒。治结气，胁下满，惊悸，除水，去五脏间寒热，补中，下气。生平泽、川谷。

【讲解】

旋覆花，为健胃祛痰药。《纲目》：入手太阴、阳明经。所治诸病，其功只在行水，下气，通血脉。《雷公炮制药性解》：入肺、肝、大肠、膀胱四经。《名医别录》：消胸上痰结，唾如胶漆，心胁痰水，膀胱留饮，风气湿痹，皮间死肉，目中移瞖，利大肠，通血脉，益色泽。《日华子本草》：明目，治头风，通血脉。《得配本草》：入手太阴、阳明气分。降心脾伏饮，去五脏寒热，除胁下气满，破膈痰如漆，止呕逆，平惊悸。配赭石、半夏，治噫气痞硬。

《伤寒论》以旋覆代赭汤治伤寒发汗，若吐若下，解后，心下痞硬，噫气不除者：旋覆花三两、人参二两、生姜五两、代赭石一两、甘草（炙）三两、半夏（洗）半升、大枣（擘）十二枚，上七味，以水一斗，煮取六升，去渣，再煎取三升，温服一升，日三服。《金匮要略》以旋覆花汤治肝着，亦治妇人半产漏下：旋覆花三两、葱十四茎、新降（茜草）少许，以水三升，煮取一升，顿服之。《濒湖集简方》：治月蚀耳疮：旋覆花烧研，羊脂和涂之。

旋覆花的地上部分（即全草），名金沸草，性味功效与花相似，性善酸散，主要用于外感咳嗽多痰之证。旋覆花根，《名医别录》：主风湿。《救急方》续断筋：旋覆花根洗净，捣，量疮大小，取多少敷之，日一易之，以瘥为度。

藜芦

【原文】

藜芦，一名葱苒。味辛，寒，有毒。治蛊毒，咳逆，泄利，肠澼，头疡，疥瘙，恶疮，杀诸虫毒，去死肌。生山谷。

【讲解】

藜芦为催吐药，多用于急救。《本草经疏》：入手太阴、足阳明。《本草图经》：大吐上膈风涎，暗风痫病。用钱匕一字则恶吐人。《本草从新》：服之令人烦闷吐逆，大损津液，虚者慎之。今人少用。

钩吻

【原文】

钩吻，一名野葛。味辛，温，有大毒。治金疮，乳痓，中恶风，咳逆上气，水肿，杀鬼疰，蛊毒。生山谷。

【讲解】

钩吻，《备急千金要方》名黄野葛，《梦溪笔谈》名吻莽、断肠草。本品为祛风消肿药。《名医别录》：破癥积，脚膝痹痛，四肢拘挛，恶疮疥虫。《雷公炮制论》：钩吻治恶毒疮散。今人少用。

射干

【原文】

射干,一名乌扇,一名乌蒲。味苦,平,有毒。治咳逆上气,喉痹,咽痛,不得消息,散结气,腹中邪逆,食饮大热。生川谷田野。

【讲解】

射干又名鸢尾。本品为解热毒药,又为上呼吸道之消炎药。《雷公炮制药性解》:入肺、肝、脾三经。《本草经疏》:入手少阳、少阴、厥阴经。陶弘景:疗毒肿。《日华子本草》:消痰,破癥结,胸膈满,腹胀,气喘,痃癖,开胃下食,消肿毒,镇肝明目。《纲目》:射干,能降火,故古方治喉闭咽痛为要药。《得配本草》:入手太阴,兼足厥阴经气分。泻上焦实热,降厥阴相火。行肝脾之积痰,则结核自消。散心脾之老血,则癥瘕自除。利大肠,除疟母,捣汁疗喉痹不通,治阴疝刺痛。得杏仁、北五味,稍加麻黄,治喉中水鸡声。配萱草根、白蜜,捣敷乳痈初肿。配黄芩、桔梗、生甘草,治喉痹。射干花、山豆根,阴干为末,吹咽喉肿痛神效。

《金匮要略》方治咳而上气,喉中水鸡声,有射干麻黄汤;又治疟母鳖甲煎丸,亦有射干,皆取其降厥阴相火也。火降则血散肿消,而痰结自降,癥瘕自消矣。《圣济总录》射干汤治喉痹:射干,细锉,每服五钱匕,水一盏半,煎至八分,去滓,入蜜少许,旋旋服。《本草汇言》治瘰疬结核,因热气结聚者:射干、连翘、夏枯草各等分,为丸,每服二钱,饭吞白汤下。

蛇含

【原文】

蛇含,一名蛇衔。味苦,微寒,无毒。治惊痫,寒热邪气,除热,金疮,疽,痔,鼠瘘,恶疮,头疡。生山谷。

【讲解】

蛇含为外用解毒消炎药。《本草图经》：味辛甘，无毒。治咽喉肿痛，含咽之。本品具清热解毒之功，能治高热、疟疾、咳嗽、湿痹、痈疽癣疹、丹毒及蚊虫咬伤诸候。《名医别录》：疗心腹邪气，腹痛，湿痹。《日华子本草》：能治蛇虫蜂虺所伤及眼赤，止血，焮风疹痈肿。

《仁斋直指方》治身面恶癣：紫背草（蛇含）入生矾研，敷二、三次。《肘后方》治金疮：蛇含草捣乱敷之。《斗门方》：治蜈蚣螫人，蛇含草挼敷之。

恒山

【原文】

恒山，一名玄草。味苦，寒，有毒。治伤寒寒热，发温疟，鬼毒，胸中痰结，吐逆。生山谷。

【讲解】

恒山，又名常山，属虎耳草科植物黄常山的根，为截疟之要药。常山种类甚多，治疗的功效差别甚大，以假乱真，不可不辨。如日本常山为芸香科常山属；朝鲜常山为蔷薇科珍珠梅属；滇常山为马鞭草科；海州常山为马鞭草科海州常山属；假鸡骨常山为夹竹桃科；白常山为茜草科玉兰金花属。《名医别录》：辛，微寒有毒。《雷公炮制药性解》：入肝经。《药性论》：治诸疟，吐痰涎，去寒热，项下瘤瘿。《医学入门》：治疟母及腹中积聚，邪气痞结坚癥。《纲目》：常山，蜀漆，有劫痰截疟之功，须在发散表邪及提出阳分之后，用之得宜，神效立见，用失其法，真气必伤。《本草撮要》：常山，功专劫痰截疟，得知母、贝母、草果治诸疟，得丹砂能劫痰疟，得槟榔、草果治瘴疟，得甘草治肺疟，得豆豉、乌梅、竹叶治肾疟，得小麦、淡竹叶治温疟，得黄连治久疟，得云母、龙骨治牝疟独寒，得麻黄、甘草、牡蛎治牡疟独热。

蜀漆

【原文】

蜀漆，味辛，平，有毒。治疟，及咳逆，寒热，腹中癥坚，痞积，积聚，邪气，蛊毒，鬼疰。生川谷。

【讲解】

蜀漆为黄常山的嫩枝叶。《本经逢原》：蜀漆，即黄山之苗，故《本经》治疟，及咳寒热，积聚蛊毒功效与之相类。《名医别录》：微温，有毒。张元素：破血，导胆邪。《得配本草》：入手、足厥阴经。其气升散，其性飞腾，能开阴伏之气，能劫蓄结之痰，破血行水，消痞截疟。甘草拌蒸。生用性升，炒炭稍缓。胃虚、老幼弱虚，二者忌用。《金匮要略》：疟多寒者，名曰牝疟，蜀漆散主之。蜀漆散方用蜀漆（洗去腥）、云母（烧二日夜）、龙骨等分。上三味，杵为散，未发前以浆水服半钱。温疟加蜀漆半分，临发时服一钱匕。此乃仲景治疟之用方；他如《外台秘要》引《金匮要略》方，有蜀漆配牡蛎者之牡蛎散，以治牡疟。

甘遂

【原文】

甘遂，一名主田。味苦，寒，有毒。治大腹疝瘕，腹满，面目浮肿，留饮，宿食，破癥坚积聚，利水、谷道。生川谷。

【讲解】

甘遂为利尿药。本品能治面目浮肿，水肿，腹满，脚气肿痛。《得配本草》：入足少阴经气分。《名医别录》：下五水，散膀胱留热，皮中痞，热气肿满。《纲目》：泻肾经及隧道水湿，脚气，阴囊肿坠，痰迷癫痫，噎膈痞塞。《药性论》：能泻十二种水痰，治心腹坚满，下水，去痰水，主皮肤浮肿。

方如十枣汤《伤寒论》：太阳中风，下利，呕逆，表解者，乃可攻之。其人漐漐汗出，发作有时，头痛，心下痞硬满，引胁下痛，干呕短气，汗出不恶寒者，此表解里未和也。十枣汤主之。《金匮要略》：脉沉而弦者，悬饮内痛。病悬饮者，十枣汤主之。十枣汤方用芫花（熬）、甘遂、大戟，上三味，等分，各别捣为散，以水一升半，先煮大枣十枚，取八合，去滓，内药末。强人服一钱匕，羸人服半钱，温服之，平旦服。若下少，病不除者，明日更服半钱，得快下利后，糜粥自养。《金匮要略》：病者脉伏，其人欲自利，利反快，虽利，心下续坚满，此为留饮欲去故也，甘遂半夏汤主之。甘遂半夏汤方用甘遂大者三枚、半夏十二枚（以水一升，煮取半升，去滓）、芍药五枚、甘草如指大一枚（炙），上四味，以水二升，煮取半升，去滓，以蜜半升，和药汁煎取八合，顿服之。又云：妇人少腹满如敦状，小便微难而不渴，生后者，此为水与血俱结在血室也，大黄甘遂汤主之（大黄四两、甘遂二两、阿胶二两，上三味，以水三升，煮取一升，顿服之，其血当下）。《圣惠方》治二便不通：甘遂末以生面糊调，敷脐中及丹田内，仍艾灸三壮。

白蔹

【原文】

白蔹，一名菟核，一名白草。味苦，平，无毒。治痈肿，疽，疮，散结气，止痛，除热，目中赤，小儿惊厥，温疟，女子阴中肿痛。生川谷。

【讲解】

白蔹为止痛消肿药。本品能治疗疮，痈肿，汤火灼伤，及女子阴中肿痛，带下赤白。《名医别录》：甘，微寒，无毒。下赤白，杀火毒。《滇南本草》：性微寒，味苦辛。入脾、肺二经。《本草求真》：入肝、脾。《本草撮要》：入足少阴、厥阴经。《本草经疏》：白蔹苦则泄，辛则散，甘则缓，寒则除热，故主痈肿疽疮，散结止痛。《药性论》：治面上疱疮。《日华子本草》：止惊邪，发背，瘰疬，肠风，痔漏，刀箭疮，扑损，温热疟疾，血痢，烫火疮，生肌止痛。

方如《普济方》白蔹散，治痈肿：白蔹、乌头（炮）、黄芩各等分，捣末筛，和鸡子白敷上。《鸡峰普济方》白蔹散敛疮：白蔹、白芨、络石各半两，取干者，为细末，干撒疮上。《仁斋直指方》白蔹散，治冻耳成疮，或痒或痛者：黄连、白蔹各半两，为末，先以汤洗疮，后用香油调敷。《圣惠方》：白蔹散治白癜风，遍身斑点瘙痒：白蔹三两、天雄三两（炮裂去皮脐）、商陆一两、黄芩二两、干姜二两（炮裂，锉）、踯躅花一两（酒拌炒令干），上药捣罗为细散，每于食前，以温酒调下二钱。《圣济总录》白蕺汤，治吐血、咯血不止：白蕺三两、阿胶二两（炙令燥），上二味，粗捣筛，每服二钱比，酒水各一盏，入生地黄汁二合，同煎至七分，去滓，食后温服。如无地黄汁，入生地黄一分，同煎亦得。

青葙子

【原文】

青葙子，一名草蒿，一名萋蒿。味苦，微寒，无毒。治邪气，皮肤中热，风瘙身痒，杀三虫。

子，名草决明，治唇口青。生平谷道旁。

【讲解】

青葙子为清肝明目药。《雷公炮制药性解》：入心、肝二经。《药性论》：治肝经热毒冲眼，赤障，青盲，翳肿。主恶疮疥骚，治下部虫䘌疮。《日华子本草》：治五脏邪气，益脑髓，明耳目，镇肝，坚筋骨，去风寒湿痹。《本经逢原》：青葙子治风热目疾，与决明子功同。

方如《泉州本草》治风热泪眼：青葙子五钱，鸡肝炖服。《广利方》治鼻衄出血不止：青葙子汁灌鼻中。叶橘泉氏云青葙子：煎汁滴鼻止血衄，内服清肝明目，疗赤眼翳肿。

雚菌

【原文】

雚菌，一名雚芦。味咸，平，有小毒。治心痛，温中，去长虫，白癣，蛲虫，蛇螫毒，癥瘕，诸虫。生东海池泽及渤海。

【讲解】

雚菌，陶弘景云：形状似菌，鹳屎所化生，一名鹳菌。然本品实非鹳屎化生，乃芦苇中一种菌类。其功于杀虫，消癥除瘕。今少用之。

白及

【原文】

白及，一名甘根，一名连及草。味苦，平，无毒。治痈肿，恶疮，败疽，伤阴，死肌，胃中邪气，贼风，鬼击，痱缓不收。生山谷。

【讲解】

白及为胶黏性止血药。本品内服治肺病咳血，胃溃疡吐血等；外用以治痈肿溃疡，能促肉芽发生。《本草再新》：入肺、肾二经。《药性论》：治热结不消，主阴下痿，治面上皮干疮，令人肌滑。故白及能补肺，止血，消肿，生肌，敛疮。《得配本草》：入手太阴经。治肺伤吐血，敷手足皲裂，汤火灼伤，金疮疥癣，恶疮痈毒，败疽死肌，去腐生新。得羊肝蘸末，治肝血吐逆。得酒调服，治跌打骨折。配米饮，止肺伤吐血。配榴皮、艾、醋，治心痛。

方如《医学启蒙》白及散，治肺痿：白及、阿胶、款冬花、紫菀等分，水煎服。《本草发明》治肺热吐血不止：白及研细末，每服二钱，白汤下。《保婴撮要》铁箍散，治一切疮疖痈疽：白及、芙蓉叶、大黄、黄柏、五倍子，上为末，用水调搽四周。《本草汇言》治刀斧损伤肌肉，出血不止：白及研细末掺之。《济急仙方》治汤火伤灼：白及末，油调敷；治手足皲裂：白及末，水调塞之，勿犯水。

大戟

【原文】

大戟，一名邛巨。味苦，寒，有小毒。治蛊毒，十二水，腹满急痛，积聚，中风，皮肤疼痛，吐逆。

【讲解】

大戟为峻下药。本品多用于壮实体质之腹水、全身水肿、胸腹积水等，故为攻逐水毒之要药。《得配本草》：入三阴、足太阳经。《本草正》：性峻利，善逐水邪痰涎，泻湿热胀满。《药性论》：下恶血癖块，腹内雷鸣，通月水，善治瘀血，能堕胎孕。

方如《伤寒论》十枣汤（芫花、甘遂、大戟、大枣）治悬饮。《圣济总录》大戟散，用大戟、干姜为末，生姜汤调服，治通身肿满喘息，小便涩。《纲目》治水气肿胀：大戟一两、广木香半两，为末，五更酒服一钱半，取下碧水，后以粥补之，忌咸物。反甘草。

泽漆

【原文】

泽漆，味苦，微寒，无毒。治皮肤热，大腹水气，四肢面目浮肿，丈夫阴气不足。生川泽。

【讲解】

泽漆为解热利尿药。本品能通便利尿，消肿逐痰。《得配本草》：入手阳明、太阴经气分。《本草撮要》：入手足太阴经。《名医别录》：利大小肠。《纲目》：泽漆利水，功类大戟。《本草汇言》：主治功力，与大戟同，较之大戟，泽漆稍和缓，而不甚伤元气也。然性亦喜走泄，如胃虚人亦宜少用。

方如《备急千金要方》之泽漆汤，药用泽漆、鲤鱼、赤小豆、生姜、茯苓、人参、麦门冬、甘草，治水气通身洪肿，四肢乏力，喘息不安，腹中响响胀满，眼不得视之疾。

茵芋

【原文】

茵芋，味苦，温，有毒。治五脏邪气，心腹寒热，羸瘦，如疟状，发作有时，诸关节风湿痹痛。生川谷。

【讲解】

茵芋为镇痉镇痛药。《本草求真》：入肝、肾经。《名医别录》：疗久风湿走四肢，脚弱。《日华子本草》：治一切冷风，筋骨怯弱羸颤，入药灸用。《普济本事方》

茵芋丸，药用茵芋、薏苡仁、郁李仁、牵牛子，治风气积滞成脚气。《纲目》:《千金》《外台》诸古方，治风痫有茵芋丸，治风痹有茵芋酒，治妇人产后中风有茵芋膏，风湿诸方多用之。茵芋、石楠、莽草，皆古人治风妙品，近世罕知，亦医家疏缺也。

贯众

【原文】

贯众，一名贯节，一名贯渠，一名百头，一名虎卷，一名扁符。味苦，微寒，有毒。治腹中邪热气，诸毒，杀三虫。生山谷。

【讲解】

贯众为收敛止血药。本品尚有抗病毒、抗菌作用。《本草再新》:入肝、肾二经。《本草新编》:入阳明胃经，亦入心肺。《名医别录》:去寸白，破癥结，除头风，止金疮。《滇南本草》:祛毒，止血，解水毒。故贯众能消热解毒，杀虫，凉血止血，治风热感冒，湿热斑疹及诸血证。

方如《圣济总录》贯众散（贯众、黄连）治暴吐血咳血。《普济方》经效散，治肠风酒痢下血及鼠子痔出血、血痔:贯众二两，去芦头，烧存性，用瓦合地上去火毒，为末，入麝香一字研匀，米饮调服二钱。古有瘟疫流行，置贯众于水缸中，饮水可预防之。《小儿卫生总微论方》快斑散，治疮疹出块肥红:贯众一两、赤芍药一两、甘草半两、升麻半两、炒枳壳半两，上为末，每服一钱，水一小盏，入竹叶七片，煎至五分，去滓温服，无时。

莞花

【原文】

莞花，味苦，寒，有毒。治伤寒，温疟，下十二水，破积聚大坚，癥瘕，荡涤肠胃中留癖饮食，寒热邪气，利水道。生川谷。

【讲解】

莞花为泻水饮、破积聚药。《本草求真》：入肠胃经。《名医别录》：疗痰饮咳嗽。《备急千金要方》干枣汤治肿及支满澼饮：芫花、莞花各半两，甘草、大戟、甘遂、大黄、黄芩各一两，大枣十枚，上八味，细切，以水五升，煮成一升之合，分四服，空心服，以快下为度。因其有毒，今多不用。

牙子

【原文】

牙子，一名狼牙。味苦，寒，有毒。治邪气，热气，疥瘙，恶疡，疮，痔，去白虫。生川谷。

【讲解】

狼牙为止血杀虫药。因其为仙鹤草的冬牙，故当具仙鹤草的功能。故本品有收敛止血、止痢、解毒功能。芽有杀虫清利湿热之用。

方如《金匮要略》：少阴脉滑而数者，阴中即生疮，阴中蚀疮烂者，狼牙汤洗之。狼牙汤方：狼牙三两，右一味，以水四升，煮取半升，以绵缠筋如茧，浸汤沥阴中，日四遍。脉滑数即有湿热聚于前阴，湿毒腐蚀，糜乱成疮，故有狼牙之用。

羊踯躅

【原文】

羊踯躅，味辛，温，有大毒。治贼风在皮肤中淫淫痛，温疟，恶毒，诸痹。生山谷。

【讲解】

羊踯躅古称闹羊花、羊不食草、黄杜鹃，为祛风除湿消肿之药。本品能治风寒湿痹，跌打损伤，痔漏，疮肿疥癣。《本草新编》：入脾经。《纲目拾遗》：追风，定痛。重痔漏方：闹羊花根捶碎，煎汤放罐内，置桶中，盖上挖一孔，对痔坐定，熏之，亦可以花代之。今多不用。

商陆

【原文】

商陆，一名葛根。味辛，平，有毒。治水胀，疝瘕，痹，熨除痈肿，杀鬼精物。生川谷。

【讲解】

商陆为利尿药，与大戟、甘遂同功。《雷公炮制药性解》：入脾、膀胱、小肠三经。能通二便，泻水，散结，而治水肿，脚气，胀满等候。《药性论》：能泻十种水病，喉痹不通。《日华子本草》：通大、小肠，泻蛊毒。《纲目》：胃气弱者不可用。《本草品汇精要》：妊娠不可服。

《杨氏家藏方》商陆散（商陆根、甘遂末、土狗）治十种水气。《济生方》疏凿饮子，药用泽泻、商陆、赤小豆、羌活、大腹皮、椒目、木通、秦艽、茯苓皮、槟榔，为散，治水气通身洪肿，喘呼气急，烦躁多渴，大小便不利，服热药不得者。

羊蹄

【原文】

羊蹄，一名东方宿，一名连虫陆，一名鬼目。味苦，寒，无毒。治头秃，疥瘙，除热，女子阴蚀。生川泽。

【讲解】

羊蹄又名土大黄、牛舌根、羊蹄大黄，为清热通便药。《本草撮要》：入手少阴经。《日华子本草》：治癣，杀一切虫肿毒。《滇南本草》：治诸热毒，泻六腑实火，泻六经客热，退虚劳发烧，利小便，治热淋，杀虫，搽癣疮，癞疮。《本草汇言》治女人阴蚀疼痛，用羊蹄煎汤揉洗。胶东地区、山沟、荒野多生羊蹄，四季均可挖采其全草或根，煎汤坐浴洗肛门，可疗痔疮。

萹蓄

【原文】

萹蓄，一名萹竹。味苦，平，无毒。治浸淫，疥瘙，疽，痔，杀三虫。生川谷。

【讲解】

萹蓄为抗菌利尿药。《本草汇言》：入足太阳膀胱经。《本草再新》：入脾、肾二经。本品能治热淋，癃闭，黄疸，阴蚀，白带，蛔虫，疳积，痔肿，湿疮。

《太平惠民和剂局方》八正散，药用车前子、萹蓄、瞿麦、滑石、栀子、木通、大黄、甘草，以治大人小儿心经邪热，一切蕴毒，咽干口燥，大渴引饮，心忪面热，烦躁不宁，目赤睛疼，唇焦鼻衄，口舌生疮，咽喉肿痛，又治小便赤涩，或癃闭不通，及热淋、血淋。《药性论》治热黄，萹竹取汁一升，多年者再服之。

狼毒

【原文】

狼毒，一名续毒。味辛，平，有大毒。治咳逆上气，破积聚，饮食寒热，水气，恶疮，鼠瘘，疽蚀，鬼精，蛊毒，杀飞鸟走兽。生川谷。

【讲解】

狼毒为杀虫灭菌药。《得配本草》：入手太阴，兼入少阴经气分。《名医别录》：疗胁下积癖。《药性论》：治痰饮，癥瘕。《本草通玄》：主咳逆，治虫疽，瘰疬，结痰，驱心痛。故本品能逐水祛痰，破积聚，用于治疗水肿腹胀，痰、食、虫积，心腹疼痛，慢性气管炎，咳嗽，气喘，及结核病诸疾。

方如《圣惠方》狼毒丸治积聚，心腹胀如鼓者：狼毒四两，制附子三两，防葵三两。上药捣罗为末，炼蜜和捣三、二百杵，丸如梧子大。每于食前，以粥饮下五丸、以利为度。

白头翁

【原文】

白头翁，一名野丈人，一名胡王使者。味苦，温，有毒。治温疟，狂易，寒热，癥瘕积聚，瘿气，逐血，止痛，治金疮。生川谷及田野。

【讲解】

白头翁为消炎性收敛、止泻、止血药。《本草经疏》：入手、足阳明经血分。《药性论》：止腹痛及赤毒痢。《伤寒蕴要》：热毒下痢紫血、鲜血者宜之。《得配本草》：入手、足阳明经气分。治热毒血痢，疗吐血、衄血，祛温疟阳狂，消瘿瘤瘰疬，涂疔疮疽痛，围毒气散漫。配川连、木香，治下痢咽痛。配陈皮、川连、川柏，治挟热痢。本品功能清热解毒，凉血止血，而用于热毒血痢，温疟寒热，鼻衄，血痔。

方如《金匮要略》白头翁汤，药用白头翁、黄连、黄柏、秦皮，治热痢下重。《金匮要略》白头翁加甘草阿胶汤，药用白头翁、甘草、阿胶、陈皮、黄连、黄柏，治产后下痢虚极。《圣济总录》白头翁丸，药用白头翁、艾叶，治冷劳泻痢及妇人产后带下。

鬼臼

【原文】

鬼臼，一名爵犀，一名马目毒公，一名九臼。味辛，温，有毒。主杀蛊毒，鬼疰，精物，辟恶气不详，逐邪，解百毒。生川谷。

【讲解】

鬼臼为逐水消痰、破积杀虫药。《名医别录》：疗咳嗽喉结，风邪烦惑，失魄妄见，去目中肤翳，杀大毒。不入汤。《纲目》：下死胎，治疟邪，痈疽，蛇毒，射工毒。今用者少。

羊桃

【羊桃】

羊桃，一名鬼桃，一名羊肠。味苦，寒，有毒。治㿉热，身暴赤色，风水，积聚，恶疡，除小儿热。生山林川谷及田野。

【讲解】

羊桃为解热止渴药。《得配本草》：入足少阴、阳明经。《食疗本草》：取瓤和蜜煎，去烧热，止消渴，《本草拾遗》：主骨节风，瘫痪不遂。《开宝本草》：止暴渴，解烦热，下石淋。热壅反胃者，取汁和生姜汁服之。

近代学者认为，羊桃原为猕猴桃科植物猕猴桃的果实。其根、枝、叶均入药，功同果实。

女青

【原文】

女青，一名雀瓢。味辛，平，有毒。治蛊毒，逐邪恶气，杀鬼，温疟，辟不详，生川谷。

【讲解】

女青为茜草科植物鸡屎藤的全草，为祛风解毒药。《本草求真》：理脚湿肿烂，蛇伤，同米擂食并敷。本品有祛风活血、止痛解毒、消食导滞、除湿肿之功，可疗风湿痹痛，腹泻痢疾，脘腹疼痛，肝脾肿大，瘰疬，胸痛，无名肿毒，跌打损伤等候。今人少用。

连翘

【原文】

连翘，一名异翘，一名兰华，一名折根，一名轵，一名三廉。味苦，平，无毒。治寒热，鼠瘘，瘰疬，痈肿，恶疮，瘿瘤，结热，蛊毒。生川谷。

【讲解】

连翘为解热消炎药。《汤液本草》：入手足少阳、阳明经。《雷公炮制药性解》：入心、肝、胆、胃、三焦、大肠六经。本品功能清热解毒，散结消肿，而治湿热、丹毒、瘢疹、痈疡肿毒、瘰疬、小便淋漓。《药品化义》：连翘，总治三焦诸经之火，心肺居上，脾居中州，肝胆居下，一切血结气聚，无不调达而通畅也。但连翘治血分功多，柴胡治气分功多。同牛蒡子善疗疮疡，解痘毒尤不可缺。《本草崇原》：主治寒热鼠瘘瘰疬者。《药性论》：主通利五淋，小便不通，除心家客热。《日华子本草》：通小肠，排脓，治疮疖，止痛，通月经。李杲：连翘，十二经疮药中不可无，乃结者散之之义。

方如《温病条辨》银翘散，药用连翘、金银花、桔梗、薄荷、竹叶、生甘草、荆芥穗、淡豆豉、牛蒡子，治太阴风温、湿热、瘟疫，冬温，初起但热不恶寒而渴者。《杨氏家藏方》连翘散，药用连翘、鬼箭羽、瞿麦、甘草，治瘰疬结核不消。

石下长卿

【原文】

石下长卿，一名徐长卿。味咸，平，有毒。治鬼疰精物，邪恶气，杀百精，蛊毒，老魅，注易，亡走，啼哭，悲伤恍惚。生川泽、山谷。

【讲解】

石下长卿为镇神解毒药。《名医别录》：益气。俗人以之治邪祟鬼疰，并解百毒。

蔄茹

【原文】

蔄茹，味辛，寒，有小毒。主蚀恶肉，败疮，死肌，杀疥虫，排脓，恶血，除大风，热气，善忘，不乐。生川谷。

【讲解】

闾茹古称离娄，为清热解毒药。本品能蚀恶肉，死肌，排脓，去恶血，杀疥虫。今人少用之。

乌韭

【原文】

乌韭，味甘，寒，无毒。治皮肤往来寒热，利小肠膀胱气。生山谷石上。

【讲解】

乌韭为祛风胜湿药。本品具祛风胜湿、舒筋活血、镇痛止血之功，多用于肺热吐血、跌打损伤之候。今人少用之。

鹿藿

【原文】

鹿藿，味苦，平，无毒。治蛊毒，女子腰腹痛，不乐，肠痈，瘰疬，疡气。生川谷。

【讲解】

鹿藿，古称鹿豆，为清热解毒药。本品能治头痛，腰痛，腹痛，产褥热，瘰疬，痈肿，流注。《纲目》：鹿豆，即野绿豆。多生麦地田野中，苗叶似绿豆而小，引蔓生，生熟皆可食。《本草经疏》：入足阳明、太阴、厥阴经。鹿藿解毒凉血之药也。故主肠痈瘰疬疡气。女子以血为主，血虚有热，则腰腹痛不乐，得苦凉之气，则热退而血得所养，故主女人腰腹痛不乐。

蚤休

【原文】

蚤休，一名蚩休。味苦，微寒，有毒。治惊痫，摇头，弄舌，热气在腹中，癫疾，痈疮，阴蚀，下三虫，去蛇毒。生川谷。

【讲解】

蚤休又名重楼金钱、三层草、七叶一枝花，为清热解毒药。《雷公炮制药性解》：入心经。《纲目》：足厥阴肝经。去疟疾寒热。《本草再新》：入肺经。《滇南本草》：消诸疮，无名肿毒，利小便。《日华子本草》：治胎风搐手足。故本品能治痈肿，疔疮，瘰疬，喉痹，咳嗽，蚊虫咬伤等。

石长生

【原文】

石长生，一名丹草。味咸，微寒，有毒。治寒热，恶疮，大热，辟鬼气不祥。生山谷。

【讲解】

石长生为清热解毒药。叶橘泉认为石长生为水龙骨科羊齿类多年生常绿草本植物，内服为祛痰及妇人病药；外用治诸疮及疥癣等。本品具清热利湿凉血止血，消肿解毒之功。临床上，石长生为治痢疾，肠炎，黄疸，吐血，衄血，便血，尿血，白带，淋浊，崩漏，痈肿疮毒之用药。

陆英

【原文】

陆英，味苦，寒，无毒。治骨间诸痹，四肢拘挛，疼酸，膝寒痛，阴痿，短气不足，脚肿。生川谷。

【讲解】

陆英为祛风除湿药。本品为治风湿痹痛，肾炎水肿之用药。《药性论》：苦辛，有小毒。能捋风毒，脚气上冲，心烦闷绝。主水气虚肿，风瘙皮肌恶痒，煎取汤入少酒，可浴之妙。今人少用之。

荩草

【原文】

荩草，味苦，平，无毒。治咳逆上气，喘逆，久寒，惊悸，白秃，疡气，杀皮肤小虫。生川谷。

【讲解】

荩草《诗经》名菉竹，为清热解毒药。本品能止咳定喘，杀虫。《药性论》：治一切恶疮。

牛扁

【原文】

牛扁，味苦，微寒，无毒。治身皮疮热气，可作浴汤，杀牛虱、小虫，又治牛病。生川谷。

【讲解】

牛扁为清热利湿药。本品内服多用于治疗慢性支气管炎，外用治疥癣、淋巴结核等。今人少用之。

夏枯草

【原文】

夏枯草，一名夕句，一名乃东。味苦，辛，寒，无毒。治寒热瘰疬，鼠瘘，头疮，破癥，散瘿结气，脚肿，温痹，轻身。生川谷。

【讲解】

夏枯草为清火明目、散结消肿之药。本品为治瘰疬、高血压之要药。《本草经疏》：入足厥阴、少阳经。《本草衍义补遗》：补养血脉。《本草从新》：治瘰疬，鼠瘘，瘿瘤，癥坚，乳痛，乳岩。《本草通玄》：夏枯草，补养厥阴血脉，又能疏通结气。目痛、瘰疬皆系肝症，故建神功。《得配本草》：入足厥阴经气分。解阴中郁结之热，通血脉凝滞之气。合香附、贝母，治头疮瘰疬。调茶清、香附、甘草，治目珠热痛。

方如《简要济众方》补肝散，治肝虚目睛疼，冷泪不止，筋脉痛，及眼羞明怕日：夏枯草半两、香附子一两，共为末，每服一钱，蜡茶调下，无时。《圣惠方》治血崩不止：夏枯草为末，每服方寸匕，米饮调下。《摄生众妙方》夏枯草汤，治瘰疬马刀，不问已溃未溃，或日久成漏：夏枯草六两，水二钟，煎至七分，去渣，远食服。虚甚当煎浓膏服，并涂患处，多服益善。《纲目》：治产后血晕，心气欲绝者：夏枯草捣绞汁，服一盏。

芫花

【原文】

芫花，一名去水。味辛，温，有小毒。治咳逆上气，喉鸣，喘，咽肿，短气，蛊毒，鬼疟，疝瘕，痈肿，杀虫、鱼。生川谷。

【讲解】

芫花为泻下利尿药。《本草求真》：入脾、肺、肾经。本品功能逐水，涤痰，治痰饮，咳喘水肿，心腹癥结肿满。《药性论》：治心腹胀满，去水气，利五脏寒痰，涕唾如胶者。主通血脉，治恶疮风痹湿，一切毒气，四肢挛急，不能行步，能泻水肿胀满。《纲目》：治水饮痰癖，胁下痛。

方如《金匮要略》十枣汤，药用芫花、甘遂、大戟、大枣，治病悬饮者。《圣济总录》小消化丸，药用芫花、甘遂、大黄、葶苈子、巴豆，治水病通身微肿，腹大，食饮不消。《魏氏家藏方》芫花散，治牙痛，诸药不效者：芫花碾为末，擦痛处令热。

巴豆

【原文】

巴豆，一名巴菽，味辛，温，有大毒。治伤寒，温疟，寒热，破癥瘕，结聚坚积，留饮痰癖，大腹水胀，荡涤五脏六腑，开通闭塞，利水谷道，去恶肉，除鬼毒，蛊疰邪物，杀虫、鱼。生川谷。

【讲解】

巴豆为治顽固便秘的峻下药。《雷公炮制药性解》：入脾、胃、大肠三经。《药性论》：主破心腹积聚结气，治十种水肿，痿痹，大腹。《汤液本草》：可以通肠，可以止泄。

方如《伤寒论》三物白散，药用巴豆、桔梗，治寒实结胸，无热症者。《金匮要略》三物备急丸，药用大黄、干姜、巴豆，治心腹诸卒暴百病，若中恶客忤，心腹胀满，卒痛如锥刺，气急口噤，停尸卒死者。《世医得效方》治夏日水泻不止，以大巴豆一个（去壳），上以针刺定灯上烧存性，研细，化蜡和作一丸，水下，食前服。

蜀椒

【原文】

蜀椒，味辛，温，有毒。治邪气，咳逆，温中，逐骨节皮肤死肌，寒湿痹痛，下气，久服之头不白，轻身，增年。生川谷。

【讲解】

蜀椒又名川椒、花椒、巴椒，为散寒湿、止冷痛药。本品多用于治疗心脏病水肿，膀胱炎，小便不利，神经性喘息，又作健胃剂。《本草汇言》：入手、足太阴及右肾命门气分，兼入足厥阴血分。本品可治心腹冷痛，囊冷入腹，呃逆不止，寒湿脚气，水气肿满，食泻不化，久冷下痢，老幼泄泻，食差面黄，蛔结上攻等证。

《长沙药解》：入足阳明胃、足厥阴肝、足少阴肾、足太阴脾经。《药性论》：治恶风，遍身四肢顽痹，口齿浮肿摇动，主女人月闭不通，治产后恶血病，多年痢，主生发，疗腹中冷痛。《得配本草》：蜀椒，入手、足太阴经，兼入命门气分。通上焦君火之阳，达下焦命门之气。开腠理，行血脉，散寒湿，化癥癖，止泄泻，杀蛔虫，疗温疟，去痰饮。得醋煎熟，入白矾少许服，治伤寒呕衄。得生地黄自然汁，煎调和丸，治元脏伤惫。配乌梅，伐肝气。配益智仁，缩小便。配茯苓蜜丸，补益心肾。配茴香，枣肉丸，治久泄。配苍术，醋丸，治飧泻不化。炒热，布褒椒，包阴囊肿大，疼闷欲死。

方如《金匮要略》大建中汤，药用蜀椒、干姜、人参，治心胸中大寒痛，呕不能食等候。尚有己椒苈黄丸方，药用防己、椒目、葶苈、大黄，末之，蜜丸，治肠间有水气，腹满，口舌干燥。

皂荚

【原文】

皂荚，味辛，咸，温，有小毒。治风痹，死肌，邪气，风头，泪出，利九窍，杀精物。生川谷。

【讲解】

皂荚又名皂角，为强力祛痰药。皂角能消痰，破坚，杀虫。皂角子治瘰疬及疮癣。皂角刺功同皂角。

《备急千金要方》治卒中风，喝：大皂荚一两（去皮、子，研末下筛），以三年大酢和，左喝涂右，右喝涂左，干更涂之。《圣惠方》治大肠风毒，泻血不止：皂荚五挺（去里皮、涂酥三两、炙尽为度），白羊精肉十两。上药，先捣皂荚为末，后与肉同捣令热，丸如梧子大。每于食前以温水下二十丸。

柳花

【原文】

柳花，一名柳絮。味苦，寒，无毒。治风水，黄疸，面热黑。叶，治马疥，痂疥。实，治溃痈，逐脓血。生川泽。

【讲解】

柳花古称柳茹，为祛风胜湿、止血散瘀药。陶弘景：柳花熟，随风起，状如飞雪，当用其未舒时之子。《本草纲目拾遗》：柳椹，乃柳花未放时，其枝垂下如椹形，所谓柳蕊也，淡黄色，若俟花出，则无用矣。

《赤水玄珠》治室女发热停经：柳花五、七钱，紫草一两二钱，升麻九钱，归身七钱半，上为末，每服七钱，葡萄煎汤调下。《小儿卫生总微论方》治走马牙疳：杨花（柳花）烧存性，入麝香少许搽。临床上以其祛风利湿而适用于风水、黄疸、痈肿之候。又以其新血能止，瘀血能消之功，而为咳血，吐血，便血，血淋，妇女经闭之用方。

楝实

【原文】

楝实，味苦，寒，有小毒。治温疾，伤寒，大热，烦狂，杀三虫，疥疡，利小便水道。生山谷。

【讲解】

楝实，即川楝子，为止痛驱虫药。本品能清肝火，除湿热，止痛，杀虫，治热厥心痛，胁痛，虫积腹痛。《本草经疏》：入足阳明、手足太阴经。《药性论》：主人中大热，狂，失心燥闷，作汤浴。《医林纂要》：泻心火，坚肾水，清肺金，清肝火。《得配本草》：入足厥阴经。导小肠、膀胱湿热，引心包相火下行，除伤寒大热发狂，止上下热厥暴痛。得吴茱萸，疗气痛囊肿。得破故、茴香，除偏坠。配元胡，止热厥心痛。合芍药、猪胆，治五疳。清火生用，治疝煨用，气痛酒蒸用。

方如《活法机要》金铃子散，药用川楝子、元胡，治热厥心痛，或发或止，久不愈者。《医方简义》导气汤，药用川楝子、小茴香、木香、吴茱萸，治寒疝以及偏堕，小肠疝痛。《医学发明》川苦楝散，药用木香、茴香、川楝子、巴豆，功于行气止痛，以治癞疝。

郁李仁

【原文】

郁李仁，一名爵李。味酸，平，无毒。治大腹水肿，面目四肢浮肿，利小便水道。

根，治齿断肿，龋齿，坚齿。生高山川谷及丘陵。

【讲解】

郁李仁为泻下通便药。《本草经疏》：入足太阴、手阳明、手太阴经。本品能治大便秘结，四肢浮肿。《药性论》：治肠中结气，关格不通。《日华子本草》：通泄五脏，膀胱急痛。《本草再新》：行水下气，破血消肿，通关节，治眼长翳。

方如《圣济总录》郁李散，药用郁李仁、陈皮、三棱，治风热气秘；郁李仁饮，药用郁李仁、朴硝、当归、生地黄，治产后肠胃燥热，大便秘涩；郁李仁汤，药用郁李仁、桑根白皮、赤小豆、陈皮、紫苏、白茅根，治水肿胸满气急；郁李仁煎，治积年上气，咳嗽不得卧，取郁李仁一两，用水一升，研如杏酪，去渣，煮令无辛气，次下酥一枣许，同煮熟，放温顿服之；如圣散治血汗，以郁李仁研细，每服一钱匕，研鹅梨汁调下。

莽草

【原文】

莽草，味辛，温，有毒，治风头，痈肿，乳痈，疝瘕，除结气，疥瘙，杀虫、鱼。生山谷。

【讲解】

莽草为祛风消肿药，有毒，多为外用药，不可内服。《名医别录》：疗喉痹不通，乳难，头风痒。《日华子本草》：治皮肤麻痹，并浓煎汤淋；风虫牙痛喉痹，亦浓煎叶，含后净漱口。

方如《圣惠方》治头风久痛：莽草煎汤淋之，勿令入目；治瘰疬，发肿而坚，结成核：莽草一两，捣罗为末，鸡子白和涂于帛上贴之，一日二易。《经效产宝》治产后乳痈，初得令消：赤小豆、莽草，上等分为末，苦酒和敷之。《补缺肘后百一方》治风齿痛，颊肿：莽草五两，水一斗，煮取五升，热含漱吐之，一日尽。

雷丸

【原文】

雷丸，一名雷矢。味苦，寒，有小毒。主杀三虫，逐毒气，胃中热，利丈夫，不利女子。作膏摩，除小儿百病。生山谷土中。

【讲解】

雷丸为绦虫驱除特效药。本品能消积，杀虫。《本草汇言》：入手、足阳明经。《玉楸药解》：清热疏肝，杀寸白虫，祛风除痫，止小儿汗。

方如《圣济总录》雷丸散，治三虫：雷丸（炮）一两、芎䓖一两、上二味捣罗为细散，每服一钱匕，空腹煎粟米饮调下，日午、近晚各一服；治风瘙皮肤瘾疹疼痛：雷丸、人参、苦参、牛膝、白附子、防风、白花蛇、炙甘草各二两，丹参一两半，上九味捣罗为散，每服二钱匕，食前温酒调下。《杨氏家藏方》雷丸散，清疳杀虫：雷丸、使君子（炮、去壳）、鹤虱、榧子肉、槟榔各等份，上药为细末，每服一钱，温末饮调下，乳食前。《圣惠方》雷丸膏，治小儿风痫，瘛疭戴眼，极者日数十发：雷丸、莽草各如鸡子黄大，猪脂一斤，上先煎猪脂去渣，下药，微火上煎七沸，去渣，逐痛处摩之，小儿不知痛处，先摩腹背，乃摩余处五十遍，勿近阴及目，一岁以帛包膏摩微炙身，及治大人贼风。

桐叶

【原文】

桐叶，味苦，寒，无毒。治恶蚀疮著阴。
皮，治五痔，杀三虫。
花，主敷猪疮，饲猪，肥大三倍。生山谷。

【讲解】

桐叶为清热解毒药。本品能治痈疽，疗疮，创伤出血。方如《补缺肘后百一方》治须发秃落不生长：麻子仁三升、白桐叶一杷，米泔煮五六沸，去滓洗之。《医林正宗》治痈疽发背大如盘，臭腐不可近：桐叶醋蒸贴上，退热止痛，渐渐生肉收口。近世治白喉，用霜打桐叶一两，水煎，红糖一两冲服。泡桐根皮、树枝亦可入药，功效主治类其树叶。

梓白皮

【原文】

梓白皮，味苦，寒，无毒。治热，去三虫。

花、叶，捣敷猪疮。饲猪，肥大三倍。生山谷。

【讲解】

梓白皮为清热利湿药。本品能消热解毒，利湿退黄。方如《伤寒论》麻黄连轺赤小豆汤，药用麻黄、连轺、赤小豆、梓白皮、杏仁、大枣、生姜、炙甘草，治伤寒瘀热在里，身发黄。《补缺肘后百一方》治伤寒及时气温病，头痛，壮热，脉大，始得一日，以生梓木削去黑皮，细切里白一升，以水二升五合煎，去滓，一服八合，三服。

梓白皮为紫葳科植物梓的根皮或树皮的韧皮部。《纲目》云："梓木处处有之。有三种，木理白者为梓，赤者为楸，梓之美纹者为椅，楸之。"

石南

【原文】

石南，一名鬼目。味辛，平，有毒。主养肾气，内伤阴衰，利筋骨皮毛。

实，杀蛊毒，破积聚，逐风痹。生山谷。

【讲解】

石南叶为强壮药，又为利尿药，有镇痛解热作用。本品含有石楠叶毒素及鞣质。《本草品汇精要》：味辛苦，性平，无毒。《名医别录》：疗脚弱，五脏邪气，除热。《纲目》：酒浸饮，治头风。因其有疏风通络，益元荣肾之功，而适用于风寒湿痹，筋骨疼痛，肾虚脚弱，偏、正头痛之候。《圣济总录》：治风瘾疹经旬不解：石南叶三两，捣罗为末，每服半钱至一钱匕，用酒三合，煎一沸，空心温服。《本草经疏》：其味辛苦，气平有毒。可升可降，阴中之阳也。入足厥阴、足少阴经。同白蒺藜，桑叶，何首乌，淫羊霍，巴戟天，五加皮，菟丝子，威灵仙，虎骨，治肝肾为风寒湿所乘，以致痹弱不能行动。

《圣济总录》有石南丸，治腰膝挛痹，去风湿，活血脉，益元气：石南、白术、牛膝三味，酒同浸一宿，烘干，防风、天麻、枸杞、黄芪锉各二两，桂（去粗皮）、鹿茸（酥炙去毛）各两半。上九味捣罗为末，用木瓜一枚，去皮瓤炊令短熟，捣作膏和药末，再用面糊少许，同为丸，如橘子大，每服三十丸至五十丸，空心温酒下，盐汤亦得。

黄环

【原文】

黄环，一名凌泉，一名大就。味苦，平，有毒。治蛊毒，鬼疰，鬼魅，邪气在脏中。除咳逆，寒热。生川谷。

【讲解】

今多不用。

溲疏

【原文】

溲疏，味辛，寒，无毒。治身皮肤中热，除邪气，止遗溺。生川谷及田野故丘墟地。可作浴汤。

【讲解】

溲疏为清热利尿药。《名医别录》：通利小道，除胃中热，下气。方如《备急千金要方》承泽丸，治妇人下焦三十六疾，不孕绝产：梅核仁、辛夷各一升，葛上亭长七枚，泽兰子五合，溲疏二两，藁本一两，上六味，末之，蜜和丸，先食，服如大豆二丸，日三，不知稍增。

鼠李

【原文】

鼠李，治寒热，瘰疬疮。生田野。

【讲解】

鼠李为清热利湿药。《本经逢原》：入肝、肾经。本品能治水肿腹胀，疝瘕，瘰疬，疥癣，疮疡。《日华子本草》：治水肿。《纲目》：治瘰疮黑陷及疥癣有虫。《医林纂要》：取汁熬膏，滋阴，补肾，活血。方如《圣惠方》治诸疮寒热毒痹，以鼠李生捣敷之。

药实根

【原文】

药实根，一名连木。味辛，温，无毒。治邪气，诸痹疼酸，续绝伤，补骨髓。生山谷。

【讲解】

历代本草考证，未言明其为何种植物，可暂认定其来源于薯蓣科植物黄独。药实根为黄独的块茎，即黄药子。本品具清热解毒，散结消瘿，凉血止血之功。黄药子可用于治疗疮疡肿毒，咽喉肿痛，吐血，衄血，毒蛇咬伤，瘿瘤瘰疬及各种肿瘤。

栾花

【原文】

栾花，味苦，寒，无毒。治目痛，泪出，伤眦，消目肿。生川谷。

【讲解】

栾花，古称栾华。苏恭谓此树叶似木槿而薄细，花黄似槐而稍长大，子壳似酸浆，其中有实如熟豌豆，圆黑而坚，堪为数珠者。本品具清热解毒，明目作用，多用于目痛泪出之候。栾花合黄连，疗目赤烂，大效。今人少用。

蔓椒

【原文】

蔓椒，一名豕椒。味苦，温，无毒。治风寒湿痹历节疼，除四肢厥气，膝痛。生川谷及丘冢间。

【讲解】

蔓椒，古称猪椒、豕椒、虫虎椒、豨椒，以其枝软如蔓，子叶皆似椒，故名。本品成分不详，能疏风通络。今人少用。

豚卵

【原文】

豚卵，一名豚颠。味甘，温，无毒。治惊痫，癫疾，鬼疰，蛊毒，除寒热，贲豚，五癃，邪气，挛缩。

悬蹄，平。主五痔，伏热在肠，肠痈内蚀。

【讲解】

豚卵即牡猪（公猪）之睾丸，为滋补药。本品能补肾纳气，主治哮喘，肺痿，癃闭，疝气，小腹急痛。

麋脂

【原文】

麋脂，一名官脂。味辛，温，无毒。治痈肿，恶疮，死肌，风寒湿痹，四肢拘缓不收，风头肿，气通腠理，生山谷及淮海边。

【讲解】

麋脂为补血润燥药，主治风寒湿痹，恶疮痈肿。《饮膳正要》：通血脉，润泽皮肤。《医学入门》：面生疱疮，涂之。

鼺鼠

【原文】

鼺鼠，微温。主堕胎，令产易。生平谷。

【讲解】

《名医别录》：鼺鼠，生山都平谷。《纲目》：鼺鼠，翅连四足及尾，与蝠同，故曰以尾飞。《济生方》治难产之金腋丸，用其腹下毛为丸服之。

六畜毛蹄甲

【原文】

六畜毛蹄甲，味咸，平，有毒。治鬼疰，蛊毒，寒热，惊痫，癫，痉，狂走。骆驼毛，尤良。

【讲解】

陶弘景云：六畜，谓牛、羊、猪、马、鸡、狗也。驴、骡亦其类。

猪蹄甲为解毒生肌，化痰定喘药。《本草经疏》：入手、足阳明经。《本草求原》：化痰止咳。

方如《圣济总录》黑金散，药用猪蹄甲、天南星、款冬花，治久咳嗽喘息；又方猪蹄灰丸，治牡痔生鼠乳，肛门痒痛，触着有脓血出不绝：猪悬蹄壳，火焰上烧成灰，研一两，水银三大豆许，上二味，先取水银，用蒸枣肉二枚，研均，次入蹄壳灰，拌合为丸，如鸡头实大，先以盐汤洗下部，纳一丸，夜卧时再用；又方猪蹄膏，治冻烂疮，将猪蹄甲烧存性研细，以猪脂和敷之。《仁斋直指方》猪甲散治诸痔：猪后蹄垂甲不拘多少，烧存性，为末，陈米饮调二钱，空心服。《鲁府禁方》治偏坠疝气，并治瘰疬：猪悬蹄，烧存性，为末，每服三钱，黄酒调下。

牛蹄甲、羊蹄甲、马蹄甲、鸡脚甲、狗爪甲，功同猪蹄甲，均具清热、凉血、熄风、止咳、止血、止痉之功。

虾蟆

【原文】

虾蟆，味辛，寒，有毒。治邪气，破癥坚血，痈肿，阴疮，服之不患热病，生江湖池泽。

【讲解】

虾蟆又名蛤蟆，为清热解毒、健脾消积药。《雷公炮制药性解》：入脾经。《药性论》：涂痈肿及治热结肿。《医林纂要》：滋阴助阳，补虚羸，健脾胃，杀疳积。

方如《外台秘要》治小儿患风脐及脐疮久不瘥者：烧虾蟆杵末敷之，日三、四度。《纲目》治瘰疬溃烂：黑色虾蟆一枚，去肠，焙，研，油调敷之。《子母秘录》治小儿口疮：虾蟆（炙），杵末敷疮上。兼治小儿褥疮。

马刀

【原文】

马刀，味辛，微寒，有毒。治漏下赤白，寒热，破石淋，杀禽兽、贼鼠。生江湖池泽及东海。

【讲解】

马刀，《医林纂要》名竹蛏，为散结通淋药。本品能治水瘿、气瘿，痰饮，淋病，赤白带下。《名医别录》：除五脏间热，肌中鼠鼷，止烦渴，补中，去厥痹，利机关。《食疗本草》：主明目，除热，止渴，解酒毒。治妇人劳损下血。

蛇蜕

【原文】

蛇蜕，一名龙子衣，一名蛇符，一名龙子单衣，一名弓皮。味咸，平，无毒。治小儿百二十中惊痫，瘛疭，癫疾，寒热，肠痔，虫毒，蛇痫。生川谷及田野。

【讲解】

蛇蜕为祛风解毒药。《本草再新》：入肝、脾经。本品能祛风定惊、退翳消肿，多用于小儿惊痫、喉风口疮、木舌、重舌、目翳内障、疔疮、痈肿、瘰疬、痔漏、疥癣等疾。《得配本草》：配当归，治缠喉风。配花粉、羊肝，治痘后目翳。调人乳，治小儿咳吐血。调猪颊车髓，涂小儿解颅。青黄色者不入药，白色者佳。或酒或醋，或蜜浸，炙黄用。或泥固煅，或烧炭存性，随证制用。产妇禁用。

方如《圣济总录》蛇蜕汤，以蛇蜕、细辛、钩藤、黄芪、甘草、大黄、蚱蜢，治小儿风痫惊热。《备急千金要方》治小儿吐血并重舌：烧蛇蜕皮末，以乳服之；又方治癣疮：烧蛇蜕一具，酒服。《小儿痘疹方论》蛇退散治痘毒目翳：蛇蜕二钱为末，瓜蒌仁五钱研烂，上用羊肝一片批开，入药末二钱，线扎紧，用米泔煮熟，频与儿食。《丹溪心法》蛇退散，治漏疮血水不止：蛇皮（焙焦）、五倍子、龙骨各一钱半，续断五钱，上为末，入麝香少许，津唾调敷。

白颈蚯蚓

【原文】

白颈蚯蚓，味咸，寒，无毒。治蛇瘕，去三虫，伏尸，鬼疰，蛊毒，杀三虫。仍自化作水。生平土。

【讲解】

本品即地龙，为解热利尿、降压平喘药。《本草再新》：入肝、脾、肺三经。地龙有舒展支气管的作用，对高血压、血管硬化亦有效。此外，地龙亦能治高热狂躁，惊风抽搐，风热头痛，目赤，中风半身不遂，喘息，喉痹，脉痹，关节疼痛，齿衄，小便不通，瘰疬，疟腮，疮疡。《纲目》：性寒而下行，性寒故能解诸热疾，下行故能利小便，治足疾而通经络也。《名医别录》：疗伤寒伏热狂谬，大腹，黄疸。《日华子本草》：治中风并痫疾，去三虫，天行热疾，喉痹，蛇虫伤。《滇南本草》：祛风，治小儿瘛疭惊风，口眼歪斜，强筋治痿。

方如《圣济总录》地龙散，药用地龙、半夏、赤茯苓，治风头痛及产后头痛；又如龙珠丸治头痛目眩，及喉痹缠喉风：地龙、龙脑、麝香等份研均，丸如麻子大，每用以生姜汁涂鼻中，逐边各纳一丸。《圣惠方》治风赤眼：地龙十条炙干，捣细罗为散，夜临卧时，以冷茶调下二钱，服之。又治齿龈血出不止：干地龙一钱，白矾灰一钱，麝香末半钱，同研令匀，于湿布上涂药，贴于患处。《纲目》治龙缠疫毒：蚯蚓一条，连泥捣敷。今人用治支气管喘息，将地龙研细末，为散，每次一钱，日三次，温水送服。

蠮螉

【原文】

蠮螉，味辛，平，无毒。治久聋，咳逆，毒气，出刺，出汗。生川谷及或人屋间。

【讲解】

蠮螉《庄子》名细腰蜂，《广雅》名土蜂。本品为止咳降逆、消热解毒药，能治咳嗽、呕逆、痈肿、蜂螫。今人少用之。

蜈蚣

【原文】

蜈蚣，味辛，温，有毒。治鬼疰，蛊毒，啖诸蛇、虫、鱼毒，杀鬼物老精，温疟，去三虫。生川谷。

【讲解】

蜈蚣为镇痉药。《医林纂要》：入肝、心经。本品能祛风，定惊，攻毒，散结。《纲目》：治小儿惊痫风搐，脐风口噤，丹毒，秃疮，瘰疬。《玉楸药解》：拔脓消肿。

方如《儒门事亲》蜈蚣散治破伤风：蜈蚣头、乌头尖、附子底、蝎梢各等份，为细末，每用一字，或半字，热酒调下。《圣惠方》万金散治小儿急惊：蜈蚣一条（全者，去足，炙为末），丹砂、轻粉等份，研匀乳汁和丸，绿豆大，每岁一丸，乳汁下。《医学衷中参西录》逐风汤，药用生黄芪、当归、羌活、独活、全蝎、蜈蚣，治中风抽掣，及破伤后受风抽掣者。《疡医大全》蜈蚣散治蛇头疔初起，红肿发热，疼痛彻心者，药用大蜈蚣一条、全蝎七个、雄黄三钱，共为末，鸡蛋清调敷患处，外以猪胆皮套上。

水蛭

【原文】

水蛭，一名至掌。味咸，平，有毒。主逐恶血，瘀血，月闭，破癥瘕，积聚，无子，利水道。生池泽。

【讲解】

水蛭为抗血凝药。《要药分剂》：入肝、膀胱经。本品能消瘀、通经，主治蓄血、癥瘕、积聚、妇人经闭、干血成痨、跌打损伤。《本草汇言》：水蛭，逐恶血、瘀血之药也。

《金匮要略》治妇人经水不利下，以抵当汤（水蛭、虻虫、桃仁、大黄）主之，亦治男子膀胱满急有瘀血者。《妇人良方》地黄通经丸，药用熟地黄、虻虫、水蛭、桃仁，治月经不行，或产后恶露，脐腹作痛。《济生方》夺命散，药用水蛭、大黄、黑牵牛，治金疮，打损及从高坠下，木石所压，内损瘀血，心腹疼痛，大小便不通，气绝欲死。

斑蝥

【原文】

斑蝥，一名龙尾。味辛，寒，有毒。治寒热，鬼疰，蛊毒，鼠瘘，恶疮，疽蚀，死肌，破石癃。生川谷。

【讲解】

斑蝥为解毒逐瘀药。《本草经疏》：入手阳明、手太阳经。《本草再新》：入肝、脾、肾经。本品外用可治恶疮，顽癣，口眼㖞斜，喉痹；内服治瘰疬，狂犬咬伤。

方如《仁斋直指方》治痈疽，拔脓，痈疽不破，或破不肿硬无脓：斑蝥为末，以蒜捣膏，和水一豆许贴之，少顷脓出，即去药。《外治秘要》治干癣积年生痂，搔之黄水出，每逢阴雨即痒：斑蝥半两，微炒为末，蜜调敷之。《圣惠方》治耳卒聋：斑蝥二枚（去翅、足、炒黄），巴豆一枚（去皮、心、生用），同研令匀，绵裹塞耳中。《纲目》治疣痣黑子：斑蝥三个、人言少许，以糯米五钱，炒黄去米，入蒜一个，捣烂点之。今人治面斑，用斑蝥一枚，研细，水调贴患部。

贝子

【原文】

贝子，一名贝齿。味咸，平，有毒。治目翳，鬼疰，腹痛，下血，五癃，利水道。生东海池泽。

【讲解】

河纹绶贝壳为紫贝齿，环纹贷贝壳名白贝齿。本品为清热利尿药，无毒。《本草逢原》：贝子味咸软坚，故《本经》专主目翳，其治五癃等病，取咸润走血之力。

《名医别录》：除伤寒温疟，解肌，散结热。《纲目》：治鼻渊出脓血，下痢，男子阴疮。

方如《备急千金要方》治目中生息肉、肤翳，稍长欲满目，闭瞳子及生管珠：贝齿（烧末）七枚，珍珠等份，上二味合治如粉，以涂翳肉上，日三度。今用治扁平疣，与牡蛎、珍珠同研末外用。

石蚕

【原文】

石蚕，一名沙虱。味咸，寒，有毒。治五癃，破石淋，堕胎。

肉，解结气，利水道，除热。生池泽。

【讲解】

石蚕为除热利水通淋药。《吴普本草》：咸，无毒。《名医别录》：主五癃，小便不利。今人少用。

雀瓮

【原文】

雀瓮，一名躁舍。味甘，平，无毒。治小儿惊痫，寒热，结气，蛊毒，鬼疰。生树枝间。

【讲解】

雀瓮又名棘刚子、天浆子，为解痉熄风药。本品能治小儿惊风，脐风，痫疾。

方如《圣惠方》治小儿痫疾：雀瓮，研，其间虫出，取汁灌之。《本草图经》治小儿慢惊：天浆子（有虫）、白僵蚕、干蝎，三物微炒，各三枚，捣烂为末，煎麻黄汤调服一字，日三。今人少用之。

蜣螂

【原文】

蜣螂，一名蛣蜣。味咸，寒，有毒。治小儿惊痫，瘛疭，腹胀，寒热，大人癫疾，狂易。生池泽。

【讲解】

蜣螂为定惊破瘀药。《纲目》：手足阳明，足厥阴。本品可治小儿惊风，不拘急慢。《普济方》用治一切疔疮。《圣惠方》用治鼻中间息肉，不闻香臭。《子母秘录》治小儿重舌。今多用之治惊痫，癫狂，癥瘕，噎膈反胃，腹胀便结，淋证，痔漏，疔疮。

蝼蛄

【原文】

蝼蛄，一名蟪蛄，一名天蝼，一名蟊。味咸，寒，无毒。治产难，出肉中刺，溃痈肿，下哽噎，解毒，除恶疮，生平泽。

【讲解】

蝼蛄为利尿药。本品入胃、膀胱经。《玉楸药解》：清利湿热。《日华子本草》：治恶疮，水肿，头面肿。《纲目》：利大小便，通石淋，治瘰病，骨鲠。

方如《圣惠方》治水病满肿喘促，不得眠卧：蝼蛄五枚，晒令干，研为末，食前以暖水调下半钱至一钱，小便利为效。《圣济总录》甘草散治小儿脐风汁出：甘草（炙锉）、蝼蛄（炙焦），各一分，上二味，捣罗为散，掺敷脐中。

马陆

【原文】

马陆，一名百足。味辛，温，有毒。治腹中大坚癥，破积聚，息肉，恶疮，白秃。生川谷。

【讲解】

马陆为破积解毒药。本品能治癥瘕，痞满，痈肿，毒疮。《名医别录》：疗寒热痞结，胁下满。《泉州本草》治鼻息肉，用马陆醋炙研末，棉花蘸塞鼻孔中。

地胆

【原文】

地胆，一名蚖青。味辛，寒，有毒。治鬼疰，寒热，鼠瘘，恶疮，死肌，破癥瘕，堕胎。生川谷。

【讲解】

地胆为攻毒逐瘀药。《名医别录》：蚀疮中恶肉，鼻中息肉，散结气石淋。《纲目》：治疝积疼痛，余功同斑蝥。今人少用之。

鼠妇

【原文】

鼠妇，一名负蟠，一名蚜蜮。味酸，温，无毒。治气癃不得小便，妇人月闭，血瘕，痫，痉，寒热，利水道。生平谷及人家地上。

【讲解】

鼠妇又名湿生虫、鼠赖虫，为破瘀利水药。本品能治久疟疟母，妇人经闭，癥瘕，小便不通，惊风撮口之疾。

方如《金匮要略》鳖甲煎丸治癥瘕、疟母。《备急千金要方》治产后小便不利：鼠妇七枚，熬为屑，作一服，酒调下。《圣惠方》治小儿撮口及发噤：鼠赖虫，绞取汁，与儿小许服之；又治牙齿被虫蚀，有注孔疼痛：湿生虫一枚，绵裹于蛀痛处咬之。

萤火

【原文】

萤火，一名夜光。味辛，微温，无毒。主明目，小儿火疮，伤热气，蛊毒，鬼疰，通神精。生阶地、池泽。

【讲解】

萤火为明目解毒药。本品多用于青盲、小儿火疫。今人少用之。

衣鱼

【原文】

衣鱼，一名白鱼。味咸，温，无毒。治妇人疝瘕，小便不利，小儿中风，项强，皆宜摩之。生平泽。

【讲解】

衣鱼为祛风、散结，利尿药。本品多用于中风，惊痫，疝瘕，目翳，小便不通等疾。今人少用之。

桃核仁

【原文】

桃核仁，味苦，平，无毒。治瘀血，血闭瘕，邪气，杀小虫。

桃花，杀疰恶鬼，令人好颜色。

桃枭，在树不落，微温，主杀百鬼精物。

桃毛，平，主下血瘕，寒热，积聚，无子。

桃蠹杀鬼，辟邪恶不详。生川谷。

【讲解】

桃仁为润下通便，活血化瘀药。本品入心、肝、大肠经，能破血行瘀、润燥滑肠。《名医别录》：止咳逆上气，清心下坚，除卒暴出血，破癥瘕，通脉止血。《医学启源》：治大便血结。《纲目》：主血滞风痹，骨蒸，肝疟寒热，产后血病。《得配本草》：配元胡、川楝子，治厥胃痛。入小柴胡汤，治热入血室。行血连皮尖生用。润燥活血，浸去皮尖炒用，或麸皮同炒研用。桃仁，苦以泄滞血，甘以生新血，故凝血须用，又去血中之热。

桃仁入《伤寒论》桃核承气汤，以治太阳病不解，热结膀胱，其人如狂，小腹急结；入抵当汤，以治伤寒蓄血，发热如狂，小腹硬满，小便自利之证。入《金匮要略》下瘀血汤，以治产后腹痛，干血着脐下，主经水不利之候；入桂枝茯苓丸，治血瘕，漏下不止之疾。《杨氏家藏方》桃仁散，药用桃仁、红花、当归、牛膝，治妇人室女，血闭不通，五心烦热。《医略六书》桃仁煎，药用桃仁、当归、赤芍、桂心，治产后恶露不净，脉弦滞涩者。

杏核仁

【原文】

杏核仁，味甘，温，有毒。治咳逆上气，肠中雷鸣，喉痹，下气，产乳，金创，寒心，贲豚。生川谷。

【讲解】

杏仁为止咳祛痰药。本品入肺、大肠经，能治外感咳嗽、喘满、喉痹、肠燥便秘。《滇南本草》：止咳嗽，消痰润肺，润肠胃。《纲目》：杀虫，治诸疮疥，消肿，去头面诸风气皶疱。《得配本草》：得陈皮，治便闭。配天冬，润心肺。佐柿饼，治咯血。合紫菀，利小便。

方如《备急千金要方》杏仁丸，以杏仁、蜂蜜制丸，治咳逆上气。《圣济总录》杏仁膏，用杏仁、铜绿，以治眼疾翳膜遮障，但瞳孔不破者。杏仁《伤寒论》中入麻黄汤，以治外感风寒，无汗而喘者；入大青龙汤而治外感风寒，发热恶寒，不汗出而烦躁者；入麻黄加术汤治湿家身烦痛；入三拗汤，治感冒风邪，咳嗽痰多，胸满气短者；入麻黄杏仁甘草石膏汤，以成辛凉宣泄，清肺平喘之剂。故《本经疏证》谓：麻黄汤、大青龙汤、麻黄杏仁甘草石膏汤、麻黄加术汤、麻黄杏仁薏苡甘草汤、厚朴麻黄汤、文蛤汤，皆麻黄、杏仁并用，盖麻黄主开散，其力悉在毛窍，非借杏仁伸其血络中气，则其行反濡缓而有所伤。则可谓麻黄之于杏仁，犹桂枝之于芍药。

腐婢

【原文】

腐婢，味辛平，主痎虐，寒热，邪气，泄利，阴不起，病酒，头痛，生汉中。

【讲解】

《名医别录》云：腐婢生汉中，小豆花也。本品具清热、消肿之功，治疟疾、泻痢、痈、疔、肿毒、创伤出血。《药性论》：能治酒毒。明目，散气满不能食。又下水气，并治小儿丹毒热肿。

苦瓠

【原文】

苦瓠，味苦，寒，有毒。治大水，面目四肢浮肿，下水，令人吐。生川泽。

【讲解】

苦瓠又名苦匏、苦壶卢，为利水消肿药。本品能治水肿，黄疸，消渴，癃闭，痈肿，疥癣。《药性论》：治水浮肿。《日华子本草》：除烦止渴，治心热，利小肠，润心肺，治石淋。

方如《备急千金要方》治水通身肿：苦瓠膜二分，葶苈子五分，上二味合捣为丸，服如小豆大五丸，日三。《外台秘要》治黄疸：瓠子白瓤及子熬令黄，捣为末，服半钱匕，日一服。

水靳

【原文】

水靳，一名水英。味甘，平，无毒。治女子赤沃，止血，养精，保血脉，益气，令人肥健，嗜食。生南海，池泽。

【讲解】

水靳，古称芹菜，为清热利水药。《名医别录》曰：水靳生南海池泽。苏恭曰：水靳即芹菜也。李时珍曰：芹有水芹、旱芹。水芹生江湖陂泽之涯；旱芹生平地，有赤、白二种。《本草求真》：入肺、胃、肝经。《本草撮要》：入手足太阴、阳明经。方如《本草拾遗》：茎叶捣绞取汁，去小儿暴热，大人酒后热毒、鼻塞、身热，利大小便。《圣惠方》治小便淋痛：水芹菜白根者，去叶捣汁，井水和服。《子母秘录》：治小儿霍乱吐痢：芹叶细切，煮熟汁饮。

彼子

【原文】

彼子，味甘，温，有毒。治腹中邪气，去三虫，蛇螫，蛊毒，鬼疰，伏尸。生川谷。

【讲解】

彼子古称柀子、榧实、榧子、赤果、核果，为缓和无毒之驱虫药。《备急千金要方》：味干、平、涩，无毒。《本草经疏》：入手太阴、阳明经。陶弘景：疗寸白虫。孟诜：令人能食清谷，助筋骨，行营卫，明目。《食疗本草》治寸白虫：榧子日食七颗，满七日。本品多用于虫积、疳积。

第三部分

《伤寒论》讲稿

《伤寒论》基础知识简介

1. **阴阳** 非形而上学的阴阳，乃概念的阴阳。《伤寒论》中以病势出于表者为阳，病势内结者为阴。丹波元简以身体机能亢进者为阳，机能衰减者为阴；森田氏谓人体机能活力溢于外者为阳，机能衰减敛于内者为阴。换言之，人体对病原体防御的活动力强健，或对病变治愈机能旺盛者为阳；反之，防御的活动力或治愈机能微弱，而将陷于危笃者为阴。仲景《伤寒论》中所说热者为阳，寒者为阴；实者为阳，虚者为阴。也就是当前西医所说病之属于进行者为阳，属于退行性为阴；机能亢盛者为阳，机能衰退者为阴。所以说《伤寒论》中阴阳，非玄学之阴阳，乃确定治疗方针上之阴阳也。

2. **寒与热** 乃人体主要表征，也是人体关于体温调节中枢及神经系统、循环系统、新陈代谢机能等之复合症状。寒者，为人体生理机能一般呈低减衰微状态；热者，人体生理机能一般呈亢进旺盛表现。因此亦可以说，人体缺乏防御、治愈的活动能力，则谓之寒；人体呈现活泼的防御和有治愈的转机，则谓之热。

3. **热厥** 乃里热过盛，则生命活动现象，特别如循环器官，陷于一时性之机能停止，因而四肢厥冷也。

4. **寒厥** 乃身体疼痛、腰痛、关节痛、呕吐或下痢、吐蛔等所引起之气机障碍，而呈四肢厥冷者。寒厥不独止于四肢，甚或涉及躯干，此又谓之脏厥，乃病势更趋严重地步也。

5. **虚与实** 虚者，乃指人体生命活动力衰退、抗病力减低，而呈现一种萎靡僵滞状态；实者，乃人体表现生理机能亢盛，活动力强，呈现一种充沛丰润的现象。从病态上说：虚是人体受疾病的侵袭，而造成缺乏机能，体质消耗将尽，一切血液、神经器官等呈现活动减弱的表现；实是因为疾病在进行期，机体各部分呈现极度兴奋的一种状态。如果在此时期误治、失治，也能由实变虚。

6. **传变** 传变的意义，乃由病程的某一阶段失治或误治，而相传到另一个阶段，使病情变化同前一阶段病状不同的病变（图3）。一般病势的进展是按一定次序而进行的。例如发热恶寒之太阳病，六七日后变为寒热往来，则恶寒时热不壮，热壮时不恶寒，是为太阳传于少阳之候，又过若干日，则不复恶寒，而反恶热者，是为少阳传于阳明也。

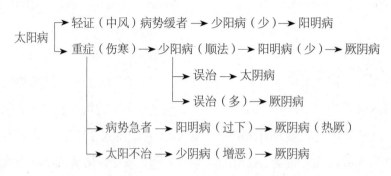

图3　传变略图，以示梗概（《伤寒论》109条）

7. 三阳的部位　太阳病始于项以上之颈部，少阳病则始于胸胁部而及于心窝部，阳明病则始于心窝部而及于下腹部，此三阳病部位相传之大略。

8. 合病与并病　伤寒有两经、三经之证同时并发者；亦有后一经之证已见，而前一经之证未罢者，此即所谓合病与并病。成无己氏曾说："伤寒有合病与并病之别。本太阳病不解，并于阳明者，谓之并病；二经同时受邪，相合发病者，谓之合病。"又谓两经同时生病者谓并病，先后生病者谓合病，乃仲景沿用古医相传之说，不必深究，无益于事实耳。

9. 伤寒六经之定义　《伤寒论》之中，本无"六经"字样，其单言经者，亦非专指经脉，而皆借以名病状阶段之谓也。盖仲景当汉末之世，古来医家相传六经在目，不可遽易，因此他对于证候的段落区分上，也采用了习见名词，而把全部热性传染病症状和证候均借以六经名目来划分界限，同时以之配合表里脉证，其内涵已与《黄帝内经》上所谈之六经不同。《伤寒论》中之六经，是就病变上分作六个阶段，也就是把伤寒病状分成六大类型，即三阳与三阴。三阳者，太阳、阳明、少阳也；三阴者，太阴、少阴、厥阴也。

10. 古之三阴三阳的主属　太阳之经主小肠与膀胱，少阳之经主胆与三焦，阳明之经主大肠与胃。太阴之经主肺与脾，厥阴之经主肝与心包，少阴之经主心与肾。

11. **太阳病** 指人体躯表所发生的症状及证候群。

① "太阳之为病，脉浮，头项强痛而恶寒。"又曰："太阳病，发热，汗出，恶风，脉缓者，名为中风。"

② "太阳病，或已发热，或未发热，必恶寒，体痛，呕逆，脉阴阳俱紧者，名为伤寒。"又曰："太阳病，头痛发热，身疼腰痛，骨节疼痛，恶风，无汗而喘。"

③ "太阳病，发热而渴，不恶寒者，为温病。"

④ "若汗已，身灼热者，名为风温。风温为病，脉阴阳俱浮，自汗出，身重，多睡眠，鼻息必鼾，语言难出。"

从上观之，《伤寒论》中之"伤寒"，有广义与狭义之别。广义伤寒，指多数热病而言。狭义伤寒，即俗所谓伤风耳。

《难经·八十难》云，伤寒有五，即："中风，伤寒，湿温，热病，温病。"《难经》虽疑为后人伪造，但已包括了广义与狭义两种热病类型。

《伤寒论》中之中风，非猝然倒地，口眼歪斜之中风，其分别如下：

伤寒——脉紧为浮而紧——无汗。

中风——脉缓为浮而缓——有汗。

热病：1. 有汗乃肌腠疏缓，似乎春之舒散，病多发于春日。

   2. 无汗乃肌腠收缩，似乎冬之欲藏，病多发于冬日。

有关太阳病之分释表述于下：

  恶寒：1. 伤寒（不汗）不汗谓无自然治愈之过程。

     2. 中风（汗出）。

  不恶寒：1. 温病（无汗）。

      2. 风温（自汗）。

太阳病分为腑证与经证，其经证是指体表血行排泄机能之病变；其腑证是指内脏膀胱（泌尿系统）之病变。

12. **阳明病** 指寒邪不解侵入内部之里所发生的症状及证候群。

① "阳明之为病，胃家实也。"阳明外证——身热，汗自出，不恶寒，反恶热。

② "伤寒发热，无汗，呕，不能食，而反汗出也。"——食谷欲呕，属阳明也。

③ "若小便自利者，不能发黄。至七八日，大便难者，为阳明病。"

阳明病，又分阳明经证与阳明腑证——经证，胃之病变；腑证，肠部病变。（例：食不消化，烦满痞硬，燥矢便结，矢气频下是也。）

少阳与阳明之分，在口渴与呕逆。渴则属阳明，呕则属少阳也。阳明病，重心在肠，然以其属热，故责之于胃。是以肠胃病，热者为阳明，寒者属太阴，凡短气，腹满，鼻干，嗜眠，身目黄，小便难，潮热，皆属阳明；凡阳明病，主要指消化系统而言病状也。又阳明之脉洪大，属于经病；若脉迟实，则属腑病；若邪热合食，相壅结于肠中，则为阳明病之复合证。

13. **少阳病**　指半表半里所发生的症状及证候群。

"少阳之为病，口苦，咽干，目眩也。"以此为少阳病之提纲，殊欠缺难解。盖阳明篇中有"阳明中风，口苦，咽干"，"阳明病，脉浮而紧，咽燥，口苦"，是口苦、咽干者，非少阳病所独有，而目眩又非证之特点，故山田氏谓，"少阳篇纲领，本亡而不传矣。王叔和患其阙典，补以'口苦，咽干，目眩'七字而已"（日本·山田正珍《伤寒论集成》。）又云"伤寒，脉细而弦，头痛，发热者，属少阳"，"少阳，中风，两耳无所闻，目赤，胸中满而烦"，可见耳证亦可见于少阴，目赤则为热证，少阴病亦有之，故目赤、耳聋皆为兼见之证，亦非少阳病之特有也。王肯堂则论："凡头痛、发热，俱为在表。惟此头痛、发热为少阳者，何也？以其脉弦细，故知邪入少阳之界也。……此条所属者，盖太阳传少阳，而未纯之辞。故仍有头痛、发热之表证也。"然其论仍有泥经之嫌。汤本氏谓，"凡少阳病，不问其为太阳传入，或为自然发生，是皆于胸腹二腔之间的脏器组织发生炎症，其余波及上部，则为定则的口苦、咽干、目眩，又时为目赤、耳聋、头痛，且波及外表而为发热。其病不在表，故脉不浮；亦不在里，故脉不沉。位于表里之间，故脉亦准此，在浮沉之间而呈弦细"（日·汤本求真《皇汉医学》）。盖消化器官疾患，皆有口腔、咽腔之自觉症状。而目眩之现，又是另一复杂反射表现。脉之居于浮沉之间，知其难影响于循环器官之故。所以山田氏又别以"呕"为少阳之主证。陆氏渊雷曾说："柴胡汤主少阳病，少阳与太阳之异，不但往来寒热与恶寒发热之别。盖太阳病是官能性疾患，无病灶可见。少阳病则胸膜、胁膜及横膈膜附近之脏器表面，常有炎症病灶，故不但病官能，而且病器质。太阳病势集中于表，故曰表证；阳明病势集中消化器中，故曰里证。少阳病势集中于横膈膜之附近，躯壳之内，脏器之外，故曰半表半里之证。古书所谓三焦，三焦之经，为手少阳，故胸胁苦满为少阳证。柴胡主治胸胁苦满，故柴胡为少阳药也。"郑重光亦云："少阳、阳明之分，在呕、渴中，渴则转属阳明，呕则仍在少阳。"刘栋云："凡柴胡汤正证中，往来寒热一证也，胸胁苦满一证也，默默不欲食一证也，心烦喜呕一证也，病人于此四证中，但见一证者，当服柴胡汤，不必其他证悉具矣。"

14. 太阴病　属消化系统病变。

《伤寒论》曰："太阴之为病，腹满而吐，食不下，自利益甚，时腹自痛。"又曰："自利不渴者，属太阴。"又曰："伤寒脉浮，手足自温者，系在太阴，太阴当身发黄。"又曰："本太阳病，医反下之，因而腹满时痛，属太阴。"又曰："太阴病，为脉弱，其人续自便利。"总合上文，虽简略，而太阴病必有腹痛、吐、利诸证，尤以下利为主。程氏谓，"太阴者，至阴也。全凭胃气鼓动，为之生化，胃阳不衰，脾阴自无邪入。故从太阴为病，指出胃气弱来"（清·程郊倩《伤寒论后条辨》）。自古以来诸家以脾病释太阴，殊不知六经之病，本非脏腑经络之谓。所谓脾者，非今日之脾脏，乃指消化机能而言也。以阳明病与太阴病较而观之，阳明燥结者为胃实，太阴自利者为胃气弱，同一器官之病，一则以燥实属于阳，一则以其自利属于阴也。陆氏谓："太阴属湿土，太阴之重心当在肠，本非脾病。"森田氏谓："因遗传体质关系，生而腹腔内脏之生活机能虚弱者，当感染急性热病时，或因误治结果，都可使腹腔内脏之治愈活动上发生障碍，而生太阴病之复合证候。但因其尚未发生循环障碍，故不显四肢厥冷也。"夫肠胃衰弱者，与健体者相较，同时置之于不利条件下，常见有相反现象，为吾人日常目睹事之实。这与其人的神经类型有关，故应生于阳而反现于阴也。太阴病虽属于阴，但循环之机能仍盛。故《伤寒论》曰："手足自温者，系在太阴也。"

15. 少阴病　属循环系统病变。

《伤寒论》曰："少阴之为病，脉微细，但欲寐也。"又曰："少阴病，欲吐不吐，心烦，但欲寐，五六日自利而渴者，属少阴也。"又曰："病人脉阴阳俱紧，反汗出者，亡阳也，此属少阴。"又曰："少阴病，始得之，反发热，脉沉。"又曰："少阴病，下利，便脓血。"又曰"少阴病，下利，咽痛，胸满，心烦。"旧证多牵引经络脏腑为说，而谓伤寒传足不传手，足少阴为肾经，遂谓少阴为肾病。然仲景所谓少阴者，不得以肾病当之。森田氏谓："少阴病，为全身生活机能生来虚弱，或病毒太剧，罹病后，即伤其生活机能及治愈的活动力，或太阳病误治等，所发生之复合证候也。进而至于手足厥冷，脉欲绝，而陷于循环者也。"陆氏谓："少阴病者，乃全身机能衰减之病也。"章太炎氏谓："少阴，心疾也。"由此观之，少阴病，各家之论相同，其证候单纯清晰而易别也。关于三阴病之鉴别，日·中西唯忠《伤寒之研究》谓："三阴以寒为主，少阴介于阴阳之间，亦如少阳介于二阳之间也。故以腹中言之，少阴、厥阴故为本末，未必定拘其部位，于此腹满、吐、自利、腹痛，而未至手足厥寒者，为太阴。脉微细，但欲寐，吐利，咽痛，手足寒，为少阴。吐，利，厥逆，为厥阴。"如此，以手足温，太阴可与少阴、厥阴相鉴别也。而少阴、厥阴皆为循环障碍，由四肢厥冷而及于全身厥冷者也。陆氏谓："少阴证，本为全身虚寒，其见于表者，为厥冷、恶寒、自汗；见于里者，为腹痛、吐利清谷。有表证无里证者，仍为少阴；有里证无表证者，则为太阴。"总括此上之文，太阴病重里证，而少阴重表证也。以其重表，故肠胃自寒之外，尚合以心疾也。

16. **厥阴病** 属循环系统血液之枯竭，神经中枢现于紊乱状态病变。

《伤寒论》曰："厥阴之为病，消渴，气上撞心，心中疼热，饥而不欲食，食则吐蛔，下之利不止。"又曰："厥阴病，渴欲饮水。"此为《伤寒论》中有关厥阴病之记载也。厥阴病者，为两阴之交，介乎两阴之间，不属于太阴、少阴范围之证候，如消渴、气上撞心、心中痛、饥而不欲食、食则吐蛔、下之利不止是属于胃肠消化不良现象，而兼有寄生虫疾患，并发神经性疼痛之病。盖厥阴为六经之末，乃一般热性病之最后阶段，人体感受病害至此，若呈现热深厥深现象，即可判断其预后之良与不良。仲景曾论热厥证之预后：如厥热往来，厥短热长，或热不复厥者，是身体抗病机能良好，由阴证转为阳证之兆，故易治主生；反之，厥长热短，厥深不复者，为身体机能转趋衰弱，不复，故难治，主死。盖厥阴病原发者无几，多由他病传变而来，一般是属于未治或误治而引起的，故其证候之严重可知也。《伤寒论》曰："厥者，手足厥冷也。"盖延续他病而发之厥阴病，有显著之循环障碍，故四肢厥冷也。山田氏谓："厥阴为阴证之极。"故谓厥阴病为人体机能及防御活动几乎丧失时，所发生之一种复合证候也。所显之病状亦为极难治者，万一误之，则致死者多矣！

17. 三阳病、三阴病表现见表1、表2。

表1 《伤寒论》三阳病表现

	一般特征	脉	今日观之所属系统病
太阳病	头痛、恶寒、恶风、发热	浮	一般发热性疾患
阳明病	恶寒（潮热）、有里证（烦渴）、燥屎不下	大	消化系统疾患，偏重肠病
少阳病	往来寒热、胸胁满痛、呕、结胸痞闷	弦	消化系统疾患，偏重胃病

表2 《伤寒论》三阴病表现

	一般特征	脉	今日观之所属系统病	
			下利	循环障碍
太阴病	自利、腹痛、手足自温	弱	有	无
少阴病	下利、咽痛、欲寐 手足逆冷	微细	有	轻度
厥阴病	手足厥冷、下利、消渴	细欲绝	有	重证

18. 桂枝汤解　桂枝汤为汤药第一方。桂枝汤证以脉弱、自汗为主，但必须具太阳病，头项强痛、有汗、恶寒者用之。

桂枝有抑制细菌之作用；又有舒缓神经，加强心脏循环，兴奋中枢，刺激发汗中枢与末梢神经之振作力，促进汗腺开泄，缓解肌表疼痛；又有防腐利尿之效。按传统说，桂枝其效有六，即和营、通畅、利尿、下气、行瘀、补中。

芍药有镇痉缓痛、消炎制菌、利尿祛痰作用。

甘草有缓急迫、开闭塞、解毒、舒神、利气、去痛作用。

生姜为健胃祛风剂，有镇吐平呕作用，并能兴奋心脏、扩张血管、使血行旺盛，增加体内温感，清除肠胃中郁滞浊气。

大枣为缓和性强壮剂，有和润安中之效。

桂枝汤方解：主用桂枝，以通肌腠，达四肢；芍药以泄孙络之僵滞；生姜、大枣、甘草，以助脾阳，兼调药性。又恐脾阳不动，更饮稀粥以助之，而营阴之弱者振矣；然后汗液由脾而泄于肌腠，直达皮毛，与卫气相接，卫始无独强之弊，所谓"阴阳和而自愈"者也。此节所言脾阳者，乃血液循环发生热力之谓也。

19. 古方拟量考证　古之一两，当今约三钱；古之一匕，当今约二钱四分；古之一铢，当今约一分六厘强。汉一寸，当今六分五厘强。古之一斗，当今约二升。

辨太阳病脉证并治上

1. 太阳之为病，脉浮，头项强痛而恶寒。

此乃伤寒外邪初侵人体之证候，亦即初期证候。

脉浮，即手一着肤表，而即感觉脉动，如浮于水面之物，勿用按即能觉脉动。

头项强痛，即是头与项部，除疼痛之外，而有项部强硬之感。盖太阳主表，为人体之最外层，头项又为太阳之上端，故寒邪之侵，首先犯之。由于寒邪侵扰，血液与神经受制，失去振作与畅通之力，故为痛也。

恶寒者，乃肌表神经遇寒之反应。由于寒邪侵于汗腺、毛孔，体之自然抗力，必起而御敌，神经显紧张，汗腺与毛孔立即收缩闭塞，体温内敛，放散不得，因而争执于肌表浅层，故呈发热、恶寒之状态。

2. 太阳病，发热，汗出，恶风，脉缓者，名为中风。

发热必脉浮，汗出必脉缓，恶风因汗出。此中风特有证候。盖风邪侵于肌表而郁蒸汗出，腠理疏，玄府开而不固，此风邪郁卫，故卫逆而主恶风；缓者，神经脉管舒展，无紧张之谓也。寒注血，无汗，恶寒；风散气，有汗，恶风。中风之病，多发于春日，因天气和暖，玄府开而不密，一着风寒即伤卫，故卫逆而主于恶风也。

3. 太阳病，或已发热，或未发热，必恶寒，体痛，呕逆，脉阴阳俱紧者，名为伤寒。

此条略去"无汗"二字，无汗乃汗腺受阻，排汗机能障碍。汗闭则体温不得放散，故影响体温，使体温升高。末梢神经呈中毒现象，而为体痛。呕逆，则为病毒刺激延髓中枢之反射。此乃伤寒、中风所同有之症。脉阴阳俱紧，一说指尺寸而言，一说指浮沉而言，本阳以候外、阴以候内之理。盖脉紧、无汗，为伤寒所独有；脉缓，有汗，为中风所必具。此条已较太阳病提纲为进一步之论。

4.伤寒一日，太阳受之，脉若静者，为不传；颇欲吐，若躁烦，脉数急者，为传也。

风邪侵于太阳之后，如果脉象安然自若，没有什么变化，不徐不疾，这是由于病因刺激强度不大，或者机体适应能力很高，就可迅速地把机体调节到正常状态，因此病势受到遏制，不至于继续发展，因此谓之不传。相反的，发现脉象疾快，并有欲吐和烦躁不安的情况时，则可以说明病因刺激强度甚大，或机体适应性降低，机体为了加强调节，因而加重了心脏负担，以求适应环境需要，这是机体在病理发展过程中自然出现的变化，病情自有发展的可能，故谓之传也。

5.伤寒二三日，阳明、少阳证不见者，为不传也。

古说伤寒二日，阳明受之；三日，少阳受之，此是常例。若二三日不见阳明与少阳症状，则定为太阳邪热未解，或始终有太阳病状存在，即断定其不能传于阳明、少阳二经。一日、二日未解为一候、二候，每候为七日。本条云二三日，乃在七日或十四日以后。盖传无定期，春夏和暖，人身肌腠疏泄，伤于寒后一、二日即传阳明；冬秋肌腠敛密，伤于寒，有二十余日不传阳明和少阳之分。故本条言"二三日，阳明、少阳证不见"，则可断定其有太阳症状存在，以麻黄汤一剂，而汗出即解也，故谓不传。若拘于日数以论经，则去道远矣。

6.太阳病，发热而渴，不恶寒者，为温病。若发汗已，身灼热者，名风温。风温为病，脉阴阳俱浮，自汗出，身重，多眠睡，鼻息必鼾，语言难出。若被下者，小便不利，直视失溲。若被火者，微发黄色；剧则如惊痫，时瘛疭，若火熏之。一逆尚引日，再逆促命期。

《医宗金鉴》云："发热而渴，不恶寒者，阳明证也；发热不渴，恶寒者，太阳证也。"今本条首冠"太阳"二字，是必具有太阳病的症状无疑。但下文紧接"发热而渴，不恶寒"之谓，乃更明显指出非太阳伤寒，乃太阳温病也。今太阳病始得之，不俟寒邪变热，转阳明证，乃由于膏粱之人，冬不藏精，辛苦之人，冬伤于寒，故一感风寒，内阴已亏，不能为力，外阳被郁，不能解脱，周身经络，早成温化。所以至春，一遇外邪即从内应，故感寒邪，则必病温也。

"若发汗已，身灼热者，为风温。"此条乃由发汗后，体热不退，反而灼热增高，即非伤寒之证，乃风温病明矣。其原乃人素伤于风，又复伤于热，风热相搏而成风温。

"风温为病，脉阴阳俱浮，自汗出，身重，多眠睡，鼻息必鼾，语言难出。若被下者，小便不利，直视失溲。若被火者，微发黄色，剧则如惊痫，时瘛疭。若火熏之，一逆尚引日，再逆促命期。"盖伤寒、中风初起时口中和，温病与风温则口渴；伤寒、中风，恶寒；温病、风温，不恶寒。夫即云太阳，则初起必有恶寒，不过其时间殊短，已发热之后，若因生温机能异常兴奋，产生高热。即使有汗，其所放散者，亦不能敌过产生者，故不恶寒而恶热。温病治法当清，若汗之，则汗出而热更灼，火熏更不适宜，是则如火上添油而益热之甚也。风温见证，胥为高热刺激神经之结果，热而不实，故不可下，下之徒伤津液，致使小便不利，直视、失溲等逆证。若以火之熏之，是以热助热，因高热能成为热溶性之黄疸病。继之，则神经状态更加显明矣。其言"脉阴阳俱浮，自汗出，身重，多眠睡，鼻息必鼾，言语难出"之现象，纯属误汗伤阳，水分消耗，神经失调，内脏紊乱，已病趋危期，将亡之兆也。

7.病有发热恶寒者，发于阳也；无热恶寒者，发于阴也。发于阳，七日愈；发于阴者，六日愈。以阳数七，阴数六故也。

此条接上温病、风温而来，仍概论太阳之为病。虽言温病发热而渴、不恶寒，但伤寒未有不恶寒者，唯其在太阳时，有发热、有不发热之暂时区别。其不发热者，乃未至热也。所谓阴阳，乃病之发作有阴阳，人体有肥瘠，时间有昼夜也。至于六日、七日之论，乃不通之甚，然必须视体质强弱、抵抗力衰减与旺盛而论之。此乃古人预料其愈期大略，不可为训耳。

8.太阳病，头痛至七日以上自愈者，以行其经尽故也。若欲作再经者，针足阳明，使经不传则愈。

太阳伤寒，以七日为一候，所谓"发于阳，七日愈"，盖风寒束于表，血热抗于里，始则无热、恶寒，继则发热而仍恶寒，乃正气足以胜邪，则当以一候之期，汗出即愈耳。设有未解，则七日之后，当传阳明，故曰"作再经"，言太阳一经病后、更传一经之谓，非谓六经传变之说。当太阳将传阳明之际，针刺跗阳之穴，以泄其热，使阳明气衰而不复传，则病即愈也。

9.太阳病，欲解时，从巳至未上。

人身卫气行于表，表虚则阳气不能卫外，因病伤寒。卫气昼行于阳，从巳至未上，正日中阳盛，无病者进午餐之时，阳明正气当旺，此时卫气若强，便当一汗而解。盖病之将退，不唯专恃药力，亦赖天时之助也。

10. 风家，表解而不了了者，十二日愈。

此条言中风病，发汗解表之后，而证未能完全消失，仍存有些微症状者，不需服药伤其正气，可待身体恢复正常后，就可好的。中风之候，以六日为一候，乃合阴尽之数也。

11. 病人身大热，反欲得衣者，热在皮肤，寒在骨髓也；身大寒，反不欲近衣者，寒在皮肤，热在骨髓也。

伤寒为病，外虽壮热，往往拥被而卧，虽在盛暑，衣必装棉。此乃表热里寒之证，亦即标热本寒耳。若患温热为病，外虽微寒，往往当风则适，此乃表寒里热之候，亦即本热标寒之谓耳。

12. 太阳中风，阳浮而阴弱。阳浮者，热自发；阴弱者，汗自出。啬啬恶寒，淅淅恶风，翕翕发热，鼻鸣干呕者，桂枝汤主之。

桂枝汤方

桂枝三两（去皮），芍药三两，甘草二两（炙），生姜三两（切），大枣十二枚（擘）。

上五味，哎咀三味，以水七升，微火煮取三升，去滓，适寒温，服一升。服已须臾，啜热稀粥一升余，以助药力。温覆令一时许，遍身漐漐微似有汗者益佳，不可令如水流漓，病必不除。若一服汗出病瘥，停后服，不必尽剂。若不汗，更服依前法。又不汗，后服小促其间，半日许令三服尽。若病重者，一日一夜服，周时观之。服一剂尽，病证犹在者，更作服。若汗不出，乃服至二三剂。禁生冷、黏滑、肉面、五辛、酒酪、臭恶等物。

此系言太阳中风之后，卫阳被侵，营阴不得发越，虽有发热汗出现象，但症状仍不得解。伤风则鼻塞不通，涕多阻塞呼吸则鸣。汗出而热不解，热向内侵，胃中受制而燥，故现干呕之象。故以桂枝汤通肌达表，振营阴而护卫阳，则病即愈矣。

13. 太阳病，头痛，发热，汗出，恶风，桂枝汤主之。

此条是桂枝汤之本证，辨证为主，合此证即用此方。有汗用桂枝，无汗用麻黄，当须牢记。

14. 太阳病，项背强几几，反汗出恶风者，桂枝加葛根汤主之。

桂枝加葛根汤方

葛根四两，麻黄三两（去节），芍药二两，生姜三两（切），甘草二两（炙），大枣十二枚（擘），桂枝二两（去皮）。

上七味，以水一斗，先煮麻黄、葛根，减二升，去上沫，内诸药，煮取三升，去滓。温服一升。覆取微似汗，不须啜粥，余如桂枝法将息及禁忌。

此条项背强几几及汗出、恶风，乃中风后太阳病之另一证候。项背强几几，乃表证未解，而项强更甚。颈项乃太阳之络，风邪之侵，彼先受之，故显此形。故当仍以桂枝汤解肌表之邪，另加葛根疏太阳经络之滞，诸恙即除。

桂枝加葛根汤中，原本有麻黄，此误也。既然汗出，麻黄当在被禁用之例，故应去之也。

15. 太阳病，下之后，其气上冲者，可与桂枝汤，方用前法。若不上冲者，不得与之。

此条太阳表证，不当用下剂。今误下，而虚其里，邪即传里，证见其气上冲，乃里不受邪。故虽未言邪仍在表，从"可与桂枝汤"五字来看，则知其表证未解，仍宜桂枝也。"若不上冲者，不得与之"，是说明不上冲，即里虚之候，下后邪已入里，病变莫测，不可重发其汗也。

16. 太阳病三日，已发汗，若吐，若下，若温针，仍不解者，此为坏病，桂枝不中与之也。观其脉证，知犯何逆，随证治之。桂枝本为解肌，若其人脉浮紧，发热汗不出者，不可与之也。常须识此，勿令误也。

此条言太阳病，经过汗、吐、下、温针后，病仍不解，则当以临证权变为主，不可脱离审证查脉、随证治疗原则。假如发汗、温针，必致亡阳，定呈脉微、身寒之变，即宜桂枝加附子汤；若吐，则伤中气，必有气逆、脉促，即宜生姜半夏汤；若下之，致寒邪内陷，必有利下不止之兆，脉濡滑者，宜四逆、理中汤；汗、下、吐、温针之后，阳明生燥，脉洪大者，宜人参白虎汤。总之，此乃太阳病误治之后，病变莫测，指示我们当随证施治。

"桂枝本为解肌，若其人脉浮紧，发热、汗不出者"，乃非桂枝汤证，而属麻黄汤。学者应当熟读勿忘，勿误治也。

17. 若酒客病，不可与桂枝汤，得之则呕，以酒客不喜甘故也。

酒之为气，标热而本寒，盖初饮则身热，酒后则身寒，饮酒者常有之情况也。标热伤肺，则为喘；本寒伤脾，则为痰。治酒客病，当利肺舒脾。利肺，标热泄；舒脾，湿痰除。若以桂枝汤予服，则似以辛甘而燥湿热，故不能受，而生呕逆也。此乃桂枝汤之禁忌证耳。

18. 喘家，作桂枝汤，加厚朴、杏子佳。

桂枝加厚朴杏子汤方

桂枝三两（去皮），甘草二两（炙），生姜三两（切），芍药三两，大枣十二枚（擘），厚朴二两（炙，去皮），杏仁五十枚（去皮尖）。

上七味，以水七升，微火煮取三升，去滓。温服一升，覆取微似汗。

此条言喘家之病不得时，或因误治之后，引起喘息者。若表证未除，而兼有喘息时，若用桂枝汤，必须加入厚朴、杏仁，乃明示权变之法，使学者自悟加减之意。盖桂枝可以解除肌表之邪，辅以厚朴利气降郁，杏子祛痰定喘，病即愈矣。

19. 凡服桂枝汤吐者，其后必吐脓血也。

此条乃言服桂枝汤后有呕吐现象的人，以后必吐脓血；也是言不当服而服之，致病变加深，预料其以后必吐脓血之意也。凡脾、肺二脏，多湿热者，本不喜甘，更用大枣，则助脾湿而壅肺气，服汤必吐，而标热一盛再盛，邪热灼肺，即成肺痈，必吐脓血。《金匮要略·呕吐哕下利病脉证治》云："不可止呕，脓尽自愈。"故不当止呕，而需排脓。

总观以上三条，17 条言其正也，18 条言其权也，19 条言其甘味壅塞，必吐脓血，极其变也。

20. 太阳病，发汗，遂漏不止，其人恶风，小便难，四肢微急，难以屈伸者，桂枝加附子汤主之。

桂枝加附子汤方

桂枝三两（去皮），芍药三两，甘草三两（炙），生姜三两（切），大枣十二枚（擘），附子一枚（炮，去皮，破八片）。

上六味，以水七升，煮取三升，去滓。温服一升。本云：桂枝汤，今加附子。将息如前法。

此条乃言太阳病，因发汗后而漏汗不止，与下后遂利不止同意义，乃发其汗所致之病变也。由于汗多亡阳，卫阳空虚，寒风乘虚而袭于腠理，故呈恶风。汗与小便同源而异趋，春夏汗多尿少，秋冬汗少尿多，是其证明也。汗漏不止，水液能外而不能内，故小便少。汗多，津液从毛皮外泄，则四肢筋脉失养，呈现脱水状态，屈伸遂为之不利。据汗出、恶风，乃桂枝汤本证，唯表阳不固，所以于本方中，加附子以固表阳。表阳得固，卫气之属于皮毛者，自能卫外而为固，则汗漏止而四肢伸。

21. 太阳病，下之后，脉促胸满者，桂枝去芍药汤主之。

桂枝去芍药汤方

桂枝三两（去皮），甘草二两（炙），生姜三两（切），大枣十二枚（擘）。

上四味，以水七升，煮取三升，去滓，温服一升。本云：桂枝汤，今去芍药。将息如前法。

此条言太阳病下后，引邪入里，以致阴虚。观"脉促胸满"四字，是因下后损其胸中之阳，表邪乘虚而进，内热充斥，故显胸满。由于胸满邪冲，心脏受制，故呈脉促之象。桂枝去芍药汤，是仍以桂枝汤诸药解表和营，恐芍药之苦泄伤阴，故去之。阴虚去芍药，与阳虚加附子，互相对照，示后人以规矩准绳也。

22. 若微恶寒者，桂枝去芍药加附子汤主之。

桂枝去芍药加附子汤方

桂枝三两（去皮），甘草二两（炙），生姜三两（切），大枣十二枚（擘），附子一枚（炮、去皮、破八片）。

上五味，以水七升，煮取三升，去滓，温服一升。本云：桂枝汤，今去芍药加附子。将息如前法。

此条与上条有合为一条者。本条仍承接上条之意，在脉促胸满基础上而加微恶寒症状。上条言下后胸中阳虚，此条有微恶寒现象，即知其表邪仍在，故仍用桂枝汤解表，加附子以护阳，去芍药是恐芍药苦泄，引起中满故去之。日本医家丹波元坚说：芍药，腹满可用，胸满则忌。促脉，短促之意。促脉者，表未解也。

23. 太阳病，得之八九日，如疟状，发热恶寒，热多寒少，其人不呕，清便欲自可，一日二三度发。脉微缓者，为欲愈也；脉微而恶寒者，此阴阳俱虚，不可更发汗、更下、更吐也；面色反有热色者，未欲解也，以其不能得小汗出，身必痒，宜桂枝麻黄各半汤。

桂枝麻黄各半汤方

桂枝一两十六铢（去皮），芍药、生姜（切）、甘草（炙）、麻黄（去节）各一两，大枣四枚（擘），杏仁二十四枚（汤浸，去皮尖及两仁者）。

上七味，以水五升，先煮麻黄一二沸，去上沫，内诸药，煮取一升八合，去滓，温服六合。本云：桂枝汤三合，麻黄汤三合，顿服。将息如上法。

此条当分成四段来看。自"太阳病"，到"热多寒少"，是言自初至今之证；自"其人不呕"到"脉微缓，为欲愈也"止，乃表和无病；自"脉微"到"更吐也"

止，此当温之症；自"面色反有热色"到"身必痒"止，乃说明必待汗出而解也。桂麻各半汤，乃为肌表同时受邪不解而设，肌表双解，一汗而愈也。总括此条，乃阴阳俱虚，营热欲泄为汗而皮毛不开，营热内胀，毛孔外塞，出双解之法而邪即除矣。

24. 太阳病，初服桂枝汤，反烦不解者，先刺风池、风府，却与桂枝汤则愈。

此条言太阳中风，服桂枝汤，病势不减，反增加烦躁不安的症状，所以先令刺风池、风府，后再予桂枝汤，即愈。今服桂枝汤病不解，其所以然之故，则以风邪从入之穴，即风池、风府，抑塞而不通也，故令先刺二穴，泄其出路，再予桂枝汤，当汗出即愈，盖此二穴最为空虚，为营分热力所不达，故服桂枝而无济也。风池，在脑后胸锁乳突肌与斜方肌之间凹陷处，平风府穴；风府，在枕骨和第一颈椎之间，后发际正中直上一寸处。

25. 服桂枝汤，大汗出，脉洪大者，与桂枝汤，如前法。若形似疟，一日再发者，汗出必解，宜桂枝二麻黄一汤。

桂枝二麻黄一汤方

桂枝一两十七铢（去皮），芍药一两六铢，麻黄十六铢（去节），生姜一两六铢（切），杏仁十六个（去皮尖），甘草一两二铢（炙），大枣五枚（擘）。

上七味，以水五升，先煮麻黄一二沸，去上沫，内诸药，煮取二升，去滓，温服一升，日再服。本云：桂枝汤二分，麻黄汤一分，合为二升，分再服，今合为一方。将息如前法。

此条虽服桂枝汤而大汗出，但其脉不洪大，则知其汗出不彻，阳明尚未化燥，表未除也，可以一汗再汗，故仍可与桂枝汤。若形似疟，日二三度发，是必有热多寒少现象，乃营卫不和，寒邪与体温争扰于腠理之间，故令服桂枝二麻黄一汤，解肌表之热，散营分之寒，即愈也。

26. 服桂枝汤，大汗出后，大烦渴不解，脉洪大者，白虎加人参汤主之。

白虎加人参汤方

知母六两，石膏一斤（碎，绵裹），甘草（炙）二两，粳米六合，人参三两。

上五味，以水一斗，煮米熟汤成，去滓，温服一升，日三服。

此条言服桂枝汤后，大汗出而燥渴，乃太阳寒水外尽，阳明邪热内张，心营被灼，故大烦；胃液顿涸，故大渴；其不解者，正由于汗后烦渴，服桂枝汤之法误也，致外邪入里，阳明受邪则燥热，故显燥热不解。此证当以白虎汤清里，再加人参，以救其大汗之虚，补其津液消耗之竭。

27. 太阳病，发热恶寒，热多寒少，脉微弱者，此无阳也，不可发汗。宜桂枝二越婢一汤。

桂枝二越婢一汤方

桂枝（去皮）、芍药、麻黄、甘草（炙）各十八铢，大枣四枚（擘），生姜一两二铢（切），石膏二十四铢（碎，绵裹）。

上七味，以水五升，煮麻黄一二沸，去上沫，内诸药，煮取二升，去滓，温服一升。本云：当裁为越婢汤、桂枝汤合之，饮一升。今合为一方，桂枝二分，越婢一分。

此条为风寒两伤之证。中风之确证在发热，伤寒之确证在恶寒。热多寒少，乃风重而寒轻。故用桂枝二以解肌、越婢一以解表，病当汗出而愈。方例应在"热多寒少"以后，今在末句，乃传写之误耳。"脉微弱者，此无阳也"，乃阳虚禁汗之证候，故后以"不可发汗"为戒也。脉微弱而无阳，恶寒甚，则宜干姜附子汤；不甚，则宜芍药甘草附子汤，观此可以意会者也。

28. 服桂枝汤，或下之，仍头项强痛，翕翕发热，无汗，心下满微痛，小便不利者，桂枝去桂加茯苓白术汤主之。

桂枝去桂加茯苓白术汤方

芍药三两，甘草二两（炙），生姜（切）、白术、茯苓各三两，大枣十二枚（擘）。

上六味，以水八升，煮取三升，去滓，温服一升。小便利则愈。本云桂枝汤，今去桂加茯苓、白术。

服桂枝汤后，当汗从肌表外泄，即愈。今服汤，汗出不彻，而反下之，则水气停滞心下。水郁于中，则阳冒于上，故头项强痛。翕翕发热而无汗，乃停蓄之水不能作汗之故也。水停心下，则心下满而微痛。水气不行，故小便为之不利。桂枝去桂加茯苓白术汤用芍药、甘草，以舒头项之强急；生姜、大枣，温中而散寒；白术、茯苓，去水而降逆，使水道下通，则水之停蓄者，得以疏泄，而标阳之郁于头项及表分者，散矣。邪不陷于在背之经络，故不用升提之葛根；水在心下，而不在下焦，故不用猪苓、泽泻；去桂枝之意，则以本病当令水分内消，不欲令阳气外张故之。

29. 伤寒脉浮，自汗出，小便数，心烦，微恶寒，脚挛急，反与桂枝，欲攻其表，此误也，得之便厥。咽中干，烦躁吐逆者，作甘草干姜汤与之，以复其阳；若厥愈足温者，更作芍药甘草汤与之，其脚即伸。若胃气不和，谵语者，少与调胃承气汤。若重发汗，复加烧针者，四逆汤主之。

甘草干姜汤方

甘草四两（炙），干姜二两。

上二味，以水三升，煮取一升五合，去滓，分温再服。

芍药甘草汤方

芍药、甘草（炙）各四两。

上二味，以水三升，煮取一升五合，去滓，分温再服。

调胃承气汤方

大黄四两（去皮，清酒洗），甘草二两（炙），芒硝半升。

上三味，以水三升，煮取一升，去滓，内芒硝，更上火微煮令沸，少少温服之。

四逆汤

甘草二两（炙），干姜一两半，附子一枚（生用，去皮，破八片）。

上三味，以水三升，煮取一升二合，去滓，分温再服。强人可大附子一枚，干姜三两。

此条文意当分为五部分。自首句至"得之便厥"是一段，也是本条之总提纲；以下分四节，是四个救逆法，中间省文甚多，今可分而言之。首节自"脉浮"到"脚挛急"，是桂枝加附子汤证，与22条及20条的"小便难，四肢微急，难以屈伸"相同，是属于亡阳的证据。虽然具有表证，而里证为急，若用桂枝汤攻其表，故言"误也"。若误服桂枝汤，得之便厥，并继发咽中干、烦躁、吐逆之证，应服甘草干姜汤，以复其阳，温其手足，病即解除。此节言阴虚阳衰之证当以温热施治。若阳复寒消，则厥愈足温，用芍药甘草汤，缓急止痛，拘挛即去，其脚即伸。若病人神昏谵语，乃胃不和，属阳实，少与调胃承气汤，胃和则安。若重发汗和烧针，即造成亡阳劫津之变，舍四逆汤莫救也。

30. 问曰：证象阳旦，按法治之而增剧，厥逆，咽中干，两胫拘挛而谵语。师曰：言夜半手足当温，两脚当伸，后如师言，何以知此？答曰：寸口脉浮而大，浮为风，大为虚，风则生微热，虚则两胫挛，病形象桂枝，因加附子参其间，增桂令汗出，附子温经，亡阳故也。厥逆，咽中干，烦躁，阳明内结，谵语烦乱，更饮甘草干姜汤。夜半阳气还，两足当热，胫尚微拘急，重与芍药甘草汤，尔乃胫伸。以承气汤微溏，则止其谵语，故知病可愈。

此条申明上条之义，示人以治病之法，当辨缓急也。①太阳中风，发热、汗出、恶风，乃桂枝证，唯脚挛急不类。按寒湿在下，则足胫酸疼，当用附子温之。却不知此证之自汗出为表阳虚，心烦、脚挛急为里阴虚。若用桂枝发汗，则表阳更虚，手足冷汗出，则里阴更虚。由是津液不足而成咽干，血不荣筋而成拘急之象。②胃中燥而谵语，当先救其急。手足厥冷，为胃中阳气亡于发汗，不能达于四肢，故先用干姜甘草汤，以复中阳，而手足乃温；胫拘急，为血随阳郁而不荣筋，故用疏营散滞之芍药，合甘缓之甘草，使血得下行而筋荣，脚即伸矣。③至于胃中燥热而发谵语，则为秽气上蒙于脑，一下而谵语即止耳。

辨太阳病脉证并治中

31. 太阳病，项背强几几，无汗恶风，葛根汤主之。

葛根汤方

葛根四两，麻黄三两（去节），桂枝二两（去皮），生姜三两（切），甘草二两（炙），芍药二两，大枣十二枚（擘）。

上七味，以水一斗，先煮麻黄、葛根减二升，去白沫，内诸药，煮取三升，去滓，温服一升。覆取微似汗。余如桂枝法将息及禁忌。诸汤皆仿此。

32. 太阳与阳明合病者，必自下利，葛根汤主之。

33. 太阳与阳明合病，不下利，但呕者，葛根汤加半夏主之。

葛根加半夏汤方

葛根四两，麻黄三两（去节），甘草二两（炙），芍药二两，桂枝二两（去皮），生姜二两（切），半夏半升（洗），大枣十二枚（擘）。

上八味，以水一斗，先煮葛根、麻黄，减二升，去白沫，内诸药，煮取三升，去滓，温服一升。覆取微似汗。

太阳之气，卫外之阳气也，合营、卫二气以为荣。气之化水者，汗也，故称太阳寒水。寒水者，里气为表寒所化，与病邪俱去之大转机也。现症状项背强而兼有几几然之感，且无汗、恶风乃伤寒之症，表实是也，故当发汗。太阳与阳明合病，太阳病不解，并于阳明者，谓之并病；二经俱受邪，相合发病者，谓之合病。《医宗金鉴》云：太阳与阳明合病者，谓太阳之恶寒、发热、无汗，与阳明之烦热、不得眠等证，同时均病，则表里之气，升降失常。太阳与阳明合病，不下利、但呕者，乃里不和，腑气上逆不下而成呕，故用葛根以散其邪，加半夏以下气止呕，则愈。

34. 太阳病，桂枝证，医反下之，利遂不止，脉促者，表未解也，喘而汗出者，葛根黄芩黄连汤主之。

葛根黄芩黄连汤方

葛根半斤，甘草二两（炙），黄芩三两，黄连三两。

上四味，以水八升，先煮葛根减二升，内诸药，煮取二升，去滓，分温再服。

太阳病，桂枝证，俱言邪在表。今不解表，而反下之，虚其肠胃，引邪入里。促脉，为阳盛。虽下利而脉促者，知表未解。汗出而喘，为自汗出而喘，乃邪气外甚所致。喘而汗出者，为因喘而致出汗也，是里热气逆，故与葛根黄芩黄连汤，散表邪，除里热，则愈。

35. 太阳病，头痛发热，身疼腰痛，关节疼痛，恶风，无汗而喘者，麻黄汤主之。

麻黄汤方

麻黄三两（去节），桂枝二两（去皮），甘草一两（炙），杏仁七十个（去皮尖）。

上四味，以水九升，先煮麻黄减二升，去上沫，内诸药，煮取二升半，去滓，温服八合。覆取微似汗，不须啜粥。余如桂枝法将息。

此条是言风寒两伤，营卫均受其制。血热与外寒抗拒而发热。表寒甚则周身血流不畅，造成气血凝滞，而为身疼痛。体内水分（汗液）无路排泄，不能散于外为汗，流入关节而为痛。皮毛与肺气相合，由于喘而肺气不宣，故无汗。津液滞留于肺成痰饮，夹邪热而熏蒸，则为喘。故以解表定喘之麻黄汤以为治。

36. 太阳与阳明合病，喘而胸满者，不可下，宜麻黄汤。

此条言太阳与阳明合病。由于太阳之表未解，阳热内郁，肺气不宣，则上冲而为喘。由于喘满之动作，迫使积液溢于两胁，而为胸满，甚则刺痛。此证乃表寒为甚之证，故不可下也，下之必成结胸，当以麻黄汤治之。

37. 太阳病，十日以去，脉浮细而嗜卧者，外已解也。设胸满胁痛者，与小柴胡汤；脉但浮者，与麻黄汤。

此条言太阳病，十日以上，脉浮而细，嗜卧，乃表阳已衰，表热已退，由燥而趋静之现象，故不传阳明可知。假若水气留于心下，而见胸满胁痛，为寒邪未解而内陷，太阳寒水未解，故宜小柴胡汤以解外。若但脉浮者（无细形），水气当在膈上，而呈胸满之证，故用麻黄汤以解肌表之寒，引胸中水气外输而痛减。

38.太阳中风，脉浮紧，发热恶寒，身疼痛，不汗出而烦躁者，大青龙汤主之。若脉微弱，汗出恶风者，不可服之。服之则厥逆，筋惕肉瞤，此为逆也。

大青龙汤方

麻黄六两（去节），桂枝二两（去皮），甘草二两，杏仁四十枚（去皮尖），生姜三两（切），大枣十枚（擘），石膏如鸡子大（碎）。

上七味，以水九升，先煮麻黄减二升，去上沫，内诸药，煮取三升，去滓，温服一升，取微似汗。汗出多者，温粉粉之。一服汗者，停后服。若复服，汗多亡阳遂虚，恶风、烦躁、不得眠也。

此条乃中风见伤寒之脉，是营卫俱伤之象。发热，恶寒，身疼痛，乃风伤于卫，而并于营。桂枝汤主伤卫，麻黄汤主伤营，大青龙汤主营卫俱伤，故曰"大青龙汤主之"。不汗出而烦躁者，为实；汗出而烦躁者，为虚。实者，可服大青龙汤；虚者，不可服也，服之则病变莫测耳，故曰"为逆也"。救发大汗淋漓恐亡阳之法，以温粉扑之最好，龙骨牡蛎粉为佳。

39.伤寒，脉浮缓，身不疼，但重，乍有轻时，无少阴证者，大青龙汤发之。

脉浮缓，身不疼，乃表证之轻者。但身重，乍有轻时，乃表证将罢。无少阴证者，明其病之未深。云"以大青龙发之"，以迎机而导，使病不至于增剧之意也。

40.伤寒表不解，心下有水气，干呕，发热而咳，或渴，或利，或噎，或小便不利，少腹满，或喘者，小青龙汤主之。

小青龙汤

麻黄三两（去节），芍药三两，干姜三两，五味子半升，甘草三两，桂枝三两（去皮），半夏半升（洗），细辛三两。

以上八味，以水一斗，先煮麻黄减二升，去上沫，内诸药，取三升，去滓，温服一升。

此条言伤于寒，而表证不解，心下有水气，具有干呕、发热而咳的现象，乃肺伤寒的症状。盖肺本行水，肺不能行水，则水聚胸下，肺气不降，故作喘咳，即今之急性肺炎之症状也。此条之看法，当以"伤寒表不解，心下有水气，干呕、发热而咳，喘者，小青龙汤主之。"此为正文，其"或渴"至"腹满"十四字，乃副文。正文二十四字为主证，副文十四字为兼证。但见主证，便当小青龙主之，纵有兼证，不必过问。

41. 伤寒，心下有水气，咳而微喘，发热不渴。服汤已渴者，此寒去欲解也。小青龙汤主之。

伤寒心下有水气，咳而微喘，乃寒邪夹心下水气而束肺也。发热不渴，表热未罢之候，与小青龙发表散水则愈。服汤后，渴者，里气温，水气散，故云："此寒去欲解也。"

42. 太阳病，外证未解，脉浮弱者，当以汗解，宜桂枝汤。

太阳病，外证未解，谓仍有头项强痛、恶寒症状；脉浮弱，即阳浮而阴弱之意。此言太阳中风，凡未传变者，仍当以解肌为先也，故谓"宜桂枝汤"。

43. 太阳病，下之微喘者，表未解故也，桂枝加厚朴杏子汤主之。

此条与19条"喘家作桂枝汤，加厚朴杏子佳"义同。唯19条明言患者为素有咳喘之疾的"喘家"，此则为因误下之后的太阳病患者。本为太阳病，当汗出而解，误用下法，而致大喘，此为里气虚，邪气传里，正气将脱之兆；今下后微喘，则为里气上逆，邪不能传里，犹在表也。故与桂枝汤解外，加厚朴、杏仁以下逆气，则喘定即愈。

44. 太阳病，外证未解，不可下也，下之为逆；欲解外者，宜桂枝汤。

此条言表证未除，即太阳中风的头项强痛、发热、恶寒、自汗之表证未解，理以汗解，切不可下，下之于理不顺，则为逆耳。仍当以桂枝汤"解外"为治。

45. 太阳病，先发汗不解，而复下之，脉浮者不愈。浮为在外，而反下之，故令不愈。今脉浮，故在外，当须解外则愈，宜桂枝汤。

中风本应解肌，不当发汗，今先发汗，而表证不解，是风邪未除，仍当解表。医不解表，而复下之，是疑其邪已入里耳。但下后，仍脉浮不愈。浮脉为风邪在表，不应再下之，其下之而不愈者，乃药不中病，故不愈也。此仍宜桂枝汤驱邪外出，则愈。

46. 太阳病，脉浮紧，无汗，发热，身疼痛，八九日不解，表证仍在，此当发其汗。服药已微除，其人发烦目瞑，剧者必衄，衄乃解，所以然者，阳气重故也。麻黄汤主之。

此条自"太阳病"至"当发其汗"，是太阳表证仍在之对症治法。"服药已微除，其人发烦，目瞑"句，乃药后症状减轻之表现。但热邪滞留日久，一部分"微除"，而大部分邪热还盛，郁而不泄，弛张，而令人"发烦，目瞑"。其严重之邪热，迫血妄行，而成鼻衄之象。衄则证解，即俗所谓"出红汗"也。

47. 太阳病，脉浮紧，发热，身无汗，自衄者，愈。

此条言风寒在太阳经，不得汗解，郁而变热，邪热迫血上行而成衄，既衄之后，则热随血散，故云"自衄者，愈"。《医宗金鉴》云："凡从外解者，惟汗与血衄二者而已。"鼻衄自愈，即世俗所谓"出红汗"是也。

48. 二阳并病，太阳初得病时，发其汗，汗先出不彻，因转属阳明，续自微汗出，不恶寒。若太阳病证不罢者，不可下，下之为逆，如此可小发汗。设面色缘缘正赤者，阳气怫郁在表，当解之熏之。若发汗不彻，不足言，阳气怫郁不得越，当汗不汗，其人躁烦，不知痛处，乍在腹中，乍在四肢，按之不可得，其人短气但坐，以汗出不彻故也，更发汗则愈。何以知汗出不彻，以脉涩故知也。

二阳并病，与上太阳与阳明合病，同源异证，即太阳证未罢而传，并入阳明。全段可分为五节：①首段太阳病未罢，阳明证具者，仍可小发其汗先解。②面色缘缘正赤，此阳明邪郁于面，即阳气怫郁于表，太阳失于疏泄之象，当解之熏之。当汗不汗，则营血之热为表寒所遏，热度渐高，则烦躁；阳热外张，内寒滞郁于肌腠，而为不知痛处；寒湿注流不定，故乍在腹和四肢；短气但坐，肺气阻则气短。脉涩，因其肌腠为湿所阻，而血热不充，故其显涩象。乃总因汗不出而致病也。因汗不出，诊查脉为涩，乃循环有障碍，加上汗不出的毛病造成。

49. 脉浮数者，法当汗出愈。若下之，身重心悸者，不可发汗，当自汗出乃解。所以然者，尺中脉微，此里虚。须表里实，津液自和，便自汗出愈。

脉显浮数，是太阳表证未解之脉，这时发汗则愈。若下之，引邪内陷，显身重、心悸、脉微现象，乃阴阳两虚，便不可再汗。表里实，津液自和，这是言机体的机能已恢复正常，外在和内在的关系都调协，所以说汗出病即退了。心悸，是心跳亢进，血液缺乏，血压低落的现象。

50. 脉浮紧者，法当身疼痛，宜以汗解之。假令尺中迟者，不可发汗。何以知然？以荣气不足，血少故也。

浮紧乃伤寒之脉，身疼痛当以汗解，这是正治。若尺中脉迟，则是心脏衰弱、循环不良的现象，所以称谓荣气不足。血少，则不可发汗也。

51. 脉浮者，病在表，可发汗，宜麻黄汤。

此条言脉浮在表，为寒伤营，主剂是麻黄汤。浮为在外，浮主风，故言风寒侵于肌表之外，可以发汗而解也。

52.脉浮而数者，可发汗，宜麻黄汤。

此条与上条皆言里气不虚之伤寒表证，不论脉浮紧或浮数，只要表证具备者，皆可发汗。

53.病常自汗出者，此为荣气和。荣气和者，外不谐，以卫气不共荣气谐和故尔。以荣行脉中，卫行脉外。复发其汗，荣卫和则愈。宜桂枝汤。

此条为病后营气不和，由于汗出致营弱耳。营弱不能与卫气衔接，虽自汗出而余邪未尽，故当仍宜桂枝和之也。盖营行脉中，卫行脉外，其间受寒邪之扰，使营弱不能制卫分，气化成汗而出。故仍当以桂枝汤调和营卫，营卫和谐即愈也。

54.病人脏无他病，时发热，自汗出而不愈者，此卫气不和也。先其时发汗则愈，宜桂枝汤。

此条与上条有关。虽脏无他病，但时有发热、自汗而不愈，其病亦由营分之弱。曰卫气不和者，为全身肌表中水分，自行排出于毛孔之外，而血热度太低，不能使稽留于肌腠之邪，随水分出，故曰卫气不和也。由于营分之热久郁，不得放散，故时发表热。若用桂枝于未发热之前，则使肌腠中余邪蒸化成汗而排出，营与卫和谐，则病自愈矣。

55.伤寒，脉浮紧，不发汗，因致衄者，麻黄汤主之。

伤寒为病，脉浮紧，无汗，为一定不易之病理。麻黄汤一方，亦为一定不易之治法。若阳盛之人，有服麻黄汤后而衄者，亦有不服而衄者，若不发汗而致衄，病当从衄解。但自衄之后，脉之浮紧如故，发热、恶寒、无汗亦如故，此麻黄汤证，不为衄解，而仍宜用麻黄汤。此条乃阳邪盛而致衄，衄则热解，若衄后不解，应审查病情，可汗者，仍当汗之；不汗之，则热不退也。

56.伤寒不大便六七日，头痛有热者，与承气汤。其小便清者，知不在里，仍在表也，当须发汗。若头痛者，必衄，宜桂枝汤。

伤寒，不大便六、七日，已有再传阳明之可能。今六七日不大便，并见头痛、发热，则全具阳明症状。但阳明之头痛与太阳异，太阳之头痛，在颞旁、两太阳穴；阳明之头痛，在额中、两眉间。病传阳明，故额中痛，可与承气汤。大肠燥热，必蕴蒸膀胱，故小便赤。今小便清者，乃肠中无热，病邪尚在表，当用麻黄汤。已发肌表之汗，若头痛者，为表未罢，邪热内郁，气血妄行，上逆而为衄也。

57.伤寒发汗，已解，半日许复烦，脉浮数者，可更发汗，宜桂枝汤。

发汗已解，半日许复烦，脉浮数者，是肌腠余邪未尽，因出汗而毛孔大开，又被外邪侵入肌腠故也。故以桂枝汤发之，汗出肌解即愈。

58. 凡病，若发汗、若吐、若下、若亡血、亡津液，阴阳自和者，必自愈。

凡治病，无论用汗法、吐法、下法，只要没有达到亡血、亡津液程度，整个机体就能自然恢复正常，病也很易治愈的。陆渊雷谓："细胞之生活力恢复常态，消化、吸收、分泌俱无障碍，是为'阴阳自和'，犹言气血自和。"

59. 大下之后，复发汗，小便不利者，亡津液故也。勿治之，得小便利，必自愈。

服用泻剂，又发其汗，以致体内水分消耗，而引起小便不利，这时勿再用药，待其体液得到补偿以后，小便自通利，则愈。

60. 下之后，复发汗，必振寒，脉微细。所以然者，以内外俱虚故也。

大下之后，体力衰弱，又重发其汗，过量脱水，可引起脉搏细微、恶寒等现象，甚则造成体温低落，心脏衰弱，表里两虚的严重情况，应特别注意也。

61. 下之后，复发汗，昼日躁烦不得眠，夜而安静，不呕，不渴，无表证，脉沉微，身无大热者，干姜附子汤主之。

干姜附子汤方

干姜一两，附子一枚（生用，去皮，切八片）。

上二味，以水三升，煮取一升，去滓，顿服。

泻下之后，又发其汗，使得水分消耗，体液空虚，变成阴阳两虚，呈现白天烦躁，睡不好，至晚比较安静，不呕，不渴，脉沉微，更不发热。此为亡阳竭津，心脏衰弱之病候，当以干姜附子汤，强心回阳为主。

62. 发汗后，身疼痛，脉沉迟者，桂枝加芍药生姜各一两人参三两新加汤主之。

桂枝加芍药生姜各一两人参三两新加汤方

桂枝三两（去皮），芍药四两，甘草二两（炙），人参三两，大枣十二枚（擘），生姜四两。

上六味，以水一斗二升，煮取三升，去滓，温服一升。本云：桂枝汤，今加芍药、生姜、人参。

汗之过当，体虚而痛，津液消耗，心脏呈衰弱现象，而脉沉迟，必用桂枝新加汤以强壮之。陆渊雷曰："用桂枝汤，治其未解之太阳证；加芍药者，弛放血管，疏津液之流委也；加生姜、人参者，振起胃机能，濬津液之源泉也；不用附子者，津液伤而阳不亡也。"

63. 发汗后，不可更行桂枝汤，汗出而喘，无大热者，可与麻黄杏仁甘草石膏汤。

麻黄杏仁甘草石膏汤方

麻黄四两（去节），杏仁五十个（去皮尖），甘草二两（炙），石膏半斤（碎，绵裹）。

上四味，以水七升，煮麻黄减二升，去上沫，内诸药，煮取二升，去滓，温服一升。

太阳病经过发汗后，热虽不太甚，不可再用桂枝汤。但有汗出而喘者，乃呼吸器官疾病，可与麻杏甘石汤服之。麻杏甘石汤主治支气管炎、喘息、百日咳、白喉，有烦渴而兼喘咳证适宜。

64. 发汗过多，其人叉手自冒心，心下悸，欲得按者，桂枝甘草汤主之。

桂枝甘草汤方

桂枝四两（去皮），甘草二两（炙）。

上二味，以水三升，煮取一升，去滓，顿服。

此条因发汗而失水过多，病人感觉到心脏悸动难忍，便不得不以手交叉覆按心胸，冀其稍安。这时急以桂枝甘草与服，温补心阳即安。心悸因汗多，血压下降，心脏弛张过甚。

65. 发汗后，其人脐下悸者，欲作奔豚，茯苓桂枝甘草大枣汤主之。

茯苓桂枝甘草大枣汤方

茯苓半斤，桂枝四两（去皮），甘草二两（炙），大枣十五枚（擘）。

上四味，以甘澜水一斗，先煮茯苓减二升，内诸药，煮取三升，去滓，温服一升，日三服。

作甘澜水法：取水二斗，置大盆内，以杓扬之，水上有珠子五六千颗相逐，取用之。

此条言素有水饮的病人，经汗后，便引起水饮发作，脐下奔豚不安，动悸难忍，宜用茯苓桂枝甘草大枣汤，降逆利水。苓桂草枣汤，以茯苓利水，桂枝降冲，甘草缓迫，大枣舒挛。奔豚，指气上下游走，如豚之奔，系一种发作性的神经性疾患。其典型症状为气下从小腹起，上冲咽喉，发作欲死，复还止，而又作。

66. 发汗后，腹胀满者，厚朴生姜半夏甘草人参汤主之。

厚朴生姜半夏甘草人参汤方

厚朴半斤（炙，去皮），生姜半斤（切），半夏半升（洗），甘草二两（炙），人参一两。

上五味，以水一斗，煮取三升，去滓，温服一升，日三服。

发汗后，表证已解，而呈腹部胀满时，可用此汤和阳益胃。腹胀是一种胃部疾患，由于发汗亡阳，胃气虚，津液缺乏，胃内酵素壅滞而发胀满之感。本方有辛香健胃兼有滋养胃液作用，宜于虚胀。

67. 伤寒，若吐，若下后，心下逆满，气上冲胸，起则头眩，脉沉紧，发汗则动经，身为振振摇者，茯苓桂枝白术甘草汤主之。

茯苓桂枝白术甘草汤方

茯苓四两，桂枝三两（去皮），白术、甘草各二两（炙）。

上四味，以水六升，煮取三升，去滓，分温三服。

此条言伤寒，经过吐或下后，引起之症状。心下，指胃言。逆满，即气上冲胸，立起时便觉头昏眼花，脉沉紧，以上情况不可发汗了。但又因误用发汗，损耗体力，演变成上重下轻，立不稳、站不住的情况。动经，即伤其经气也。茯桂术甘汤方救麻黄之误汗。因其邪尚在太阳，故主以桂枝，佐以甘草、苓、术，是扶阳以涤饮之方。《医宗金鉴》云其不妥，"胸中阳气已虚，不惟不可吐，亦不可汗也"。其实桂枝乃为降冲逆，合甘草，又有强心扶阳作用，白术，专在利水耳。

68. 发汗，病不解，反恶寒者，虚故也，芍药甘草附子汤主之。

芍药附子甘草汤方

芍药、甘草各三两（炙），附子一枚（炮，去皮，破八片）。

上三味，以水五升，煮取一升五合，去滓，分温三服。

此条言汗后表证已消，但病人还怕冷，这是体力虚弱，体温低落的缘故，此时应给以此扶阳强心之剂。汗多则阳虚，但病人营阴素弱，故救阴以芍药，回阳用附子，势不得不芍、附兼施；然又惧一阴一阳不相和谐，故加甘草以和之，则阴阳谐而能事毕矣。

69. 发汗，若下之，病仍不解，烦躁者，茯苓四逆汤主之。

茯苓四逆汤方

茯苓四两，人参一两，附子一枚（生用，去皮，破八片），甘草二两（炙），干姜一两半。

上五味，以水五升，煮取三升，去滓，温服七合，日二服。

此条言曾用过下法或汗法，病不减轻，而反增烦躁，恐其演变成虚脱现象，故用茯苓四逆汤，以益阳固脱。四逆汤补阳，加茯苓、人参以益阴也。

70. 发汗后，恶寒者，虚故也；不恶寒，但热者，实也，当和胃气，与调胃承气汤。

调胃承气汤方

芒硝半升，甘草二两（炙），大黄四两（去皮，清酒洗）。

上三味，以水三升，煮取一升，去滓，内芒硝，更煮两沸，顿服。

此条言汗后病人恶寒，乃阳虚现象。假若不恶寒，而反发热者，这是里实热证。若有大便燥结的情况，可以用调胃承气汤，通便解热即愈。

71. 太阳病，发汗后，大汗出，胃中干，烦躁不得眠，欲得饮水者，少少与饮之，令胃气和则愈。若脉浮，小便不利，微热消渴者，五苓散主之。

五苓散方

猪苓十八铢（去皮），泽泻一两六铢，白术十八铢，茯苓十八铢，桂枝半两（去皮）。

上五味，捣为散，以白饮和服方寸匕，日三服。多饮暖水，汗出愈。如法将息。

此条宜作两节看。从"太阳病，发汗后"，至"胃气和则愈"止，此系胃干燥，烦躁作渴，只须饮水，以和胃气即可，非五苓散证也。从"脉浮"到"微热消渴"，乃系邪热结于膀胱而渴，真五苓散证也。

72. 发汗已，脉浮数，烦渴者，五苓散主之。

此条言太阳病，已发汗而脉浮数，浮为主表，数为热象，知邪热在表而未解也。邪未解，则阳气盛于外，而津液亦走于外，下焦蓄水，则升腾之气失常，是以胃中燥而烦渴，与以五苓散外发表邪，内利蓄水，则愈。

73. 伤寒，汗出而渴者，五苓散主之；不渴者，茯苓甘草汤主之。

茯苓甘草汤方

茯苓二两，桂枝二两（去皮），甘草一两（炙），生姜三两（切）。

上四味，以水四升，煮取二升，去滓，分温三服。

此条申明上条或渴而不烦，或烦而不渴，以别其分治之法。汗出而渴者，乃在表之水液，不能还入胃中，故宜五苓散利水以化津；若不渴者，是无里热，唯脉浮数，汗出，小便不利，是营卫不和也，以茯苓甘草汤，和表以利水也。

74. 中风发热，六七日不解而烦，有表里证，渴欲饮水，水入则吐者，名曰水逆，五苓散主之。

此条言中风发热，已六七日不解，是病情越过一候有余。今不解而烦，有表里证，乃已由太阳而传阳明也，故有渴欲饮水之证。然水入即吐，则是因邪热入胃，引起燥热，胃内津液由于热邪蒸灼而壅塞，故水入即吐，称谓水逆。五苓散有利尿、泄汗、健胃、调节盐类代谢障碍之效。

75. 未持脉时，病人手叉自冒心，师因教试令咳而不咳者，此两耳聋无闻也。所以然者，以重发汗虚故如此。发汗后，饮水多必喘，以水灌之亦喘。

"未持脉时，其人手叉自冒心"，乃心悸为患，不问可知。因汗多亡阳，原自有心阳虚弱疾患，今因寒邪夹水气以凌心，所以心悸更为严重，又手自冒心者，病人自求其轻减也，此即桂枝甘草汤证是也。师因教试令咳，乃欲辨其水气之虚实。若咳而吐涎者，为实，即为小半夏加茯苓汤证。医者置而不答，其为耳聋无疑。耳聋之造成，乃因汗后阳虚，阳气闭塞于脑，神经受邪热之蒸灼而麻痹，故耳气闭则聋。此可于桂枝甘草汤方中，重用龙骨、牡蛎以降浮阳之气，耳聋即除。若心下水为虚，不治即愈耳。"发汗后，饮水多必喘，以水灌之亦喘"者，乃肺与毛皮俱为阳热所扰，必有燥渴、恶热之表证，病者不知为标阳，误为里热，因渴而给以冷饮，如是阳热被抑于肺脏，而致咳喘。恶热则喜冷，灌以冷水，则邪热在皮毛者，亦被遏入肺中，而成喘。水气外加标热，反入于里，似与"发汗后，汗出而喘"同也。当与麻杏甘石汤，一以开肺与皮毛之闭，一以清内陷之热，而喘自定矣。

76. 发汗后，水药不得入口，为逆；若更发汗，必吐下不止。发汗吐下后，虚烦不得眠。若剧者，必反覆颠倒，心中懊恼，栀子豉汤主之；若少气者，栀子甘草豉汤主之；若呕者，栀子生姜豉汤主之。

栀子豉汤方

栀子十四个（擘），香豉四合（绵裹）。

上二味，以水四升，先煮栀子得二升半，内豉，煮取一升半，去滓，分为二服，温进一服，得吐者，止后服。

栀子甘草豉汤方

栀子十四个（擘），甘草二两（炙），香豉四合（绵裹）。

上三味，以水四升，先煮栀子、甘草取二升半，内豉，煮取一升半，去滓，分二服，温进一服，得吐者，止后服。

栀子生姜豉汤方

栀子十四个（擘），生姜五两（切），香豉四合（绵裹）。

上三味，以水四升，先煮栀子、生姜取二升半，内豉，煮取一升半，去滓，分二服，温进一服，得吐者，止后服。

此条从"发汗后"，到"虚烦不得眠"止，乃因发汗亡阳，胃中阳气虚损，气上逆而不受，故吐；一汗再汗，则犯虚而更虚之误。由于虚甚，而致心脏衰弱，精神烦乱不安，故用栀子豉汤以清烦热，通胸窒，消胀闷，安胃气；少气者，气少不足也，总因汗吐而成，当用栀子甘草豉汤；其呕者，因汗下而虚，气上逆而呕者，与栀子生姜豉汤，以清烦热、止呕吐也。

77. 发汗，若下之，而烦热，胸中窒者，栀子豉汤主之。

此条乃言经汗、下之后，邪热未解，反而入里，稽留胸中，故呈阻塞不通之感。窒者，气息上下不和之谓也。栀子豉汤升降上下，则胸中自和矣。栀子豉汤，为除热退烦之剂。

78. 伤寒五六日，大下之后，身热不去，心中结痛者，未欲解也，栀子豉汤主之。

此条言病发于阳，而反下之，外热未除。心中结痛，虽轻于结胸，而甚于懊憹。盖结胸乃心下痛，痞为无形，痛为有象。心下痞当用泻心汤；若是水结胸胁，当用小陷胸汤；此心中结痛，乃热结胸中，故用栀子豉汤。

79. 伤寒，下后，心烦腹满，卧起不安者，栀子厚朴汤主之。

栀子厚朴汤方

栀子十四个（擘），厚朴四两（炙，去皮），枳实四枚（水浸，炙令黄）。

上三味，以水三升半，煮取一升半，去滓，分二服，温进一服，得吐者，止后服。

此条未解表而先下，邪陷入里，引起心烦腹满，卧起不安，乃热与气结壅滞于胸腹之间，故用栀子、枳实、厚朴，和胸腹，消满烦。盖栀子苦寒，泄心下之热；川朴苦温，消胸腹之满；枳实苦寒，解胃中热结。

80. 伤寒，医以丸药大下之，身热不去，微烦者，栀子干姜汤主之。

栀子干姜汤方

栀子十四个（擘），干姜二两。

上二味，以水三升半，煮取一升半，去滓，分二服，温进一服，得吐者，止后服。

此条伤寒原有表证，而反大下，浮热在表，未得清解，并造成内脏虚寒。津液不足，荣卫不和，寒邪留于中，邪热滞于上，而呈身热、微烦之象，故用栀子除烦、干姜逐寒。此方乃甘草泻心汤之化方也。

81.凡用栀子汤，病人旧微溏者，不可与服之。

此条言栀子汤的禁忌证。假若病人以前有微溏之疾者，乃里虚而寒在下之病，虽有微烦，非蕴热为病，故不可与栀子汤。因栀子为苦寒之品，服之则必生他变。

82.太阳病发汗，汗出不解，其人仍发热，心下悸，头眩，身瞤动，振振欲擗地者，真武汤主之。

真武汤方

茯苓、芍药、生姜各三两（切），白术二两，附子一枚（炮，去皮，破八片）。

上五味，以水八升，煮取三升，去滓，温服七合，日三服。

大汗出，而热不解，乃阳亡于外。心下悸，阳虚不能内守。目眩头晕眼花也，阳微，气不升也。身瞤动，乃阴虚液涸，神经失养也。振振欲擗地者，乃汗出亡阳过甚，阳虚已极，全体生活机能衰微不振，显摇摇欲昏倒于地之状也，乃阳虚已极、身力不支之象。故应以真武汤补其虚而复其阳耳。

83.咽喉干燥者，不可发汗。

咽喉为肺、胃之门户。肺主皮毛，而胃主肌肉，汗之自内出者，一由肺气外泄，出自皮毛；一由脾输胃中水谷之液，出之肌腠。咽喉干燥者，乃肺胃津液亏损之象，若经再汗，则其液尽而益燥不支，肺受热蒸而成痿，唇口燥裂而谵语，此不可发汗之禁忌也。

84.淋家，不可发汗，汗出必便血。

此条言淋家，阴液已损，发汗则伤阳，而使阴更虚，下焦蕴热而便血。其汗出而便血之理，即下元液亏，而责其汗出，误汗伤阴，邪热炽盛，而见便血也。

85.疮家，虽身疼痛，不可发汗，汗出则痉。

此条言生疮之人，虽然全身疼痛，不可发汗。由于脓血已成，溃烂者多，血液已经败坏，不足荣养体质，若发其汗，则营血更不足以营养全身，如此则荣枯血燥，而成痉矣。

86. 衄家，不可发汗，汗出，必额上陷脉急紧，直视不能眴，不得眠。

衄，本是鼻黏膜充血所致；额上陷，即额上血管失血而瘪，乃因衄血造成；目直视不能眴，乃目系神经无血为养而拘急；脉急紧，乃血管中血液奔流作补偿而引起的一种急流充盈的现象，即血不荣而失柔的意思。故衄家不可发汗，发之则亡阳。

87. 亡血家，不可发汗，发汗则寒栗而振。

《灵枢》曰"夺血者无汗，夺汗者无血"，亡血家发汗，则阴阳俱虚，故寒栗而振摇也。

88. 汗家重发汗，必恍惚心乱，小便已阴疼，与禹余粮丸。方本阙。

汗者，心之液。重发汗，则心虚，恍惚心乱。夺汗则无水，故小便后，阴中疼。此条汗家，非指中风有汗之证。中风之证，当云风家；汗家者，以"阳明多汗"言之也。阳明有余之证，复发汗以劫胃中之液，则胃中燥气上薄于脑，而心神为之不宁。汗后重发汗，大肠必燥实，燥气熏灼前阴，故小便短赤而阴疼也。此应以大承气汤，盖禹余粮丸为涩药，用之治痢。

89. 病人有寒，复发汗，胃中冷，必吐蛔。

此条言寒邪在胃，不用干姜以温之，而用桂枝以汗之，胃液被劫，造成虚寒，蛔不安而上窜，故吐蛔也。《金匮要略》所谓"脏寒"者，即此证也，主治以乌梅丸。

90. 本发汗而复下之，此为逆也；若先发汗，治为不逆。本先下之而反汗之，为逆；若先下之，治为不逆。

此条言伤寒、温病之正治、逆治之法。病在表者，宜汗；在里者，宜下。表急于里，应先汗，而反下之，为逆；若先汗，而后下之，为不逆。里急于表，应先下，而反汗之，为逆；若先下，而后汗之，为不逆。故伤寒应先汗，温病应先下也。

91. 伤寒，医下之，续得下利清谷不止，身疼痛者，急当救里；后身疼痛，清便自调者，急当救表。救里，宜四逆汤；救表，宜桂枝汤。

此条既云伤寒，决非中风。患伤寒之后，续得下利清谷，此本太阳表证误下，本气之寒陷于胃肠之证耳。身疼痛者，寒伤皮毛肌腠，津液壅滞，经络不通之故，即上条"本发汗，而反下之"之证也。但既经误下，表证仍在，里证复起，法当先救其里，而复救其表。所以然者，①因里寒下陷，有生命之虞；②因水气在下，虽经汗之，汗因受水牵制而不出，又恐一汗而阴阳离决，将有虚脱之变也。今但身疼痛，而绝无里证，自当以解表祛寒为急，绝无可疑。身疼痛，为伤寒之证，宜麻黄汤，决然无疑也，《金匮要略·痉湿暍脉证并治》云："风湿相搏，一身疼痛，法当汗出而解。"又云："湿家身烦痛，可与麻黄汤加术发其汗为宜。""病者一身尽痛，发热，日晡所剧者，名风湿……可与麻黄杏仁薏苡甘草汤。"由此观之，只要有身疼痛，即可与麻黄。此条很多注家望文生义，反舍活人方治，不能取信于病家也，真是有违仲景大著之旨矣。

92.病发热头痛，脉反沉，若不瘥，身体疼痛，当救其里，宜四逆汤。

四逆汤方

甘草二两（炙），干姜一两半，附子一枚（生用，去皮，破八片）。

上三味，以水三升，煮取一升二合，去滓，分温再服。强人可大附子一枚，干姜三两。

此条发热、头痛，为病在表。脉反见沉，乃陷里之象。今条文云"若不瘥，身体疼痛，当救其里，宜四逆汤"，则大误也。身体疼痛，为麻黄证，即上节所谓"救其表者"。岂有病在表，而反救其里者乎？若以四逆汤救其里来看，则身体疼痛，当为"腹中疼痛"之误，寒邪入里，故脉沉，故宜四逆汤也。

93.太阳病，先下而不愈，因复发汗，以此表里俱虚，其人因致冒，冒家汗出自愈。所以然者，汗出表和故也。里未和，然后复下之。

此条言太阳病本不应下，今先下之，里气先虚，是误下之过耳；因复发汗，表气又虚，此即表里俱虚之由来也。至于冒者，冒乃阳虚头晕之谓。冒家汗出，因阳虚肌表弛缓不摄汗，故汗出耳。自愈者，待其生理机能自然恢复常态而愈，非恃药力为之。病之在表者，当先解表，表解则里自和；若表证去，而里证在者，可以下也。

94.太阳病未解，脉阴阳俱停，必先振栗汗出而解。但阳脉微者，先汗出而解；但阴脉微者，下之而解。若欲下之，宜调胃承气汤。

此条先从"脉阴阳俱停"来商讨。若停，则脉搏必不见，而心脏之波动已止耳。再从以下语句推测，"停"字乃"微"字之讹也。其理由说明于下：太阳本脉是浮紧，芤则为营血虚，失血过多，血中色素减低，热度必不高。阳热为表寒所郁，不能外达作汗，必待正与邪争，而见寒战，方能汗出而愈。今首句言"脉阴阳俱微"者，津液不足，中脘易于化燥，故下之而解也。振栗，乃战汗之谓。邪滞于经，则表气不得条达，故阳脉微；邪滞于腑，则里气不得通畅，故阴脉微，此阴阳有偏胜也。

95.太阳病，发热汗出者，此为荣弱卫强，故使汗出，欲救邪风者，宜桂枝汤。

此言发热有汗之太阳病，本属桂枝汤证，无容释义。荣即营血也，卫即卫气也，营即血中湿润之气，营卫相为表里，有滋养人体、卫护生机之意。所谓营弱卫强者，即肌膝不开，皮毛独疏之谓者。《素问·通评虚实论》云，"邪气盛则实，精气夺则虚"，卫为风入则发热，邪风因之而实，故卫强，是卫中之邪气盛也；营受热蒸则汗出，精气因之而虚，故为营弱，是营中之阴气弱也。邪风，即风邪也。

96.伤寒五六日中风，往来寒热，胸胁苦满，嘿嘿不欲饮食，心烦喜呕，或胸中烦而不呕，或渴，或腹中痛，或胁下痞硬，或心下悸，小便不利，或不渴、身有微热，或咳者，小柴胡汤主之。

小柴胡汤方

柴胡半斤，黄芩三两，人参三两，半夏半升（洗），甘草（炙）、生姜各三两（切），大枣十二枚（擘）。

上七味，以水一斗二升，煮取六升，去滓，再煎取三升，温服一升，日三服。若胸中烦而不呕者，去半夏、人参，加栝蒌实一枚。若渴，去半夏，加人参，合前成四两半，栝蒌根四两。若腹中痛者，去黄芩，加芍药三两。若胁下痞鞭，去大枣，加牡蛎四两。若心下悸、小便不利者，去黄芩，加茯苓四两。若不渴、外有微热者，去人参，加桂枝三两，温覆微汗愈。若咳者，去人参、大枣、生姜，加五味子半升，干姜二两。

此条言伤寒、中风，皆有寒热往来以下之症状。五六日，约言之期。往来寒热者，邪入躯壳之里，脏腑之外，两夹界间隙，所谓半表半里，少阳所主之部位，原因寒邪未解，侵入肌膝、淋巴和胸膜等处。少阳病类似疾病的亚急性阶段，病由浅入深，引诸种种证候。嘿嘿，一作默默。小柴胡汤，能促进人体生活机质，将其促进痊愈机能达到最高程度，一般用于热性病机能障碍或下降，有鼓舞生机，消除烦热之功。半夏、生姜，可抑制呕吐，增进食欲；柴胡、黄芩，对胸胁部有消炎退热，疏通经络之功；人参、甘草、大枣，可增进胃机能，缓解胸胁部充塞感。

97. 血弱气尽，腠理开，邪气因入，与正气相搏，结与胁下。正邪分争，往来寒热，休作有时，嘿嘿不欲饮食，脏腑相连，其痛必下，邪高痛下，故使呕也，小柴胡汤主之。服柴胡汤已，渴者，属阳明，以法治之。

此条言血弱气尽，血即营也，气即卫也，血弱气尽是营卫两伤，不独表气不固，而肌腠亦不密耳。病邪直由太阳袭于里，胁下乃正气之腑，正气从里出表，与邪气相抗，邪重则生表寒，正盛则生表热，《内经》言："阴盛则寒，阳盛则热；阳虚则寒，阴虚则热。"成无己云："腠理开，邪气因入必深，邪因正虚自表之里，而结于胁下，与正分争，随作寒热往来，默默不食。"经络与脏腑相连，气随经行，必结于里，故曰其痛下。邪在上焦，为邪高；邪再结里，为痛下。里气与邪气逆而上行，故使呕也。总括此条，乃论寒邪入里，侵及肝胆胸胁之间，使胸胁发生炎症，消化机能被阻，肝胆之功能失调。

98. 得病六七日，脉迟浮弱，恶风寒，手足温，医二三下之，不能食，而胁下满痛，面目及身黄，颈项强，小便难者，与柴胡汤，后必下重；本渴，饮水而呕者，柴胡汤不中与也，食谷者哕。

此条当分数节看。"得病六七日"至"手足温"止，是足太阴证。本桂枝二麻黄一汤证，医者不知，反二三下之，以致中气虚，不能食，病邪滞壅胁下，而成满痛。凡是病者，胃气必降，不当下而下之，引起胃气紊乱，肝胆生化失职，邪热蒸灼，水停外溢，夹胆液而散流全体，故发黄耳。其颈项强及小便难之成因，乃由于太阳经输未解，而里阴先竭，营血不能营于上而项强，阳不能输于下而小便难。小柴胡汤可调和阴阳，疏浚经气，解半表半里之邪热，安内攘外，诸证除也。"后必下重，本渴，饮水而呕"者，因一下再下，非少阳属证，而系阳明病也。数下后，邪热陷胃而燥，饮水而呕，停饮之象，名为水逆留饮之证。有声有物谓之呕，有物无声谓之吐，有声无物谓之哕。

99. 伤寒四五日，身热恶风，颈项强，胁下满，手足温而渴者，小柴胡汤主之。

此条与前异者，一在未经泻下；二在不饮水而呕；三在身面不黄；四在食谷不哕。除这四种不同之外，更有一种不同，即凡云柴胡证者，即有寒热往来在内。上条所云"柴胡不中与"者，纵有起伏之热，亦是潮热，潮热非少阳证，而为阳明之候。此条关键是太阳未罢，即传少阳。手足温而渴，知其邪未入阴。故虽有身寒、恶风、项强之表证，不为重要，以胁下满为主，汗之则误，故仍以小柴胡为治。

100.伤寒，阳脉涩，阴脉弦，法当腹中急痛，先与小建中汤；不瘥者，小柴胡汤主之。

小建中汤方

桂枝三两（去皮），甘草二两（炙），大枣十二枚（擘），芍药六两，生姜三两（切），胶饴一升。

上六味，以水七升，煮取三升，去滓，内饴，更上微火消解，温服一升，日三服。呕家不可用建中汤，以甜故也。

阴阳指浮、沉而言，浮为表，沉为里。涩为气血虚少，即营气不足，其人面色必不华，当有郁色久病之容。涩之对为滑，滑为阳，涩为阴。见滑脉者，其人面色则华润，是营血有余。阳明经病，脉滑而数者，其人面赤亮，因阳气集表，发为壮热故也。单独脉滑，非病；滑而数者，乃病脉也。脉弦，属肝。肝胆相连，凡急性病，属之腑；慢性病，属之脏。故伤寒而逆气者，为少阳，脉见弦象，以其属肝也。腹中痛，则重心在里之气血奔集于内，而脉亦现弦象。弦者主痛，腹中痛，其脉必弦，指阴脉言也。小建中汤者，温中补虚，缓其痛，而兼散其邪也。若服后不除，痛未止，此为少阳经留有余邪，与小柴胡汤去黄芩加芍药以和解之。盖腹中痛亦柴胡证之一也。

101.伤寒中风，有柴胡证，但见一证便是，不必悉俱。凡柴胡汤病证而下之，若柴胡证不罢者，复与柴胡汤，必蒸蒸而振，却发热汗出而解。

此条言伤寒与中风，俱有柴胡证。柴胡证为少阳经病，在半表半里之间。但见一证，谓或口苦，咽干，脉弦，或耳聋无闻，或脐下硬满，或呕不能食，往来寒热等，便可与柴胡汤，不必各证俱见也。柴胡证，即未作里实，医者反以泻药下之，若病不除者，虽下之，不为逆，可复与柴胡汤以和之。盖得汤后，邪气还在表者，外作蒸蒸而热，先经下之里虚邪气欲出内，则振振然也。正气胜，阳气生，却复发热汗出则解也。

102.伤寒二三日，心中悸而烦者，小建中汤主之。

《医宗金鉴》云："伤寒二三日，未经汗、下，即心悸而烦，必其人中气素虚，虽有表证，亦不可汗之。盖心悸，阳必微；心烦，阴定弱。故以小建中汤先建其中，兼调营卫也。"

103. 太阳病，过经十余日，反二三下之，后四五日，柴胡证仍在者，先与小柴胡。呕不止，心下急，郁郁微烦者，为未解也，与大柴胡汤，下之则愈。

大柴胡汤方

柴胡半斤，黄芩三两，芍药三两，半夏半升（洗），生姜五两（切），枳实四枚（炙），大枣十二枚（擘）。

上七味，以水一斗二升，煮取六升，去滓，再煎，温服一升，日三服。一方，加大黄二两。若不加，恐不为大柴胡汤。

此条系太阳病传入少阳，复入于胃之证。太阳病经十余日，已传于少阳，故以二、三度下之为误也。下后四、五日，更无他变，即知柴胡证仍在也，纵有可下之证，但先须与小柴胡汤，以和解半表半里之邪。如和后呕止，则病即解也；和后呕不止，更有"心下急，郁郁微烦"，心下急乃胃下满闷之意，郁郁微烦为热结于里，乃未解之象。此宜用大柴胡汤下之，则愈。大柴胡汤，主治往来寒热，舌苔黄厚，腹痛，矢气，拒按之证。

104. 伤寒十三日不解，胸胁满而呕，日晡所发潮热，已而微利。此本柴胡证，下之，以不得利；今反利者，知医以丸药下之，此非其治也。潮热者，实也，先宜服小柴胡汤以解外，后以柴胡加芒硝汤主之。

柴胡加芒硝汤方

柴胡二两十六铢，黄芩一两，人参一两，甘草一两（炙），生姜一两（切），半夏二十铢（本云五枚，洗），大枣四枚（擘），芒硝二两。

上八味，以水四升，煮取二升，去滓，内芒硝，更煮微沸，分温再服。不解，更作。

胸胁满而呕，日晡所发潮热，乃伤寒十三日不解之本证。潮热者，实热也，属阳明胃实之象。"日晡"乃申、酉、戌间，乃阳明经生旺之时，故其时独热，余时皆不热也。胃实非胃内有积，乃邪热搏结而成之症状。只需小柴胡汤解外，加芒硝以除之。钱潢《伤寒溯源集》云："胃邪虽实，奈少阳半表之邪未去，当先用小柴胡汤以解外邪。"

105. 伤寒十三日，过经谵语者，以有热也，当以汤下之。若小便利者，大便当硬，而反下利，脉调和者，知医以丸药下之，非其治也。若自下利者，脉当微厥，今反和者，此为内实也，调胃承气汤主之。

此条承上条互发其义，以详其治。盖伤寒过经不解，寒邪郁里，胃受热熏，使人神昏谵语。谵语来源由热，当以汤涤之。若小便利者，津液偏渗于前阴，故后阴大便当硬而不出。今反下利，诊其脉反调和，而非自利之脉，知医非其治，而以丸药下之耳。若其人不因误下而自利者，其脉当微，而手足见厥，此为内虚，不可下也。今脉反和者，与阳明腑证相背之意。若脉果调和，则无病矣。但此内实，故见谵语、下利等证，故与调胃承气汤者，以下胃中之实热也。因医者以丸药误下之故，内实不去，胃气继伤，故与小承气汤，去厚朴、枳实，而加甘草以调和之耳。因大便坚实，而加芒硝以荡之。

106. 太阳病不解，热结膀胱，其人如狂，血自下，下者愈。其外不解者，尚未可攻，当先解其外；外解已，但少腹急结者，乃可攻之，宜桃核承气汤。

桃核承气汤方

桃仁五十个（去皮尖），大黄四两，桂枝二两（去皮），甘草二两（炙），芒硝二两。

上五味，以水七升，煮取二升半，去滓，内芒硝，更上火微沸，下火，先食温服五合，日三服。当微利。

此条言太阳病不解，热结膀胱而蓄血之证。该证可与桃仁承气汤，下热散血而愈。成无己云："太阳，膀胱经也。太阳经邪热不解，随经入腑，为热结膀胱。其人如狂者，是未至于狂，但不宁耳。经曰：'其人如狂者，以热在下焦。'（按：即《伤寒论》第124条）太阳多热，热在膀胱，必与血相搏。若血不为蓄，为热迫之，则血自下。血下，则热随血出，而自愈。若血不下者，则血为热搏，蓄积于下，而少腹急结，乃可攻之。与桃仁承气汤，下热散血。"

107. 伤寒八九日，下之，胸满烦惊，小便不利，谵语，一身尽重，不可转侧者，柴胡加龙骨牡蛎汤主之。

柴胡加龙骨牡蛎汤方

柴胡四两，龙骨、黄芩、生姜（切）、铅丹、人参、桂枝（去皮）、茯苓各一两半，半夏二合半（洗），大黄二两，牡蛎一两半（熬），大枣六枚（擘）。

上十二味，以水八升，煮取四升，内大黄切如棋子，更煮一两沸，去滓，温服一升。本云：柴胡汤，今加龙骨等。

此条言伤寒八九日后，已由太阳传入少阳。少阳有三禁，不可妄犯。虽八九日已过经，若下之，必邪气内陷，胃肠受制，肝胆之功能紊乱，腑气不得输和，而呈胸满烦惊之状。惊者胆不宁，心非虚也。小便不利和谵语者，乃内脏脾、胃津液因下而竭，水分不足，身体活力降低，而显身重不能转侧之象。小柴胡汤可和解内外，健卫强营；加龙骨、牡蛎，镇肝胆之惊，敛虚烦之汗，以补充身中水分，加强体质，是水分不外溢之法度也。

108.伤寒腹满谵语，寸口脉浮而紧，此肝乘脾也，名曰纵，刺期门。

腹满谵语，胃肠疾患也；脉浮而紧，太阳表证之脉也；腹满谵语，太阴、阳明之里热证也。肝乘脾，以五行释之，肝木克脾土也；以生理言之，肝脏之机能亢盛或衰微，可影响消化系统而发生病变。此条若从太阳而发汗，则有太阴、阳明之里证存在；欲从太阴、阳明而下之，又有太阳之表证在焉。主治诚为两难，故用刺法以解之。期门为足厥阴肝经脉气汇集之处，为肝经之募穴；又为该经与足太阴脾、阴维交会穴，具疏肝利胆、活血化瘀、除痞消结之功。脉浮紧者，肝脉也。脾病见肝脉，木行乘土，名曰纵。

109.伤寒发热，啬啬恶寒，大渴欲饮水，其腹必满，自汗出，小便利，其病欲解，此肝乘肺也，名曰横，刺期门。

此条自"发热"至"大渴欲饮水"，为太阳表证未解。邪热内陷，胃气被邪热蒸灼，而壅塞不通，故燥而腹满；水分被热蒸灼，缺乏滋润，故大渴欲饮水；"自汗出，小便利，其病欲解"，此说邪热与身体抗病机能，互呈胜复，抗病力大，自身之汗腺开脱，排除病毒而自汗；体内脏腑气不紊乱，而有自制作用，故小便等无异变。肝乘肺之说，乃肝气盛，有助肺之职司。肝的疏泄，鼓舞肺之活动匀均，排汗、呼吸无阻，则病易于痊愈，否则迁延日久也。五行是金克木，而此处肝邪乘肺，侮其所不胜，故名曰"横"。其刺期门之意有二：其一，泻肝之盛，助脾之濡，其如上条也；其二，泻肝之盛，扶肺之急也。

110.太阳病二日，反躁，凡熨其背而大汗出，大热入胃，胃中水竭，躁烦，必发谵语。十余日振栗自下利者，此为欲解也。故其汗从腰以下不得汗，欲小便不得，反呕欲失溲，足下恶风，大便硬，小便当数而反不数及不多，大便已，头卓然而痛，其人足心必热，谷气下流故也。

此条言太阳病二日，则邪当在表，不当发躁，而躁者表热行于里也。表热入里，反熨其背，而发汗。大汗出，则胃中必干。燥热入胃，又加汗出，胃中津液消耗，神经为之麻痹、失养而发谵语。至十余日，忽然振栗、自下利者，为邪势已微，津液自然恢复，欲自汗、自下而解，利止，躁烦去，故谓欲解也。若从腰以下不得汗，乃津液不足，不得浸润下体；津液不得下通，故呈欲小便而不得耳；热气上逆，而成呕也；津液偏渗，令大便硬者，小便当数，《经》曰"小便数者，大便必硬也"，此因邪热内燥，津液不得下通，故小便数及不多也；火热消津液，若和，则结硬之便，得消自通耳；"便已，头卓然而痛"者，先大便硬，则阳气不得下通，既得大便，则阳气下降，头中阳气虚，故卓然而痛；谷气者阳气也，先阳气不通于下之时，足下恶风，后阳得下，故足心热也。

111. 太阳病中风，以火劫发汗，邪风被火热，血气流溢，失其常度。两阳相熏灼，其身发黄。阳盛则欲衄，阴虚小便难，阴阳俱虚竭，身体则枯燥，但头汗出，剂颈而还，腹满微喘，口干咽烂，或不大便，久则谵语，甚者至哕，手足躁扰，捻衣摸床，小便利者，其人可治。

此条言太阳中风，本桂枝证，而医者不察，以火劫发汗。风邪被火热之气逼迫，正如火上加油，势焰愈盛，使血流紧张，气水蒸灼。卫气之出于皮毛者，卫阳被闭；营气之达于肌腠者，营阴被阻。卫属阳，营属阴，阴阳失其常度，则汗竭液枯。火炽热盛，内液被劫，身体即无润滑现象，血被热灼妄行溢流，使人身发黄。阳盛，则迫血妄行于上，而成衄；阴虚，则津液不足于下，而小便不利。阴阳俱虚，则毛焦肤燥。太阳因火劫发汗，而阳亢于上，故头汗出；阳邪一部分侵陷内脏，劫津涸液，全身之津液不得周流输运，造成体液不足，故颈以下无汗也。气血上壅而喘，脏气不匀则哕，热扰神乱而谵语、捻衣摸床，纯系邪热灼胃造成。此总由火劫出汗，亡阳竭阴，脏气紊乱，生机低落，失汗消津所致之病变耳。若小便利者，是其阴未竭，故尚可挽救也。

112. 伤寒脉浮，医以火迫劫之，亡阳，必惊狂，卧起不安者，桂枝去芍药加蜀漆牡蛎龙骨救逆汤主之。

桂枝去芍药加蜀漆牡蛎龙骨救逆汤方

桂枝三两（去皮），甘草二两（炙），生姜三两（切），大枣十二枚（擘），牡蛎五两（熬），蜀漆三两（洗去腥），龙骨四两。

上七味，以水一斗二升，先煮蜀漆减二升，内诸药，煮取三升，去滓，温服一升。本云桂枝汤，今去芍药，加蜀漆、牡蛎、龙骨。

此条伤寒脉浮，医者不以麻、桂解表，而以火劫出汗。汗多亡阳，阴液被劫，焦骨伤筋，热扰神乱，缺乏自主作用，抑制与兴奋不能保持平衡，则发生惊狂、卧起不安的症状。本方用龙骨以敛已亡之阳，蜀漆抑制上涌之痰，桂枝降上虚之气，协生姜、大枣、甘草以调和阴阳之虚。去芍药者，恐其阴性迟涩，兼制桂枝不能发挥其作用耳。

113. 形作伤寒，其脉不弦紧而弱。弱者必渴，被火必谵语。弱者发热脉浮，解之当汗出愈。

此条言温病之似伤寒也。其脉不弦紧，似伤寒而弱。但温病亦有头项强痛、发热无汗之证，即"形作伤寒"，而实非伤寒也。既言温病，则邪热之侵入，必先内陷，有口燥、唇裂、齿垢、面赤、发热、谵语之状，乃脉不应证之病也。弱者必渴，以脉虽似弱，而邪则盛于里，故胃热而渴也。若以火劫发汗，邪热愈炽，必造成胃热神昏、言语不伦之状。今言脉浮，乃弱脉变成浮脉，是邪气还于表，后归于太阳，宜用解肌散邪之法，故当汗出愈也。

114. 太阳病，以火熏之，不得汗，其人必躁，到经不解，必清血，名为火邪。

火熏不得汗，则躁，是伤阴也。伤阴即荣气受伤，荣伤则液少血干，不利于运行，脉管收缩，血压增高，引起局部小血管及黏膜充血，必有一处先坏，血乃妄行而出。在上则衄，在下则清血。"清"与"圊"同，即便血也。经者，经气，营卫之行分十二经络，被火而充血，自非全身充血，乃荣气之行与邪热相值，则病作矣。火邪，即火熏之火热与邪热相并之病变耳。

115. 脉浮热甚，而反灸之，此为实。实以虚治，因火而动，必咽燥吐血。

脉浮、热甚，无灸之理。今反灸之，使其人虚实莫辨。表实有热，误以虚寒，而用灸法，热无从泄，因火而动，自必内攻。邪束于外，火攻于内，肺金被灼，故咽干而吐血。

116. 微数之脉，慎不可灸。因火为邪，则为烦逆，追虚逐实，血散脉中，火气虽微，内攻有力，焦骨伤筋，血难复也。脉浮，宜以汗解。用火灸之，邪无从出，因火而盛，病从腰以下必重而痹，名火逆也。欲自解者，必当先烦，烦乃有汗而解。何以知之？脉浮，故知汗出解。

此条当分二大节看。其一，血少阴虚者，脉见微数，故不可灸。盖虚邪因火内入，上攻则为烦逆。阴本虚也，更加火灸，则为追虚；热本实也，更加火灸，是为逐实。夫行于脉中者，营也。营即是血，血少被迫，脉中无复血聚。艾火虽微，孤行无御，内攻有力；无血可逼，焦燎乃在筋骨。盖气主和之，血主润之，筋骨失其所和润，则火所到之处，其骨必焦，其筋必损。内伤真阴，未有不流注于经脉，虽复滋营血，总难复旧，因此枯槁之形立见，终身为残疾之人也。其二，脉浮者，病在表，故宜汗解。用火灸之，伤其阴，无以作汗，故邪无从出，反因火势而加盛。

火性炎上，阳气俱从火上行，不复下行，故病从腰以下，必重而痹也。《灵枢·周痹》曰："真气不能周，故命曰周痹。"此乃因火为逆，以致气不能周而痹，非气之为逆，乃火之为逆也。欲自解者，邪气还表，与正分争，必为烦热，方能有汗而解也。何以知之？以脉浮。脉浮是身体生活机能没有降低，仍有作汗外出之可能，故知汗出而病即解矣。此节当以辨虚实为主，大抵感受外寒所致阴胜而寒之病，自身阳气未大损，身体自能恢复，即所谓阴胜则阳复也，当其寒时，不须灸；阳胜则热之病，即阳明病，不可灸；阳虚而寒，则当灸，有时大剂温热药尚不能恢复，非灸则无济于事。

117. 烧针令其汗，针处被寒，核起而赤者，必发奔豚。气从少腹上冲心者，灸其核上各一壮，与桂枝加桂汤，更加桂二两也。

桂枝加桂汤方

桂枝五两（去皮），芍药三两，生姜三两（切），甘草二两（炙），大枣十二枚（擘）。

上五味，以水七升，煮取三升，去滓，温服一升。本云：桂枝汤，今加桂满五两。所以加桂者，以能泄奔豚气也。

烧针者，烧其针热而出汗也。针处孔穴不闭，又被寒邪所侵，针穴处肿者如核，皮肤色赤，直达阴经，少阳之气不得升发，夹少阴之气上行，有如奔豚之状。灸核上一壮，以散针处之寒邪；服桂枝加桂汤更加桂枝二两，使表邪解，冲气降。

118. 火逆下之，因烧针烦躁者，桂枝甘草龙骨牡蛎汤主之。

桂枝甘草龙骨牡蛎汤方

桂枝一两（去皮），甘草二两（炙），牡蛎二两（熬），龙骨二两。

上四味，以水五升，煮取二升半，去滓，温服八合，日三服。

火逆，即火劫出汗致逆也。治者又从而下之，于是真阴重伤。复用烧针，太阳外邪未解，而真阳欲亡，故呈烦躁之象。故用桂枝以解外，龙骨、牡蛎以安内，甘草以补气，而散表寒也。

119. 太阳伤寒者，加温针，必惊也。

此条言太阳伤寒，当以麻黄汤解之，是为正治。今不以正治，而加温针取汗，盖欲以热攻寒，而太阳寒邪受火所迫，不得外泄，反内走耳，如此火邪内犯心神，故震惊、摇动也。

120.太阳病，当恶寒发热。今自汗出，反不恶寒发热，关上脉细数者，以医吐之过也。一二日吐之者，腹中饥，口不能食；三四日吐之者，不喜糜粥，欲食冷食，朝食暮吐。以医吐之所致也，此为小逆。

病在太阳，自当恶寒发热。今自汗出，而不恶寒，已属阳明。然阳明当身热汗出，今不恶寒反恶热，以不发热及关之脉见细数，又非阳明之脉证。其所以脉证不相符合者，乃因医者误吐而致变也。邪在胸中，当宜用吐。而此为太阳表证，当以汗解。若妄用吐法，必伤胃气，然因吐得汗，发散之义寓焉，故不恶寒、发热也。关上乃脾胃之脉位，细则为虚，数则为热。误吐之后，胃气既伤，津液耗亡，虚邪误入阳明，胃脘之阳虚而燥，故脉呈细数也。伤寒一、二日，邪在太阳之经，因吐而散，故表证皆去，虽误伤其胃中之阳，而胃未大损，所以腹中犹饥；然阳气已伤，胃中虚冷，故口不能食。三、四日，则邪已深入，若误吐之，损胃尤甚，胃气虚冷，状如阳明中寒，不能食，故不喜糜粥也；胃阳虚燥，故反欲冷食；及至冷食入胃，胃中虚冷不化，故上逆而吐也。此虽因误吐致变，然表邪既解，无内陷之患，不过当温中和胃而已。此为变逆之小者，故谓小逆。古人云：食入即吐，为胃热；朝食暮吐，为胃寒。胃热者可吐，胃寒者不可吐；胃实者可吐，胃虚者不可吐。脉细数之数为热，欲得冷食亦是热，但此非实热，乃虚热耳。

121.太阳病吐之，但太阳当恶寒，今反不恶寒，不欲近衣，此为吐之内烦也。

《医宗金鉴》云："太阳病，吐之表解者，当不恶寒；里解者，亦不恶热。今反不恶寒，不欲近衣者，是恶热也。此由吐之后，表解里不解，内生烦热也。盖无汗烦热，热在表，大青龙汤证；有汗、烦热，热在里，白虎汤证；吐下后，心中懊憹，无汗烦热，大便虽硬，热犹在内，栀子豉汤证；有汗、烦热，大便已硬，热悉入腑，调胃承气汤证。"今因吐后内生烦热，是为气液已伤之虚烦，非未经汗下之实烦也，以上诸法不可施，唯宜用竹叶石膏汤，是于益气生津之中清热宁烦。

122.病人脉数，数为热，当消谷引食，而反吐者，此以发汗，令阳气微，膈气虚，脉乃数也。数为客热，不能消谷，以胃中虚冷，故吐也。

脉数为热，当消谷引食；而反吐，是因发汗太过，损其胃中之阳。胃阳虚弱，邪热不出，互相搏击，故食而不纳，反吐。胃虚，膈亦虚，心脏之津液因之虚弱亏损，呈紧张搏动状态，而呈脉数之象。数为客热，若实，则当消谷。今客热因汗之而虚，即胃中虚寒所发之热，非但不能消谷，反而不能纳谷，故吐也。

123. 太阳病，过经十余日，心下温温欲吐，而胸中痛，大便反溏，腹微满，郁郁微烦。先此时自极吐下者，与调胃承气汤；若不尔者，不可与。但欲呕，胸中痛，微溏者，此非柴胡汤证，以呕故知极吐下也。调胃承气汤。

此条指明，治热病当注意阴阳、表里、虚实、寒热八纲之诚。根据首两句看似少阳，而实非柴胡证。邪在太阳，过一候至十余日，已传经矣。心下温温欲吐，乃胃气上逆不下降也。既不下降，不当便溏，今又便溏，故云"反"也。一般说来，有上证便不当有下证，今上、下证互见，是当求其故。温温、郁郁，乃形容词。不适而吐，有寒证，亦有热证。胸痛、便溏、腹满，皆然。若邪热内陷而不适，则不当腹痛，便溏；若热结旁流而下利，则不当温温欲吐。于是须问先时是否极吐下。若未曾极吐下，而有此象，更须考虑。假令先时曾极吐下，是胃气因吐而逆。调胃承气非攻坚之剂，不过使上逆之胃气仍归故辙，故以调胃承气汤。

124. 太阳病六七日，表证仍在，脉微而沉，反不结胸，其人发狂者，以热在下焦，少腹当硬满；小便自利者，下血乃愈。所以然者，以太阳随经，瘀热在里故也。抵当汤主之。

抵当汤方

水蛭（熬）、蛀虫各三十个（去翅足，熬），桃仁二十个（去皮尖），大黄三两（酒洗）。

上四味，以水五升，煮取三升，去渣，温服一升。不下，更服。

太阳病六七日，邪当入里，不应在表。今表证仍在，脉当浮，今脉不浮而沉，则又非邪在表之脉。太阳之邪既不在表，当陷入而为结胸，今又不结胸。因邪不在阳分、气分，故脉微；邪又不在上焦胸膈，而在下，故脉沉。热在下者，即所谓热结膀胱。热邪蒸灼，血沸妄行，留于少腹当硬满。热在阴分、血分，无伤于阳分、气分，则三焦之气化，仍得运行，故小便自利也。若此者，当下其血乃愈。其所以然者，太阳以膀胱为腑，其太阳在经之表邪，随经内入腑，其郁热之邪，瘀蓄于里故也。热瘀膀胱，逼血妄行，溢入回肠，热与血结，所以少腹当硬满也。桃仁承气汤条（106 条）不言脉，此条言"脉微而沉"。彼言"如狂"，此言"发狂"。彼云"少腹结"，此云"少腹硬满"。彼条之血尚有"自下而愈"，其不下者方以桃仁承气下之；此条之血，必下之乃愈。证之轻重，迥然不同。故本证不用桃仁承气汤，而以攻坚破瘀之抵当汤主之。

125. 太阳病，身黄，脉沉结，小腹硬，小便不利者，为无血也。小便自利，其人如狂者，血证谛也，抵当汤主之。

沉为在里，主下焦；结则脉来动而中止，气血凝滞，不相接续之脉也。前云"少腹当硬满"，此则云"少腹硬"。若小便不利者，终是胃中瘀热灼蒸而发黄，非血证发黄也，故为无血。若小便自利而如狂，则知热邪与气分无涉，故气化无乖，其邪在阴血耳，此乃为蓄血发黄。柯韵伯云："湿热留于皮肤而发黄，卫气不行故也；燥血结于膀胱而发黄，营气不敷之故也。"水结、血结俱是膀胱病，故少腹硬满、小便不利是水结，小便自利是血结。此乃抵当汤证。

126. 伤寒有热，少腹满，应小便不利；今反利者，为有血也。当下之，不可余药，宜抵当丸。

抵当丸方

水蛭二十个（熬），虻虫二十个（去翅足，熬），桃仁二十五个（去皮尖），大黄三两。

上四味，捣分四丸。以水一升煮一丸，取七合服之。晬时当下血。若不下者，更服。

伤寒有热，少腹满，是血蓄于下焦。若热蓄津液不通，则小便不利；热不蓄于津液，而蓄血不行，小便自利者，乃为蓄血，当与桃仁承气汤、抵当汤下之。然此无身黄、屎黑，又无喜忘、发狂，是未至于甚，故不可与快峻之药也，可与抵当丸，小下之可也。

127. 太阳病，小便利者，以饮水多，必心下悸；小便少者，必苦里急也。

饮水多，而小便自利者，则水不内蓄，但腹中多水，令人心下悸。《金匮要略》云："食少饮多，水停心下，甚者则悸。"《注解伤寒论》云："饮水多，而小便不利，则水蓄于内而不行，必苦里急也。"钱潢云："水寒伤胃，停蓄不及即行，必会心下悸动。"心下者，胃之部分也。悸者，水满胃中，气至不得流通，而动惕也。

辨太阳病脉证并治下

128.问曰：病有结胸，有脏结，其状何如？答曰：按之痛，寸脉浮，关脉沉，名曰结胸也。

此条言脏结与结胸之别。二者均由误下而来。结胸者，始因误下而伤其上焦之阳，风寒之邪乘虚而入，上结于胸，按之则痛，胸中实也。脉寸浮、关沉，邪气相结之证也。结胸类似于临床多见之浆液性胸膜炎。若脏结者，其始亦因误下，而伤其中焦之阴血，风寒乘虚而入，内结于脏，状如结胸，乃脏气不平，逆于心下故也。脉寸浮，关小细沉紧，乃因胃中空虚，下之太过，脏虚邪入，冷积于肠，饮食如故而下利，舌上苔白滑，乃阴虚邪盛之候，非真阴寒证也。

129.何谓脏结？答曰：如结胸状，饮食如故，时时下利，寸脉浮，关脉小细沉紧，名曰脏结。舌上白胎滑者，难治。

此条言脏结之症状、脉象。古人言脏结无阳，纯属里阴虚寒之证。病痛而不躁，舌苔光滑无纹，为极虚不可攻之证也。

130.脏结无阳证，不往来寒热，其人反静，舌上苔滑者，不可攻也。

柯韵伯云："结胸，是阳邪下陷，尚有阳证见于外，故脉虽沉紧，有可下之理；脏结，是积渐凝结而为阴，五脏之阳已竭也，外无烦躁、潮热之阳，舌无黄黑、芒刺之苔，虽有硬满之证，慎不可攻。理中、四逆辈温之，尚有可生之义也。"

131.病发于阳而反下之，热入因作结胸；病发于阴而反下之，因作痞也。所以成结胸者，以下之太早故也。结胸者，项亦强，如柔痉状，下之则和，宜大陷胸丸。

大陷胸丸方

大黄半斤，葶苈子半升（熬），芒硝半升，杏仁半升（去皮尖，熬黑）。

上四味，捣筛二味，内杏仁、芒硝合研如脂，和散，取如弹丸一枚；别捣甘遂末一钱匕，白蜜二合，水二升，煮取一升，温顿服之，一宿乃下。如不下，更服，取下为效。禁如药法。

发于阳，必有发热、恶寒，乃表邪未解之证，本不当下。今误下后，表中阳邪入里，热邪乘下后虚弱而陷入胸中，成为结胸。以热邪实于里，故有大、小陷胸汤主之。发于阴者，即无发热、恶寒之证，邪在阴经之谓也。盖阴病无阳，一经误下，则阳气愈虚，阴邪愈盛，寒多热少，腑阳与热邪抗拒于里，阴阳互结而成痞满。此证宜丸不宜汤，故谓宜大陷胸丸。痞为虚邪，按之自软不硬，而有快意。临床常见胸膜炎病人，其痛多有放射至肩颈者，即古云项强如柔痉状。

132. 结胸证，其脉浮大者，不可下，下之则死。

此条言胸既结，本当下之，以开其结。然诊其脉浮大，乃表邪未尽，下之，则表邪复聚而结愈甚。言脉浮大，乃脉浮大无力，虚甚之象，已有一误，下可再误也。故云不可下，下之则死耳。

133. 结胸证悉具，烦躁者亦死。

此言结胸证悉具，邪结已深，而又加烦躁，乃正气散乱，邪气胜正之兆，故云"亦死"。

134. 太阳病，脉浮而动数，浮则为风，数则为热，动则为痛，数则为虚。头痛发热，微盗汗出，而反恶寒者，表未解也。医反下之，动数变迟，膈内拒痛，胃中空虚，客气动膈，短气烦躁，心中懊憹，阳气内陷，心下因硬，则为结胸，大陷胸汤主之。若不结胸，但头汗出，余处无汗，剂颈而还，小便不利，身必发黄。

大陷胸汤方

大黄六两（去皮），芒硝一升，甘遂一钱匕。

上三味，以水六升，先煮大黄取二升，去滓，内芒硝，煮一两沸，内甘遂末，温服一升。得快利，止后服。

脉浮是太阳病脉，动数皆属阳脉，其邪当在表。微盗汗，而反恶寒者，乃表未解之证，当汗之。但医者不汗而下之，虚其胃气，表邪乘虚内陷，故脉由动数变迟。客气，即邪气；阳气，即邪热。胸膈腑气与邪气相格拒而为痛，则结胸成矣。空虚，言中气亏损。从"若不结胸"到"身必发黄"止，乃言邪热内陷，蒸灼肝胆，使胆汁渗于血中，故身体皆黄。总由误下，造成变证耳。

135. 伤寒六七日，结胸热实，脉沉而紧，心下痛，按之石硬者，大陷胸汤主之。

结胸一证，虽曰阳邪陷入而成结胸，然不必皆因误下而成，亦有由伤寒六七日，因热邪自入填塞胸膈而成者。今脉沉而紧，心下痛，按之石硬，乃热邪聚于此处，非因下而成结胸者。其人必胸有燥邪，已失汗，而表邪合之，遂成里实，为大陷胸汤证。此处之脉紧，从痛而得之，不作寒断。石硬者，乃邪热已盛，壅滞于胃，使胃实也。

136. 伤寒十余日，热结在里，复往来寒热者，与大柴胡汤。但结胸，无大热者，此为水结在胸胁也。但头微汗出者，大陷胸汤主之。

大柴胡汤方

柴胡半斤，枳实四枚（炙），生姜五两（切），黄芩（三两），芍药三两，半夏半升（洗），大枣十二枚（擘）。

上七味，以水一斗二升，煮取六升，去滓，再煎，温服一升，日三服。一方加大黄二两，若不加，恐不名大柴胡汤。

若伤寒十余日，热结在里，则是无形热邪壅结，居于胸上。寒热往来，仍为在半表半里之候，故以大柴胡汤下之，两解表里之邪。大陷胸之义无取矣。但结胸，无大热，乃是内陷之邪，但结胸间，表里之热不炽，是为水饮结于胸中。其人头有微汗，乃邪热结在高处，阳气不能下达之兆。故用大陷胸汤，是对证施也。后人有谓：结胸之外，又有水结胸证，大谬也。盖头汗实证，是腑气不通；若虚证头汗，即是少阴证，内皆受伤故也。头汗主陷胸，则头汗不是虚证。陷胸治结胸，亦非虚证也。

137. 太阳病，重发汗而复下之，不大便五六日，舌上燥而渴，日晡所小有潮热，从心下至少腹硬满，而痛不可近者，大陷胸主之。

此条乃太阳结胸，而兼阳明胃实也。由误汗、误下，重伤津液，不大便而燥渴，潮热，虽属太阳、阳明，亦属下证。但此证必用陷胸，才可使由胸膈及肠胃之痰饮内结，涤荡无余；若但下肠胃结热，反遗胸上痰饮，则非其治法。

138. 小结胸病，正在心下，按之则痛，脉浮滑者，小陷胸汤主之。

小陷胸汤方

黄连一两，半夏半升（洗），栝蒌实大者一枚。

上三味，以水六升，先煮栝蒌，取三升，去滓，内诸药，煮取二升，去滓，分温三服。

此条乃诊查小结胸病。心下硬痛，手不可近者，结胸也；正在心下，按之则痛，是热气犹浅，谓之小结胸。今脉浮滑，是热未深结之脉。与小陷胸汤，以除胸膈上结之热也。《沈氏尊生方》谓：从心下至少腹石硬而痛不可近者，大结胸证；正在心下，未及腹胁，按之痛，未至石硬，小结胸也。大结胸，是水结在胸腹，故其脉沉紧；小结胸，是痰饮结于心下，故其脉浮滑。水结宜下，痰结宜消。

139. 太阳病二三日，不能卧，但欲起，心下必结，脉微弱者，此本有寒分也。反下之，若利止，必作结胸；未止者，四日复下之，此作协热利也。

此条申明误下造成结胸之意。由于太阳病二、三日，乃表邪未解之时。不能卧，但欲起，乃邪侵腠理，坐卧不宁之状。必者，决断词也，心下必结，谓其人必有心下结故也。脉微弱者，中气本属虚寒，尤为不可下之证。今反下之，若利随下止，则陷入之邪不得乘势下走，而结于胸中；若三日下之，而利未止者，第四日复下之，一误再误，所以使中气不守，胃气下陷，成里虚协热下利者，可不戒乎！

140. 太阳病下之，其脉促，不结胸者，此为欲解也。脉浮者，必结胸。脉紧者，必咽痛。脉弦者，必两胁拘急。脉细数者，头痛未止。脉沉紧者，必欲呕。脉沉滑者，协热利。脉浮滑者，必下血。

此条是以脉断证。非仲景之法，乃王叔和所掺也。根据条文来看，理论不可通，徒乱人意。《医宗金鉴》云：脉"促"当是"浮"，脉"浮"当是"促"；脉"紧"当是"细数"，脉"细数"当是脉"紧"；脉"浮滑"当是"数滑"。"脉浮"是不结胸脉，"脉促"是必结胸脉，"浮滑"是白虎证，"数滑"是下脓血证。柯氏曾将此条删去不谈。

141. 病在阳，应以汗解之，反以冷水潠之，若灌之，其热被劫不得去，弥更益烦，肉上粟起，意欲饮水，反不渴者，服文蛤散；若不瘥者，与五苓散。寒实结胸，无热证者，与三物小陷胸汤，白散亦可服。

文蛤散方

文蛤五两。

上一味，为散。以沸汤和一方寸匕服，汤用五合。

五苓散方

猪苓十八铢（去黑皮），白术十八铢，泽泻一两六铢，茯苓十八铢，桂枝半两（去皮）。

上五味为散，更于白中治之，白饮和方寸匕服之，日三服，多饮暖水，汗出愈。

白散方

桔梗三分，巴豆一分（去皮心，熬黑，研如脂），贝母三分。

上三味，为散。内巴豆更于白中杵之，以白饮和服。强人半钱匕，羸者减之。病在膈上必吐，在膈下必利。不利，进热粥一杯；利过不止，进冷粥一杯。身热皮粟不解，欲引衣自覆者，若以水潠之、洗之，益令热却不得出，当汗而不汗则烦，假令汗出已腹中痛，与芍药三两如上法。

病在阳，为邪在表，当以汗解。医者反以冷水潠之、灌之，表热被水劫止则不得去，阳邪无出路，其烦热必更甚于未用水之前。弥更益烦，乃言甚之极也。水寒客于皮肤，则汗孔闭，故肉上起粟粒也。意欲饮水、不渴者，邪热虽甚，反为水寒劫制，与文蛤散，以解烦导水。若不瘥者，水寒与热相搏，下结太阳之腑，与五苓散，内以消之，外以散之，是表里两解之法也。寒实结胸、无热证者，乃寒实之证，《伤寒总病论》曰：寒实结胸，无热证者，与三物、白散，非小陷胸可治也。

142. 太阳与少阳并病，头项强痛，或眩冒，时如结胸，心下痞硬者，当刺大椎第一间、肺俞、肝俞，慎不可发汗；发汗则谵语，脉弦，五日谵语不止，当刺期门。

此条说明太阳病与少阳病之并病，不能发汗。太阳之病将并入少阳之际，所谓转属病，虽太阳、少阳证并见，而太阳已处次位，因外表之邪均将进入半表半里而成纯粹之少阳证也，故以少阳为主，不可发汗。汗之，太阳之邪虽除，只留副病，液体因汗而少，心下愈痞硬，胸中必结。阴分愈亏，热则愈炽，神经受炙而发谵语。考腧穴大椎为督脉之穴，居身后，乃督脉与手、足三阳经交会穴，故有"诸阳之会"之称；肺俞、肝俞，俱属膀胱经之穴，第由大椎而下，同居于背，是太阳经行身后之道路也。于此三穴针刺，皆所以泄太阳经表之邪，而于肺、肝、膀胱无涉。刺之，可以导伏邪使出，而不伤阴液，与发汗不同，故不可汗而可刺也。

143. 妇人中风，发热恶寒，经水适来，得之七八日，热除而脉迟、身凉，胸胁下满，如结胸状，谵语者，此为热入血室也，当刺期门，随其实而取之。

此条妇人中风，发热、恶寒自是表证，无关于里。但经水适来，且七八日之久，血室定然空虚，阳邪之表邪乘虚内陷，是以热除而脉迟身凉；胸胁满，如结胸状，乃阴被阳扰，肝胆之气不条达而郁结，聚于血室。血室者，女子胞宫也。刺期门，以泻其血海之实热。纵观本条，其从少阳论治有二则：其一，由郁而来之血结，从肝治。其二，由外感而来之血结，从胆治。胆者，肝之腑。血室者，女子胞宫，又称血海，是行经之源，排卵之所也。故谓"当刺期门"。

144.妇人中风七八日，续得寒热，发作有时，经水适断者，此为热入血室，其血必结，故使如疟状，发作有时，小柴汤主之。

小柴胡汤方

柴胡半斤，黄芩三两，人参三两，半夏半升（洗），甘草三两，生姜三两（切），大枣十二枚（擘）。

上七味，以水一斗二升，煮取六升，去滓，再煎取三升，温服一升，日三服。

前条之热入血室，由中风而在血来之前，邪热乘虚而入，室中略无血，而均是邪，故可用刺法以泄之。此条之热入血室，由中风在血来之后，邪乘血半离其室而入之，血与热搏，所以结也。正邪争，而似疟，休作有时。邪半实而血半虚，故可作小柴胡汤以和之。小柴胡之用不但和解，实所以疏达肝胆耳。

145.妇人伤寒，发热，经水适来，昼日明了，暮则谵语，如见鬼状者，此为热入血室，无犯胃气及上二焦，必自愈。

此条妇人伤寒，发热者，寒已成热也。经水适来，则血室空虚，邪热乘虚而入。昼日明了，夜则谵语，如见鬼状，是邪未入腑，而入于血室，邪与阴争也。盖阳盛谵语，可下；阴虚谵语，则不可下。无犯胃气之证，乃说此谵语非胃实所致，故不可下也。"上二焦"当云"二上焦"，似待其经来邪自解，与鼻衄、自汗同意。此条是热入血室，而无血结寒热，不可与小柴胡及刺期门。盖发汗解表，犯上焦；刺期门泻肝胆，则犯中焦。

146.伤寒六七日，发热，微恶寒，支节烦疼，微呕，心下支结，外证未去者，柴胡桂枝汤主之。

柴胡桂枝汤方

桂枝（去皮）、黄芩一两半，人参一两半，甘草一两（炙），半夏二合半（洗），芍药一两半，大枣六枚（擘），生姜一两半，柴胡四两。

上九味，以水七升，煮取三升，去滓，温服一升。本云人参汤，作如桂枝法，加半夏、柴胡、黄芩，复如柴胡法。今用人参，作半剂。

此条伤寒六七日，太阳证当罢，然仍发热，微恶寒，肢节烦疼，微呕，乃太阳与少阳并病之候，故不举以太阳、少阳之名，而首句冠以"伤寒"。此当予太阳兼少阳之治，故谓"柴胡桂枝汤主之"。心下支结，即胸胁苦满之轻者。盖凡心下病，其硬满而痛，不可近者，为结胸；硬满不痛，按之则痛，不欲按者，为小结胸；硬满不痛，按之则痛，虽痛，尤喜按者，为痞；硬满甚微，按之不痛者，为支结也。盖支结乃烦闷之意，与大、小结胸及硬痞、支结同为一证，不过分轻重深浅耳。大、小结胸，俱夹水饮为疾；痞硬、支结，无水饮耳，是为别。

147. 伤寒五六日，已发汗而复下之，胸胁满微结，小便不利，渴而不呕，但头汗出，往来寒热，心烦者，此为未解也，柴胡桂枝干姜汤主之。

柴胡桂枝干姜汤方

柴胡半斤，桂枝三两（去皮），干姜二两，栝蒌根四两，黄芩三两，牡蛎二两（熬），甘草二两（炙）。

上七味，以水一斗二升，煮取六升，去滓，再煎取三升，温服一升，日三服。初服微烦，复服，汗出便愈。

此条言太阳症状存在，未作再经，医者汗之而复下之引起之变证。"而又下之"以下为少阳病症状，系邪气滞留于半表半里之间，不得宣泄之故。小便不利而渴，汗后，亡津液而内燥也；若热消津液，小便不利而渴者，其人必呕，今渴而不呕，知非里热也。伤寒汗出则和，今但头汗出，而余处无汗者，津液不足，而阳虚于上也。微结，言邪不甚，未入于腑，正当表里之间也。柴胡桂枝干姜汤方用柴胡、桂枝、干姜，温中透表，以除微结之邪；黄芩、甘草、瓜蒌根、牡蛎，清热解渴，降逆，以收外浮之阳。诸药合用，使邪解，营卫和，则愈矣。

148. 伤寒五六日，头汗出，微恶寒，手足冷，心下满，口不欲食，大便硬，脉细者，此为阳微结，必有表，复有里也。脉沉，亦在里也。汗出为阳微，假令纯阴结，不得复有外证，悉入在里，此为半在里半在外也。脉虽沉紧，不得为少阴病。所以然者，阴不得有汗，今头汗出，故知非少阴也，可与小柴胡汤。设不了了者，得屎而解。

此条自"伤寒五六日"起，至"脉沉，亦在里也"止，是言少阳病有似少阴者。但根据伤寒五六日，邪当结里之时，而下言"头汗出，微恶寒"，则又似表邪未解。手足冷，心下满，大便硬，脉细者，邪结于里也。大便硬，为阳结。此因邪结于里，外有表邪，则热之结者犹浅，故曰阳微结也。脉沉者，为在里。若纯是阴结，则更无头汗、恶寒之表证。诸阴脉皆至胸中而还，不上循至头，今头汗出，知非少阴病也。与小柴胡汤，以除半表半里之邪。假若服汤后外证不解，而有了了不愈之势，而为里热未能尽除之候，与汤取其微利，则愈，故云得屎而解。今此条之头汗，自微结之，故别无虚象，不是阴证。"阴不得有汗，今头汗出，非少阴"三句，疑非仲景原文。

149.伤寒五六日，呕而发热者，柴胡汤证具，而以他药下之，柴胡证仍在者，复与柴胡汤。此虽已下之，不为逆，必蒸蒸而振，却发热汗出而解。若心下满而硬痛者，此为结胸也，大陷胸汤主之；但满而不痛者，此为痞，柴胡不中与之，宜半夏泻心汤。

半夏泻心汤方

半夏半升（洗），黄芩、干姜、人参、甘草（炙）各三两，黄连一两，大枣十二枚（擘）。

上七味，以水一斗，煮取六升，去滓，再煎取三升，温服一升，日三服。须大陷胸汤者，方用前第二法。

此条言柴胡证、大陷胸证及半夏泻心汤证的区别。首段言柴胡证具者，虽下不为逆，复可与柴胡汤；中段言下之而成结胸，大陷胸汤；下段言痞证，但满不痛，不可与柴胡汤，而宜半夏泻心汤。蒸蒸而振，发热汗出，是战汗。假使不以他药下之，则不必战汗。下之，虽为不逆，总不是正当治法。

150.太阳少阳并病，而反下之，成结胸，心下硬，下利不止，水浆不下，其人心烦。

太阳病在经者不可下，少阳病下之亦所当禁，故以"下之"为"反"也。下之，则阳邪乘虚而入，上结于胸，则心下硬；下入于肠，则利不止；中伤其胃，则水浆不入。其人心烦者，正气已虚，邪热燥极也。此条"心烦"下，语气未完，似有脱简，诸家都以其为死证。丹波元简云："未必然，当于诸烦证中求其活法，可也。"

151.脉浮而紧，而复下之，紧反入里，则作痞，按之自濡，但气痞耳。

脉浮而紧，浮为在表，紧则为寒，乃必具头痛、发热、身疼腰痛、恶风、无汗之证，乃寒邪在表之脉，麻黄汤证也。而复下之，乃不以汗解而反误下。紧反入里者，言前所见紧脉之寒邪，因误下之虚，陷入于里，而作痞满之证也。濡者，软也，按之不硬不痛而柔软。气痞，膈气不通，痞塞满闷之谓也。

152.太阳中风，下利呕逆，表解者，乃可攻之。其人漐漐汗出，发作有时，头痛，心下痞硬满，引胁下痛，干呕短气，汗出不恶寒者，此表解里未和也，十枣汤主之。

十枣汤方

芫花（熬），甘遂，大戟。

上三味，等分，各别捣为散。以水一升半，先煮大枣肥者十枚，取八合，去滓，内药末。强人服一钱匕，羸人服半钱，温服之，平旦服。若下少，病不除者，明日更服，加半钱。得快下利后，糜粥自养。

此条言外有表证，里有水饮，当先解其表，后攻其里之水饮。既云"太阳中风"，定有表证存在；下句"下利、呕逆"，则又属里证病状。今将两节合看，是表里证俱在。再看以下"其人漐漐汗出"，"干呕、气短"，"汗出，不恶寒"者，则又属里证之极也。根据"心下痞满""胁下痛"来看，乃邪热壅滞胁下而为病，乃胸膜积水之候，此病古人统称痰饮。"表解，里未和"，乃言外邪已解，而里水未除也，当以利水之十枣汤主之。

153. 太阳病，医发汗，遂发热恶寒，因复下之，心下痞，表里俱虚，阴阳气并竭。无阳则阴独，复加烧针，因胸烦，面色青黄，肤𥆧者，难治；今色微黄，手足温者易愈。

此条"太阳病，医发汗，遂发热恶寒"可疑，盖既云太阳病，必有发热、恶寒之证存在，今"医发汗"而遂有发热、恶寒症状，那么在未发汗之先，当如何耳？其误处，是在"发热、恶寒"之中缺一"不"字，不然文理不通，与证不合。因复下之，心下痞，表里俱虚，阴阳并竭，无阳则阴独，乃是汗之未当，下之又过当，造成表里俱虚。表虚亡阳，则生内寒，被下而成痞，客气聚膈，此时所显之病状为阴证，故云"无阳则阴独"也。若加烧针者，耗其仅有之血液，热入，则胸烦；热向里攻，则面色阴青，血干而妄行，胆汁和入以为代偿，则显青而黄；热浅在皮肤肌肉，故肤𥆧。如此则内脏之腑气紊乱，其病难治矣。若病人"色微黄"，示为土之本色；"手足温者"，是谓脾胃之气尚能达于四肢，故云"易愈"。

154. 心下痞，按之濡，其脉关上浮者，大黄黄连泻心汤主之。

大黄黄连泻心汤方

大黄二两，黄连一两。

上二味，以麻沸汤二升渍之，须臾绞去滓，分温再服。

此条言心下痞，乃承上节脉浮紧而言。太阳标热，因误下使邪热内陷而成痞。气与水合，则按之硬痛；有气无水，按之则濡，濡者软也，又谓气痞耳。"关上浮"者，浮为阳，关为中焦，关上指寸而言，即寸为上焦，今邪在中焦，故脉现关上浮；"按之濡"，乃无形邪热壅积，而无实物存在，非用苦寒剂泻之不能去耳。故谓"大黄黄连泻心汤主之"。

155. 心下痞，而复恶寒汗出者，附子泻心汤主之。

附子泻心汤方

大黄二两，黄连一两，黄芩一两，附子一两（炮，去皮，破，别煮取汁）。

上四味，切三味，以麻沸汤二升渍之，须臾绞去滓，内附子汁，分温再服。

此条之心下痞，而"复恶寒汗出"者，此阳虚之痞与恶寒，皆由于伤寒下后、复发汗而造成。恶寒汗出，乃命门真阳已衰，卫气不密，玄府不得紧闭，阳虚不胜外气而恶寒也。此方之设，初视其寒热并用为疑，盖不知小柴胡之扶正达邪，大柴胡之解表攻里，均是双管齐下，亦犹附子泻心之温凉并用意义相同耳。

156. 本以下之，故心下痞，与泻心汤。痞不解，其人渴而口燥烦，小便不利者，五苓散主之。一方云，忍之一日乃愈。

本因下之成痞，当与泻心汤除之。若服之痞不解，"其人渴而口燥烦，小便不利者"，为水饮内蓄，津液不行，非热壅成痞也，与五苓散发汗散水可愈。"一方云，忍之一日乃愈"者，不饮水则外不入，内里所停之水渐渐得行，而痞亦得解也。

157. 伤寒，汗出解之后，胃中不和，心下痞硬，干噫食臭，胁下有水气，腹中雷鸣下利者，生姜泻心汤主之。

生姜泻心汤方

生姜四两（切），甘草三两（炙），人参三两，干姜一两，黄芩一两，半夏半升（洗），黄连一两，大枣十二枚（擘）。

上八味，以水一斗，煮取六升，去滓，再煎取三升，温服一升，日三服。

此条既云"汗出解之后"，是表邪已解。胃中不和，是其里复痞而不结，仅剩病邪余波未除也。干噫食臭，乃胃虚而不消化之意。病者初瘥，脾胃尚弱，消化力不振，乃伤食轻、胃寒重之证。胁下有水气，则是指原有水饮之人而言，由于胁下停水，又加上消化不良，故在上则干噫食臭，在下则腹中雷鸣而下利，肠胃寒热失其均衡，不能互相协调，消化运行而乖之一种胃肠症状也。生姜泻心汤者，重在散水气之痞，生姜、半夏散胁下之水气，人参、大枣补中州之虚，干姜、甘草以温里寒，黄芩、黄连以泻痞热，备乎虚水寒热之治，则未有不愈者耳。

158. 伤寒中风，医反下之，其人下利日数十行，谷不化，腹中雷鸣，心下痞硬而满，干呕，心烦不得安。医见心下痞，谓病不尽，复下之，其痞益甚，此非结热，但以胃中虚，客气上逆，故使硬也，甘草泻心汤主之。

甘草泻心汤方

甘草四两（炙），黄芩三两，半夏半升（洗），大枣十二枚（擘），黄连一两。

上六味，以水一斗，煮取六升，去滓，再煎取三升，温服一升，日三服。

此条言伤寒中风表未解本不当下，今医者反下之，或成痞，或下利。今其人以误下之故，下利日数十行，水谷不化，腹中雷鸣，是邪乘里虚而入造成下利也。硬而满，干呕，心烦不得安，是胸虚邪陷而上逆。似此痞、利，属表里兼病，法当以桂枝加人参汤两解之。医唯以心下痞，谓病不尽，而复下之，故其痞益甚。此痞非热结，亦非寒结，乃由误下中虚，而邪气上逆，阳陷阴凝之痞也，故以甘草泻心汤以缓其急而和其中也，重用甘草，取其缓中补虚之谓。今据"上六味"可知，当应仍有人参。

159. 伤寒，服汤药，下利不止，心下痞硬。服泻心汤已，复以他药下之，利不止。医以理中与之，利益甚。理中者，理中焦，此利在下焦，赤石脂禹余粮汤主之。复不止者，当利其小便。

赤石脂禹余粮汤方

赤石脂一斤（碎），太一禹余粮一斤（碎）。

上二味，以水六升，煮取二升，去滓，分温三服。

下利不止，心下痞，乃甘草泻心汤证也。服汤后，病未除，乃药力不够。医者未悉，又以他药复下之。一误再误，肠胃益虚，利益甚。至是医知其虚，而与理中。理中固治心下痞硬而下利，但服汤后病仍不除。盖理中治中焦虚寒，即小肠吸收障碍之病，此下利乃由三、四误下引起，直肠滑脱无收敛性而下利，其利在下焦，因非理中所能治也。赤石脂禹余粮汤，乃涩滑固脱之剂。假若取此汤利仍不止者，必因肾脏机能障碍，水分不得排泄，乃肠部代偿性下利之故，故当利其小便，则利即止也。

160. 伤寒吐下后，发汗，虚烦，脉甚微，八九日心下痞硬，胁下痛，气上冲咽喉，眩冒，经脉动惕者，久而成痿。

此条言伤寒经吐下后，又发其汗，以致表里之气俱虚。"虚烦，脉甚微"，乃正气内虚，邪气独盛之候。"八九日心下痞硬，胁下痛，气上冲咽喉"，与上下文义不属，必是错简。既云"气上冲咽喉、眩冒"，必是上盛下虚。其云筋脉动惕，则是因误汗伤阳，虚邪入脑，波及神经。同时因吐下已造成极虚，使体内水分消耗，血液亏损，又加发汗则亡阳，阴阳虚极，人体生机告竭，筋萎肉削，正气内虚而不复，邪气留结而不去，积久必成痿疾。

161. 伤寒发汗，若吐若下，解后，心下痞硬，噫气不除者，旋覆代赭汤主之。

旋覆代赭汤方

旋覆花三两，人参二两，生姜五两，代赭一两，甘草三两（炙），半夏半升（洗），大枣十二枚（擘）。

上七味，以水一斗，煮取六升，去滓，再煎取三升，温服一升，日三服。

此条谓汗吐下后，病邪已解。"心下痞硬，噫气不除"者，乃正气未复，胃气尚弱，而又兼伏饮在内为逆也。噫气与干噫不同：干噫是胃内停积，噫而有食臭；噫气乃中气虚，气噫连声而无食臭之味。伏饮即痰饮之病，属黏膜分泌增多之病变。方用旋覆花、代赭石降逆，半夏、生姜去痰，人参、甘草、大枣补虚和中。诸药合用，则湿痰去，痞满自消，中脘和，而噫止矣。

162. 下后，不可更行桂枝汤。若汗出而喘，无大热者，可与麻黄杏仁甘草石膏汤。

麻黄杏仁甘草石膏汤方

麻黄四两，杏仁五十个（去皮尖），甘草二两（炙），石膏半斤（碎，绵裹）。

上四味，以水七升，先煮麻黄，减二升，去白沫，内诸药，煮取三升，去滓，温服一升。本云黄耳杯。

此条言伤寒下后，气不上冲者，不得与桂枝汤。无汗而喘，是麻黄证。今汗出而喘，乃表邪不因下后而陷。虽下后，胃热不实，故无大热。麻黄杏仁甘草石膏汤，是以麻黄、杏仁开肺而通皮毛，石膏、甘草助脾而泻肌腠，表寒里热并除，喘、汗止矣。

163. 太阳病，外证未除，而数下之，遂协热而利，利下不止，心下痞硬，表里不解者，桂枝人参汤主之。

桂枝人参汤方

桂枝四两（别切），甘草四两（炙），白术三两，人参三两，干姜三两。

上五味，以水九升，先煮四味，取五升，内桂，更煮取三升，去滓，温服一升，日再，夜一服。

此条言"太阳病，外证未除，而数下之"，乃表热不去，里虚作利，即协热下利也。"利下不止，心下痞硬"者，乃里气虚，邪热壅滞心中而为痞硬。总括此条，是太阳误下，表热陷而不解，造成肠胃虚寒下利之证。虚寒下利为太阴证，人参汤为太阴主方。而此条乃外有太阳证，里有太阴证，故主桂枝人参汤，散其表邪、补其虚寒也。喻昌《尚论篇》云："此方即理中加桂枝，而易其名，亦治虚痞下利之圣法也。"

164. 伤寒大下后，复发汗，心下痞，恶寒者，表未解也，不可攻痞，当先解表，表解乃可攻痞。解表宜桂枝汤；攻痞宜大黄黄连泻心汤。

此条言病之由外之内者，先治其外；病从外而之内，甚于内者，先治其外，后治其内。心下痞是误下后的里证，恶寒是汗后未解之表证，里实表虚，内外俱病，皆因汗下倒施所致，表里交持，自当遵先表后里、先汗后下正治之法。此条是大黄黄连泻心汤证与桂枝汤证并发之证，其缓急不殊。表未解者，不可攻里，故先用桂枝，后用泻心也。

165. 伤寒发热，汗出不解，心中痞硬，呕吐而下利者，大柴胡汤主之。

此条"伤寒发热，汗出不解，心中痞硬，呕吐而下利"者，乃汗后恶寒已罢，而发热不解，热邪内攻所致。邪热与胃气壅滞，而成痞硬；胃气上逆，而为呕吐；邪热下注入肠，而成下利。此条以呕吐为主，下利为副。心中痞硬，胃气不通而呕吐，乃邪热入胃造成。故用大柴胡汤表里分疏，则病除矣。痞而呕者，是柴胡证；痞而下利者，是大柴胡证。汗出与利皆相应，皆因痞之故耳。

166. 病如桂枝证，头不痛，项不强，寸脉微浮，胸中痞硬，气上冲喉咽不得息者，此为胸有寒也，当吐之，宜瓜蒂散。

瓜蒂散方

瓜蒂一分（熬黄），赤小豆一分。

上二味，各别捣筛，为散已，合治之，取一钱匕，以香豉一合，用热汤七合，煮作稀糜，去滓，取汁合散，温顿服之。不吐者，少少加，得快吐乃止。诸亡血虚家，不可与瓜蒂散。

此条言病如桂枝证，谓发热、汗出、恶风也。头不痛，项不强，言太阳经中无外入之风邪，即非中风也。"寸脉微浮"，寸主身半以上；微浮者，邪自内出也。胸中痞硬，痰涎塞胸也。气上冲咽者，痰涌上逆，喉如拽锯声。盖即痰饮内动，身必汗，加以发热、恶寒，全似中风，宜瓜蒂散吐上涌之痰。

167. 病胁下素有痞，连在脐旁，痛引少腹，入阴筋者，此名脏结，死。

此条言病者胁下素有痞积，阴邪之伏里者，根深蒂固。今因新得伤寒，未察其阴经之痞，续行攻下，以致邪气入里，与宿积相并，使脏腑之真气，结而不通，因连在脐旁，痛引少腹，下入阴筋，故名脏结。盖痞为阴邪，脐旁阴分也，在脏为阴，以阴邪结于阴经之脏，则阳气难复，至此而势已成，于法为死也。

168. 伤寒，若吐若下后，七八日不解，热结在里，表里俱热，时时恶风，大渴，舌上干燥而烦，欲饮水数升者，白虎加人参汤主之。

白虎加人参汤方

知母六两，石膏一斤（碎），甘草二两（炙），人参二两，粳米六合。

上五味，以水一斗，煮米熟汤成，去滓，温服一升，日三服。此方立夏后、立秋前乃可服。正月、二月、三月尚凛冷，亦不可与服之，与之则呕利而腹痛。诸亡血虚家亦不可与，得之则腹痛利者，但可温之，当愈。

此条"伤寒，若吐若下后，七八日不解"，是热结必在里，表里俱热。此盖因吐下后，邪气乘虚内陷，而为热结。若无表热，而纯为里热，则邪热结而为实。若邪气在表，则恶风无时；若邪气纯在里，则更不恶风。以时时恶风，则知此为表热未罢，表里俱有热也。邪热结而为实者，则无大渴；邪热散漫，则渴。今虽热结在里，表里俱热，未为结实，邪气熏蒸，胃中热极则渴。舌上干燥而烦，胃中液少之兆。体液消耗，胃热亏损，而显欲饮之需。故与白虎汤清里热，加人参以生津。

169. 伤寒无大热，口燥渴，心烦，背微恶寒者，白虎加人参汤主之。

伤寒无大热，则热渐去，表入里也。"口燥渴，心烦"，乃口中不和，胃内水液被邪热蒸灼而消耗，欲得而为之补充。背微恶寒，非阳虚之寒，乃阳明内热熏蒸于背，汗出肌疏，故呈微恶寒之象。故主以白虎汤直走阳明，大清其热，加人参以顾肌疏也。

170. 伤寒脉浮，发热无汗，其表不解，不可与白虎汤。渴欲饮水，无表证者，白虎加人参汤主之。

其表不解，当以麻黄汤发汗。若表证已罢，内陷入里，渴欲饮水，乃里热之甚者，当以白虎汤清热，人参生津补中，盖邪热犯胃，胃液必然损耗耳。

171. 太阳少阳并病，心下硬，颈项强而眩者，当刺大椎、肺俞、肝俞，慎勿下之。

心下硬，少阳证。头项强，太阳证。眩者，乃肝胆阳火郁于上。虽有少阳症状，不可用柴胡汤，盖柴胡性升也。太、少并病，发汗则谵语，误下则结胸，故不与柴胡，而宜刺之。

172. 太阳与少阳合病，自下利者，与黄芩汤；若呕者，黄芩加半夏生姜主之。

黄芩汤方

黄芩三两，芍药二两，甘草二两（炙），大枣十二枚（擘）。

上四味，以水一斗，煮取三升，去滓，温服一升，日再，夜一服。

黄芩加半夏生姜汤方

黄芩三两，芍药二两，甘草二两（炙），大枣十二枚（擘），半夏半升（洗），生姜一两半（一方三两，切）。

上六味，以水一斗，煮取三升，去滓，温服一升，日再夜一服。

太阳与少阳合病，自下利，为在半表半里，非汗、下所宜，故与黄芩汤，以和解半表半里之邪。若呕者，胃气逆也，加半夏、生姜，以散逆气耳。

173. 伤寒胸中有热，胃中有邪气，腹中痛，欲呕吐者，黄连汤主之。

黄连汤方

黄连三两，甘草三两（炙），干姜三两，桂枝三两（去皮），人参二两，半夏半升（洗），大枣十二枚（擘）。

上七味，以水一斗，煮取六升，去滓，温服，昼三夜二。

此条言邪气结于里，为下寒上热之证。欲呕吐者，胸中有热，邪上逆也。腹中痛者，胃中有寒，邪内陷也。邪热在胸，寒邪在胃，阴阳之气不得升降，故用黄连汤寒温互用，甘苦并施，以调理阴阳而和解之也。

174. 伤寒八九日，风湿相抟，身体疼烦，不能自转侧，不呕，不渴，脉浮虚而涩者，桂枝附子汤主之。若其人大便硬，小便自利者，去桂加白术汤主之。

桂枝附子汤方

桂枝四两（去皮），附子三枚（炮，去皮，破），生姜三两（切），大枣十二枚（擘），甘草二两（炙）。

上五味，以水六升，煮取二升，去滓，分温三服。

去桂加白术汤方

附子三枚（炮，去皮，破），白术四两，生姜三两（切），甘草二两（炙），大枣十二枚（擘）。

上五味，以水六升，煮取二升，去滓，分温三服。初一服，其人身如痹，半日许复服之，三服都尽，其人如冒状，勿怪，此以附子、术，并走皮内，逐水气未得除，故使之耳。法当加桂四两。此本一方二法，以大便硬，小便自利，去桂也；以大便不硬，小便不利，当加桂。附子三枚恐多也，虚弱家及产妇，宜减服之。

从全文来看，"八九日""不呕""不渴"，是无里证存在。"脉浮虚而涩者"，又无表证之脉。浮虚，主在表之虚风；涩者，主在经之寒湿。"身体疼烦，不能自转侧"，乃风湿相抟之证，非伤寒也。桂枝附子汤，温散风湿，使邪从表而出。今"其人大便硬，小便自利"者，非邪热入里之硬，乃风燥湿去之硬，故仍以桂枝附子汤。因其大便硬，小便自利，不欲其发汗，再夺津液，故去桂枝；以身重着，湿在肉分，故加白术以佐附子，逐湿气于肌肉也。

175. 风湿相抟，骨节疼烦，掣痛不得屈伸，近之则痛剧，汗出短气，小便不利，恶风不欲去衣，或身微肿者，甘草附子汤主之。

甘草附子汤方

甘草二两（炙），附子二枚（炮，去皮，破），白术二两，桂枝四两（去皮）。

上四味，以水六升，煮取三升，去滓，温服一升，日三服。初服得微汗则解，能食。汗止复烦者，将服五合，恐一升多者，宜服六七合为始。

此条申明上条之意，而辨其证之较重者。掣痛者，谓筋骨、肢节抽掣疼痛也。不得屈伸者，寒湿之邪，流注于筋骨肢节之间，故拘急不得伸屈也。近之则痛剧者，则烦痛之甚也。恶风，不欲衣，乃风邪在表。身微肿者，湿淫于肌肉，即经所云"湿伤肉"也。风邪寒湿相抟，聚而不散，故以甘草附子汤主之，除湿、温经、祛风、和营，则愈。

176. 伤寒脉浮滑，此以表有热，里有寒，白虎汤主之。

白虎汤方

知母六两，石膏一斤（碎），甘草二两（炙），粳米六合。

上四味，以水一斗，煮米熟汤成，去滓，温服一升，日三服。

此条经文，"里有寒"之"寒"字当做"邪"字解，实亦热也；若果以"寒"字为寒邪，则非白虎证。盖言太阳证罢，邪传阳明，表里俱热，而生成胃实也。"脉浮滑"者，浮为表有热之脉，阳明表有热，当发热、汗出；滑为里有热之脉，阳明里有热，当烦渴引饮，故曰"表有热，里亦热"也。白虎汤乃解阳明表里有热之药，其不加人参者，以其未经汗、下、吐之误，里胃不虚也。

177.伤寒，脉结代，心动悸，炙甘草汤主之。

炙甘草汤方

甘草四两（炙），生姜三两（切），人参二两，生地黄一斤，桂枝三两（去皮），阿胶二两，麦门冬半升（去心），麻仁半升，大枣三十枚（擘）。

上九味，以清酒七升，水八升，先煮八味，取三升，去滓，内胶烊消尽，温服一升，日三服。一名复脉汤。

心动悸者，心下跳动不安也。脉结代，是循环障碍之脉，中虚阴不足也。病者平日血气衰微，不任寒邪之侵，又加心血不足，循环障碍，故其脉不能续行也。此时虽有表寒，不必顾虑，总以补中、生血、复脉为急务也。

178.脉按之来缓，时一止复来者，名曰结。又脉来动而中止，更来小数，中有还者反动，名曰结，阴也。脉来动而中止，不能自还，因而复动者，名曰代，阴也。得此脉者，必难治。

此条乃申明上条之意，疑为后人所加。结者，脉来停止暂歇之名，此乃气虚血弱，不能使血流畅于血脉之中。代者，真气衰微，力不能发给，如欲求代也。阴盛则结，谓之阴结；代从缓脉中来，为阴盛之脉，故谓之"代，阴也"。盖结者，为心脏瓣膜闭锁不全；代者，心脏机能已障碍，或二至一歇，或三、四至一歇，秩序紊乱，即西医所谓三联、四联脉也。

辨阳明病脉证并治

179. 问曰：病有太阳阳明，有正阳阳明，有少阳阳明，何谓也？答曰：太阳阳明者，脾约是也；正阳阳明者，胃家实是也；少阳阳明者，发汗利小便已，胃中燥烦实，大便难是也。

此条言阳明可下之证不止于胃家实也，其别有三，故设为问答以明之。一是太阳之邪，乘胃燥热而传入阳明，谓之太阳阳明，不更衣，无所苦，名脾约者是也。二是太阳之邪，乘胃宿食，与燥热相结，谓之正阳阳明，不大便，内实，燥热，名胃家实也。三是太阳之邪已到少阳，法当和解，而反发汗、利小便，伤其津液，少阳之邪复乘胃燥转属阳明，谓之少阳阳明，大便涩而难出，名大便难者是也。脾约，指胃中津液因汗、吐、下误治消耗，而不能制约之意。

180. 阳明之为病，胃家实是也。

阳明之病，指胃肠疾患而言。阳明，传化之腑。食入，胃实而肠虚；食下，肠实而胃虚。若但实不虚，斯为阳明病矣。胃实不是阳明病，而阳明病，悉从胃实而来，故以"胃家实"为阳明经之总纲也。其致实之由，有实于未病之先，有实于得病之后；有风寒外束，热不得越而实者；有妄汗、吐、下，重亡津液而实者；有从本经热盛而实者，有从他经转属而实者。此经以里证为主，里不和即属阳明病。

181. 问曰：何缘得阳明病？答曰：太阳病，若发汗，若下，若利小便，此亡津液，胃中干燥，因转属阳明。不更衣，内实，大便难者，此名阳明也。

此条本太阳病，因发汗、利小便而亡津液，胃中干燥，太阳之邪入腑而转属阳明，亦即言太阳直传阳明之候耳。古人登厕必更衣，不更衣即不大便。不大便，则胃中宿粪不得泄，故为内实。胃无津液滋润，加之蓄热，则大便必难，是为阳明里证也。

182. 问曰：阳明病外证云何？答曰：身热，汗自出，不恶寒，反恶热也。

此条即根据症状以认识阳明病。身热，汗自出，阳明经、腑共有之症状也。外证，指阳明病外显之症状而言。身热与发热异，身热是热在肌肉之分，与发热之翕翕然仅在皮肌表层不同。汗自出者，胃中实热，津液受其蒸灼而致成也。不恶寒，反恶热者，言邪热内陷，表无邪热，而里热盛也。盖伤寒定例，阴胜则阳复，阳复则发热，故人之伤于寒也，则为病热。

183. 问曰：病有得之一日，不发热而恶寒者，何也？答曰：虽得之一日，恶寒将自罢，即自汗出而恶热也。

此条接上条而言，虽云阳明病恶热，亦有得之一日而恶寒者，此尚在太阳居多；若至阳明，未有不罢而恶寒者。盖阳明恶寒，是有表证存在；至于腑病，不唯不恶寒，且必恶热耳。表证罢不罢，根据恶寒、不恶寒而确定之。

184. 问曰：恶寒何故自罢？答曰：阳明居中主土也，万物所归，无所复传，始虽恶寒，二日自止，此为阳明病也。

此条明阳明恶寒之义。盖阳明病初期之恶寒，乃表邪未罢之候，亦即表邪初传阳明之时。既传阳明之后，二三日则必发热化燥，而恶寒罢矣。此条言阳明居中属土，为万物所归者，盖言阳明居中，一切表里寒热之邪，在外、在内不解者，必壅滞于此也，因此说无所不归，无所不化。寒邪从表入里，则化燥而为实，实则无所复传，此胃家实也。若末期无所复传，扬手掷足，神昏谵语，即不得谓之不传也。

185. 本太阳初得病时，发其汗，汗先出不彻，因转属阳明也。伤寒发热无汗，呕不能食，而反汗出濈濈然者，是转属阳明也。

此条之义，谓病在太阳时，汗出能彻，病便愈于太阳；不彻，乃转属阳明证，与"发汗利小便已，胃中燥烦实，大便难"，是两种致病原因。前者是因汗出不彻，太阳之邪不解，由外传内，化燥而成阳明；后者是太阳之邪已解，因汗出、复利小便，夺津亡液，又加燥矢结聚，而成阳明，此是腑证。

186. 伤寒三日，阳明脉大。

伤寒，一日太阳，二日阳明，三日少阳，乃《黄帝内经》言传经之次序者。此条云"三日，阳明脉大"者，谓不兼太阳、阳明之浮大，亦不兼少阳、阳明之弦大，而正见正阳阳明之大脉也。盖由表传里，邪热入胃而成内实之诊，故其脉象如此也。

187. 伤寒脉浮而缓，手足自温者，是为系在太阴。太阴者，身当发黄；若小便自利者，不能发黄。至七八日大便硬者，为阳明病也。

脉浮而缓，是表证脉。今无头痛、发热、恶寒表证存在，而只有手足自温，乃邪不在表而在里之象。但入里又有阴阳之分，须以小便别之。小便不利者，湿热蕴蒸而发黄，以其人胃中原无燥气也；小便自利者，胃干、便硬而成实，以其人胃中本有燥气也。今病虽成于八九日，其开始却脉浮而缓，手足自温，则实是太阴病转属而来也。寒则太阴，热则阳明，太阴者肠部病，阳明者胃部病也。盖伤寒之黄，颇类西医之急性黄疸，因发热而致之黄疸，多尿闭、溲难；炎症之延及十二指肠者，常发黄，以十二指肠为容纳胆汁之处，故曰"太阴者，身当发黄"。

188. 伤寒转系阳明者，其人濈然微汗出也。

此条申明上条文意。言伤寒系在太阴而转属阳明，其外证，不但小便利，并当濈然汗出。盖热蒸于内，汗润于外，汗虽微，而属腑实之证也。

189. 阳明中风，口苦咽干，腹满微喘，发热恶寒，脉浮而紧。若下之，则腹满小便难也。

此条言阳明兼有太阳、少阳表邪，即不可攻下。阳明中风，热邪也。腹满而喘，热入里也，今微喘，则未全入里。发热恶寒，脉浮而紧，皆太阳未除之证。口苦咽干，为少阳半表半里之证。若误下之，引邪内陷，而腹满必成；兼以重伤津液，而小便难也。盖中风与伤寒之别，关键不在无汗、有汗，而在《内经》所言：冬之热，病伤寒；春之热，病中风。今脉紧无汗，是当汗不当下也。

190. 阳明病，若能食，名中风；不能食，名中寒。

此条申明以能食、不能食作为分别阳明病之属于中风和中寒两方面的理由。盖阳邪陷入，由寒化燥，而成阳明实证者，尚能食；阳邪化燥入里，原来有素质虚弱者，一经燥热之侵，而腑气不行，虚弱不胜其扰，故不能食也。前者为中风，后者为中寒。

191. 阳明病，若中寒者，不能食，小便不利，手足濈然汗出，此欲作固瘕，必大便初硬后溏。所以然者，以胃中冷，水谷不别故也。

此条言阳明中寒不能食，其关键，即在"中寒，不能食"也。盖胃中冷者，消化力必弱。其固瘕者，指肠中燥矢而言。盖胃肠虚弱，兼有燥矢结聚于内，后因表邪陷入，由寒化燥，两相蒸灼，而大便头结益甚。小便不利，因膀胱之腑气不化，胃肠之吸收、排泄、分泌均遭失职，水入大肠以为救济，如是则小便不利。手足濈然汗出，则燥矢结于肠而内实使然。固瘕已成，大便初硬后溏者，乃由于粪结不出，燥矢既出而肠神经弛缓，即成便溏。总之，由于肠部虚寒，而起之病变也。

192. 阳明病，初欲食，小便反不利，大便自调，其人骨节疼，翕翕如有热状，奄然发狂，濈然汗出而解者，此水不胜谷气，与汗共并，脉紧则愈。

此条接上条而论阳明病中风证也。阳邪初陷入胃，胃尚能消谷，故"初欲食"。若热实，小便当数，大便当硬。今"小便反不利，大便自调"者，是热邪初入，散漫于内，尚未成实也。欲食则胃中谷多，谷多则阳气胜，阳气与邪热并灼于胃，则津液必少，津液少则营血必弱，营血不周流则骨节痛。《金匮要略》说"阴气者，营血也"，酸痛，即阴气不足也。热甚于表，则翕翕发热；热甚于里，则蒸蒸发热。此因热气散漫，不专着于表里，故翕翕如有热状。奄，忽也。忽然发狂，阴不胜阳，即阴血不胜阳邪之扰，失其抑制作用，而呈如狂之象。阳明蕴热为实者，须下之愈。今热邪散漫，未壅为实，必待汗出而愈，故云濈然汗出而解也。水不胜谷气，是阴不胜阳也。汗出，则阳衰；脉紧，则阴气生，阴阳气平，两无偏胜，则愈，故曰"与汗共并，脉紧则愈"耳。

193. 阳明病，欲解时，从申至戌上。

此乃言阳明病欲解时，为申、酉、戌三时，即日晡也，乃阳明生旺之时。诚如尤在泾所云："申、酉、戌为阳明之时也"，"其解者正气于是复也"。

194. 阳明病，不能食，攻其热必哕。所以然者，胃中虚冷故也。以其人本虚，攻其热必哕。

此条言阳明病不能食，不得为热实，而利用寒凉攻下之剂。若攻之，必造成胃阳虚脱，寒邪盛而上冲，成为哕。盖不能食者，名中寒，以其胃肠本有虚寒宿疾，若误用寒凉下剂，而成逆证耳。

195. 阳明病，脉迟，食难用饱，饱则微烦头眩，必小便难，此欲作谷瘅。虽下之，腹满如故。所以然者，脉迟故也。

小便难，是不能排泄；食难用饱，即不能消化；脉迟，亦即胃肠虚冷；烦与眩，是兼少阳证；腹满，兼太阴证；胆汁被阻，不能正常输送至十二指肠以助消化，而从胆渗出，混入血中，因而发黄为谷疸也。盖本是食难用饱，而又强食，胃气不降，肝胆亦逆也。

196. 阳明病，法多汗，反无汗，其身如虫行皮中状者，此以久虚故也。

阳明病，法当多汗，今反无汗，如虫行皮中。盖邪热陷于阳明，胃中热炽，当濈然汗出；反无汗，如虫行皮中者，胃肠之气欲行汗，不得而出，至肌腠不能外达也。此盖里虚胃弱，肌表神经不能协汗腺开脱以排汗。此乃由于久虚，表里俱弱所致。大病久虚往往有此，不得目为阳明病也。

197.阳明病，反无汗而小便利，二三日呕而咳，手足厥者，必苦头痛。若不咳，不呕，手足不厥者，头不痛。

阳明病，法当多汗。"反无汗，而小便利"者，阳明伤于寒，而寒气内攻也。至二三日，呕、咳而四肢厥者，寒邪发于外也，必苦头痛。若不咳、不呕、四肢不厥者，邪但攻里，而不向外也，故其不头痛耳。

198.阳明病，但头眩，不恶寒，故能食而咳，其人咽必痛。若不咳者，咽不痛。

但头眩，热在上也。不恶寒者，即阳明篇首所谓"不恶寒，反恶热"之义也。能食者，为阳明中风。咳者，上焦之热甚，灼伤肺也。上焦热甚，熏蒸咽喉，咽喉必痛。不咳者，上焦之邪热不甚，故咽不痛。此条与上条互相照应，上条是中寒，此条是中风。

199.阳明病，无汗，小便不利，心中懊侬者，身必发黄。

阳明病，无汗则热不得越，小便不利则水不得外泄，纯属热蕴于内之证。心中懊侬者，邪热郁蒸，欲发于外而为黄也，西医为中毒性黄疸也。与栀子柏皮汤，则病解矣。

200.阳明病被火，额上微汗出而小便不利者，必发黄。

此条言阳明被火，而热愈炽盛，热盛则津液益伤。热邪益盛，津液上奔，乃见额上微汗。伤津，则身上无汗。小便不利者，乃溶血性黄疸也，柯氏以栀子柏皮汤主之。此二条，均属热郁发黄，阳热郁阻之为病。谷疸，属寒；此二条之黄，乃属热耳。

201.阳明病，脉浮而紧者，必潮热，发作有时。但浮者，必盗汗出。

邪在太阳，以浮紧为寒，浮缓为风；在阳明，则浮为在表，紧为在里。今言脉浮而紧者，即言脉浮且紧也。盖阳明邪虽在经，然大半已入里也。邪入于里，必发潮热。其发作有时者，阳明气旺于申、酉、戌时，故日晡时潮热也。今但脉浮者，风邪未全入里，其在经之邪未解，必盗汗出，犹未可下也。阳明本多汗多眠，故有盗汗。

202.阳明病，口燥，但欲漱水，不欲咽者，此为衄。

口燥与口渴殊异。漱水不欲咽，知不渴也。由于邪热蒸灼，口鼻黏膜干燥，故欲漱水，以减其燥。胃中不燥，故不欲咽。充血之口鼻黏膜，被热蒸灼而干燥破裂，如是则衄矣。

203. 阳明病，本自汗出，医者更重发汗，病已瘥，尚微烦不了了者，此必大便硬故也。以亡津液，胃中干燥，故令大便硬。当问其小便日几行，若本小便日三四行，今日再行，故知大便不久出。今为小便数少，以津液当还入胃中，故知不久必大便也。

此条阳明病，本自汗出，不可发汗。今医者重发其汗，伤其津液，致令胃燥，肠亦燥，而肠内积粪，因燥而益坚。如是，肠胃增加分泌，以润下燥粪。由于津液趋于肠中，以增加润下之力，则小便自少。本条小便本日三四行，今忽减少，乃浥彼注兹，故曰津液当还入胃中，知其不久即大便也。大便通后，病势微不了了者，待其自愈即可耳。

注：以上十八条，皆叔和与后世所掺。

204. 伤寒呕多，虽有阳明证，不可攻之。

此条伤寒呕多，乃邪气偏侵于上脘，为少阳未解之证，故虽有阳明症状，慎不可攻。攻之，则邪热内陷，必成结胸，小柴胡汤可治也。柯韵伯云：呕多是水气在上焦，虽有胃实证，只宜小柴胡以通津液，攻之恐有利遂不止之祸。要知阳明病，津液未亡者，慎不可攻。盖腹满、呕吐与太阴有关，攻下非法也。

205. 阳明病，心下硬满者，不可攻之。攻之，利遂不止者，死；利止者，愈。

上条言呕多不可攻，示人当顺生理自然，是相以为治。此条则言虽不呕，亦不可攻，是更进一层谈病之原委也。心下，指胃而言。心下硬满，乃邪与腑气相持局面。攻之，则邪陷腑虚，正不胜邪，故利。利止者，正胜邪也，尚能自趋恢复，故云得愈也；"利不止者，死"，乃言其硬满是虚硬虚满，若再以药攻，则犯虚而更虚之戒，脾土虚弱，太阴败坏，则未有不死也。

206. 阳明病，面合色赤，不可攻之，必发热。色黄者，小便不利也。

阳明病，面色赤者，热在经也，不可攻之。下之，虚其胃气，耗其津液，经中之热乘虚入胃，必发热、色黄、小便不利也。此乃肝阳胆火在上，而面色红赤；但其下必虚，故不可攻之。攻之，胃肠气乱，消化与分泌两相失职，必致小便不利而发黄也。盖邪热在经不可攻，若误攻，邪热内陷，必造成不可收拾之病变耳。

207. 阳明病，不吐不下，心烦者，可与调胃承气汤。

此条阳明病未经吐下，而出现心烦，则其心烦乃热盛之心烦耳，与调胃承气汤，泻其热而心烦自除。若经吐下后而见心烦者，乃虚烦也，宜栀子豉汤。因此该条示人要辨明虚烦与实烦之别，并以何汤主之也。

208.阳明病，脉迟，虽汗出不恶寒者，其身必重，短气腹满而喘，有潮热者，此外欲解，可攻里也。手足濈然汗出者，此大便已硬也，大承气汤主之。若汗多，微发热恶寒者，外未解也，其热不潮，未可与承气汤。若腹大满不通者，可与小承气汤，微和胃气，勿令至大泄下。

大承气汤方

大黄四两（酒洗），厚朴半斤（炙，去皮），枳实五枚（炙），芒硝三合。

上四味，以水一斗，先煮二物，取五升，去滓，内大黄，更煮取二升，去滓，内芒硝，更上微火一两沸，分温再服。得下，余勿服。

小承气汤方

大黄四两（酒洗），厚朴二两（炙，去皮），枳实三枚（大者，炙）。

上三味，以水四升，煮取一升二合，去滓，分温二服。初服汤当更衣，不尔者尽饮之，若更衣者，勿服之。

脉迟，汗出不恶寒者，乃阳明证也。身重，短气腹满而喘，有潮热者，纯属里证也。既是里证，而不见表证，是表已罢，里证正盛。里证盛者，可攻之。但攻里又非一途，更须辨汗、辨热以为准。如手足濈然汗出者，胃热盛而逼汗四末，津液必亡于内，大便必已成干硬，胃之实热，确乎不疑，当以大承气汤荡积通幽，刻不容缓耳。若汗虽多，而发热反微，且带恶寒，则知其邪仍存于表；再审之，汗虽多，却不潮热，则阳明之病未全具，仍当从太阳以解表也。或病人患腹大满不通者，则胃家已有闷瘕之征，可以小承气与调之，勿令大泄下，以伤其正气也。

209.阳明病，潮热，大便微硬者，可与大承气汤，不硬者，不可与之。若不大便六七日，恐有燥屎，欲知之法，少与小承气汤，汤入腹中，转矢气者，此有燥屎也，乃可攻之；若不转矢气者，此但初头硬，后必溏，不可攻之；攻之必胀满不能食也。欲饮水者，与水则哕。其后发热者，必大便复硬而少也，以小承气汤和之。不转矢气者，慎不可攻也。

潮热者，胃实也。大便微硬者，便可攻之；若不硬者，则热未成实，虽有潮热，亦未可攻。若不大便六七日，恐有燥屎结于肠，当先少与小承气以试之。服下后，转矢气者，必有燥屎结于肠，此时乃可攻之；不转矢气者，胃中无燥屎也，但肠间少硬，初头硬，后必溏，若攻之，则虚其胃气，必致腹胀满不能食。胃中干，则欲得水，水入胃中，虚寒相搏，气逆则哕。其后必然发热者，则热邪乘虚还复，聚于肠间，肠燥得热，大便必复硬而少，当与小承气汤微和之。故以重云：不转矢气者，不可内攻，慎之为要。

210.夫实则谵语，虚则郑声。郑声者，重语也。直视谵语，喘满者死，下利者亦死。

此条因谵语而辨死证。凡病笃者，皆有死之可能。胃肠实者，则谵语；虚者，则郑声。实者，阳明燥热蒸灼，而神昏气乱，语无伦次，即谵语；虚者，阳明气弱，神气虚而不能自主，故言语重叠，即郑声。谵语、郑声、重语、直视，皆脑神经起变化之病状，或由邪热熏蒸，或由虚弱神不自主，皆未必死。若兼见喘满或下利者，则真气虚脱而难回也，多属死证也。

211.发汗多，若重发汗者，亡其阳，谵语，脉短者，死；脉自和者，不死。

此条本太阳经病，因发汗过多，而转属阳明，汗多而亡阳。汗为心之液，阳亡则阴亦亏，津血耗竭，胃中燥实而谵语。谵语，脉当弦实或洪滑，为自和。自和者，脉与病不相背也，是病虽重，不死。若谵语脉短者，为邪热正盛，正气衰微，乃阳证见阴脉，其病虽轻，故有死之可能也。

212.伤寒若吐若下后不解，不大便五六日，上至十余日，日晡所发潮热，不恶寒，独语如见鬼状。若剧者，发则不识人，循衣摸床，惕而不安，微喘直视，脉弦者生，涩者死。微者，但发热谵语者，大承气汤主之。若一服利，则止后服。

此条言伤寒吐下后，津液亡而邪未尽去，邪热内结，不大便五六日，上至十余日，此为可下之时。日晡所发潮热者，乃阳明腑实燥热；不恶寒者，表证罢也；独语者，即谵语也。病剧，则昏不识人；热邪重笃，而病加剧，必现循衣摸床、手足躁动；惕而不安者，热气冲膈，而神为之不宁也；热甚，胃气上逆而喘；直视者，则邪干于脑。以上之见证皆阳亢阴竭、孤阳无依的扰乱之象。弦、涩皆阴脉，脉弦者，为阴未绝，犹可长养，故可生；脉涩，为阴绝，已成痼疾，故死耳。若其热邪微者，但发热、谵语者，宜大承气汤，下胃中实热，肠中燥结。"一服利，则止后服"者，盖大承气虽能抑阳通阴，若利后再服，恐下多反亡其阴，必至殆危，应禁之也。

213.阳明病，其人多汗，以津液外出，胃中燥，大便必硬，硬则谵语，小承气汤主之。若一服谵语止者，更莫复服。

阳明病，多汗，是胃燥之因；谵语，是便硬之根。汗出则津液外泄，自致胃燥，胃燥而胃水分消耗，必造成便硬而谵语。证在虚、实两间之际，故不应大下，只宜小承气汤微利。若一服后，谵语止者，更莫复服，虽燥硬未全除，恐伤其津液，趋于虚极也。

214. 阳明病，谵语发潮热，脉滑而疾者，小承气汤主之。因与承气汤一升，腹中转气者，更服一升；若不转气者，勿更与之。明日又不大便，脉反微涩者，里虚也，为难治，不可更与承气汤也。

若脉沉实，是内实，则可下之；今脉滑而疾，为里热未实之脉，只可少下，不可峻下耳，宜小承气和之。汤入腹中，若转矢气者，肠中有燥屎顽粪也，可更与小承气汤一升，以除之；若不转矢气者，是无燥屎，不可再与小承气汤。"明日又不大便"，这"明日又"三字当作"阳明病"三字来看。脉得沉实、紧牢之类，是里实也；今得微涩者，里气大虚之脉也。若大便利后脉涩微者，说成里虚尚可；今不曾大便，而脉反微涩，则是正气内衰，为邪气所胜，故云难治。

215. 阳明病，谵语有潮热，反不能食者，胃中必有燥屎五六枚也。若能食者，但硬耳，宜大承汤下之。

此条以能食与不能食，以辨燥之微与甚也。病人谵语、潮热，皆属胃中热盛所致。胃热则能消谷，当善食；今反不能食，此必邪热熬伤胃中津液，气化不能下行，燥屎之气，逆攻于胃所致。宜大承气汤，急抑亢极之阳，救垂绝之阴。若能食者，热邪不盛，胃中气化尚能自行，津液未受重灼，大便虽硬而不久自行，无须服药，恐伤其胃肠之气耳。若能食，而用大承气汤，殊失仲景顾惜津液之意耳。

216. 阳明病，下血谵语者，此为热入血室，但头汗出者，刺期门，随其实而泻之，濈然汗出则愈。

此条言妇人患阳明之病，又值行经下血而谵语者，为热入血室之故，非有燥矢所致。盖邪热郁于阳明之经，迫血从下而行，血下经脉空虚，热得乘虚而入其室，亦作谵语。但头汗出者，血下夺则无汗，热上扰则汗蒸也。刺期门，以泻经中之实，邪热得除，而津液回复，濈然汗出而解矣。

217. 汗出谵语者，以有燥屎在胃中，此为风也。须下者，过经乃可下之；下之若早，语言必乱，以表虚里实故也。下之愈，宜大承气汤。

胃中有燥屎，则谵语。汗出为表未罢，故云风也。燥屎在胃则当下，但以表未和则未可下，须过太阳经后无表证存在者，乃可下之。若下之过早，燥屎虽涤，而表邪乘虚复陷于里，成为表虚里实之证。胃里热甚，必发谵语，与大承气汤，以泻胃中邪热则止。

218.伤寒四五日，脉沉而喘满，沉为在里，而反发其汗，津液越出，大便为难，表虚里实，久则谵语。

伤寒四五日，邪热正当传里之时。今见脉沉喘满，乃里证已俱也。若复汗之，必致燥结谵语耳。盖燥结谵语，颇似大承气证，然以过汗伤津，又非大实大满之证，大承气汤则不宜，而宜小承气汤，微泻胃中邪热之气即愈也。

219.三阳合病，腹满身重，难以转侧，口不仁，面垢，谵语遗尿。发汗则谵语。下之则额上生汗，手足逆冷。若自汗出者，白虎汤主之。

白虎汤方

知母六两，石膏一斤（碎），甘草二两（炙），粳米六合。

上四味，以水一斗，煮米熟汤成，去滓。温服一升，日三服。

此条虽言三阳合病，而实无三阳俱备之症状。腹满、身重、谵语，皆属阳明内热之证；身重、难以转侧、口不仁、面垢，乃为邪热熏蒸郁于内，热之放散不得外泄，全身肌肉神经被其制，为邪热（温热）久困所显之疲惫状态也。热深，则额上生汗。手足逆冷，所谓热深厥亦深也。额生汗，手足逆冷，乃阳扰于外，阴争于内。虽病势危急，若自汗出者，尚可挽救，宜白虎汤清内里之热，则病势退而愈矣。本条非一清所可济事，非推求原委设法挽救方可，宜救胃液，存其真阴，方可济事。

220.二阳并病，太阳证罢，但发潮热，手足絷絷汗出，大便难而谵语者，下之则愈，宜大承气汤。

此二阳并病，言太阳证罢，是无表证；但发潮热，是热并阳明也。手足絷絷汗出，是邪热聚于胃中。大便难而谵语，乃胃中矢气燥结也。故用大承气汤下之，以清胃中实热则愈。表证在者，不可攻；表证罢者，攻其里，则愈。

221.阳明病，脉浮而紧，咽燥口苦，腹满而喘，发热汗出，不恶寒反恶热，身重。若发汗则燥，心愦愦反谵语。若加温针，必怵惕，烦躁不得眠。若下之，则胃中空虚，客气动膈，心中懊恼，舌上胎者，栀子豉汤主之。

栀子豉汤方

肥栀子十四枚（擘），香豉四合（绵裹）

上二味，以水四升，煮栀子取二升半，去滓，内豉，更煮取一升半，去滓。分二服，温进一服，得快吐者，止后服。

此条脉证错杂，不但不可攻下，亦不可发汗也。若以脉浮而紧，误发其汗，则夺液伤阴；或加烧针，必益助其阳邪炽盛，而呈谵语、烦躁、怵惕、愦乱不眠也。愦愦者，心乱也；怵惕者，恐慌也。若以证之腹满、恶热，而误下之，则胃中空虚，客气邪热，扰动胸膈，则心中懊恼，舌生苔，是皆因误下之过。此宜栀子豉汤，一涌而安也。

222. 若渴欲饮水，口干舌燥者，白虎加人参汤主之。

白虎加人参汤方

知母六两，石膏一斤（碎），甘草二两（炙），粳米六合，人参三两。

上五味，以水一斗，煮米熟汤成，去滓，温服一升，日三服。

此乃下后热客中焦之证。渴欲饮水，口干舌燥，为太阳表证已罢，阳明燥热正盛，非滋液、生津、止渴、清热之白虎汤不为功。

223. 若脉浮发热，渴欲饮水，小便不利者，猪苓汤主之。

猪苓汤方

猪苓（去皮）、茯苓、泽泻、阿胶、滑石（碎）各一两。

上五味，以水四升，先煮四味取二升，去滓，内阿胶烊消，温服七合，日三服。

此承上条乃下后热客下焦之证。湿热蕴于内，阳邪不得外泄，则有渴饮、口干、舌燥之变。若脉浮，热在表，水湿内蕴，则必有渴欲饮水、小便不利之变。当以导水邪清血热为主，宜猪苓汤。

224. 阳明病，汗出多而渴者，不可与猪苓汤，以汗多胃中燥，猪苓汤复利其小便故也。

此条言汗出多而渴，乃胃内燥热之证，当白虎汤以清热，其不可与猪苓汤之义。因汗、溺本出一辙，夏日多汗而尿少，冬日汗少而尿多是其证也。汗多为津液外泄，胃中必干，若以猪苓汤复利其小便，是夺液也，恐亡津液竭耳。

225. 脉浮而迟，表热里寒，下利清谷者，四逆汤主之。

四逆汤方

甘草二两（炙），干姜一两半，附子一枚（生用，去皮，破八片）。

上三味，以水三升，煮取一升二合，去滓，分温二服。强人可大附子一枚，干姜三两。

阳虚在外而脉浮，阴寒在里故脉迟。浮主表热，迟主里寒。此条乃里真寒而外假热之证。下利清谷，乃肠中虚寒，肠部失其吸收与消化之职，而呈之症状也。四逆汤，祛寒积、复真阳。

226. 若胃中虚冷，不能食者，饮水则哕。

夫胃气壮，则消谷而化水。若胃中虚冷，则谷不消而不能食。既不能食，则水谷之精微不输，气无以为化，两寒相得，以致成哕矣。盖胃寒不能运水之行，水液澹荡，激动横隔膜，而使其轻度痉挛，故有嗳气连声之患。

227. 脉浮发热，口干鼻燥，能食者则衄。

脉浮发热，乃太阳表证尚存之兆。虽阳明里证未成实，然内热已大盛矣，则口干鼻燥，能食；热盛则上逆，迫血妄行，而成衄也。阳明之热，因衄而解。盖衄者，鼻黏膜充血而衄也，是因壮热上壅所致，所谓"阳者亲上"也。

228. 阳明病下之，其外有热，手足温，不结胸，心中懊憹，饥不能食，但头汗出者，栀子豉汤主之。

此条乃阳明病误下之变。邪热虽应内陷，不比太阳病误之深，故其身外有热，手足温，不结胸。手足温者，乃表和，而无大邪；不结胸者，乃其里和，亦无大邪。表里之邪均不严重，其邪但在胸膈之间，故心中懊憹。饥不能食者，乃懊憹而间嘈杂不能食也。头汗出，乃热自胸中蒸熏于上，故但头汗出，而身无汗也。饥者，热也；不能食者，是客气虽不结胸，将作痞耳。

229. 阳明病，发潮热，大便溏，小便自可，胸胁满不去者，与小柴胡汤。

此条阳明兼见少阳症状。邪在阳明，发潮热，为胃实，为可下之证；但大便反溏，则知邪虽入胃而未实。小便自可，则知热邪未深。胸胁满者，邪在少阳之经。此条阳明虽属主病，但仲景示人伤寒中风有柴胡证，兹具一证存在，不必悉具，便不可汗、下也，唯宜小柴胡汤以和解之。

230. 阳明病，胁下硬满，不大便而呕，舌上白苔者，可与小柴胡汤。上焦得通，津液得下，胃气因和，身濈然汗出而解。

此条乃阳明病，邪未入腑、在表里之间的证候。胁下硬满而呕，不大便，是大柴胡证。今其舌上苔白者，犹带表寒故也，有表寒不可下，当与小柴胡汤和之。盖邪实则苔黄，为邪入腑之兆，可下。呕者，胃气不和也；舌上白苔者，上焦不通，火郁于上也。本条上焦不通，胃气不和，而必有头汗出之症状耳。

231.阳明中风，脉弦浮大，而短气，腹胀满，胁下及心痛，久按之气不通，鼻干，不得汗，嗜卧，一身及目悉黄，小便难，有潮热，时时哕，耳前后肿，刺之小瘥，外不解，病过十日，脉续浮者，与小柴胡汤。

弦属少阳，浮属太阳，大属阳明，此以脉象而合也。既云中风，便藏表热在内。外不解，即指表热而言，必发热不得汗，为太阳证。短气、腹满、鼻干、嗜卧、身目黄、小便难、潮热，皆为阳明病。胁下及心痛，则属少阳证。耳前后肿，为阳明、太阳、少阳兼见之证。此盖阳明之脉出大迎，循颊车上耳前；太阳之脉其支者，从巅至耳；少阳之脉，下耳后，其支者，从耳后入耳中，出走耳前也。然此三阳俱见而独言阳明者，以阳明居多，而曰阳明也。为何不言"三阳合病"而独言"阳明中风"，以此条之症状乃伤寒中风之发颐证，即流行腮腺炎也。小便难，乃三焦闭塞，气化不行也。小便利，则不发黄，邪热随尿排出。久按之气不通者，盖言不按已自短气，若久按之则气愈不通耳。此条之发颐，乃风热两壅，阳热熏炽。时时哕者，乃上下焦腑气不相等，横膈肌痉挛而然，即俗所谓呃逆也。柯氏言小柴胡汤专治外不解，对内专注重于刺，盖刺之以泻实热而解矣。

232.脉但浮，无余证者，与麻黄汤。若不尿，腹满加哕者，不治。

今脉但浮，不大弦，则非阳明、少阳脉。无余证，则上条诸证已罢，无阳明、少阳症状存在，故可与麻黄以解外。若不尿，腹满加哕，是接前条耳后肿而来，此是内邪不解，非刺后所致，亦非用药所致，乃病变危急，阴阳并逆之兆。不治，言其难治也。

233.阳明病，自汗出，若发汗，小便自利者，此为津液内竭，虽硬不可攻下之。当须自欲大便，宜蜜煎导而通之。若土瓜根及大猪胆汁，皆可为导。

蜜煎导方
食蜜七合。

上一味，于铜器内，微火煎，当须凝如饴状，搅之勿令焦著，欲可丸，并手捻作挺，令头锐，大如指，长二寸许。当热时急作，冷则硬。以内谷道中，以手急抱，欲大便时乃去之。

又大猪胆一枚，泻汁，和少许法醋，以灌谷道内，如一食顷，当大便出宿食恶物，甚效。

津液内竭，肠胃干燥，大便固硬，此非结热，不可攻之，宜用药外导引之。盖阳明病，自汗出或发汗、小便自利者，皆为津液内竭，虽大便硬，而无满痛之苦，不可攻之。待津液还胃，自欲大便，燥屎已至直肠难出肛门之时，采取蜜煎润燥，导而利之。或土瓜根宣气通燥，或猪胆汁清热润燥，择而用之，均可。

234.阳明病，脉迟，汗出多，微恶寒者，表未解也，可发汗，宜桂枝汤。

此条乃二阳并病之证。本条虽属阳明而非胃家实之证，乃太阳病初传阳明，邪将入里，故显脉迟。汗出多者，阳明热而肌腠疏也。微恶寒者，太阳在表之风邪未尽解也。此证宜桂枝汤，以解肌发汗，以其病从太阳经来，仍从太阳经论治。《医宗金鉴》云："'汗出多'之下当有'发热'二字。若无此二字，脉迟，汗出多，微恶寒，乃是表阳虚，桂枝附子汤证也，岂有用桂枝汤发汗之理乎。必是传写之误。"

235.阳明病，脉浮，无汗而喘者，发汗则愈，宜麻黄汤。

此条是太阳之邪未尽入阳明，犹在表也，当仍从太阳伤寒论治，发汗则愈。现此条脉证皆寒伤营也，但首冠"阳明病"三字，盖以"太阳篇"曰："恶寒，体痛……脉阴阳俱紧者，名为伤寒。"其次条又曰："恶风，无汗而喘者，麻黄汤主之。"此条虽亦无汗而喘，然无恶风寒之证，亦即阳明所谓"不恶寒，反恶热"之意，是为阳明病也。

236.阳明病，发热汗出者，此为热越，不能发黄也。但头汗出，身无汗，剂颈而还，小便不利，渴引水浆者，此为瘀热在里，身必发黄，茵陈蒿汤主之。

茵陈蒿汤方

茵陈蒿六两，栀子十四枚（擘），大黄二两（去皮）。

上三味，以水一斗二升，先煮茵陈，减六升，内二味，煮取三升，去滓，分三服。小便当利，尿如皂荚汁状，色正赤，一宿腹减，黄从小便去也。

发热、汗出，此为热越。热越者，言热能外泄之谓。汪昂云：热外越而表不郁，湿下渗而里不停。今小便既不利，身又无汗，是郁热于里而成黄耳。其但头汗出，是热郁不越，上蒸于头也。身无汗，剂颈而还，是热蒸无从发泄，瘀而在里，故呈小便不利，渴引水浆以自救，身必发黄也。盖此条乃急性热病之并发黄疸之证。

237.阳明证，其人喜忘者，必有畜血。所以然者，本有久瘀血，故令喜忘。屎虽硬，大便反易，其色必黑者，宜抵当汤下之。

抵当汤方

水蛭（熬）、虻虫（去翅足，熬），各三十个，大黄三两（酒洗），桃仁二十个（去皮尖及两人者）。

上四味，以水五升，煮取三升，去滓，温服一升。不下更服。

喜忘者，乃其人言语、动作随过即忘也，以其人平日素有积久之瘀血在里故也。屎虽硬，大便反易，其色必黑者，乃蓄血之外显症状也。察邪热燥结，其色未尝不黑。若瘀血，则必溏而黑，黏如漆；燥结则硬而黑，晦如煤，此为辨耳。喜忘与发狂，皆为神经系统疾病。瘀血致此，殆因自家中毒，延及大脑血管之梗塞。瘀血有沉降之性，下行入于肠，不能吸收，故令如胶漆状，而发黑也。

238. 阳明病，下之，心中懊侬而烦，胃中有燥屎者，可攻。腹微满，初头硬，后必溏，不可攻之。若有燥屎者，宜大承气汤。

下后，心中懊侬而烦者，虚烦也。胃中有燥屎者，非虚烦，乃可攻之兆。腹微满，初头硬，后必溏，是无燥屎在内，此热不在胃，而在上焦也，不可攻之。虚烦，当以调胃承气；实烦，肠中有燥屎，当以大承气下之。

239. 病人不大便五六日，绕脐痛，烦躁，发作有时者，此有燥屎，故使不大便也。

此条接上条，有燥屎，即可用大承气下之。此条病人不大便五六日，绕脐痛，烦躁，已证明胃肠中有燥屎存在。其烦躁，乃实热郁闷于里。其燥屎，乃由屎内水液缺乏而燥结也。其发作有时者，即日晡潮热之证。前条言潮热、谵语、手足汗出、转矢气，其法可谓备矣。而此条复言绕脐痛，可见证候多端，医者所当变通也。

240. 病人烦热，汗出则解，又如疟状，日晡所发热者，属阳明也。脉实者，宜下之；脉浮虚者，宜发汗。下之，与大承气汤；发汗，宜桂枝汤。

此条属二阳并病，先表后里之法。脉浮虚者，宜发汗，盖浮为主表虚者，汗自出也，似为中风表证，宜桂枝汤。脉实者，是表去而里实也，仍当承气汤下之。如疟状，日晡所发热者，属阳明也；若脉实大有力，为邪在阳明之里而实也，宜攻之。

241. 大下后，六七日不大便，烦不解，腹满痛者，此有燥屎也。所以然者，本有宿食故也，宜大承气汤。

此条言下后邪热不解，六七日不大便，烦躁，腹满而痛，乃因肠中原有宿食，经大下之后，宿食未去，泊于回肠曲折之处，故烦热不解，六七日时间，又与燥热相结而成燥屎，与新食之浊气相遇，蓄滞肠中，故呈腹痛。宿食者，即胃家实也，为正阳阳明致之之源也，当以大承气汤下之，则燥屎去而解。

242. 病人小便不利，大便乍难乍易，时有微热，喘冒不能卧者，有燥屎也，宜大承气汤。

小便不利，乃因邪热壅塞肠胃，腑气不行津液枯燥所致。"大便乍难乍易"者，乍难，由于燥结；乍易，由于肠内水分奔集燥结处，以为救济浸润，故有时又出现大便乍易。时有微热，乃潮热之余波未除。喘冒，不能卧者，《素问·逆调论》所谓"胃不和，则卧不安"也。若诊其舌苔，必有黄燥代黑之兆；脉必实大，有燥屎在内之故也。故谓"宜大承气汤"。

243. 食谷欲呕，属阳明也，吴茱萸汤主之。得汤反剧者，属上焦也。

吴茱萸汤方

吴茱萸一升（洗），人参三两，生姜六两（切），大枣十二枚（擘）。

上四味，以水七升，煮取二升，去滓，温服七合，日三服。

素有虚寒之证，谷气入胃，不能下行，则食谷欲呕，胃不纳谷。盖呕有少阳之呕，是寒侵半表半里而呕；太阳之呕，乃邪热犯胃（指上焦言），胃中躁烦而呕。此条之呕云"属阳明"，阳明者，胃也。以胃中虚寒，上焦有热，故得汤反剧也。吴茱萸汤乃辛温降逆之剂，故服之呕止。此方兼治慢性胃炎，胃酸过多之证。

244. 太阳病，寸缓关浮尺弱，其人发热汗出，复恶寒，不呕，但心下痞者，此以医下之也。如其不下者，病人不恶寒而渴者，此转属阳明也。小便数者，大便必硬，不更衣十日，无所苦也。渴欲饮水，少少与之，但以法救之。渴者，宜五苓散。

五苓散方

猪苓（去皮）、白术、茯苓各十八铢，泽泻一两六铢，桂枝半两（去皮）。

上五味，为散，白饮和服方寸匕，日三服。

此条疑注家误入之文，只可顺经释义，明其概况耳。既云太阳病，脉寸缓关浮尺弱，是表未罢，邪将陷入之脉。发热汗出，复恶寒者，表证未罢之候也。不呕，但心下痞，乃邪将逐渐入里之证。由于医者下之过早，邪气留于心下故耳。如其不下者，必渐不恶寒而渴，则太阳之邪转属阳明也。小便数，大便必硬，是无满实之证，虽不更衣十日，亦无所苦，候津液还胃，小便即不数，而大便自通耳。渴欲饮水者，少少与之，以润胃燥，但要审邪之所在，以法救之，如渴不止，与五苓散。考五苓散证，《伤寒论》74条云："渴欲饮水，水入即吐者……五苓散主之。"今只言渴不止，未言其他，是必阳明热盛，易从汗泄，原有水饮停于心下之证，心下有水饮，引起津不上行而渴，用五苓散驱水下行，而上渴即止也。

245. 脉阳微而汗出少者，为自和也；汗出多者，为太过。阳脉实，因发其汗，出多者，亦为太过。太过者，为阳绝于里，亡津液，大便因硬也。

脉阳微，谓脉浮无力而微；脉阳实，谓脉浮有力而盛。不论中风、伤寒，脉阳微则热微，微热蒸表作汗。若汗出少者，为自和欲解；汗出多者，为太过，不解也。阳实则热盛，发其汗，汗出多者，亦太过，必致亡津液，因而大便硬，而成内实证。

246. 脉浮而芤，浮为阳，芤为阴。浮芤相搏，胃气生热，其阳则绝。

浮，为阳邪盛；芤，为阴血虚。阳邪盛则胃气生热；阴血虚则津液内竭。此即《素问·生气通天论》所谓"阴阳离决，精气乃绝"之义也。"其阳则绝"，乃言阴阳不能相用为事，其阳气欲断绝耳。此条辨阳明津液之脉，见此象，当以生津养液为主，不可攻下也。

247. 趺阳脉浮而涩，浮则胃气强，涩则小便数，浮涩相抟，大便则硬，其脾为约，麻子仁丸主之。

麻子仁丸方

麻子仁二升，芍药半斤，枳实半斤（炙），大黄一斤（去皮），厚朴一尺（炙，去皮），杏仁一升（去皮尖，熬，别作脂）。

上六味，蜜和丸，如梧桐子大，饮服十丸，日三服。渐加，以知为度。

趺阳，即冲阳穴，在足背上去陷谷三寸，足大趾、次趾之间，脉动应手，属足阳明胃经，古人以候脾胃也。脉浮为胃气强，涩为脾气弱。脾者，指小肠之吸收作用。今胃强脾弱，而是胃气上盛，脾液下消，不能制约胃中津液，日久必有便硬之证，故以麻子仁丸润滑之。脾约之病，是不能约束津液，但输膀胱，致小便数大便硬。

248. 太阳病三日，发汗不解，蒸蒸发热者，属胃也，调胃承气汤主之。

太阳病三日，发汗不解，乃表虽罢，而内热已显之兆。蒸蒸发热，乃言热气腾蒸，自内外达，非翕翕发热在皮肤之状，当属于邪热聚于胃，尚未见潮热、谵语之象。故需以调胃承气汤以下之，使其邪热早泄，不至于致大便燥结也。

249. 伤寒吐后，腹胀满者，与调胃承气汤。

伤寒，汗、下为顺生理自然之治法；吐者，是逆体质生机，使胃及食管痉挛后，将内容之物吐出而设，为病邪在隔膜中之治法也。汗下正治，无须调养；而吐法不然，盖吐则胃液消耗，胃气被夺，伤亡津液，燥气不能下达，遂成土郁，因是以胀。其胀，乃胃中气逆而胀，非实胀也。故以调胃承气汤微下利气，则胀消也。

250. 太阳病，若吐若下若发汗后，微烦，小便数，大便因硬者，与小承气汤和之愈。

吐、下、发汗，皆足以亡津液。微烦，是太阳传入阳明之征，乃栀子豉汤证也。今小便数，大便硬，是津液下夺，直肠缺水，故便硬。以小承气汤利之，夺其郁热，则愈。

251. 得病二三日，脉弱，无太阳柴胡证，烦躁，心下硬。至四五日，虽能食，以小承气汤，少少与微和之，令小安。至六日，与承气汤一升。若不大便六七日，小便少者，虽不受食，但初头硬，后必溏，未定成硬，攻之必溏。须小便利，屎定硬，乃可攻之，宜大承气汤。

脉弱者，谓无浮紧在表之脉也。无太阳柴胡证，即谓无恶寒发热，或寒热往来等在表及半表半里症状。烦躁，心下硬者，全是阳明腑热邪实。《素问·五脏别论》云"胃虚而肠实"，故能食；能食者，心下必不痞满。邪热传于肠间，胃火自盛，其人烦躁者，必不大便，须以小承气汤，少少与之，微利则和，令其小安也。至六日，仍烦躁不安，而不大便者，前用小承气汤可加至一升，使得大便而止，此言小承气汤不可多用之意。至六七日，不大便，为当下之时。但小便少，乃小便不利，此系胃中水谷之气不能分清，故不能食。前已言：能食者，为中风，是邪入胃，尚未成实；不能食者，是胃中寒。但此条不能食，不可以胃中有燥屎而过早攻下也，必须待屎结硬实，乃可攻之，宜大承气汤也。

252. 伤寒六七日，目中不了了，睛不和，无表里证，大便难，身微热者，此为实也，急下之，宜大承气汤。

此条言伤寒六七日，邪当入里之时，外无发热恶寒表证，内无谵语腹满里证；且非不大便，而曰"大便难"；又非大热，而仅言"身微热"。综合观之，乃邪势不甚炽盛之症状也。目中不了了，是邪伏于里，津液被灼而消耗。《灵枢·大惑论》曰"五脏六腑之精气，皆上注于目"，今不了了，睛不和，乃热结神昏将至之先兆也。急以大承气下之，则谵语、狂躁将不至相继发生耳。

253. 阳明病，发热汗多者，急下之，宜大承气汤。

阳明病三字，即表示阳明病症状俱在，又加发热汗多，乃胃内愈燥，津液愈竭，阳热蒸于外，阴液亡于中，虽无内实兼证，宜急下救阴为要也，故谓"宜大承气汤"。不急下恐成"五实",《素问·玉机真脏论》曰"五实者……死也"。五实,即脉盛、皮热、腹胀、前后不通、闷瞀等五种实证。

254. 发汗不解,腹满痛者,急下之,宜大承气汤。

发汗不解,乃邪热传入腑,而成腹满痛症状。津液外夺,胃液被邪热熏灼,造成阳实,不急下之,病变莫测。故谓"宜大承气汤"。

255. 腹满不减,减不足言,当下之,宜大承气汤。

腹满不减,邪气实也,《伤寒论·伤寒例》曰"大满大实",自可下之,宜大承气汤,下其满实。若腹满时减,非内实也,则不可下。《金匮要略·腹满寒疝宿食病脉证治》曰:"腹满时减,复如故,此为寒,当与温药。"减不足言,是其少也。

256. 阳明少阳合病,必下利。其脉不负者,为顺也。负者,失也,互相克贼,各为负也。脉滑而数者,有宿食也,当下之,宜大承气汤。

两阳合病而自利,为经验事实。阳明属土,少阳属木,二经合病,是木克土也。气不相和,必下利。其脉不负者,为顺。负者,失也。负者,胜之对也,言阳明脉胜过少阳脉,是不相克为顺。若少阳脉胜过阳明脉,为不顺;不顺,即反克也。互相克贼者,谓阳明弱,少阳盛也。"脉滑而数者,有宿食也",若有下利,则为旁流。若阳明病而里脉滑而数,乃热结旁流之候,以大承气汤下之即愈。初非难事,故云"不负者,为顺"。顺者,阳明是主证,少阳是兼证;逆者,少阳是主证,阳明是兼证。少阳属肝胆,阳明属肠胃,肝胆不能与胃肠相谋,则病立呈也。程云:见滑数之脉,为不负,为顺;见弦直之脉,为负,为失也。故负者,又为症状与脉象不符之意。

257. 病人无表里证,发热七八日,虽脉浮数者,可下之。假令已下,脉数不解,合热则消谷喜饥,至六七日不大便者,有瘀血,宜抵当汤。

病人无表里证,是无太阳表证,又无阳明里证。但发热而无恶寒七八日,虽脉浮数,不可汗也。若屎硬可下之。假令已下,脉不浮而数不解,是表热去,而里热未去也。至六七日不大便,若不能消谷喜饥,是胃内实热也,以大承气汤下之;今既消谷而无饥,胃内非邪热壅滞,乃有瘀血与热结,致不大便也。宜用抵当汤下之。

258. 若脉数不解,而下不止,必协热便脓血也。

脉数,为里热不解,言内热不去也。内热不去,而下利不止,乃协热下利之证。继便脓血,乃是由于阴证转属便脓血之痢疾耳。

以上两条文理不甚明显，病理亦不彻底，有本删去之。

259.伤寒发汗已，身目为黄，所以然者，以寒湿在里不解故也。以为不可下也，于寒湿中求之。

伤寒，发汗已，热气当外越，不当身目黄。今却见身目皆黄，以其人素有里湿内寒，现表又中寒邪，发汗已，在表之寒邪虽去，而在里寒湿未除，故云不解。由于汗后中气愈虚，在里之寒湿愈滞，脾胃受寒湿所伤而发黄，乃湿夹热郁蒸而为黄，此黄乃阴黄也。其黄晦暗如烟熏，终不如阳黄之明如橘皮之色也。小便利者，术附汤；小便不利，大便反快者，宜五苓散。阴黄之证，不可下。

260.伤寒七八日，身黄如橘子色，小便不利，腹微满者，茵陈蒿汤主之。

此条言阳明发黄之色，与阴黄如烟熏之色不同。伤寒至七八日，邪气入里已深，身黄如橘子色者，湿热之邪在胃，独伤阴分，故发黄也。小便不利，为水湿内蓄。邪实壅滞，而腹满也。以湿热实于胃，故以茵陈蒿汤主之。

261.伤寒身黄发热，栀子柏皮汤主之。

栀子柏皮汤方

肥栀子十五个（擘），甘草一两（炙），黄柏二两。

上三味，以水四升，煮取一升半，去滓，分温再服。

伤寒，身黄发热者，若有无汗之表证，宜麻黄连轺赤小豆汤汗之可也。若有成实之里证，宜茵陈蒿汤下之亦可也。今外无可汗之表证，内无可下之里证，故唯宜以栀子柏皮汤清之也。身黄是胃郁热，当下之；以其发热，其热未实，故与栀子柏皮汤清解也。

262.伤寒瘀热在里，身必黄，麻黄连轺赤小豆汤主之。

麻黄连轺赤小豆汤方

麻黄二两（去节），连轺二两（连翘根是），杏仁四十个（去皮尖），赤小豆一升，大枣十二枚（擘），生梓白皮一升（切），生姜二两（切），甘草二两（炙）。

上八味，以潦水一斗，先煮麻黄再沸，去上沫，内诸药，煮取三升，去滓，分温三服，半日服尽。

伤寒，瘀热在里，乃太阳表邪陷入后，与胃中湿气互结，留蓄壅滞于里，使其身黄。即"湿热相交，民多病疸"之谓也。以上两条之黄似为传染性肝炎之发黄耳。

辨少阳病脉证并治

263. 少阳之为病，口苦，咽干，目眩也。

太阳主表，颈项强痛为提纲。阳明主里，胃家实为提纲。少阳居半表半里之位，仲景特揭口苦、咽干、目眩为提纲。若口、咽、目三者，不可谓之表，又不可谓之里，是表入里、里出表之处，所谓半表半里也。苦、干、眩，医者所不知，乃病人自觉症状，医者借问诊而知也。口苦者，热蒸胆气上逆。咽干者，热耗其津液也。目眩者，邪热炎上，熏蒸头脑，而使眼发昏黑色也。其原因总因表寒里热，寒热互拒，所以有和解一法，小柴胡汤是也。

264. 少阳中风，两耳无所闻，目赤，胸中满而烦者，不可吐下，吐下则悸而惊。

少阳中风，指上条"少阳病，口苦，咽干，目眩"而言。两耳无所闻、目赤、胸中满、烦，乃少阳之兼证。两耳无所闻、目赤，乃热攻上焦也。胸中满、烦，即胸胁苦满而烦，乃少阳之邪居于半表半里之证，非太阳证邪陷者可比，不可吐下。若吐下，虚其中，必神志虚怯，则悸而惊也。

265. 伤寒，脉弦细，头痛发热者，属少阳。少阳不可发汗，发汗则谵语，此属胃，胃和则愈，胃不和，烦而悸。

脉弦细，少阳之脉也。头痛、发热、无汗，伤寒之证也。又兼口苦、咽干、目眩等少阳之证，故曰属少阳也。少阳之病，已属半表半里，故不可发汗。若发汗，则益伤其津液，而使其热益炽，必发谵语。既见谵语，则专属胃矣。若其人津液素充，胃能自和，则或可愈矣。否则，津干热结，胃必不和，不但谵语，而且更烦而悸矣。

266. 本太阳病不解，转入少阳者，胁下硬满，干呕不能食，往来寒热，尚未吐下，脉沉紧者，与小柴胡汤。

小柴胡汤方

柴胡八两，人参三两，黄芩三两，甘草三两（炙），半夏半升（洗），生姜三两（切），大枣十二枚（擘）。

上七味，以水一斗二升，煮取六升，去滓，再煎取三升。温服一升，日三服。

太阳不解，传入少阳，当与小柴胡汤，乃是定法。胁下硬满、干呕、不能食、往来寒热，乃少阳证候。若是寒实在胸当吐之，而少阳证，反以吐、下、温针，是犯少阳之戒，而邪必犯阳明，成为谵语坏病。"脉沉紧"，当是"脉沉弦"。若"脉沉弦"，始与上文之义相符，可与小柴胡汤也。

267. 若已吐下、发汗、温针，谵语，柴胡汤证罢，此为坏病。知犯何逆，以法治之。

此条言经吐下、发汗、温针，乃犯少阳之戒，邪入阳明，发谵语，已为坏病。谵语，乃阳明受病，当即知犯阳明之逆而施治。若无谵语，而见他经坏证，亦须凭脉证施治。

268. 三阳合病，脉浮大，上关上，但欲眠睡，目合则汗。

三阳合病，太阳之病，转入少阳阳明也。阳明之脉本大，太阳证未罢，其脉故浮；上关上者，是关部连上寸口脉位也。太阳、阳明之病，以脉合。少阳以其证合，故但欲睡眠。目合则汗出，是盗汗，亦是热盛。若因虚而"但欲眠睡，目合则汗"，则入"少阳篇"中不妥；若以热盛神昏之睡而汗出，则为胆热炽盛之证，如此而汗出方合。

269. 伤寒六七日，无大热，其人躁烦者，此为阳去入阴故也。

伤寒六七日，邪气当入里之时，外无大热，内必有躁烦，乃表邪传里之证也。故为阳去入阴耳，盖阳主表、阴主里也。

270. 伤寒三日，三阳为尽，三阴当受邪，其人反能食而不呕，此为三阴不受邪也。

三日者，指三候而言也。三候约二十一天，三阳经当尽，三阴当受邪。今其人反能食而不呕，可知里气还和，少阳之邪有自解之趋向，故谓三阴不受邪也。三阴者，太阴也。《素问·热论》篇以胃家实为三阴，今《伤寒论》未称阳明为阴之说，故沿袭《素问·热论》而自乱其例，非仲景原旨也。

271. 伤寒三日，少阳脉小者，欲已也。

《素问·离合真邪论》曰："大则邪至，小则邪平。"伤寒三日，邪传少阳，脉当弦紧。今脉小者，邪气微，将欲解也。盖脉大则病进，即言病势将趋重耳。此条冠以"三日"，多为表邪内传之期。

272. 少阳病，欲解时，从寅至辰上。

阳中之少阳，通于春气，寅、卯、辰三时，少阳木至之时也。寅至辰上，为天将破晓，夜气收敛，晨曦清和之候，乃少阳生旺之时。病邪至此，郁结之气当解也。若各注家涉及五行，不可通耳。

辨太阴病脉证并治

273.太阴之为病，腹满而吐，食不下，自利益甚，时腹自痛。若下之，必胸下结硬。

满，为寒胀；吐与食不下，为寒格。下利益甚，腹自痛，乃肠虚而寒邪滞留为患。凡自利，不因攻下，而自泻利者，俗谓之底漏也。若下之，胃中阳虚，阴必胜，阴胜格阳，胃肠升降失职，必成结胸之患。盖太阴为湿土之脏，湿注太阴，则为腹满；湿注于胃，则必吐逆。腹满、自利、腹痛，皆四逆汤证也。

274.太阴中风，四肢烦疼，阳微阴涩而长者，为欲愈。

太阴中风，即风邪直中于太阴也。四肢烦疼，盖脾为太阴之脏，所主四肢也。脉阳微阴涩而长，言脉象轻取之而微，重取之而涩。阴阳，指脉之浮沉而言耳。阳微、阴涩，正四肢烦疼之脉。长者，阳脉也，以微、涩两者之间，其脉来去而长，为阴中见阳。脉长，则阳回，故谓阴病欲愈之象。

275.太阴病，欲解时，从亥至丑上。

太阴为病，欲解时，当在亥至丑时上。盖脾为阴，主旺于亥、子、丑三时，因此时是阴中之阴，阴气将敛，阳气将复之时，故太阴病至此即解也。

276.太阴病，脉浮者，可发汗，宜桂枝汤。

桂枝汤方

桂枝三两（去皮），芍药三两，甘草二两（炙），生姜三两（切），大枣十二枚（擘）。

上五味，以水七升，煮取三升，去滓，温服一升。须臾啜热稀粥一升，以助药力，温覆取汗。

此条言太阳病直入太阴。脉浮者，太阳表证未解，故可汗之，宜桂枝汤。盖太阴病，必有腹满、不食、吐利症状，本当脉沉主里，今见脉浮，则是表证未罢，故当解表为先。若无太阳表证，当先救里为主，不当汗之。

277. 自利不渴者，属太阴，以其脏有寒故也，当温之。宜服四逆辈。

盖自利而渴者，是里有热，属阳也。若自利不渴者，则为里寒，属阴。今自利不渴，知为太阴本脏有寒也，故当温之。四逆辈，指四逆、理中、附子等汤而言也。

278. 伤寒，脉浮而缓，手足自温者，系在太阴。太阴当发身黄，若小便自利者，不能发黄。至七八日，虽暴烦下利日十余行，必自止，以脾家实，腐秽当去故也。

脉浮而缓，为瘀热发黄之脉。盖寒则太阴，热则阳明，故阳明为病，脉当浮而缓。小便自利，胆汁随入随出，故不自发黄。例称太阴病，即指小肠发炎而言。彼云七八日大便硬，是太阴转为阳明而愈。此云七八日暴烦下利，是自愈于太阴也。脾家实，腐秽当去，谓正气恢复，肠中生机振作，自动排除肠内壅滞物，而趋自愈也。

279. 本太阳病，医反下之，因而腹满时痛者，属太阴也，桂枝加芍药汤主之。大实痛者，桂枝加大黄汤主之。

桂枝加芍药汤方

桂枝三两（去皮），芍药六两，甘草二两（炙），大枣十二枚（擘），生姜三两（切）。

上五味，以水七升，煮取三升，去滓，温分三服。本云桂枝汤，今加芍药。

桂枝加大黄汤方

桂枝三两（去皮），大黄二两，芍药六两，生姜三两（切），甘草二两（炙），大枣十二枚（擘）。

上六味，以水七升，煮取三升，去滓，温服一升，日三服。

此条本太阳病，医不汗解，而反下之，致病传太阴，因而腹满时痛。太阴病，为秽气凝结不利，而满痛；阳阳病，为腐秽燥结不行，而实痛拒按。桂枝加芍药汤，是以桂枝汤解表，加芍药治其挛痛。若实而痛者，属阳明也，是邪陷阳明，而表未解之证，故用桂枝汤解表，加大黄以润肠通结，为表里双解之法也。

280. 太阴为病，脉弱，其人续自便利，设当行大黄芍药者，宜减之，以其人胃气弱，易动故也。

此条言太阴本经为病，故脉弱。纵有腹满自利，只好静以待之。若欲行大黄、芍药，则减轻剂量使用，恐胃气伤动，泻利不止也。

太阴，指腹部言，其部位在脐中，脐以下是少阴部位。所谓腹部，非腹膜，乃概肠胃而言。古人言"太阴属脾"，泥定一脾不妥。太阴病，只分寒热虚实，虚者从太阴治，实者从阳明治，热者从阳明治，寒者从太阴治。

辨少阴病脉证并治

281．少阴之为病，脉微细，但欲寐也。

少阴者，肾经也。少阴受邪，则阳气衰微，故其脉微细。阴盛阳衰者，不论昼夜，但欲寐；阴虚火旺者，夜不得寐。此条乃少阴病总纲，凡后称少阴病者，皆指此脉证而言也。少阴病多属全身衰竭，心力不足之证。

282．少阴病，欲吐不吐，心烦，但欲寐，五六日自利而渴者，属少阴也。虚故引水自救。若小便色白者，少阴病形悉具。小便白者，以下焦虚有寒，不能制水，故令色白也。

欲吐不吐者，三焦寒郁，胃气不得上行。心烦、但欲寐，乃阴寒在下，阳邪上壅。总是阴盛于下，而阳扰于上也。五六日自利而渴者，由于自利，而体内水液消耗于下，故上虚，则欲得水自救。小便色白者，其"白"字当是"清"字。以上的病状诱因，属于心力衰弱，生理机能失调所致。盖邪侵少阴，真阳受困，故呈疲惫衰微证候耳。

283．病人脉阴阳俱紧，反汗出者，亡阳也，此属少阴，法当咽痛而复吐利。

脉阴阳俱紧，为伤寒，不当有汗；今反汗出者，是真阳素亏，无阳以固其外，遂致腠理疏泄，不发热而汗出也，为伤寒已直传少阴之候。少阴无阳证呈现，故不可发汗。咽痛而复吐利者，既无阳证，必是阴盛。阴盛，则阴邪上逆，为咽痛，或为吐；阴寒下泄，而复为利。柯氏云：上焦从火化，而咽痛、呕吐；下焦从寒化，阴虚而下利不止。当用四逆汤救阴，此与阳明之咽痛不同。

284．少阴病，咳而下利，谵语者，被火气劫故也，小便必难，以强责少阴汗也。

本条之下利，乃少阴肾气弱，津液下注而致。若被火者，则夺气上逆，肺金受制，而咳。火气蒸灼上焦，则神昏而谵语。因火劫，强责少阴肾脏津液而为汗，故小便必难，此小便必难即小便少之意。被火者，必谵语、咳而下利。谵语者，当分看。咳而下利，真武汤证有此症状；若被火，是强责之故，当是茯苓四逆汤证也。

285. 少阴病，脉细沉数，病为在里，不可发汗。

脉之沉细、沉数，是阴脏受邪，与表阳无关。此条从脉上断，非从证上断，是为麻黄细辛附子汤证，但不可恃为常法也。脉之沉中见数，为寒甚，属真阴寒证之脉，不可发汗，恐竭其阴液也。

286. 少阴病，脉微，不可发汗，亡阳故也。阳已虚，尺脉弱涩者，复不可下之。

微，乃小细软弱，似有若无之象。脉微，阳气大衰，卫阳虚弱，故不可汗。汗为阴液，汗之，而阳气益泄而虚，故曰亡阳。尺脉弱涩者，乃命门之火衰败。肾家之津液不足，不但不可汗，更不当下之，恐伤其阴精、阳气也。病在里，发汗无益；虚，则汗、下都非。少阴本易亡阳，汗则当禁。是当以证为准，里有里证，虚有虚证，仅凭脉象则疑似，容易误病耳。

287. 少阴病，脉紧，至七八日，自下利，脉暴微，手足反温，脉紧反去者，为欲解也。虽烦下利，必自愈。

脉紧，在少阴病，必无发热恶寒之象，而为寒邪在里之候。至七八日，自下利者，乃阴阳相持，可以自调，虽有下利之兆，而病不危急也。若突然暴微，必系病进。但手足反温，则知其身体生理机能尚有恢复能力。脉紧反去者，乃病势缓和，有消退之兆，故谓之欲解也。虽然有烦躁下利之象，则知寒邪将必自退，阳回阴寒除，而自愈也。

288. 少阴病，下利，若利自止，恶寒而蜷卧，手足温者，可治。

盖热者，则扬手露脚；寒者，则蜷卧神迷。若少阴病下利自止，恶寒蜷卧，手足温者，则知阳气尚未绝竭败坏也。盖利自止，肠胃尚有能力自救；手足温，阳气尚未全脱，故云可治也。

289. 少阴病，恶寒而蜷，时自烦，欲去衣被者，可治。

恶寒而蜷，是少阴本症。时自烦、欲去衣被，乃阳回躁扰见于外，是本身体质尚可，与寒邪互争之兆，故云可治也。

290. 少阴中风，脉阳微阴浮者，为欲愈。

风中太阳，则脉阳浮而阴弱。此阳阴，指浮沉而言。今此条言脉阳微阴浮，此阳、阴，乃指寸口、尺中而言，寸口属阳，尺中属阴，风中少阴呈此脉象，则知邪将由里达表，故为欲愈也。盖阴经邪重，尺部脉必沉；沉，则里邪重而不愈。

291.少阴病，欲解时，从子至寅上。

盖子时一阳生，乃阴退阳气始生之时。此言子、丑、寅为三阳当时，少阴病解于此者，为阴得阳解也。盖阳进则阴退，阳消则阴长。少阴独解于阳生之时，正所谓阴得阳助则解耳。

292.少阴病，吐利，手足不逆冷，反发热者，不死。脉不至者，灸少阴七壮。

少阴病吐且利，是里阴胜。手足不逆冷，是胃阳不衰。反发热，是卫气亢盛，故云有此现象者不死。若脉不至者，为心脏衰竭之象，灸足少阴经太溪二穴。灸之温其脏，就可挽其危也。

293.少阴病，八九日，一身手足尽热者，以热在膀胱，必便血也。

"少阴病，八九日，一身手足尽热"，乃阴证阳回，即阴病转阳证也。其热在膀胱，必便血，是言阳证之热结膀胱便血，非少阴证热结膀胱之便血。在临床经验中，少阴肾病，如肾小球炎及肾盂肾炎等，有便血的情况，则是属肾脏机能本身病变。

294.少阴病，但厥无汗，而强发之，必动其血，未知从何道出，或从口鼻，或从目出者，是名下厥上竭，为难治。

厥而无汗，是阳亡而津不继，血燥不能作汗也。强汗之，则迫血妄行，内出血则不可见，唯口鼻眼目出血最易察。下厥上竭，是阳厥于下，阴竭于上。盖下厥非温，其竭不得用温也，为难治。

295.少阴病，恶寒，身蜷而利，手足逆冷者，不治。

289条言恶寒而蜷烦，而欲去衣被者，阳气犹在，为可治；288条言下利自止，恶寒而蜷，手足温者，亦阳气未败也，亦曰可治。今此条"恶寒，身蜷而利，手足逆冷"，是阳气已竭之证，故不治也。虽用附子、四逆，亦恐难挽回也。

296.少阴病，吐利，躁烦，四逆者，死。

此条上吐下利而兼烦躁，乃阴阳已乱，津液必将竭绝之兆。四逆者，乃四肢逆冷，中气败坏，生机将尽，故主死也。此必是已用温中诸汤不愈，而病情加剧之现象。本条所论与吴茱萸汤条不同也。

297.少阴病，下利止而头眩，时时自冒者，死。

下利止，非病解而止，乃中气竭绝，津液枯干，而无物排泄，故止也。头眩、自冒，乃肠中津液竭绝，缺乏营养之阴虚已极之状，即虚阳上冒于巅顶，阳绝将脱之候。故云必死也。

298. 少阴病，四逆，恶寒而身蜷，脉不至，不烦而躁者，死。

四逆，肢冷也。恶寒，乃阳绝阴虚之象。身蜷，由肢冷、恶寒而来，乃阴极无阳之现象。"脉不至，不烦而躁者"，乃心脏机能将绝，呈现气息将停，而有烦乱、躁动不宁之状者，必死也。

299. 少阴病，六七日，息高者，死。

盖肺主气，肾为生气之源，肺肾互相为用，肾气充则肺气足，肾气绝竭，肺气必然耗散，此在病的形态上观察所得，故《黄帝内经》言肺肾同源也。呼吸动作，只见于胸咽部位，而不及腹部者，必呼气多，吸气少，西医谓之潮式呼吸，乃心脏之陷于极度衰微现象，为气息将绝之兆。故此息高者，指呼吸只在胸廓处，浅短不深，是生气已绝于下，而不复纳于中；游息仅呼于上，无所吸之力也。六七日死，是估计预后，但终久必死也。

300. 少阴病，脉微细沉，但欲卧，汗出不烦，自欲吐，至五六日自利，复烦躁，不得卧寐者，死。

脉微细而沉，乃少阴病本脉。但欲卧，是阴虚无阳的症状，至此阶段已示人以可温之脉证耳。汗出、不烦、自欲吐，乃阳虚将亡，阴邪上逆之兆，急应以真武、四逆，急温救之。若不治，延至"五六日自利，复烦躁，不得卧寐者"，乃阴绝于下，阳虚于上，阴阳扰乱，病者必卧寐不宁也，此则将死之兆也。盖少阴者，指心脏循环疾患而言也。故少阴病之关键，为心脏衰弱之证候也。

301. 少阴病，始得之，反发热，脉沉者，麻黄细辛附子汤主之。

麻黄细辛附子汤方

麻黄二两（去节），细辛二两，附子一枚（炮，去皮，破八片）。

上三味，以水一斗，先煮麻黄减二升，去上沫，内诸药，煮取三升，去滓，温服一升，日三服。

此条言素体正气虚弱患者，罹患外感，而始得之，即见少阴病状。始得而发热，在阳经为常事。今反发热，脉沉，病在阴经，已属阴寒。《伤寒论》第7条云，"无热，恶寒者，发于阴也"，是纯少阴证，不发热；今兼太阳而发热，故曰"反"也。太阳发热，当汗；少阴，恶寒、脉沉，当温。故以麻黄发汗，附子温阳，加细辛以散温兼施之佐使也。

302. 少阴病，得之二三日，麻黄附子甘草汤微发汗。以二三日无里证，故微发汗也。

麻黄附子甘草汤方

麻黄二两（去节），甘草二两（炙），附子一枚（炮，去皮，破八片）。

上三味，以水七升，先煮麻黄一两沸，去上沫，内诸药，煮取三升，去滓，温服一升，日三服。

此条当与前条合看，当补出"无里证"三字。前条已有"反发热"三字，此条专言无里证，则知此亦有发热表证也。少阴寒证见，当用附子；太阳证热见，当用麻黄，已为定法。但易细辛以甘草，因已得之二三日，津液消耗，比始得者不同，故去细辛之辛散，易甘草之甘缓，相机施治也。

303. 少阴病，得之二三日以上，心中烦，不得卧，黄连阿胶汤主之。

黄连阿胶汤方

黄连四两，黄芩二两，芍药二两，鸡子黄二枚，阿胶三两（一云三挺）。

上五味，以水六升，先煮三物，取二升，去滓，内胶烊尽，小冷，内鸡子黄，搅令相得，温服七合，日三服。

少阴病多寐，为少阴本证。今得之二三日以上，心中烦，不得卧，是热邪入里而劫阴，阴虚火燥，故心中烦而不寐也。故主以黄连阿胶汤，以滋阴和阳，散热除烦也。

此条非少阴病，盖少阴为阳虚，而此属阴虚病，又涉及厥阴范围。

304. 少阴病，得之一二日，口中和，其背恶寒者，当灸之，附子汤主之。

附子汤方

附子二枚（炮，去皮，破八片），茯苓三两，人参二两，白术四两，芍药三两。

上五味，以水八升，煮取三升，去滓，温服一升，日三服。

少阴病，必具备脉沉细而微之诊，合但欲寐之证。无发热，而单背恶寒者，此少阴里证之确据也。口中和，是指口中不苦、不燥，无热象也。背为阳，背恶寒者，阳气弱，阴气胜也。故灸之，以助阳消阴。故与附子汤，以温经散寒也。

305. 少阴病，身体痛，手足寒，骨节痛，脉沉者，附子汤主之。

"少阴病，身体痛，手足寒，骨节痛，脉沉"，是阴寒过盛之候。阳气不得周流，营阴滞涩，阳虚不能充实四肢所致也。故以附子汤温补其虚寒，使其阳充阴回则愈。

306.少阴病，下利便脓血者，桃花汤主之。

桃花汤方

赤石脂一斤（一半全用，一半筛末），干姜一两，粳米一升。

上三味，以水七升，煮米令熟，去滓，温服七合，内赤石脂末方寸匕，日三服。若一服愈，余勿服。

此条少阴病，下利便脓血者，为阴寒在里，湿滞下焦，大肠受伤，故当系血滞，滑利下脱，变为脓血。故以温中固脱之桃花汤主之，取其固下散寒。

307.少阴病，二三日至四五日，腹痛，小便不利，下利不止，便脓血者，桃花汤主之。

此条由二三日至四五日，腹痛，下利不止，便脓血者，是寒邪入里已深，水谷之气不别，里寒下利不止，肠胃虚弱，下焦不固，故与桃花汤固肠止利。二三日至四五日，阴邪在里，气滞肠间，故腹痛。下焦虚寒，气化不行，故小便不利。小便水分随大便下泻，此盖即虚寒性赤血痢疾之病也。

308.少阴病，下利便脓血者，可刺。

邪入少阴而下利，乃下焦邪热壅滞，气血腐化，而为脓血也，故可刺之以泄其邪，通其经络，则病可除。可刺者，以刺少阴经之井、荥、俞、经、合也。刺之不愈，当以白头翁汤。设更咽干、心烦不得眠，又须以黄连阿胶汤合法治之也。《伤寒补亡论》引常器之云：可刺少阴经之幽门、交信二穴。

309.少阴病，吐利，手足逆冷，烦躁欲死者，吴茱萸汤主之。

吴茱萸汤方

吴茱萸一升，人参三两，生姜六两（切），大枣十二枚（擘）。

上四味，以水七升，煮取二升，去滓，温服七合，日三服。

吐利，为少阴本证，寒邪伤胃，上逆为吐，下逆为利。四肢禀气于胃，而为诸阳之本。阴邪充斥，胃阳衰败不守，阴阳不相顺接，而成厥逆。阳受阴迫，而烦；阴盛格阳，而躁。其躁烦欲死者，言其躁烦之甚也。故用吴茱萸汤，辛苦温热，泄其厥气之逆。吴茱萸，其功效专能止呕，其理能使胃气下降，条达肝气，排郁。考吴茱萸汤之用有三：阳明食谷欲呕，用之（《阳明病篇》243条）；少阴吐利，用之（即本条）；厥阴干呕、吐涎沫者，亦用之（《厥阴病篇》378条）。其用皆以呕吐逆气为主，与四逆汤之吐利、厥逆者不同。

310. 少阴病，下利，咽痛，胸满，心烦，猪肤汤主之。

猪肤汤方

猪肤一斤。

上一味，以水一斗，煮取五升，去滓，加白蜜一升，白粉五合，熬香，和令相得，温分六服。

"下利，咽痛，胸满，心烦"，俱是寒证，乃阳衰于上，阴涸于下，为少阴病阴虚而虚火上炎之候。既属少阴范围，有此症状者，即不得以苦降为旨，所以用猪肤、白蜜、白粉等，治其标也。

311. 少阴病，二三日，咽痛者，可与甘草汤；不瘥，与桔梗汤。

甘草汤方

甘草一两。

上一味，以水三升，煮取一升半，去滓，温服七合，日二服。

桔梗汤方

桔梗一两，甘草二两。

上二味，以水三升，煮取一升，去滓，温分再服。

此条只有咽痛，而无下利，又无胸满、心烦之症状存在，故非肾寒上逆，然只是热客少阴之标，而无关本脏也。用甘草汤者，以甘缓痛，而散其热也。若不瘥，则是少阴气闭于咽，故以桔梗，开提其邪，以散少阴之寒。

312. 少阴病，咽中伤，生疮，不能语言，声不出者，苦酒汤主之。

苦酒汤方

半夏（洗，破如枣核）十四枚，鸡子一枚（去黄，内上苦酒，着鸡子壳中）。

上二味，内半夏著苦酒中，以鸡子壳置刀环中，安火上，令三沸，去滓，少少含咽之。不瘥，更作三剂。

此条言咽喉发炎，至于溃疡者，即俗所谓喉痹、锁喉风之类疾患，乃少阴热邪炽盛，故用苦酒润咽滑窍，清气除邪也。苦酒，即米醋，具消肿敛疮之功。

313. 少阴病，咽中痛，半夏散及汤主之。

半夏散及汤方

半夏（洗），桂枝（去皮），甘草（炙）。

上三味，等分，各别捣筛已，合治之。白饮和服方寸匕，日三服。若不能散服者，以水一升，煎七沸，内散两方寸匕，更煮三沸，下火令小冷，少少咽之。半夏有毒，不当散服。

咽中痛，乃咽喉全部疼痛，非一侧痛之谓，乃少阴之阳邪较重为患。病者涎痰滞喉，呼吸、吞咽困难，故以半夏散或汤散风逐邪也。

314. 少阴病，下利，白通汤主之。

白通汤方

葱白四茎，干姜一两，附子一枚（生，去皮，破八片）。

上三味，以水三升，煮取一升，去滓，分温再服。

少阴下利，乃寒在下焦，清阳之气不升，胃阳之气不守也。故以白通汤升阳，暖阴，散邪。

315. 少阴病，下利脉微者，与白通汤。利不止，厥逆无脉，干呕烦者，白通加猪胆汁汤主之。服汤脉暴出者死，微续者生。

白通加猪胆汁汤方

葱白四茎，干姜一两，附子一枚（生，去皮，破八片），人尿五合，猪胆汁一合。

上五味，以水三升，煮取一升，去滓，内胆汁、人尿，和令相得，分温再服。若无胆，亦可用。

阴寒在下，阳亡于上，而脉微。胃中津液不足自给，故干呕而烦也。厥逆无脉，阴阳之气不相顺接，阴气泄下而欲脱，阳随之而将亡，故脉有暴出的现象，譬之油灯将灭，被挑而复燃，一息即尽，故谓死证。若脉微续渐出，则生机尚有恢复，犹霜雪覆草，得春气之和，尚能解甲更生也。白通汤，以扶阳温阴寒，乃第一步救治之法；若有厥逆、脉微者，用白通加猪胆汁，是通阳回阴，使阴阳气和，生机复苏。

316. 少阴病，二三日不已，至四五日，腹痛，小便不利，四肢沉重疼痛，自下利者，此为有水气。其人或咳，或小便利，或下利，或呕者，真武汤主之。

真武汤方

茯苓三两，芍药三两，白术二两，生姜三两（切），附子一枚（炮，去皮，破八片）。

上五味，以水八升，煮取三升，去滓，温服七合，日三服。若咳者，加五味子半升，细辛一两，干姜一两；若小便利者，去茯苓；若下利者，去芍药，加干姜二两；若呕者，去附子，加生姜，足前为半斤。

今少阴病，二三日不已，至四五日，腹痛、下利，乃阴寒之证已深。若小便利，是纯寒无水，乃附子汤证。今小便不利，或咳，或呕，此为阴寒兼有水气之证。水寒之气攻于表，则四肢沉重疼痛；内盛于里，则腹痛自利；水停上焦胸膈，则咳喘不得卧；停于中焦胃腑，则呕而下利；停于下焦膀胱，则小便不利，而少腹满。总之不外乎阴寒之水也，故用真武汤温寒以制水也。

317. 少阴病，下利清谷，里寒外热，手足厥逆，脉微欲绝，身反不恶寒，其人面色赤，或腹痛，或干呕，或咽痛，或利止脉不出者，通脉四逆汤主之。

通脉四逆汤方

甘草二两（炙），附子大者一枚（生用，去皮，破八片），干姜三两（强人可四两）。

上三味，以水三升，煮取一升二合，去滓，分温再服，其脉即出者愈。面色赤者，加葱九茎；腹中痛者，去葱，加芍药二两；呕者，加生姜二两；咽痛者，去芍药，加桔梗一两。利止脉不出者，去桔梗，加人参二两。病皆与方相应者，乃服之。

下利清谷、手足厥逆，为里寒；身热不恶寒、面色赤，为外热。此阴寒于内，阳格于外，阴阳之气不相通也。与通脉四逆汤，以散阴通阳。通脉四逆汤，即四逆汤加大附子、甘草、干姜分量也。

318. 少阴病，四逆，其人或咳，或悸，或小便不利，或腹中痛，或泄利下重者，四逆散主之。

四逆散方

甘草（炙），枳实（破，水渍，炙干），柴胡，芍药。

上四味，各十分，捣筛，白饮和服方寸匕，日三服。咳者，加五味子、干姜各五分，并主下利；悸者，加桂枝五分；小便不利者，加茯苓五分；腹中痛者，加附子一枚，炮令坼；泄利下重者，先以水五升，煮薤白三升，煮取三升，去滓，以散三方寸匕，内汤中，煮取一升半，分温再服。

少阴病四逆，多属阳气虚寒，然亦有阳气内郁不得外达而逆者。四逆指手足厥逆、寒凉而言。宜四逆散主之。枳实为胃家之宣通品，可以宣通胃络；芍药疏泄经络血脉；甘草调和中气；柴胡启达阳气行于外。如此则内阳通和，四肢复温矣。

319. 少阴病，下利六七日，咳而呕渴，心烦不得眠者，猪苓汤主之。

猪苓汤方

猪苓（去皮），茯苓，阿胶，泽泻，滑石各一两。

上五味，以水四升，先煎四物，取二升，去滓，内阿胶烊尽，温服七合，日三服。

今少阴病，下利六七日，咳而呕渴，心烦不得眠，是少阴热饮为病。饮热相搏，上攻则咳，中攻则呕，下攻则利。津液消耗，则心烦。热扰于心，则不得眠。宜猪苓汤利水润燥，则热饮之证即愈。此条可疑之处，在猪苓汤。既无不利之症状，用猪苓汤似不妥。因猪苓汤治阳明热渴引饮之证，小便不利之剂，水热相结而不行，此条一切症状亦水结相搏结而不行也，故主用之。

320. 少阴病，得之二三日，口燥咽干者，急下之，宜大承气汤。

大承气汤

枳实五枚（炙），厚朴半斤（炙，去皮），大黄四两（酒洗），芒硝三合。

上四味，以水一斗，先煮二味，取五升，去滓，内大黄，更煮取二升，取滓，内芒硝，更上火令一两沸，分温再服。一服得利，止后服。

此条是少阴夹火，复转阳明之证。故口燥咽干之外，必有阳明胃实诸证兼见，否则大承气汤即不当用。因此总观此条，乃少阴病之变，非少阴之常也。

321. 少阴病，自利清水，色纯青，心下必痛，口干燥者，急下之，宜大承气汤。

少阴病，自利清水，即后人所谓热结旁流也，因肠内燥屎刺激肠管黏膜，分泌异常亢进所致。色青，胆汁内混也。心下必痛，口干燥者，纯属阳明内实证也。此三条，多以为少阴复转回阳明，"中阴溜腑"之病，乃少阴之变例也。

322. 少阴病，六七日，腹胀不大便者，急下之，宜大承气汤。

"伤寒少阴病，至六七日，腹胀不大便"，乃邪已深入，复还阳明也。有阳明证，燥矢结于肠中，急当以大承气汤下之。

以上三条 320、321、322，首冠以"少阴病"，而用大承气汤，大承气汤是阳明药，故有可疑也。

323. 少阴病，脉沉者，急温之，宜四逆汤。

四逆汤方

甘草二两（炙），干姜一两半，附子一枚（生用，去皮，破八片）。

上三味，以水三升，煮取一升二合，去滓，分温二服。强人可大附子一枚，干姜三两。

脉沉者，寒邪深中于里也，始将入脏，温之不容不急也。少迟，即可致恶寒身蜷，吐则躁烦，不得卧寐，手足逆冷，脉不至者之死证。四逆汤之用，岂可缓乎。

324. 少阴病，饮食入口则吐，心中温温欲吐，复不能吐。始得之，手足寒，脉弦迟者，此胸中实，不可下也，当吐之。若膈上有寒饮，干呕者，不可吐也，当温之，宜四逆汤。

"饮食入口则吐，心中温温欲吐，复不能吐"，此恶心不已，非少阴寒虚吐也，乃胸寒中实吐也。脉弦迟，弦者饮也，迟者寒也。手足寒，乃胸中阳气为寒饮所阻，不能达于四肢。寒实在胸，当引而越之，故不可下。盖膈上有寒饮，但干呕，有声而无物吐出。此为少阴虚寒之饮，非胸中寒实之饮也，故不可吐，唯应急温之，宜四逆汤，或理中汤加丁香、吴茱萸也。

325. 少阴病，下利，脉微涩，呕而汗出，必数更衣，反少者，当温其上，灸之。

阳气衰败，则脉微；寒邪在经，则脉涩。阴邪下走，则利；阴邪上逆，则呕。肾阳衰微，不能升越而为卫气，卫气不密，故汗出也。更衣，即如厕大便也。必数更衣，反少者，即似里急后重之便涩也，乃下焦阳虚，清阳不能升举，少阴寒甚，阴气内迫，而下攻也。阳气陷入阴中，阴阳而相牵掣，致阴邪欲下走不得，故有数更衣之状。阳虽不能上行，犹能提吸于下，而使之反少也。当温其上，可灸顶上之百会穴，以升其阳。又云：灸，则其病下陷无疑，故灸上举陷也。

辨厥阴病脉证并治

326. 厥阴之为病，消渴，气上撞心，心中疼热，饥而不欲食，食则吐蛔。下之利不止。

此条是厥阴病的总纲。厥阴者，为阴尽阳生之脏，与少阳为表里，邪至其经，从阴寒化，从阳化热，故为病，是阴阳错杂、寒热混淆也。消渴者，饮水多，而渴不止。阴中之阳受迫而在上，故消渴而胃觉饥。阴邪自下迫阳上行，故气上撞心。疼热者，热甚也。心中疼热，阳热在上。饥而不欲食，是阴寒在胃也。强与之食，亦不能纳，食必与蛔俱出，故食则吐蛔也。此证上热下寒，若因上热而误下之，则上热未必去，而下寒必更甚，故有利不止的情况出现也。

327. 厥阴中风，脉微浮为欲愈，不浮为未愈。

厥阴中风，对伤寒而言也。脉微，厥阴脉也；浮，表阳脉也。厥阴病既得阳浮之脉，是其邪已还于表，故为欲愈。不浮则沉，沉为里脉也，是其邪仍在于里，故为未愈。厥阴中风，盖言厥阴证有发热、有汗、脉微浮等证，为病有向外之机转，故为欲愈；反是，则不欲愈也。

328. 厥阴病，欲解时，从丑至卯上。

少阳旺于丑、寅、卯时，从丑至卯，阴尽而阳生也。厥阴病解于此时者，中见少阳之化也。三阳解时，在三阳旺时而解；三阴解时，亦从三阳旺时而解，盖伤寒以生阳为主也。

329. 厥阴病，渴欲饮水者，少少与之愈。

此条言厥阴亦有消渴一证。凡厥阴之见上热者，由阴极于下，而阳阻于上，阴阳气不相顺接，故有渴欲饮水之状。"少少与之愈"，非厥阴病愈，乃消渴愈耳。

330. 诸四逆厥者，不可下之，虚家亦然。

此条言诸病凡四逆证者，俱属阴寒之证，故不可下。然不特厥逆为不可下，即凡属虚家，不厥者，亦不可下也。从此条以下至篇末，《金匮玉函经》别为一篇，即"辨厥利呕哕病形证治第十"。

331. 伤寒先厥，后发热而利者，必自止，见厥复利。

此条是厥后发热而利，是厥阴证的传变，因厥而利，非因热而利。首先冠以"伤寒"二字，乃指表证罢后，先厥，后发热而复利也。盖厥为病进，热为病退。厥则热在里，其脉沉，甚至于伏，故云"热深厥亦深也"。热则病向外，其脉浮，故云"浮为欲愈，不浮为未愈"。

332. 伤寒始发热六日，厥反九日而利。凡厥利者，当不能食。今反能食者，恐为除中。食以索饼，不发热者，知胃气尚在，必愈，恐暴热来出而复去也。后日脉之，其热续在者，期之旦日夜半愈。所以然者，本发热六日，厥反九日，复发热三日，并前六日，亦为九日，与厥相应，故期之旦日夜半愈。后三日脉之，而脉数，其热不罢者，此为热气有余，必发痈脓也。

本条所言病证为先热后厥。厥为病进，始发热六日，六日之后又见厥证，延至九日未已，而又利下，此属寒湿过胜，急当阳回证见，但得发热，即可不死。厥而利者，胃肠当虚，本不能食，今反欲食者，乃系寒湿下注太过，自胃下达直肠，走而不守。凡久利者，身体疲惫已极，精神委顿欲睡，醒则思食，食已即倦而思睡，不知不觉则屎遗床第之上，见此症者即为除中。除中者，中气虚脱，消化机能失职，绝竭之证也。欲验其是否为除中，少与之面条等易消化食物，若食后不发热，乃胃气尚健之候，知胃气未败。旦日，即明日。旦日夜半愈，指第二天半夜时也，厥者食后发热直可决其必愈。但犹恐浮阳之暴出旋灭，于是俟之三日之后，诊其脉而见浮数，乃可决为寒尽阳回，而有向愈之兆。若更三日，发热仍未解，则为血热太过，此必发痈疽之兆也。本条大体是热与厥利互发之病，其热与厥日数相当者，必自愈；若热多于厥，必发痈疽。

此条文字冗长，语气不相顺接，杂文参差，非仲景全意，疑有后人注文羼入。

333. 伤寒脉迟六七日，而反与黄芩汤彻其热。脉迟为寒，今与黄芩汤，复除其热，腹中应冷，当不能食，今反能食，此名除中，必死。

伤寒脉迟，是寒邪在里。六七日，反与黄芩汤，是其病必厥利，在六七日后有阳回发热现象，粗工未察，而与黄芩汤彻其热，是误治也。与以寒凉之品，当不能食。今反能食者，乃胃肠下利空虚，欲引食自救之兆。但又因黄芩汤苦寒戕伐胃气，又兼下利已虚，当不能食。今能食，即俗所谓食禄将尽之象也。除中，上条已阐明之。

334.伤寒先厥后发热，下利必自止，而反汗出，咽中痛者，其喉为痹。发热无汗，而利必自止；若不止，必便脓血。便脓血者，其喉不痹。

先厥后热，下利必自止，乃阳回变热。热邪太过，反汗出，咽中痛者，此为热邪上逆，而致病也。其喉为痹，乃咽中痛甚，而喉闭不通也。盖厥阴经循喉咙，上至颃颡故也。又热邪太过，无汗而利不止，便脓血者，乃热伤下焦，血分热邪，不干于上，故其喉不痹。此条见证有二：其一，先厥后热，汗出，喉痹，为热盛于上。其二，无汗，便脓血者，为热盛于下也。

335.伤寒一二日至四五日，厥者，必发热。前热者，后必厥，厥深者，热亦深，厥微者，热亦微。厥应下之，而反发汗者，必口伤烂赤。

伤寒，一二日至四五日而见厥者，必从发热而来。热在前，厥在后，即为热厥。"前热者，后必厥"，谓热深厥亦深，乃热向里攻之厥也。"厥微者，热亦微"，假使一厥不反热，即为一往不反之兆，其人必死。盖前厥后发热者，寒极生热也；前热后厥者，阳气内陷也。"厥深者，热亦深，厥微者，热亦微"，随阳气陷之深浅而言也。热之伏深，必须下而去之。假若"反发汗"，则引热上行，邪热上行灼蒸上窍，则口咽烂赤。《素问·至真要大论》曰，"火气内发，上为口糜"者是也。

336.伤寒病，厥五日，热亦五日。设六日，当复厥，不厥者自愈。厥终不过五日，以热五日，故知自愈。

此条大旨为先厥后热之病，热之日数与厥之日数相等，而不再厥者，为病愈。《医宗金鉴》曰："伤寒邪传厥阴，阴阳错杂为病。若阳交于阴，是阴中有阳，则不厥冷；阴交于阳，是阳中有阴，则不发热。惟阴盛不交于阳，阴自为阴，则必厥也；阳亢不交于阴，阳自为阳，则发热也。盖厥热相胜则逆，逆则病进；厥热相平则顺，顺则病愈。今厥与热日相等，气自平，故知阴阳和，而病自愈也。"

337.凡厥者，阴阳气不相顺接，便为厥。厥者，手足逆冷者是也。

凡厥者，其间为寒为热不一，总由肝脏受病，筋脉、经络同受其患。阴阳者，指气血而言也，气得血而行，血得气而充。若热厥为病，则因腹内某种病变急剧，气血内趋，以为自救，血不外行，而见厥冷。若冷厥者，因体温减低，身体血液循环不利，而体温传达不速，血液不能达于四肢，则四末冰冷。盖大热似寒，大寒似热，血气互有偏而极，必所至厥也。正虚邪陷则厥，邪盛正弱亦厥，热向里攻而厥，寒向里攻亦厥，热向外达、肌腠疏泄不固亦厥。

338.伤寒，脉微而厥，至七八日肤冷，其人躁无暂安时者，此为脏厥，非蛔厥也。蛔厥者，其人当吐蛔。今病者静，而复时烦者，此为脏寒，蛔上入其膈，故烦，须臾复止，得食而呕，又烦者，蛔闻食臭出，其人常自吐蛔。蛔厥者，乌梅丸主之。又主久利。

乌梅丸方

乌梅三百枚，细辛六两，干姜十两，黄连十六两，当归四两，附子六两（炮，去皮），蜀椒四两（出汗），桂枝（去皮）六两，人参六两，黄柏六两。

上十味，异捣筛，合治之，以苦酒渍乌梅一宿，去核，蒸之五斗米下，饭熟捣成泥，和药令相得，内白中，与蜜杵二千下，丸如梧桐子大。先食饮服十丸，日三服，稍加至二十丸。禁生冷、滑物、臭食等。

此条以脏厥、蛔厥相对为说。伤寒，脉微而厥，乃厥阴脉证也。至七八日，厥不止，"肤冷，其人躁无暂安之时"，乃为厥阴阳虚阴盛之脏厥也，非蛔厥也。"蛔厥，其人当吐蛔。今病者静，而复时烦"，不似脏厥之躁无暂安之时，知蛔上膈之上也，故其烦"须臾复止"也。得食而吐，又复烦，是蛔闻食臭而出，故又烦也；得食，蛔动而呕。蛔因呕而出，故曰其人当吐蛔也。蛔厥，主以乌梅丸。本方又兼主治外利。

脏厥者，手足四肢肤冷，而躁无暂安时，宜四逆汤及灸法。其厥不回者，死。蛔厥，是蛔上入膈造成致死病变。

339.伤寒热少微厥，指头寒，嘿嘿不欲食，烦躁，数日小便利，色白者，此热除也，欲得食，其病为愈。若厥而呕，胸胁烦满者，其后必便血。

热少微厥，仅有指寒之证，乃热厥之轻证。然热与厥并见，实即厥微热亦微也。嘿嘿不欲食，属寒；烦躁，属热，同为热厥之证。以阴阳胜复而论，此为阳胜也。小便利、色白、欲得食，定为热除阴复。若厥而呕，胸胁烦满者，则是厥深热亦深也，微阴当不能自复，必须下之。"其后必便血"，乃指膀胱出血，即尿血而言也。

340.病者手足厥冷，言我不结胸，小腹满，按之痛者，此冷结在膀胱关元也。

"病者手足厥冷，言我不结胸，小腹满，按之痛"，是谓上腹部不满，而唯小腹满，按之痛也。"小腹满，按之痛"，若小便自利者，是血结膀胱证；小便不利者，是水结膀胱证；手足热，小便赤涩者，是热结膀胱证。此则手足冷，小便数而白，则是冷结膀胱证也。关元穴在脐正中线，脐下三寸，为任脉与足太阴、足阳明经交会穴，即《灵枢》所称"三结交"。故灸此，具益元固本，回阳救逆，补气固脱之功，则冷结自解也。

341.伤寒发热四日，厥反三日，复热四日，厥少热多者，其病当愈。四日至七日，热不除者，必便脓血。

伤寒邪在厥阴，阳邪盛则发热，阴邪盛则厥寒，阴阳错杂，互相胜复，故有发热与厥冷也。伤寒，"发热四日，厥亦四日"，是相胜也。今"厥反三日，复热四日"，是热多厥少，阳胜阴退，故其病当愈也。当愈不愈，热仍不止，则热郁于阴，其后必便脓血，即转痢疾也。

342.伤寒厥四日，热反三日，复厥五日，其病为进。寒多热少，阳气退，故为进也。

伤寒厥冷四日，发热反三日，又厥冷五日，这是病情进展，为寒多热少。上条言，阳胜阴退，故其病当愈也；此条之意反上条而言，进是加重的意思。厥阴与少阳，为一脏一腑，少阳在三阳为尽，阳尽则阴生，故有寒热往来之象；厥阴在三阴为尽，阴尽则阳生，故有厥热之胜复。凡论此证，不论其来自三阳或三阴，只以厥与热之多少而定。热多厥少，为阳复，阳胜当愈；厥多热少，为阴胜，阴胜则病进。热在后而不退，则为阳过胜，过胜而阴不能复，遂有便血诸热证；厥在后而不退，则为阴过胜，过胜而阳不能复，遂有亡阳诸死证。

343.伤寒六七日，脉微，手足厥冷，烦躁，灸厥阴。厥不还者，死。

此条言厥阴脏厥之重证。伤寒六七日，脉微，手足厥冷，烦躁者，是厥阴阴邪之重病也。脉微、手足冷，乃心脏衰竭已极。烦躁，是阳虚而争，乃脏中真阳欲脱，而神气为之浮越于外，故作烦躁也。此病应早图消阴长阳之计，否则，少有拖延，虽用吴茱萸汤、附子汤、四逆汤等，亦恐不及于事。此可灸两侧太冲穴，太冲在足大趾下后二寸，灸三壮。一法，灸关元、百会亦可。

344.伤寒发热，下利厥逆，躁不得卧者，死。

厥证但热则不死，以发热则邪出于表，而里证自除，下利自止也。若反下利，厥逆烦躁有加，则其发热为阳气外散之候。阴阳两绝，则主死也。

345.伤寒发热，下利至甚，厥不止者，死。

伤寒发热，为邪气独甚。下利至甚，厥不止，为五脏气绝，必死。

346.伤寒六七日，不利，便发热而利，其人汗出不止者，死。有阴无阳故也。

伤寒六七日，不利，此乃阳微伏于里，不见表证，手足必有逆冷也。六七日后，忽然发热，下利，汗出不止，乃急剧病变，亡阳之兆。利下、汗出，为孤阳受阴邪所迫，自内而出亡于外，顷刻之间，阳将亡也。此条是阴独于里，有阴无阳之证，必死无疑。

347. 伤寒五六日，不结胸，腹濡，脉虚，复厥者，不可下。此亡血，下之死。

此条文字不顺。腹濡，即腹满之意。脉虚，复厥者，乃阴邪于里为患之证脉也。不结胸，即无胸膈痞闷之证。由于病者素有贫血体质，而兼伤寒厥阴为患，身体疲惫已极，若下之，造成更虚，故不可下。以后云"此亡血"，是恐因下之引起肠出血之变。不下，尚能延缓时日；若下之，则必死也。亡血，指贫血也。

348. 发热而厥，七日下利者，为难治。

此条承上条之意。发热而厥，是热厥之证。七日下利者，必因热厥造成阴虚，又兼下利，则腹腔内纯是阴虚之象，故为难治也。

349. 伤寒脉促，手足厥逆，可灸之。

脉促，是脉快而有间歇的脉，在病理方面是指心脏的波动不匀。手足厥逆者，由于心脏衰弱，不能运血达于四末。此可灸太冲穴，或冲阳穴。盖因太冲乃足厥阴肝经之原穴，具养肝血、濡筋脉、缓挛急之功；冲阳乃足阳明胃经之原穴，具补气血、和营卫、通经络之功，故灸之，可解厥逆之证。此即《黄帝内经》"五脏六腑有疾者，皆取其原"之谓也。

350. 伤寒脉滑而厥者，里有热，白虎汤主之。

白虎汤方

知母六两，石膏一斤（碎，绵裹），甘草二两（炙），粳米（六合）。

上四味，以水一斗，煮米熟汤成，去滓，温服一升，日三服。

脉滑，乃动数流利之象。无沉、细、微、涩之形，是属阳脉，乃伤寒郁热在里之象也。邪在里，阻绝阳气不得畅达四肢，而现厥证。所谓热深厥亦深也，今脉滑而厥，滑为阳脉，里热可知，故言此条是热厥也。然内无腹满、不大便之证，是虽有里热，而未成实，故不可下，而可清也，宜白虎汤主之。

351. 手足厥寒，脉细欲绝者，当归四逆汤主之。

当归四逆汤方

当归三两，桂枝三两（去皮），芍药三两，细辛三两，甘草二两（炙），通草二两，大枣二十五枚（擘，一法十二枚）。

上七味，以水八升，煮取三升，去滓，温服一升，日三服。

手足厥寒，脉细微欲绝者，盖邪入阴经已深，阴寒已极，而使真阳衰微也。《素问·脉要精微论》云："脉者，血之府也。"气非血不附，血非气不行，阳气既已虚衰，阴血自不能充实，故当以四逆温阳复阴，而加当归以养阴血也。

352. 若其人内有久寒者，宜当归四逆加吴茱萸生姜汤。

当归四逆加吴茱萸生姜汤方

当归三两，芍药三两，甘草二两（炙），通草二两，桂枝三两（去皮），细辛三两，生姜半斤（切），吴茱萸二升，大枣二十五枚（擘）。

上九味，以水六升、清酒六升和，煮取五升，去滓，温分五服（一方，水酒各四升）。

此条承上文，言病者素有久寒，又为客寒所中，造成阴涸寒凝，难于解散，故用吴茱萸之性燥苦热，生姜辛温，协当归四逆汤诸药以扶阳，通其血脉。

353. 大汗出，热不去，内拘急，四肢疼，又下利厥逆而恶寒者，四逆汤主之。

四逆汤方

甘草二两（炙），干姜一两半，附子一枚（生用，去皮，破八片）。

上三味，以水三升，煮取一升二合，去滓，分温再服。若强人可用大附子一枚，干姜三两。

大汗出，热当去，今热不去，是阳从外越的假热证候。而无他证，则为邪未尽而不解，更见拘急、四肢痛，且下利厥逆而恶寒，是阳亡于表，寒盛于里，故主以四逆汤温经胜寒、回阳以敛汗也。

354. 大汗，若大下利而厥冷者，四逆汤主之。

上条大汗出而热不去，此大汗出而不言热，是无热也。上条下利、厥逆而恶寒，且多内拘急、四肢疼之证。此条亦大下利、厥冷、不恶寒，其不言热，无热则阳气更微，大下利则阴邪更盛，故宜四逆汤主之。

355. 病人手足厥冷，脉乍紧者，邪结在胸中，心下满而烦，饥不能食者，病在胸中，当须吐之，宜瓜蒂散。

瓜蒂汤方

瓜蒂，赤小豆。

上二味，各等分，异捣筛，合内白中，更治之，别以香豉一合，用热汤七合煮作稀糜，去滓取汁，和散一钱匕，温顿服之。不吐者，少少加，得快吐乃止。诸之血虚家，不可与瓜蒂散。

病者手足厥冷者，脉微而细，是虚寒也，当以温补。今脉乍紧劲，是寒实也，寒实者，宜温吐寒饮。邪实壅塞胸中，则胸中阳气为邪所遏，不能外达四肢，故手足厥冷、胸满不能食，故宜瓜蒂散，涌其在上之邪，则满消厥回矣。

356. 伤寒，厥而心下悸，宜先治水，当服茯苓甘草汤，却治其厥。不尔，水渍入胃，必作利也。

茯苓甘草汤方

茯苓二两，甘草一两（炙），生姜三两（切），桂枝二两（去皮）。

上四味，以水四升，煮取二升，去滓，分温三服。

"伤寒，厥而心下悸"之下，当有"以饮水多"四字，以下文曰"宜先治水"，若无水饮，则不当有此句也。此条以先治水，后治厥为主。盖水停心下，必小便不利。若不如此治，则渍入胃中，必作利也。"胃中"之"胃"字，当是大肠也。伤寒见厥，是阴寒在里。里寒，则胃气不行，水液不布，必停于胃下，阻绝气道，故筑筑然悸动也。故云"先治水，当服茯苓甘草汤"，以渗利之，然后治厥也。

357. 伤寒六七日，大下后，寸脉沉而迟，手足厥逆，下部脉不至，喉咽不利，唾脓血，泄利不止者，为难治，麻黄升麻汤主之。

麻黄升麻汤方

麻黄二两半（去节），升麻一两一分，当归一两一分，知母十八铢，黄芩十八铢，萎蕤十八铢（一作菖蒲），芍药六铢，天门冬六铢（去心），桂枝六铢（去皮），茯苓六铢，甘草六铢（炙），石膏六铢（碎，绵裹），白术六铢，干姜六铢。

上十四味，以水一斗，先煮麻黄一两沸，去上沫，内诸药，煮取三升，去滓，分温三服，相去如炊三斗米顷，令尽，汗出愈。

丹波元简云：此条之证方不对，注家皆以为阴阳错杂之证，回护调停为之诠释，而柯氏断言非仲景真方，可谓千古卓见矣。柯韵伯云："寸脉沉迟，气口脉平矣。下部脉不至，根本已绝矣。六腑气绝于外者，手足寒；五脏气绝于内者，利下不禁。咽喉不利，水谷之道绝矣。汁液不化，而成脓血。下濡而上逆，此为下厥上竭、阴阳离决之候，生气将绝于内也。麻黄升麻汤，其方味数多，而分量轻，重汗散而畏温补，乃后世粗工之伎，必非仲景方也。此证此脉，急用参附以回阳，尚恐不救。以治阳实之品治亡阳之证，是操戈下石矣，敢望其汗出而愈哉？"

358. 伤寒四五日，腹中痛，若转气下趋少腹者，此欲自利也。

伤寒四五日，邪气入里，传阴之时也。腹中痛，寒邪入里，胃寒而太阴脾土病也。转气下趋少腹，乃寒邪盛，而胃阳不守，水谷不别，邪寒下注而为利也。例如腹中雷鸣者，必将有腹泻也。

359.伤寒本自寒下，医复吐下之，寒格更逆吐下，若食入口即吐，干姜黄芩黄连人参汤主之。

干姜黄芩黄连人参汤方

干姜、黄芩、黄连、人参各三两。

上四味，以水六升，煮取二升，去滓，分温再服。

伤寒本自寒下，这说明伤寒病患者本有自寒下利的症状，而医者不以自寒下利为施治目标，反应用吐法、下法治之，促使寒格胃肠，更造成厥逆与吐下的病变。寒格，乃病者本有自寒下利之患，又经医者误吐与下，使寒陷入胃肠，形成胃肠正气被寒格阻，上下不通，格于上者则吐，格于下者则利。由于上吐下利，体内水分损失重焉，全身呈缺水现象，而四肢厥冷。若食入即吐，乃胃中寒格，胃气不降而上逆，故吐也。因此以干姜、人参祛寒安胃，以黄芩、黄连制其寒格化热之邪，以达病愈。

360.下利，有微热而渴，脉弱者，今自愈。

厥阴下利，为阴寒胜。微热而渴，为阳复之兆。今脉弱者，是寒邪已退，经气但虚也。又无言其他症状，故是自愈之脉证也。

361.下利，脉数，有微热汗出，今自愈。设复紧，为未解。

下利为阴病，脉数为阳脉，阴病见阳脉者生。微热，汗出，阳气得复之兆，利必自愈。若脉复紧，乃阴气犹胜，故谓"为未解"也。

362.下利，手足厥冷，无脉者，灸之不温，若脉不还，反微喘者，死。少阴负跌阳者，为顺也。

此条，有分二段论述者。阴寒下利，手足厥冷，无脉，已是真阳衰竭，死证成矣。虽灸之，不温也。若脉不还，反见微喘，乃阳气已绝，其未尽之虚阳，随呼吸而上脱，只有呼气，无有入气，似喘非喘，预后不良而死也。常器之云：当灸关元、气海二穴。

"少阴负跌阳者，为顺也"，文不达意，恐有缺字。按钱注，顺释于下：少阴属肾为水，跌阳属胃为土，少阴病波及胃肠而发病，即为水克土。负者胜也。少阴之真阳亏虚，而胃肠腑气尚盛，饮食如故，是少阴未能负跌阳也。若少阴病邪侵及胃肠而下利，即少阴负跌阳也。此条互相克贼、胜负顺逆之说，只可作为参考，故柯氏已删去之。实则此文，乃诊足少阴太溪脉与足阳明趺阳脉法耳。

363. 下利，寸脉反浮数，尺中自涩者，必清脓血。

下利者，脉当沉而迟；今反浮数，里有热也。涩为无血，尺中自涩者，肠胃血散也，随利下，必便脓血。"清"与"圊"同，《脉经》曰："清者，厕也。"盖尺中涩者，阴虚也。阳邪乘阴分之虚，则其血必瘀，而为脓血。可用黄连阿胶汤治之。

364. 下利清谷，不可攻表。汗出必胀满。

下利清谷，此为里虚。若攻其表，则汗出而卫阳不固，浊阴独盛于内。阴盛则生内寒，胃阳消化失职，气机阻滞故有胀满之症。

365. 下利，脉沉弦者，下重也；脉大者，为未止；脉微弱数者，为欲自止，虽发热，不死。

此条辨热利之脉。"下利，脉沉弦"，沉为里，弦为急，此主里急也。下重者，乃言利下而有后重之意。脉大，为邪热盛，《素问·脉要精微论》云"大则病进"，故为利未止也。脉微弱数者，此阳邪之热已退，真阴之气将复，故为利自止也。下利一证，最忌发热。若脉微弱而有数象，其病邪尚有未尽之害，虽有发热现象，亦未至于死也。

366. 下利，脉沉而迟，其人面少赤，身有微热，下利清谷者，必郁冒汗出而解，病人必微厥。所以然者，其面戴阳，下虚故也。

此条似非仲景文字。下利，脉沉而迟，里寒之证也。下利清谷，乃里寒之甚耳。面少赤，身微热，乃下焦虚寒，浮虚之阳热越于表，其人阳气虽虚，而犹能与阴寒相争，必作郁冒、汗出而解。郁冒者，头目郁然昏冒。真阳之气战胜寒邪，里阳回，而表和汗出。于此时病者必有微厥之状，此在汗未出之先，而显战汗时的症状而言也。面戴阳，系下虚，此申言面少赤之故。下虚，即下元虚弱也。凡下元虚弱之人，阳浮于上，与在表之邪相合，则为戴阳。阳已戴于头面，更行发散，则孤阳亢越，危殆立至也。面戴阳，一说即面痤也，久病虚弱患者，必有久病容貌，如肝硬化及恶病质的患者是也。

367. 下利，脉数而渴者，今自愈。设不瘥，必清脓血，以有热故也。

下利，脉数而渴，邪者未尽，而数为热征，乃阳气自复之候，无利久入阴之虞，亦可自愈。若不瘥者，必热势尚盛，不但利不止，而必致便脓血。《伤寒论》258条曰"若脉数不解，而下不止，必协热便脓血也"，此乃热陷于下焦，使血流肉腐而为脓之故耳。

368. 下利后脉绝，手足厥冷，晬时脉还，手足温者，生；脉不还者，死。

寒邪下利，六脉已绝，手足厥冷，当无更生之理。若晬时（即一昼夜）脉还，手足温者，乃阳气未绝竭，尚有生机可复之望也。若下后脉绝，手足冷，脉不还者，乃阳竭阴消脉绝，而无复还之力，必死也。

369. 伤寒，下利，日十余行，脉反实者，死。

下利，为里虚疾患，其脉当微弱，方是脉证相符。今其脉实，故曰"反"。脉反实者，是病胜脏气也，故死。《难经》曰："脉不应病，病不应脉，是为死病。"实脉者，乃阴寒下利，真阳已败，中气已伤，胃阳绝，而真脏脉现耳。

370. 下利清谷，里寒外热，汗出而厥者，通脉四逆汤主之。

下利清谷，为里寒；外热，是身微热，兼之汗出，此真阳之气，外走而欲脱也。前条汗出为欲解，此条汗出而反逆，乃阳气太虚之候。与通脉四逆汤，以温经固表，通阳固阴则愈。

371. 热利下重者，白头翁汤主之。

白头翁汤方

白头翁二两，黄柏三两，黄连三两，秦皮三两。

上四味，以水七升，煮取二升，去滓，温服一升。不愈，更服一升。

热利下重，乃火郁湿蒸，湿热下注于肠，魄门重滞而难出，即《内经》所云"暴注下迫"是也。白头翁汤，乃热利下重之治方。

372. 下利腹胀满，身体疼痛者，先温其里，乃攻其表。温里，宜四逆汤；攻表，宜桂枝汤。

此条与《伤寒论》91条下利身疼、用先里后表之法大同。彼因误下而致利，此因下利而致腹胀，总以温里为急务，"见睍曰消"之意也。身疼痛，有里，有表，必清便已调，其痛仍不减，方属于表也。

373. 下利，欲饮水者，以有热故也，白头翁汤主之。

此条承上热利条之见证。证果有热，必以此法治之。夫渴与不渴，乃有热与无热之别。里无热邪，口必不渴。若口干，乃下焦无火，气液不得升腾，致口无津液也。虽有渴意，亦不多饮。若胃热烦躁，当自渴饮，此必然之理。仲景恐人不能辨，故设此条揭示之耳。

374. 下利谵语者，有燥屎也，宜小承气汤。

小承气汤方

大黄四两，（酒洗），枳实三枚（炙），厚朴二两（去皮，炙）。

上三味，以水四升，煮取一升二合，去滓，分二服。初一服，谵语止，若更衣者，停后服。不尔尽服之。

《医宗金鉴》云："下利，里虚也；谵语，里实也。"若脉滑大，证见里急，知其中必有宿食也。其利下之物，必稠黏秽臭，知热与宿食合而为之也。此可决其有燥矢，宜小承气汤下之。里有燥屎，可以推知，不在大便硬与不硬，而在里急与不急，便之臭与不臭也。同时以手按脐腹，当必坚硬而痛，方为有燥屎之征。

375. 下利后更烦，按之心下濡者，为虚烦也，宜栀子豉汤。

栀子豉汤方

肥栀子十四个（擘），香豉四合（绵裹）。

上二味，以水四升，先煮栀子，取二升半，内豉，更煮取一升半，去滓，分再服。一服得吐，止后服。

利后更烦，乃言本有烦，不为利除，反而加重也。心下濡者，是言心下柔软之意。虚烦，对实热而言，是空虚之虚，而非虚弱之虚。其虚烦，虽热而非实热，故用栀子豉汤以清其虚热也。

376. 呕家有痈脓者，不可治呕，脓尽自愈。

此条言胃痈与肺痈疾患，呕而有脓者，不可治呕，待脓吐尽，则呕自止也。呕者，乃排除胃内有害物之自然生理现象。当与排脓汤。

377. 呕而脉弱，小便复利，身有微热，见厥者，难治，四逆汤主之。

呕而脉弱，为邪气传里。呕则气上逆，而小便当不利。今小便复利者，里虚故也。身有微热，见厥者，阴胜阳也，为难治。此条以呕为主证，独小便利而见厥，前后不能关锁，故用四逆汤，以附子散寒下逆气，助命门之火上以除呕。

378. 干呕，吐涎沫，头痛者，吴茱萸汤主之。

吴茱萸汤方

吴茱萸一升（汤洗七遍），人参三两，大枣十二枚（擘），生姜六两（切）。

上四味，以水七升，煮取二升，去滓，温服七合，日三服。

柯氏说：干呕、吐涎沫，是二证，不是并见。推究干呕、吐涎沫之证，显然即今之慢性胃炎也。胃中多酸性黏液，有刺激胃及食管之力，故干呕、吐涎沫。其头痛，乃自家中毒之证也。考吴茱萸汤之用有三：①阳明食谷欲呕（《阳明病篇》243条）；②为少阴吐利，手足厥冷，烦躁欲死（《少阴病篇》309条）；③此则干呕，吐涎沫，头痛。三者经络、证候各殊，而治法则一，总为下焦浊阴之气上逆于胸中，胸中清阳之气反被郁于下，欲上不得，欲下不能，而为呕也，乃阴邪挟肝气上逆为患。吴茱萸开豁胸中逆气，助以人参、姜、枣，扶胃中清阳。诸药合用共奏祛浊之功，如此则清阳得升，浊阴得下，则呕止也。

379. 呕而发热者，小柴胡汤主之。

小柴胡汤方

柴胡八两，黄芩三两，人参三两，甘草三两（炙），生姜三两（切），半夏半升（洗），大枣十二枚（擘）。

上七味，以水一斗二升，煮取六升，上滓，更煎取三升。温服一升，日三服。

邪在厥阴，乃肝脏阴虚之候，肝虚则胆气上逆，故呕而发热。厥阴与少阳脏腑连接，乃脏邪还腑，自阴出阳，故当从少阳治之，和解其半表半里之邪也。即149条所云"呕而发热者，柴胡汤证具"也。

380. 伤寒大吐大下之，极虚，复极汗者，其人外气怫郁，复与之水，以发其汗，因得哕。所以然者，胃中寒冷故也。

伤寒大吐大下，则胃中阳气虚极。复极汗者，乃因大吐下之后，真阳已虚，卫外之阳不能固密，所以复极汗出，乃阳虚汗出也。本是阳虚外越，医者不察，以为其人外气怫郁，疑是表邪未解，复与之暖水，以发其汗，因而得哕。哕者，呃逆也。其所以哕者，盖因吐下后，阳虚至极，胃中寒冷，不能运行其水耳，水壅胃中，中气遏绝，气逆而作呃逆也。故以五苓散或理中汤治之。

381. 伤寒，哕而腹满，视其前后，知何部不利，利之则愈。

伤寒，哕而不腹满，为正气虚；哕而腹满者，乃邪气实也。视其前后，即视其二便也。"何部不利，利之则愈，"前实者通之，后实者泻之，下泻而不上逆，哕即愈矣。病至末传而哕者，为危候，百无一生也。

辨霍乱病脉证并治

382. 问曰：病有霍乱者何？答曰：呕吐而利，此名霍乱。

《诸病源候论·卷二十二·霍乱病诸候》曰："霍乱者，由人温凉不调，阴阳清浊二气，有相干乱之时，其乱在于肠胃之间者，因遇饮食而变，发则心腹绞痛。其有先心痛者，则先吐；先腹痛者，则先利；心腹并痛者，则吐利俱发。"霍乱者，言其忽然而发，胃肠之气错乱而为病也。成无己注云："三焦者，水谷之道路。邪在上焦，则吐而不利；邪在下焦，则利而不吐；邪在中焦，既吐且利。以饮食不节，寒热不调，清浊相干，阴阳乖隔，遂成霍乱。"今世医家对霍乱之疾研究特详。细菌专家罗伯特·科赫氏发现霍乱为霍乱弧菌繁殖所致，已无可疑。其得病之原，由饮食传染，以蝇类为媒介。

383. 问曰：病发热，头痛，身疼，恶寒，吐利者，此属何病？答曰：此名霍乱。霍乱自吐下，又利止，复更发热也。

此条承上条，头痛、身疼、发热、恶寒，为在表之风寒暑热为病也；呕吐、泻利，乃在里之饮食生冷为病也。具此证者，名曰霍乱。若自呕吐已，又泻利止，仍有头痛、身疼、恶寒，更复发热，是里解表未解也。沈明宗曰：吐利已止，复更发热，乃里气和而表邪未解，当从解表之法；或无表证，但有腹痛、吐利，此为里邪未解，当以和里为主。

384. 伤寒，其脉微涩者，本是霍乱，今是伤寒，却四五日至阴经上，转入阴必利，本呕下利者，不可治也。欲似大便，而反失气，仍不利者，此属阳明也，便必硬，十三日愈。所以然者，经尽故也。下利后，当便硬，硬则能食者愈。今反不能食，到后经中，颇能食，复过一经能食，过之一日当愈。不愈者，不属阳明也。

此条承上条辨发热、头痛、身疼、恶寒、吐利等证，为类伤寒之义也。若有前证，而脉浮紧，是伤寒也。今脉微涩，本是霍乱也。然霍乱初病，即有吐利，伤寒吐利，却在四五日后，邪传入阴经之时，始吐利也。此本是霍乱之即呕吐，即下利，故不可作伤寒治之，俟之自止也。若止后，似欲大便，而去空气，仍不大便，此属阳明也。然属阳明者，大便必硬。虽大便硬，乃津液少之硬，未可下也，当候十三日经尽，胃和津回，便利自可愈也。若过十三日，大便不利，为之过经不解，下之可也。下利后，肠胃虚空，津液匮乏，当大便硬。硬则能食者，是胃气复，至十三日津回，便利自当愈也。今反不能食者，是为未复，俟到十三日后过经之日，若颇食者，亦当愈也。如其不愈，是为当愈不愈也。当愈不愈者，则可知不属十三日过经便硬之阳明，当属吐利后，胃中虚寒不食之阳明，或属吐利后，胃中虚燥之阳明也，此则非药不可，俟之，终不能自愈也。理中、脾约，择而用之。

此条非仲景语，乃后所搀入之文。

385.恶寒脉微而复利，利止亡血也，四逆加人参汤主之。

四逆加人参汤方

甘草二两（炙），附子一枚（生，去皮，破八片），干姜一两半，人参一两。

上四味，以水三升，煮取一升二合，去滓，分温再服。

恶寒，脉微而利者，阳虚阴胜也。利止，则津液内竭，故云亡血。《金匮玉函经》曰："水竭则无血。"与四逆汤温经助阳，加人参生津液益血。徐大椿按："亡阴即为亡血，不必真脱血也。"

386.霍乱，头痛发热，身疼痛，热多欲饮水者，五苓散主之；寒多不用水者，理中丸主之。

五苓散方

猪苓（去皮）、白术、茯苓各十八铢，桂枝半两（去皮），泽泻一两十六铢。

上五味，为散，更治之，白饮和服方寸匕，日三服。多饮暖水，汗出愈。

理中丸方

人参、干姜、甘草（炙）、白术各三两。

上四味，捣筛，蜜和为丸，如鸡子黄许大。以沸汤数合，和一丸，研碎，温服之，日三四，夜二服。腹中未热，益至三四丸，然不及汤。汤法：以四物依两数切，用水八升，煮取三升，去滓，温服一升，日三服。若脐上筑者，肾气动也，去术，加桂四两；吐多者，去术，加生姜三两；下多者，还用术；悸者，加茯苓二两；渴欲得水者，加术，足前成四两半；腹中痛者，加人参，足前成四两半；寒者加干姜，足前成四两半；腹满者，去术，加附子一枚。服汤后，如食顷，饮热粥一升许，微自温，勿发揭衣被。

伤寒者，外感病；霍乱者，内伤病也。伤寒之发热，头痛，身疼痛，恶寒，风寒在营卫；霍乱之头痛，身疼痛，恶寒，必兼吐下，风寒在胃腑也。《伤寒论类方》按曰："霍乱之症，皆由寒热之气不和，阴阳拒格，上下不通，水火不济之所致。五苓所以分其清浊；理中所以壮其阳气。皆中焦之治法也。"

387.吐利止，而身痛不休者，当消息和解其外，宜桂枝汤小和之。

桂枝汤方

桂枝三两（去皮），芍药三两，生姜三两，甘草二两（炙），大枣十二枚（擘）。

上五味，以水七升，煮取三升，去滓，温服一升。

吐利止，里和也。身痛不休，表未解也。与桂枝汤小和之，《外台秘要》云："里和表解，汗之则愈也。"消息，即斟酌也。小和，言少少与之，不令过度之意也。

388.吐利汗出，发热恶寒，四肢拘急，手足厥冷者，四逆汤主之。

四逆汤方

甘草二两（炙），干姜一两半，附子一枚（生用，去皮，破八片）。

上三味，以水三升，煮取一升二合，去滓，分温再服。强人可大附子一枚，干姜三两。

吐、利、汗出，乃中焦津液外泄。发热恶寒，表气虚也。四肢拘急，津液竭也。手足厥冷者，生阳之气，不能达于四肢。故主以四逆汤，启下焦之阳，温中焦之土气。

389.既吐且利，小便复利，而大汗出，下利清谷，内寒外热，脉微欲绝者，四逆汤主之。

吐利，乃寒邪在里；小便复利，知内无热也。大汗出者，乃真阳虚弱，卫气不密，阳虚汗出也。下利清谷，乃胃寒不能运化五谷也。内寒外热，非表邪发热，乃寒盛于里，阳格于外也。阴寒太甚，则阳气衰微，故脉微欲绝。当急以救阳复阴之剂，故主以四逆汤。丹波元简云："此条所主，当是通脉四逆汤。"

390.吐已下断，汗出而厥，四肢拘急不解，脉微欲绝者，通脉四逆加猪胆汤主之。

通脉四逆加猪胆汁汤方

甘草二两（炙），干姜三两（强人可四两），附子大者一枚（生，去皮，破八片），猪胆汁半合。

上四味，用水三升，煮取一升二合，去滓，内猪胆汁，分温再服。无猪胆，以羊胆代之。

吐已下断，乃言吐止，下亦止，其"已"和"断"，乃阴阳气血俱虚，水谷津液俱竭，已无吐下之物可见也。盖言胃肠败坏已极，内容物已尽，故汗出而厥，四肢拘急，亡阴证具，呈现脉微欲绝之象，而阳又将亡之兆。宜通脉四逆加猪胆汁汤，启下焦之生阳，助中焦之津液，亦即助阳滋阴之法。

391.吐利发汗，脉平小烦者，以新虚，不胜谷气故也。

吐利发汗后，脉遂即平和，病亦即愈之兆，此乃病者肠胃素健，病邪轻微，尚无大患。小烦者，乃因呕吐、利、汗后，胃气骤为剥夺，造成暂虚之候，食物入胃，消化力减弱，因此有微烦不适之状。仲景不言治法，待其自然恢复，则愈也。

辨阴阳易瘥后劳复病脉证并治

392. 伤寒阴阳易之为病，其人身体重，少气，少腹里急，或引阴中拘挛，热上冲胸，头重不欲举，眼中生花，膝胫拘急者，烧裈散主之。

烧裈散方

妇人中裈近隐处，取烧作灰。

上一味，水服方寸匕，日三服。小便即利，阴头微肿，此为愈矣。妇人病，取男子裈烧灰服。

阴阳易，是伤寒初愈，因房事过劳而引起的病症。身体重、少气者，因交合而损伤真气也。少腹里急、引阴中拘挛、膝胫拘挛，乃阴气极也。此完全由真阳亏损，三焦不运，宗气不行，皆阴虚为患。热上冲胸，头重不欲举，眼中生花，乃下焦虚冷，而元阳大泄为患也。《证治准绳》曰：伤寒病初愈，尚未恢复健康，若犯房室，命在须臾，用独参汤，调烧裈散，取其通散及同气相求之意也。

393. 大病瘥后劳复者，枳实栀子豉汤主之。

枳实栀子豉汤方

枳实三枚（炙），栀子十四个（擘），香豉一升（绵裹）。

上三味，以清浆水七升，空煮取四升，内枳实、栀子，煮取二升，下豉，更煮五六沸，去滓，温分再服，覆令微似汗。若有宿食者，内大黄如博棋子五六枚，服之愈。

凡大病者新瘥，真元大虚，气血未复，精神倦怠，余热未尽，宜安神静养，避风节食，清虚寡欲为主。若不然，喜怒哀乐伤其神，行坐梳浴伤其力，更严重者，房劳伤精损其真，皆可令人重复发热，如死灰之复燃，而致身体衰惫，虚热内发，致病已愈而复病也。但劳复之热，乃虚热，非外盛之邪，可以辛温取汗而解。女劳复，多不救。此条是因饮食不节所引起之病变，故主以枳实栀子豉汤，除烦热，消热结，健胃利肠为本。方中搏棋子，即围棋子也。清浆水，即淘米水。

394. 伤寒瘥以后，更发热，小柴胡汤主之。脉浮者，以汗解之。脉沉实者，以下解之。

小柴胡汤方

柴胡八两，人参二两，黄芩二两，甘草二两（炙），生姜二两（切），半夏半升（洗），大枣十二枚（擘）。

上七味，以水一斗二升，煮取六升，去滓，更煎取三升。温服一升，日三服。

伤寒已瘥后，更发热者，乃余邪初退之虚热也，当以柴胡、黄芩清解余热，以人参补虚，姜、枣和中。若复感外邪而发热，亦属病后新虚，理宜和解。但须察其脉证之有类于半表半里之少阳证者，以小柴胡汤和之。若脉浮，则邪胜于表，必有可汗之证，仍当汗之；但新病初瘥，不宜麻黄，恐伤卫亡阳也。若脉沉实者，为邪在里，实则胃实，仍当下之；但卫气已虚，不当用峻下剂，或小承气，或调胃承气，随其轻重，以为进止可也。

395. 大病瘥后，从腰以下有水气者，牡蛎泽泻散主之。

牡蛎泽泻散方

牡蛎（熬）、泽泻、蜀漆（暖水洗去腥）、葶苈子（熬）、商陆根（熬）、海藻（洗去咸）、栝蒌根各等分。

上七味，异捣，下筛为散，更于臼中治之，白饮和，服方寸匕，日三服。小便利，止后服。

大病瘥后，中气虚弱，胸腹胀满者，常见之事实。若从腰以下有浮肿现象者，乃下焦之气化失常，湿热壅滞，膀胱腑气不行，水气下注于膝胫，足跗皆肿也。此肿乃虚肿，非实肿，《金匮要略》曰"腰以下肿，当利小便"，此定法也。水气，指浮肿而言。牡蛎泽泻散，以牡蛎软坚行水，泽泻渗湿利水，蜀漆祛痰逐水，葶苈子宣肺泄水，商陆、海藻专于润下行水，俾水邪从小便排出。瓜蒌根止渴生津，为之反佐，使水去而津液不伤。

396. 大病瘥后，喜唾，久不了了，胸上有寒，当以丸药温之，宜理中丸。

此条言病后喜唾，即吐涎沫也。久不了了，即频吐不止的意思。胸上有寒，指消化力衰退而言。本条是胃肠消化机能衰弱的症候，当用温补的丸药治疗，宜理中丸。

397. 伤寒解后，虚羸少气，气逆欲吐，竹叶石膏汤主之。

竹叶石膏汤方

竹叶二把，石膏一斤，半夏半斤（洗），麦门冬一升（去心），人参二两，甘草二两（炙），粳米半升。

上七味，以水一斗，煮取六升，去滓，内粳米，煮米熟汤成，去米，温服一升，日三服。

伤寒愈后，身体衰弱，气力缺乏，气上逆而有想吐的症状，用竹叶石膏汤来治。气逆欲吐，乃气虚不能消饮，胸中停蓄，上逆而吐，以调胃气、散热逆则平。但当以脉象虚数而渴者，为适宜；若虚寒者，当以别法处理。

398. 病人脉已解，而日暮微烦，以病新瘥，人强与谷，脾胃气尚弱，不能消谷，故令微烦，损谷则愈。

病人从脉上来看，病已解，但到黄昏时要发轻微的心烦，这是病者新瘥，勉强地给予谷食，脾胃的消化力尚未恢复，不能消化食物。所引起的心中微烦，只要减少食物用量，就能好的，不必用药。损谷，减少饮食的意思。

总结

太阳上篇

一、太阳病的概念

太阳病是一个针对身体表层病变而言的术语，并不是病名，是指多种急性热病发展过程中的第一阶段。

太阳病的证候以头项强痛、恶寒、脉浮为主，可分为以下几种。

（1）发热，汗出，恶风，脉缓的，叫中风。

（2）如已发热，或未发热，恶寒，体痛，呕逆，脉紧的，叫伤寒。

（3）初起病，发热，口渴，不恶寒，叫温病。

（4）如发汗后，热不退，脉浮，自汗出，倦怠，嗜眠，鼻鼾，叫风温。

二、桂枝汤

1.适应证　恶寒，怕风，发热，鼻塞，恶心，有汗，脉浮缓。

2.加减法

（1）背项强硬，汗出恶风，用桂枝汤加葛根。

（2）气喘，用桂枝汤加厚朴、杏仁。

（3）太阳病，发汗后，汗出不止，怕风，小便难，四肢拘急，用桂枝汤加附子。

（4）太阳病，以泻药攻下后，脉促，胸部满闷，用桂枝汤去芍药；若又恶寒，去芍药加附子汤。

（5）脉微，恶寒，面色潮红，不能出汗，身痒，用桂枝麻黄各半汤（即二汤各半混合用）。

（6）服桂枝汤后，寒热如疟疾，一日再发，用桂枝二麻黄一汤（即桂枝汤三分之二，麻黄汤三分之一合用）。

（7）太阳病，发热多，恶寒少，脉微弱，用桂枝二越婢一汤（即桂枝汤三分之二，越婢汤三分之一合用）。

3. 桂枝汤的禁忌

（1）太阳病，用泻药攻下后，其气不上冲，不可服用。

（2）太阳病，三日，汗、吐、下、温针都用后，仍不愈，不可用。

（3）脉浮紧，发热，汗不出，不可用。

（4）嗜酒患者，不可服，服后容易引起呕吐。

4. 服桂枝汤后的反应

（1）太阳病，初服桂枝汤，反烦而不解，宜先用针刺风池、风府，再给桂枝汤内服。

（2）服桂枝汤，大汗出后，烦渴不解，脉洪大，宜白虎加人参汤。

（3）凡服桂枝汤而吐者，其后必吐脓血。

（4）伤寒，脉浮，自汗，小便数，心烦，微恶寒，脚挛急，误用桂枝汤后，若四肢厥冷，咽干，烦躁，呕吐，宜甘草干姜汤；服后手脚温暖，再给芍药甘草汤，脚挛即解；若胃肠不和，谵语，少予调胃承气汤；若屡次发汗，又用烧针，可用四逆汤主治。

太阳中篇

一、太阳中篇几个概念

1. 太阳阳明合病　指有发热、怕冷、头痛等太阳病的证候，合并呕吐或腹泻等症状。

2. 水逆　指发热不退，有怕冷、头痛等表证，及渴欲饮水等里证，而饮水入胃后即吐的情况。

3. 火逆　指宜用发汗治疗的证候，误用灸法，引起病人腰以下沉重而痹的情况。

4. 血证　指有太阳病症状，伴身黄、脉沉、少腹硬、小便自利、病人如狂的情况。

5. 奔豚　指有气从少腹上冲至心胸的证候，类似胃肠平滑肌痉挛。

二、几个治疗原则

1. 可用汗法的条件　表证仍在，脉浮，或数，或紧，身疼痛。

2. 禁汗的情况　咽喉干燥、淋家、疮家、衄家、亡血家、汗家，病人有寒，尺脉迟者。

3. 下法禁忌证　外证未解，脉浮。

4. 呕吐的病人　不宜用甜药，如小建中汤之类。

5. 忌灸的情况　脉微数，脉浮。

三、几个重要处方的应用

1. 葛根汤

（1）适应证：①太阳病，项背强几几，无汗，怕风。②有太阳病表证而又有腹泻。

（2）加减法：有太阳表证，不腹泻，但呕者加半夏。

2. 葛根芩连汤　主治有阳明表证而腹泻者。可用于胃肠型流感及胃肠炎。

3. 麻黄汤　主治头痛，发热，腰痛，骨节疼痛，恶风，无汗而喘。

4. 大青龙汤　主治脉浮紧，发热，恶寒，身疼痛，不汗出而烦躁。

5. 小青龙汤　主治干呕，发热而咳，或口渴，或腹泻，或吞咽困难，或小便不利，少腹胀满，或气喘。

6. 麻杏石甘汤　主治汗出而喘无大热者。

7. 五苓散　主治脉浮，小便不利，微热，消渴。

8. 栀子豉汤　主治发汗、吐、下后，虚烦，失眠，反覆颠倒，心中懊侬。

9. 真武汤　主治太阳病，发汗、汗出不解，仍发热、心悸、头眩、身震颤。

10. 小柴胡汤　主治往来寒热，口苦，呕吐，胁痛。若腹满便秘者，可用大柴胡汤。

11. 小建中汤　主治心悸而烦，及腹部痉挛痛。

太阳下篇

一、对太阳下篇几个证的认识

1. 结胸证

（1）表现：①按之痛，寸脉浮，关脉沉。②病发于阳，而反下之，热入，因作结胸。

（2）转归：①太阳病，下之，其脉促，不结胸者，此为欲解也。脉浮者，必结胸也。②结胸证悉具，躁烦者亦死。

（3）治疗：①结胸者，项亦强，如柔痉状，下之则和，宜大陷胸丸方。②结胸证，其脉浮大者，不可下，下之则死。③伤寒六七日，结胸，热实，脉沉而紧，心下痛，按之不硬者，大陷胸汤主之。④小结胸：正在心下，按之则痛，脉浮滑者，小陷胸汤主之。

2. 脏结

①如结胸状，饮食如故，时时下利，寸脉浮，关细小沉紧，舌上白苔滑者，难治。②脏结无阳证，不往来寒热，其人反静，舌上苔滑者，不可攻也。③病胁下素有痞，连在脐旁，痛引少腹，入阴筋者，此名脏结，死。

3. 太阳与少阳并病

（1）表现与治禁：①头项强痛，或眩冒，时如结胸，心下痞硬，不可发汗。②太阳少阳并病，心下硬，颈项强而眩，慎勿下之。③太阳少阳并病，而反下之，成结胸，心下硬，下利不止，水浆不下，其人心烦。

（2）治疗：太阳与少阳合病，自下利者，与黄芩汤；若呕吐者，黄芩加半夏生姜汤主之。

4. 热入血室

（1）表现：①妇人中风，发热，恶寒，经水适来，得之七八日，热除而脉迟，身凉，胸胁下满，如结胸状，谵语者，此为热入血室。②妇人伤寒，发热，经水适来，昼日明了，暮则谵语，如见鬼状者，此为热入血室。

（2）治疗：妇人中风，七八日，续得寒热，发作有时，经水适断者，此为热入血室，小柴胡汤主之。

5. 柴胡汤证　伤寒五六日，呕而发热者，柴胡汤证具。

6. 痞

（1）病因：病发于阴，而反下之，因作痞。

（2）表现：脉浮而紧，而复下之，紧反入里，则作痞。按之自濡，但气痞耳。

（3）治疗：①柴胡汤证具，而以他药下之。②若心下但满而不痛者，此为痞。宜半夏泻心汤。

二、几个重要处方的应用

1. 小柴胡汤　主治呕而发热，口苦，胁痛，往来寒热，脉弦。

2. 大柴胡汤　主治同上，有大便硬秘或下利者。

3. 半夏泻心汤　主治脘部闷满，或呕或利，如急慢性胃肠炎。

4. 十枣汤　主治心下痞硬满，引胁下痛，干呕，短气，汗出，不恶寒者，如肋膜炎、胸腔蓄水等。

5. 五苓散　主治口渴而躁烦，小便不利。

6. 理中汤　主治腹泻不发热，脉迟弱，舌苔白，无力。

7. 赤石脂禹余粮汤　主治滑泄无度。

8. 旋覆代赭石汤　主治心下痞硬，噫气不除，如顽固性呕吐。

9. 瓜蒂散　主治恶寒，发热，头不痛，项不强，寸脉微浮，胸中痞硬，气上冲咽喉，不得息者，此为胸有寒也。诸亡血、虚家禁用。

10. 白虎汤　主治发热、不恶寒、有汗口渴，舌燥，脉浮滑，或洪大。

11. 黄芩汤　主治太阳少阳合病急性肠炎、腹泻。

12. 桂枝附子汤、甘草附子汤　主治风湿相搏，骨节疼痛，烦痛不得伸屈，近之则痛剧，汗出短气，小便不利，恶风，不欲去衣，或身微肿者，可用于治疗风湿性关节炎。

13. 炙甘草汤　主治伤寒，脉结代，心动悸。

阳明病篇

一、对阳明病篇几个证的认识

1. 阳明病　阳明病有太阳阳明、正阳阳明和少阳阳明三种，但主证都有发热、汗出、不恶寒和大便燥结，均由太阳病发汗、攻下或利小便而起。其中少阳阳明，由太阳病因发汗、利小便以后，致大便硬而起。其中太阳阳明又叫脾约。

2. 痏瘕　指阳明病，不能食，小便不利，手足汗出，大便初硬后溏。

3. 谷疸　是黄疸的一种。由阳明病，脉迟，食难用饱，饱则微烦，头眩，小便难而起。

4. 三阳合病　三阳合病的主要症状有腹泻，身重难以转侧，口不仁，面垢，谵语，遗尿。

5. 二阳并病　指太阳证罢，但发潮热，手足漐漐汗出，大便难而谵语。

二、几个重要处方的应用

1. 大承气汤　主治发潮热，汗出，不恶寒，谵语，大便燥结，脉实。

2. 小承气汤　主治发热未潮，虽有大便不通，只宜调和胃气。

3. 调胃承气汤　主治阳明病，不吐，不下，心烦者。

4. 栀子豉汤　主治心中懊恼，舌上苔，不得眠，饥不能食，但头汗出。

5. 猪苓汤　主治脉浮发热，渴欲饮水，小便不利。

6. 蜜导煎　即用蜜煎成肛门坐药，主治虚人便秘。

7. 猪胆汁方　即猪胆汁加醋灌肠，主治便秘。

8. 茵陈蒿汤　主治发热，口渴，黄疸。

9. 吴茱萸汤　主治食后呕吐涎沫，头痛。

10. 麻仁丸　主治脾约，大便难。

11. 栀子柏皮汤　主治身热，黄疸。

少阳病篇

一、主要证候

少阳病的主要证候有口苦，咽干，目眩，耳聋，目赤，往来寒热，胸胁苦满，胁下硬满，干呕不能食。

二、主要治疗方剂

少阳病的主要治疗方剂为小柴胡汤。

三、少阳病禁忌

少阳病忌用引吐、攻下、发汗和温针。

太阴病篇

一、太阴病

太阴病，指一般急性热性病传变到无热的末期阶段。古称脾主运化，故称太阴属脾。

二、主要证候

太阴病的主要证候有腹满，呕吐，腹痛，腹泻，食不下，不发热。

三、主要治疗方剂

太阴病的主要治疗方剂为理中汤和四逆汤。

少阴病篇

一、少阴病

少阴病，指一般热性病变，发展到脉象细微，身力衰弱，只想睡眠，四肢厥冷的阶段。一般情况已到心力衰竭的程度，主治方剂为四逆汤。

二、几个重要处方的应用

1. 四逆汤　为少阴病的主方，可用于心力衰竭。

2. 黄连阿胶汤　主治心中烦，不得卧，适用于一般虚热症，似可用于神经衰弱症的失眠。

3. 桃花汤适应证　可用于慢性腹泻。

4. 甘草汤与桔梗汤适应证　可用于咽喉炎症。

5. 真武汤

（1）适应证：少阴病有腹痛、腹泻等证。

（2）加减法：①咳嗽者，加干姜、细辛、五味子。②小便多者，去茯苓。③腹泻重者，去芍药，加干姜。④吐者，去附子，增生姜。

厥阴病篇

一、厥阴病

厥阴病，是指一般急性热病的终末阶段。主要证候为四肢厥冷，外表无热，神志昏乱，口渴，咽干，吐蛔等。厥阴病所表现的症状比较复杂，而且是寒热症状混淆错乱的。

二、对厥阴病篇几个证的认识

1. 厥阴病 主要症状有消渴，气上撞心，心中疼热，饥而不能食，食则吐蚘，下之利不止。

2. 脏厥 指伤寒脉微而四肢厥冷，至七八日，肤冷，其人躁，无暂安时者。

3. 蚘厥 当吐蚘。

4. 热深厥亦深 指发热而四肢厥冷的情况。

5. 寒下 是虚性腹泻，无里急后重，不发热。

6. 热利 包括腹泻、痢疾，有发热及里急后重，或大便下脓血。

三、几个重要处方的应用

1. 乌梅丸 主治吐蚘，又治慢性腹泻。

2. 当归四逆汤 主治脉细欲绝，手足厥冷。

3. 白头翁汤 主治热利下重（类似急性肠炎、杆菌性及原虫性痢病）。

霍乱病篇

一、霍乱病

《素问·六元正纪大论》曰："民病心腹胀，肠鸣而为数后，甚则心痛胁胀，呕吐霍乱。"又："太阴所至，为中满、霍乱、吐下。"又："热至则身热，吐下霍乱。"《灵枢·五乱》曰："气乱于肠胃，则发霍乱。"可见上古所称的霍乱，包括有呕吐、腹泻等症状的多种急性胃肠病在内。

霍乱病的概念：呕吐而腹泻，吐泻止后，又要发热。

二、霍乱的类型

1. 头痛，发热，身疼痛，热多欲饮水者。

2. 寒多不用水者。

辨阴阳易篇

　　辨阴阳易，是伤寒初愈，因房事过劳而起的病证，分阳易与阴易之别。男病新瘥未平，与妇人交而得病，为阳易。女病新瘥未平，与男子交而得病，为阴易。阴阳易有互相感染的意思，但非传染性疾病。

第四部分

温病学讲稿

引言

　　热病包括范围很广，凡一切发热的病候，都属于热病的范畴。不论中医的伤寒、温病、瘟疫，或者是西医的一切传染病，凡以发热为主要临床表现的，都包括在内。所以热病中的病种很多，只要出现发热的症状，我们即可按热病的规律来诊断分析，结合卫、气、营、血四个层次作为诊治的方向。卫气营血，是言病邪由外入内的层次。若论病毒内侵，在脏腑上、中、下的部位时，则必须以三焦论治。但也可以按仲景的六经来分型，这需要医者临证的灵活性以及其医学的见解来作根据。但首先必认识病的情况是阴是阳，邪气袭人是浅是深，才可根据不同情况采取不同治法。以仲景之论为法，以鞠通、孟英之理为规，参酌近贤的经验理解变通为治，是为至上。

　　本讲稿原为我学研温热病学，并结合临床心得之作，名曰《热病条释》。在历届中医进修班教学中作讲稿用之，故勉为教材，名《温病学讲稿》。

上篇 总论

第一节 温病概论

温病是温热病总称，古人对于发热的病多以温病二字概括。后人有以邪热之轻者为温病，邪热之重者为热病，渐受者为温病，急中者为热病之分。总之温病是包括热病的一大类，是各种热性病的总称。温病的特点是以热邪为主，一发病就出现热象偏重。它的成因有新感与伏气的区分。叶天士《临证指南医案》中提出伏气温病有两种。一是春夏受暑，深秋发病的伏暑。二是冬伤于寒，春必病温的温病，即春温。新感温病按吴鞠通《温病条辨》所述，有九种，如风温、温热、温疫、温毒、暑温、湿温、秋燥、冬温等。这些都是感受四时流行的温热之邪而立即发病的。

第二节 温病与伤寒的区别

伤寒发病是由外而入内，先由太阳而入，传入他经，其邪气留恋在表，然后化热入里，渐次传变。

温病发病是由内而外，伏气内发，或外感六淫，故叶天士《温热论》有"温邪上受，首先犯肺，逆传心包。"寒化属阴，故先受于足经；风从热化属阳，故先受于手经。心肺最近，邪感伤营，即传心包。肺主气属卫，心主血属营，故在治法则与伤寒不同，但伤寒包括温病在内，而温病不能包括伤寒。

《难经·五十八难》云："伤寒有五，曰中风，曰伤寒，曰湿温，曰热病，曰温病。"金元以前无温病专书，只有《伤寒杂病论》，这是祖国医学治疗热性病的规范，其对温病方面，仅提出将不恶寒而渴与恶寒而不渴作为温病与伤寒的鉴别。现存最早的中医理论著作《黄帝内经》里也曾提到温病的理论。例如《素问·热论》云："凡病伤寒而成温者，先夏至日者为病温，后夏至日者为病暑。"《素问·生气通天论》云："冬伤于寒，春必温病。"《素问·金匮真言论》云："藏于精者，春必病温。"冬伤于寒，春必病温，乃寒邪藏于肌肤，至春感上升之温气而发病；冬不藏精，邪入阴窍，春日地气上升，吸引肾邪而发病。《素问·热病论》云："今夫热病者，皆伤寒之类也。"这足以证明伤寒包括温病在内。因此后人便把伤寒分成广义与狭义之别，而温病则属于广义的伤寒内的一种。由此可见，温病是从伤寒发展而来，迄至清代温病方自成派别，而与伤寒并立了。

第三节　温病学的发展史

考温病二字，溯源很古，这在两千多年以前《黄帝内经》里就有很多记载。如《素问·生气通天论》云："冬伤于寒，春必温病。"《素问·金匮真言论》云："夫精者，身之本也。故藏于精者，春不病温。"

汉代淳于意治疗热性病用"火齐汤"，清·周魁《温病指归》云："火齐汤即三黄汤之别名。"张仲景《伤寒论》云："太阳病，发热而渴，不恶寒者，为温病；若发汗已，身灼热者，名曰风温。"从《伤寒论》中研读一下，便更能了解伤寒与温病有明确的不同点。例如，《伤寒例》："中而即病者，名曰伤寒；不即病者，寒毒藏于肌肤，至春变为温病，至夏变为暑病。暑病者，热极重于温也。"又曰："脉盛身寒，得之伤寒；脉虚身热，得之伤暑。"《金匮要略·痉湿暍病脉证》云："太阳中热者，暍是也。"这也足以证明温病在汉代是有其流行的。柯韵伯云："寒去而热罢，即伤寒欲解证；寒去而热炽，即温病的现证。如服桂枝汤，大汗出后，大烦渴不解，脉洪大者，即是热势猖獗，宜用白虎人参汤。"这是治疗温病的最早方法。

唐宋时代，如《备急千金要方》《外台秘要》多将温病与温毒混合立论。《外台秘要》对温病发斑的诊断则认为"赤斑者五死一生，黑斑者十死一生"（《外台秘要》卷四《温病发斑方七首》），这是从临床经验的观察来判断的。到了宋朝朱肱著《类证活人书》，谓温热二义，"为热之多少而异"，主张从病的热型、证候来分别治法。因为此时当 10 世纪时期，中外国际来往频繁，新的病种逐渐增加，过去治法不足以应付新病，广大人民在与疾病斗争中取得了一些新的经验，也有一些新的治疗方法广泛流传。因而，宋朝由官方责成太医署编撰了《太平惠民和剂局方》，书中有重点的治疗时病的方剂。

金元时代，由于时代环境不同，刘完素自制双解、凉膈、天水、通圣诸方，以代替麻黄、桂枝诸汤，不拘泥于古方而有新的化裁。完素论表热、里热等证，即以清热解热为主。张子和治温方法也以刘完素理法为根据，他说：病人喜凉则从其凉，用辛凉解之；喜温则从其温，用辛温解之（按：该句出自《儒门事亲·卷一·立诸时气解利禁忌式三》："病者喜食凉，则从其凉；喜食温，则从其温……可辛温，则辛温解之；可辛凉，则辛凉解之。"）。治法与伤寒不同。李东垣治温病是从内外兼顾立法，东垣认为温病发生，"盖因房室劳伤与辛苦之人，腠理开泄，少阴不藏，肾阳枯竭而得之"（元·王好古《此事难知·卷上·伤寒之原》）。

明·王安道著的《医经溯洄集》，对于温病治法更进一步主张："温病不得混称伤寒，因伏热在内，虽见表证，唯以里证为多，治法当以治里热为主，佐以清表之法，亦有里热清而表自解者。"

明末崇祯年间，冀、燕、鲁、浙等地因兵火之乱，年岁歉收，瘟疫流行，医者用伤寒法治之不效。吴又可认为此病流行，为四时不正之气与伤寒相似而迥殊，古人未能区分。因而结合个人行医心得和经验，乃著《温疫论》以阐明之。

清初喻嘉言著《尚论篇》，对于疫症以三焦论治，并认为仲景之书详于治伤寒而略于治温病。从王安道所说的温热"自内达外"来看，就是指的伏气温病，因而也促使了汪石山提出新感与伏气为病的两大成因，主张新感当以解表，后者伏气发病当以清里，若表未解而里热炽盛者又当清里、解表同时并用。通过这一阶段温病学说不断发展，治疗上也不断地找出新的方法，因而在温热病的研究上也就人才辈出了。首先是叶天士吸取了前人的精华而著作了《温热论》和《临证指南医案》，其中提出了"温邪上受，首先犯肺"。叶氏认为新感温病以呼吸道的证候为多。他主张以卫、气、营、血四个阶段来划分内外深浅的不同类型论治。这与仲景的伤寒以六经分证论治是大不相同了。而且他又注意到舌诊和验齿对温病诊断的意义，其在《临证指南医案》中又提到治温病须以三焦立法。通过他的经验积累，并注意斑疹及白㾦等对辨证的意义，从临床实际出发而发现了治温病的规律。此后宗温热学者有薛生白著《湿热条辨》，王孟英著《温热经纬》，吴鞠通著《温病条辨》，陈平伯著《外感温病篇》，章虚谷著《医门棒喝》，余师愚著《疫症一得》，戴北山著《广温热论》，周扬俊著《温热暑疫全书》，柳宝诒著《温热逢源》，陈祖恭著《温热病指南集》，雷少逸著《时病论》等。总的看来，温病学派医家众多，而王孟英的《温热经纬》详列各家学说，具有显著特点，但其注意伏邪而强分内外则属偏见。吴鞠通师承天士学说，以三焦学说为经，以卫气营血学说为纬，构建了治疗温病的辨证论治纲领。这将《伤寒论》的治法向前推进了一大步，使中医学术更加丰富多彩。

第四节　温病与伤寒对病因的不同认识

温病与伤寒对病因的不同认识，可概括为如下几点。

1. 吴鞠通认为，《伤寒论》专论一气，其余五气，尚未言及，以其书专为伤寒而设，未曾遍及六淫，故以风温、温热、温疫、温毒、冬温等为其病因。

2. 温病以季节分，以暑温、伏暑、湿温、温疫、秋燥等为名目，也就是说六淫乃气候代名词，而疾病亦随节气而异耳。

3. 《伤寒论》分六经，由于外感，由表入里；温病分三焦，由口鼻而入，由上而下。

4. 《伤寒论·辨太阳病脉证并治中》言营卫者两条，似未明言营卫之轻重深浅。吴鞠通本叶天士之说，以卫气营血而论。卫主表，气主里，所以有"卫之后方言气"；营为浅，血为深，故有"入营""入血"之名言。

5. 伤寒感天地之常气，温病尚有伏气及四时非时之气的不同说法。

6. 伤寒分六经，六经者，太阳、阳明、少阳、太阴、厥明、少阴是也，代表疾病所出现的六个阶段的证候群；而温病分上、中、下三焦，三焦也是代表临床上温病所出现的三个不同时期的证候群。《伤寒论》中的温病，有发热、恶寒、谵语等共同症状；温病专论"温邪上受，首先犯肺，逆传心包"以及"移时即变之证"的说法则为《伤寒论》所无。

7. 《伤寒论》以发热，恶寒、恶风，热多寒少，热少寒多，有汗无汗，脉紧脉缓，属阴属阳，在表在里，大渴不渴等为区别。温病以恶风寒，不恶风寒而渴，苔黄、舌绛、舌赤、谵语、肢厥，属卫分、气分、营分、血分等为区别。

第五节　温病与伤寒治法之异同

伤寒治用辛温之麻、桂，温病治法以辛凉佐以甘苦，例如清热解毒、养阴等法。伤寒初感热可从汗解，温病则忌汗，汗之不惟不解反生他患。温病最喜养阴，此其不同之点。

伤寒首方为桂枝汤，温病首方亦引用桂枝汤，此乃吴氏本仲景之说。桂枝汤为调和营卫解肌之方，温病初起可用之，其他如白虎汤、大小承气汤、栀子豉汤、麻杏石甘汤、桔梗汤等，其治疗范围和适应证，皆存共同之点。后世有以仲景之阳明病即温热病者，其理颇近似，若根据阳明病篇论治之法，则不能包括温病的全部。因此，有些人说《伤寒论》的伤寒是广义的，虽然与温病的理论有所不同，但根据证候的出现及病情的变化，运用不同的治疗方法，以"匡正祛邪""随证施治"在基本原则上是一致的。所以说温病学派是从伤寒中分离演进而自成一家之语甚是中肯。

因此，后人对温病的治法都按上、中、下三焦为经，以卫、气、营、血为内外浅深证候传变的程序而言治的。故有卫之后方言气，营之后方言血。在卫汗之可也，到气则可清气，入营犹可透热转气，入血就恐耗血动血，直须凉血散血。语出自叶天士《温热论》，原文作："大凡看法，卫之后方言气，营之后方言血。在卫汗之可也，到气才可清气，入营犹可透热转气，如犀角、玄参、羚羊角等物，入血就恐耗血动血，直须凉血散血，如生地黄、丹皮、阿胶、赤芍等物。"此为温病的辨治纲领。

第六节　六气与温病之关系

古人认为温病的发生，有新感，有伏邪。《素问·阴阳应象大论》曰："冬伤于寒，春必病温；春伤于风，夏生飧泄；夏伤于暑，秋必痎疟；秋伤于湿，冬必咳嗽。"这说明温病是由四时伏邪引起而发生的。我们都知道流行性传染病，与季节、气候都有密切关系。古人所说的六气——风、寒、暑、湿、燥、火，也就是指季节气候的变化而言。六气是正常的气候变化，若变化太过或不及，引起了疫病，则称为六淫，《素问·至真要大论》曰："夫百病之生也，皆生于风、寒、暑、湿、燥、火，以气化之变也。"六气（淫）除指季节气候的变化以外，也指各种证候群而言。既可作为病因的名称，又可作为证候的名称。现将六气（淫）的作用分述如下。

1. 风

空气流动而成风。风对于机体外面，如皮肤黏膜有了刺激，也就可影响机体内外环境的统一性，使机能调节发生障碍，从而致病。《素问·风论》曰："风者善行而数变，腠理开则洒然寒，闭则热而闷。"感冒恶寒，中暑热闷即是实例。

风邪致病，其证候表现于外者有恶风发热、头重痛、鼻塞、声重、流涕、咳嗽、喉痒、脉象浮缓等，所以有"伤风""外风""风邪在表"等名称；表现于内的有头晕、目眩、牙关紧闭、角弓反张、口眼歪斜、半身不遂、四肢痿痹、脉象浮缓或洪紧等，所以有"中风""内风""风邪中脏"等名称。另外还有"热极生风""血虚生风"等说。

2. 寒

寒指机体受到寒冷之气的刺激而发生病变。这种病变所呈现的现象是抑制的。《灵枢·刺节真邪》曰邪虚"与卫气相抟，阳胜者则为热，阴胜者则为寒"。《素问·至真要大论》曰："诸病水液，澄澈清冷，皆属于寒。"寒邪致病所现的证候有两种：一是恶寒、发热、头项强痛、身痛、无汗、脉象浮紧等，所以有"伤寒""外寒""寒邪客表"等名称。二是机体受了病，因寒的刺激而产生强烈的抑制作用，体温降低、脉搏沉迟紧伏、四肢厥冷，或由于内脏受寒而呈现呕吐、腹痛、便泄现象。

3. 暑

暑指在夏天炎热的气候，机体受到强烈的高温刺激，因而引起体温增高，以诱致疾病。《素问·五运行大论》曰："在天为热，在地为火……其性为暑。"暑邪致病所出现的症状有壮热、烦渴、疲劳多汗、昏闷欲睡、小便短赤、脉象洪数等，所以有"伤暑""中暑""中暍"等名称。人体之体温可以适合外界温度而放散，以保持平衡。暑热之病因外界气温过高，体温之散放不能，因而功能失调，外界之高热侵入体内而产生热闷昏厥之象。

4. 湿

湿可从两方面来说：一是空气中湿度增加；二是机体内部新陈代谢机能或排泄

机能遇到障碍，引起体内水液蓄积。《左传·昭公元年》曰"雨淫肤疾"，就是说雨量过多，湿度增加，可以使新陈代谢和体内的排泄机能受到影响和发生障碍，使细菌容易繁殖生长及传播的机会增多而导致疾病，所以《素问·阴阳应象大论》云："湿胜则濡泄。"湿邪致病所现症状，有腹泻、身体疲重疼痛、二便不调、舌苔厚腻、脉象沉缓等，所以有"泄泻""下利""飧泄"等名称。

5. 燥

处在气候干燥的环境，或液体缺乏，都可引起疾病。《素问·阴阳应象大论》曰："燥胜则干。"燥邪致病所出现的证候有两种。一是秋天雨量稀少，气候干燥，皮肤及黏膜往往自觉干燥不润，鼻腔、咽喉容易引起轻微的炎症，以及干咳等。例如冬天生火，炉上不加水壶，在火气炽盛时就感觉燥热的不能耐受而鼻干唇燥了。二是营养不良，如贫血或缺乏某种维生素的病人，可以使眼皮、眼睛、皮肤黏膜干燥。这些疾病都可以燥邪致病而论。

6. 火

火指人体机能受到病因的刺激而引起亢进、兴奋的现象。《素问·至真要大论》曰："诸热瞀瘛，皆属于火"，"诸痛痒疮，皆属于心"，"诸禁鼓栗，如丧神守，皆属于火"，"诸逆冲上，皆属于火"，"诸胀腹大，皆属于热"，"诸躁狂越，皆属于热"，"诸病有声，鼓之如鼓，皆属于热；诸病胕肿，疼酸惊骇，皆属于火；诸转反戾，水液浑浊，皆属于热"，"诸呕吐酸，暴注下迫，皆属于热"。火邪致病所现的证候是高热口渴，或引致各种炎症发生。此外还有因内部机能障碍所致者，如"肝火""胃火""心火"等。

所以说六气（淫）是致病外因。温病除了有病原体的因素外，与季节气候也有密切关系。可以肯定地说，外因气候的刺激，是促成温病的成因之一。例如，春有春温、风温的流行，夏有暑温、湿温的流行，秋有秋燥的流行，冬有冬温的流行，都离不开四时气候、季节等因素而发病流行。

第七节　卫气营血及三焦概述

温病之治虽然以卫、气、营、血及三焦为归纳分类，但其发展来源也是本伤寒六经分证而演进的，它是从六经的证候分型而来的。温病学家们在临床中见到温病有些可以用六经来分证，而有些证候却不能概括，因而创立了卫气营血辨证以及三焦辨证。现对卫气营血及三焦的内容作简要论述。

1. 卫气营血概述

（1）卫：卫是指一切表证存在而言。卫在生理功能上有捍卫肌表的作用，有充盈皮肤、职司开阖、御寒和散放体热的作用，为人身卫外之阳气。如《灵枢·营卫生会》云："营行脉中，卫行脉外。"

（2）气：气是指人体内脏组织、细胞的运动、变化、发展、生长的生命原动力。先天生化之气指禀受父母的生机而成形、生长之活力，在出生以前、出生以后，人体之气又赖饮食五味水谷、空气的充养来维持。卫和气是不能分而言之的，古人言卫与气均属阳。

（3）营：营是经营的意义，营亦作"荣"，有荣华的含义，两者都有营养的意思。故《灵枢·营卫生会》云："人受气于谷，谷入于胃，以传于肺，五脏六腑皆以受气。其清者为营，浊者为卫。营在脉中，卫在脉外。"《素问·痹论》又云："营者，水谷之精气也。"《灵枢·营气》云："营气之道，内谷为宝。谷入于胃，乃传之肺，流溢于中，布散于外。精专者，行于经隧，常营无已，终而复始。"这说明营的来源是人食入的水谷，经过消化吸收其中的精微部分化生而成，所以营的本身就是水谷的精气。它的分布是由胃传肺，从肺行于血脉之中，而运行全身，循环不息的。

（4）血：《灵枢·决气》云："中焦受气取汁，变化而赤，是谓血。"《灵枢·邪客》云："营气者，泌其津液，注之于脉，化以为血，以营四末，内注五脏六腑。"又云："血之源，乃水谷之精。"从以上说法可以看出，人食入的水谷经中焦胃肠吸收，饮食物的精微通过气化作用成为营气，营气所分泌的津液注入脉中就成为血。血与营一起循环于血脉之中，内注五脏六腑，外养四肢百骸，全身周流，供其所养。

总的说来，卫、气、营、血乃是同源而异流，由体内先天禀受与后天吸收的精微化生而成，是人体生命活动的重要组成部分，具有重要的生理作用。卫与气属阳，营与血属阴。人身阴阳相随，而精气不离，若气乱于卫，血气离经，即成阴阳相倾而疾病生焉。

2. 三焦概述

（1）上焦：指胃之上口，上至舌下，包括胸腔内心、肺二脏。李时珍云："上主纳，中主化，下主出。"盖肺主气，司呼吸，与人之卫气有关。《素问·调经论》

云："今寒气在外，则上焦不通。"又云："阳受气于上焦，以温皮肤分肉之间。"这与卫的关系密切。《素问·调经论》又云："主纳。"就是说肺与受纳水谷饮食的胃都开窍于上焦是毋庸置疑的。

（2）中焦：中焦之范围是从胃上口，至胃下口，包括腐熟水谷饮食的脾与胃二脏。这二脏腐熟水谷，吸收精华，以化生血气，滋养全身，故《灵枢·决气》云："中焦受气取汁，变化而赤是谓血。"《灵枢·营卫生会》又云："中焦亦并胃中……此所受气者，泌糟粕，蒸津液，化其精微，上注于肺脉，乃化而为血。"即李时珍所说的"中焦主化"。

（3）下焦：下焦部位包括整个肠道与盆腔，均主出。《难经·三十一难》有云："下焦者……主分别清浊，主出而不纳，以传导也。"《灵枢·营卫生会》云："下焦者，别回肠……成糟粕，而俱下于大肠而成下焦。"

三焦的范围包括五脏六腑，如华佗《中藏经·论三焦虚实寒热生死逆顺之法》云："三焦者，人之三元之气也，号曰中清之腑，总领五脏六腑、营卫、经络、内外、上下、左右之气也。三焦通，则内外左右上下皆通也，其于周身灌体，和内调外，营左养右，导上宣下，莫大于此也。"也就是说三焦有呼吸出纳、营卫循环、消化转输几个方面作用。李士材《医宗必读》云："肌肤之内，脏腑之外，为三焦也。"《古本难经阐注》称"三焦者，托于内而护于外之一大囊也"。故《黄帝内经》称三焦为"孤府"，《难经》称其为"外府"。

在温病学中，上焦指温病初期，中焦指温病中期，下焦指温病末期。三焦病变所属脏腑，上焦病变在肺与心包，中焦的病变在脾和胃，下焦的病变在肝和肾。

第八节　温病的辨证纲领

温病的辨证以三焦为纲，卫气营血为纬。它与伤寒以六经为纲，以表里、阴阳、虚实、寒热为纬的原理是一样的。

1. 卫气营血辨证

卫气营血辨证是把温病证候表现按发病过程不同阶段，划分为浅深内外的四个层次类型，是根据某一时期出现的证候进行归类的辨证方法之一。

（1）卫分证

卫分证初起见发热、恶寒，继之出现头痛，咳嗽，无汗或汗少，口渴，苔白，脉浮数等。然体痛头痛的时间短暂，进而不恶寒而恶热，小便色黄，已入气分矣。

（2）气分证

在卫之邪不解，内传入里伤气，以但发热不恶寒、小便色黄为主症，可伴有苔黄、口渴、大汗出、脉洪数等，属里热亢盛证，包括少阳、阳明经证和腑证以及手太阴证等。

（3）营分证

营分证以舌绛、心烦、躁扰不寐为主症，并有身热夜甚、口不甚渴、斑疹隐隐、谵语、昏愦、舌謇、肢厥等，属邪热内闭而侵心包（营阴受损）证。

（4）血分证

血分证主要症状有时吐血，衄血，便血，溲血，斑疹透露，舌色深绛，烦躁发狂，舌黑齿枯，神倦瘛疭等。

2. 三焦辨证

三焦辨证是把温病的传变划分了上、中、下三个不同的阶段，也是以温病出现的症状为依据，这是叶天士的阐发《内经》奥旨，经过吴鞠通的演进扩展而成为温病学派辨证论治纲领性的产物，从而充实了温病的诊断方法。

（1）上焦病变

上焦病变有两类，其一主要症状有头痛，身热，自汗，微恶风寒，口渴或不渴而咳，脉浮动而数，两寸独大；其二，则出现舌色绛赤，夜寐不安，甚至神昏谵语，舌謇肢厥等。前期为手太阴肺的症状，后期为手厥阴心包的症状。

（2）中焦病变

中焦病变有两类，其一是足阳明症状，有发热不恶寒，反恶热，日晡则甚，面目均赤，语声重浊，呼吸气粗，大便秘，小便涩，苔黄或起刺焦黑；其二，是足太阴脾症状，有身热不扬，午后热甚，体痛目重，胸闷不饥，泛恶欲呕，大便溏薄，舌苔滑腻，脉缓等。

（3）下焦病变

下焦病变有足厥阴与足少阴之分。足厥阴病状有厥热交错，热深厥深，心中憺憺，手指蠕动，甚则神倦瘛疭，舌卷囊缩等。足少阴病状有身热面赤，手足心热，甚于手背，口干舌燥，甚则舌黑唇张，心中烦不得卧，溲短尿赤等。

第九节　温病的诊断特点

在诊断温热病时，除了按证切脉以外，还要注意舌苔与舌质的变化以及验齿，以此来推论病情浅深的不同程度。

一、辨舌

舌与五脏俱有密切关系，试观以下数条文字。《灵枢·经脉》云："手少阴之别系舌本。""肾足少阴之脉……循喉咙，夹舌本。""厥阴者，肝脉也。肝者，筋之合也。筋者，聚于阴器，而络于舌本也。"《灵枢·经别》云："足太阴之正……贯舌中。"《灵枢·脉度》云："心气通于舌，心和则舌能知五味矣。"至于足阳明、足太阳、手太阳等也都与舌有联系，可参看《灵枢·经脉》和《灵枢·营卫生会》即可，此不多述。

关于舌苔之生成，吴坤安《伤寒指掌》谓："舌之有苔，犹地之有苔，地之苔湿气上泛而生。舌之苔，胃蒸脾湿上潮而生，故曰苔。"章虚谷谓："舌本通心脾之气血……脾胃为中土，邪入胃则生苔，如地上生草也。若光滑如镜，则胃无生发之气，犹如不毛之地，其土枯矣。胃有生气，而邪入之，其苔即长厚，如草根之得秽浊而长发也。故可验病之虚实寒热，邪之浅深轻重也。"（见《温热经纬》卷三引）

1. 辨舌苔

盖舌上出现之苔，不论白、灰、黄、褐或黑，均与内脏病势有关。犹如壶中煮物热气蒸发，必然出现在覆盖物上。温病之邪传入里出现之舌苔，也是同样道理。我们可观其外而知其内，来判断疾病的轻重。因此说舌之见苔就反映着疾病的深浅外貌，医者可以据情判断而为用药施治的必要措施之一。

今将舌苔所主之病变及治法分述如下。

（1）白苔

白而燥：病将化燥——银翘、桑菊、芩连二陈等汤。

白而润：病邪在表——荆防、银翘、苏荷等剂。

白而黏腻：病邪夹湿——荆芥、防风、苍术、厚朴、白扁豆等药。

（2）黄苔

微黄白厚而润：温邪初传入里——黄芩、黄连、栀子、石膏等药。

苔黄质红：里热已甚——黄芩、黄连、石膏、大黄等药。

苔黄而腻：湿热交阻——厚朴、黄芩、黄连等药。

苔黄而燥：热在阳明经——栀子、豆豉等药。

苔老黄而燥：热在阳明腑——三承气汤。

（3）黑苔

苔黑而润：寒湿——厚朴等药。

苔黑腻而质红：湿热——黄芩、黄连、栀子、厚朴等药。

苔黑起刺：邪火伤营——犀角、地黄等药。

（4）青苔

苔现苍青而润：阴寒之兆——四逆汤等。

2. 辨舌质（舌质诊断歌）

红色淡而鲜，热初入营畔。

红而裂纹生斑点，要以邪热毒盛断。

舌质红而尖赤燥，当以心火亢盛看。

若现淡红并干燥，胃液已伤气不宣。

望质红嫩又似润，扪之无润却很干。

津液枯竭心火衰，切莫忽略等闲观。

3. 温病辨舌歌

（1）白苔：白苔白薄主表，候肺卫之邪；白厚主里，候中焦之湿。

白苔带润质正常，风邪在表治正当。

白薄欠润边尖红，邪属风热莫彷徨。

白薄现干燥不润，表邪未解津已伤。

苔厚白腻有黏意，中焦内郁湿邪旺。

白厚之苔如积粉，湿热夹秽浊气猖。

苔厚色白又干燥，胃燥气伤湿邪狂。

苔白厚腻底现绛，湿遏热伏郁中乡（中乡，指中焦言）。

（2）黄苔：黄苔主里热，候气分之邪。温病之邪由卫入气，其苔由白转黄。假若病邪由营血外出气分，其舌面必生黄苔。

苔薄而黄有润象，邪热入气津未伤。

苔薄现黄显干燥，热甚邪实灼津象。

苔薄而黄带白色，邪传气分表未敞。

苔厚黄腻又带浊，温郁热蒸病势猖。

苔色老黄又兼厚，焦黄起刺裂纹样，

热结胃腑阳明实，津伤液竭费周章。

（3）灰苔：灰苔是病邪由气入营伤血之初，多由黄苔转化而成。

灰色之苔有来源，黄苔转黑是其因。

灰而干燥起裂刺，热盛胃实是病根。

苔灰若有黏腻象，温热又兼湿痰侵。

（4）黑苔：温病见黑苔，多属热深病重，津液枯竭，伤营伤血之候。一般多由黄燥之苔转化。先老黄而焦，再变黑苔。

苔黑焦燥刺厚起，热毒极盛津液亏。

胃腑结实肾阴竭。急下存阴成四逆。

苔黑薄而兼燥象，热劫真阴虚火旺。

苔黑而厚带黏腻，湿热夹痰中焦郁。

二、验齿

齿为肾之余，龈为胃之络，温热最易耗损胃津肾液，故齿之荣枯浸润现象在温病诊断方面的意义很大。

1. 齿燥

齿燥为热盛伤津之见症。若牙齿光燥如石，为热盛伤津，肾阴未竭，或邪热内郁，卫气不通所致；若色如枯骨，为肾阴衰竭，难治之候。

2. 齿垢

齿垢为热邪蒸熏，浊气上升所结。若齿焦有垢，为热盛伤阴，胃气未竭；若齿焦无垢，为肾水枯，胃气竭，多属死证；若齿垢如灰糕样，为津气俱亡，肾胃两竭，多为湿浊用事，证为难治。

3. 结瓣

结瓣是由于热深动血，血随经络游移而结于齿龈之间所致。若结瓣色紫如干漆，为阳明热盛所致；若色黄如酱瓣，则为肾阴衰竭，虚火上炎所致。

4. 齿缝出血

齿缝出血因于胃者属实，因于肾者属虚。若齿缝流血，齿龈疼痛者为胃火炽盛；若齿缝流血，龈不痛者则为肾火上浮，即肾火内燔。

5. 咬牙切齿

咬牙切齿是内风将动之兆，但有虚实之分，以风痰阻络为实，胃无谷养为虚。

三、辨斑疹

1. 斑疹之形成

斑疹多由温邪郁于肺胃，充斥内外，营血热炽，透于肌表。从肌肉出，成片状者为斑；从络出，成粟粒大小之红点高出皮面者为疹。点大成片平摊于肌肤之上，视之有形，如斑斑锦纹，摸之不碍手者为斑，若出头尖锐如琐碎小粒，形如粟米，高出于皮肤之上，摸之触手者为疹。斑点大而疹粒小，斑平坦而疹高起。斑可烂而疹不可烂，疹愈后脱皮。

斑，成因是由于阳明气分热邪燔炽，内迫营血，外溢肌表；疹，成因多由热邪郁滞手太阴肺经，内窜营分，从络外出而致。故章虚谷谓"热闭营中，易成斑疹，斑从肌出属胃，疹从络出属肺"。

2. 辨斑疹色泽

（1）红：红而荣润，为邪浅病轻；红鲜娇艳，为邪热炽盛；红如胭脂，为病势重险；红干不荣，阴血亏损险症，难治。

（2）紫：紫赤如赭石色者，为病情危笃，营阴受灼，毒邪炽盛。

（3）黑：赤黑重险为毒盛邪实；光亮色不晦者可治；晦暗黑灰为毒邪盛，气血俱败之候。

3. 辨斑疹的临床意义

斑疹在伤寒、温病及温疫等证中是常见的一种证候。有一病即见的，有斑与疹独见的，有斑疹互见的，有因汗下失宜而见的。斑疹之成因都由于热毒入于营血而发生。

伤寒发斑，多由汗下失当；温病发斑，多由应清失清。皆由邪遏于胃热蒸成斑。

但温毒、温疫两证多发斑疹，当其将发未发之先，必先辨其证候。若经汗、清、下后邪热仍不解者，其又见壮热无汗、胸膈烦闷、呕恶、起卧不安、耳聋、足冷、脉沉或浮，便是斑疹欲出之兆。斑疹已出现，必须查看病者面、背、胸及四肢部位有无红色斑疹之兆。

出疹者轻，发斑者重；少见者轻，多见者重；色红者轻，色赤者重；色赤身燔胸肤散于四肢者生，色黑者而有晦暗必死。黑色身凉，由四肢入腹者，凶；斑疹出，发神志昏浊，乃正不胜邪，为邪毒内陷，凶兆。

斑疹色淡红而稀暗，四肢微冷，口不甚渴，脉洪数，但无力，为虚斑，宜用温补；面赤，足冷，下利清谷，此阴盛格阳，内真寒而外假热，郁而成斑，治宜用桂附引火归原。

四、辨白痦

白痦西医谓之汗疹，系一种高出皮肤的白色小颗粒疱疹，内有晶莹的水液，与疹不同。夏秋暑湿伏邪之时多见此证。盖暑湿之邪，有暑必夹湿，为黏腻之邪，湿滞卫分，汗出不彻，此为白痦之成因。但白痦亦为湿邪透泄的出路。

白痦色白点细形如粟，状如水晶珠而明亮滋润者佳；若色白浆清，密布成片者，乃湿毒炽盛之兆；若病情迁延至二三候，邪未外达而元气受伤发出白痦，出无定期，热势壮则外现，热势缓则隐伏不现，连至八九次，邪热不遏，是其人元气匮乏，不能化邪外出，治当养正生津、清暑渗湿，使正气旺盛则伏邪渐化而身热自退。如病久痦色不鲜，粒不饱满，为气液耗伤；若痦色干白如枯骨者，为大凶之兆，此乃津液气竭，邪欲出而元气不足以助之，因此随之耗散，为邪正并脱之恶候。

下篇 各论

前人把四时温病按季节时序分为风温、春温、暑温、湿温、伏暑、秋燥、冬温七种。从其性质论大体分为温热、湿热两大类别。这两大类别的病，在湿热化燥和温热灼阴阶段的证治并无区分，仅是在卫分气分阶段有所不同。

在治疗四时温病时，一方面，应掌握其共同规律，灵活辨证；另一方面，必须明确其特殊性，要有"同中求异，异中求同"，既要掌握其共同规律，又要了解其所具特点。

第一节 风温

风温是新感温病的一种，多发生于春季风木当令之时。

一、病因病机

风温的成因有两方面。一是内因素，即体内阴气不足；二是外因，即感受时令风热之邪，内外结合而产生本病。

病机是"风热外受，肺胃内应"，受病部位主要是肺与胃。

二、临床表现

风温以发热、咳嗽、心烦、口渴为必有之症。其发展趋向则有顺传和逆传之不同，因而症状也异。从肺卫传入中焦气分的为顺传，内陷心包营分的为逆传。本病最易出现逆传心包的证候。

三、治法

初起邪在肺卫，宜辛凉清解。邪传气分，则宜辛寒清热或苦寒攻下。若邪热逆传心包，则须清心开窍。

四、证治

（一）卫分证

1. 邪郁卫分

证候：初起发热恶寒或恶风，头痛咳嗽，无汗或少汗，口渴，发热较恶寒为重，脉浮数，苔白薄。

治法：辛散解表。

方剂：银翘散。

银花一两，连翘一两，苦桔梗六钱，薄荷六钱，竹叶四钱，生甘草五钱，荆芥穗四钱，淡豆豉五钱，牛蒡子六钱。为散，每服六钱，鲜芦根煎服。

方出自《温病条辨》。吴鞠通云："治上焦如羽，非轻不举。"故方中取荆芥穗、豆豉、薄荷解表发汗，以祛邪外出；牛蒡、甘草、桔梗轻宣肺气，以治咳嗽；金银花、连翘、竹叶，清透热邪；芦根生津止渴，并导热邪从小便而解。故诸药合用，卫分温热之邪得解而病愈。

2. 风热袭肺

证候：身热，恶风，口渴等均轻微，独具咳嗽带喘较重。病势偏重于肺，以咳嗽为主症。

治法：辛凉解表。

方剂：桑菊饮。

桑叶二钱五分，菊花一钱，杏仁二钱，连翘一钱五分，薄荷八分，苦桔梗二钱，生甘草八分，芦根二钱。水煎服。

方出自《温病条辨》。方用桑叶、菊花、连翘、薄荷、芦根，以其辛凉生津止渴；杏仁、桔梗、甘草，以止咳。诸药合用，适用于风热袭肺之证，乃辛凉解表之轻剂。

（二）气分证

1. 热壅于肺

证候：风温之邪化热入里，热壅于肺。证见身热口渴，咳嗽带喘，胸闷热炽，苔黄，脉浮数。

治法：宣肺泄热。

方剂：麻杏石甘汤。

麻黄一至三钱，杏仁三钱（去皮尖），甘草三钱（炙），石膏四钱至一两。水煎服。

方出自《伤寒论》，原为热邪迫肺作喘而设。今用以治风温之邪化热入里，热壅于肺之证。故方中用麻黄伍石膏，以清泄肺中郁热，佐杏仁降肺气而定喘，甘草安胃和中，共奏清热宣肺定喘之功。方中石膏用量多于麻黄一倍，以制麻黄辛温之性而转为辛凉清热之功，麻黄则专于宣肺平喘，此乃相制性之用药也。诸药合用，壅肺之邪热得清，俾肺气宣降得司，而热、渴、喘、咳诸候可解。

2. 热扰胸膈

证候：表证未解，热邪入里，扰于胸膈气分，郁而不达。证见心烦懊，坐卧不安，苔薄白而转微黄，脉浮数。

治法：清膈透邪除烦。

方剂：栀子豉汤。

栀子三钱（擘），香豉三钱（绵裹）。水煎服。

方出自《伤寒论》，原为无形邪热内扰胸膈证而设。今用治表证已解，邪热入里，扰于胸膈之气分证。方中主以栀子苦寒以清热除烦，豆豉宣散胸中郁热。诸药合用，共奏清宣透热、宽胸除烦之功，俾邪外出，而热扰胸膈之证得解。

3. 风热上壅阳络

证候：风热疫毒，壅于上焦，发于头面。证见口渴身热，头面肿大，目赤热痛，舌苔微黄，脉浮数。

治法：清热解毒，疏散风邪。

方剂：普济消毒饮。

黄芩（酒炒）、黄连（酒炒）各五钱，陈皮（去白）、甘草（生用）、玄参、柴胡、桔梗各二钱，连翘、板蓝根、马勃、牛蒡子、薄荷各一钱，僵蚕、升麻各七分。水煎服。

方中以酒炒黄芩、黄连清解发于头面之热毒，任为主药。牛蒡子、连翘、薄荷、僵蚕以其辛凉之性，疏散头面热毒，是谓辅药。马勃、板蓝根增其清热之功。桔梗、甘草，名甘桔汤，为清利咽喉之剂。玄参苦咸性寒，能壮水以制浮游之火，具清上彻下之功，以成滋阴降火之效，且具防止芩、连苦寒伤阴之弊。陈皮苦辛而性温，理气疏壅，《本草求真》谓"主脾肺，调中快膈，散邪热郁结"。柴胡、升麻以其疏风热之功，以达"火郁发之"之效。芩、连得升、柴可引药上行，以清头面之热毒；升、柴得芩、连，可防升发太过之弊，此乃相反相成之伍。于是诸药合用，以其疏风散邪、清热解毒之功，而成清瘟败毒之效。

4. 热炽阳明

证候：风温邪热，传入阳明，致阳明气分热盛伤津。证见壮热口渴，蒸蒸汗出，面赤苔黄，舌质赤，脉洪大。本病以大汗，大渴，壮热为主证。

治法：辛凉泄热，甘寒救阴。

方剂：白虎汤。

石膏一两（碎），知母五钱，生甘草三钱，白粳米一合。水煎服。

方出自《伤寒论》，原为邪入阳明，燥热亢盛，充斥于外而设。今用治风温邪热，传入阳明，主以清泄阳明全热之候。方中主以石膏辛寒，以制阳明内盛之热邪；辅以知母苦寒润燥，清热生津，并助石膏清肺胃之热；甘草、粳米养胃生津，又可防石膏大寒伤中之偏，共为佐使药。四药合用，共奏清热生津之功。凡伤寒转入阳明之经，或温病邪传气分，皆可用之。

使用白虎汤必须具有阳明气分热邪重证，如口渴、引饮、壮热、大汗出、脉洪数而大的主症方可用之。目的是达热出表，无上述证候者慎用为要！

5. 热结胃肠

证候：邪热入里，与积滞相结，而成阳明腑实。证见潮热腹满，便秘甚或热结旁流，纯利稀水，热扰神明，并见谵语，苔黄而燥，脉洪数。证属有形之实邪结聚。

治法：攻下泄热除实。

方剂：调胃承气汤。

大黄三钱（清酒洗），芒硝三钱，甘草三钱（洗）。水煎服。

方出自《伤寒论》，原为阳明燥湿实证而设。今用治温病邪热入里，与积滞相结，而成阳明腑实证。方中以芒硝咸以软坚，苦以降下，寒以除热；大黄苦寒攻下泄热；甘草味甘，生用性凉，能清热解毒，又能缓硝、黄峻烈之性，使其缓下，俾燥屎郁热俱从下而解。

若证见下利热臭，肛门灼热，乃肺胃之热下移大肠，治疗应清泄热邪，方用葛根黄芩黄连汤。

（三）营分证

1. 热入营中

证候：气分邪热不解，而陷入营分，营阴耗损。证见身热夜甚，舌质红绛，斑点隐隐，热扰心神，烦躁不安，口渴不甚，时有谵语，脉数。本病以夜热为主症。

治法：清营泄热。

方剂：清营汤。

犀角（用代用品）三钱（磨冲），生地黄五钱，玄参三钱，竹叶心一钱，麦冬三钱，丹参二钱，黄连一钱五分，银花三钱，连翘二钱（连心用）。水煎服。

清营汤方出自《温病条辨》，乃为邪热内传营阴而设。方中犀角（用代用品）苦酸咸寒，入营入血，能清解血分热毒，故适用于一切热病，任为君药。生地黄、玄参、麦冬养阴清热，是谓臣药；佐以金银花、连翘、黄连、竹叶清热解毒以透邪热，俾入营之邪促其从气分而解；使以丹参活血以消瘀热。于是诸药合用，以成清营透热、活血消瘀之效。

若有热郁于肺，波及营分，窜于血络而生斑疹者，当以宣肺透疹，凉营泄热，宜银翘散去豆豉、荆芥，加生地黄、丹参、赤芍为治。

2. 逆传心包

证候：此乃邪热内陷，灼液为痰。证见神昏谵语，舌绛言謇，肢厥或昏愦不语，脉弦数而短。

治法：清心开窍。

方剂：用清宫汤送服安宫牛黄丸。

清宫汤：玄参心三钱，莲子心五分，竹叶卷心二钱，连翘心二钱，犀角尖（用代用品）二钱（磨冲），连心麦冬三钱。水煎服。

方出自《温病条辨》，乃为温病误治，邪热逆传心包而设。方中犀角（用代用品）、莲子心、竹叶、连翘清心解毒，玄参、麦冬养阴生津。诸药合用，具清心开窍之功，以解邪热内陷，清窍被蒙之证。

安宫牛黄丸：牛黄一两，郁金一两，犀角（用代用品）一两，黄连一两，朱砂一两，梅片二钱五分，麝香二钱五分，珍珠五钱，山栀一两，雄黄一两，黄芩一两。为细末，炼老蜜为丸，每丸一钱，金箔为衣，蜡护。每服一丸，大人病重体实者，日再服，甚至日三服，小儿酌减。

方出自《温病条辨》，乃为温热病邪热内陷心包，痰热壅闭而设。方中牛黄清心解毒，豁痰开窍，以为君药。麝香开窍醒神，犀角清心凉血，共为臣药。黄连、黄芩、山栀以清热泻火，佐牛黄以清心包之邪热；冰片、郁金、雄黄辟秽通窍开闭；朱砂、珍珠、金箔，镇心安神，共为佐使药。故本方为清热开窍之重要方剂。

清宫汤送服安宫牛黄丸，乃治邪热内陷，逆传心包重证之法。

3. 肝风内动

证候：温病邪热内盛，热极生风。证见灼热肢厥，手足瘈疭甚或角弓反张，口渴神迷，脉象洪数，舌赤无苔或微有绛色。此由热邪太盛，内陷厥阴，引动肝风，风火相扇而发。

治法：凉肝息风。

方剂：羚角钩藤汤。

羚羊角片一钱五分（先煎），桑叶二钱，川贝四钱，鲜生地黄五钱，钩藤三钱（后入），滁菊花三钱，茯神末三钱，生白芍三钱，生甘草八分，鲜竹茹五钱（与羚羊角先煎代水）。煎服。

羚角钩藤汤方出《通俗伤寒论》，乃为肝经热盛、热极生风而设。方中以羚羊角、钩藤清热凉肝，息风解痉为君药。伍之桑叶、菊花清热息风为臣。佐以生地黄、白芍养阴增液，柔肝解痉；贝母、竹茹清热化痰。甘草清热解毒，调和药性，是谓使药。且白芍、甘草相伍，名芍药甘草汤，乃酸甘化阴之小剂。诸药合用，共成凉肝息风、增液解痉之剂，以解热盛动风之证。

若气分热盛者，可加石膏、知母，清气泄热；若营血热盛者，可加犀角（用代用品）、牡丹皮，清营凉血。

五、风温与伤寒初起的区别

1. 风温

风温发热重，恶寒轻，头身痛轻，汗出不多或无汗，口渴，脉浮数，苔白薄，舌尖边红。病因病机为风热外袭，肺卫不利。治疗宜辛凉解表之银翘散。

2. 伤寒

伤寒发热轻，恶寒重，头身痛重，无汗，口和不渴，脉浮紧，苔白薄，舌质正常。病因病机为风寒束表，腠理闭塞。治疗宜辛温解表之麻黄汤。

第二节　春温

春温发生在春季，是一种伏气温病。《内经》所言"冬伤于寒，春必温病"和"冬不藏精，春必病温"之说，为本病的理论根据。

一、病因病机

1. 病因

由于冬令闭藏太过，当时受寒不立即发病，寒邪外束，卫气郁而不舒，郁久生热，热邪内伏，暗伤营阴，津液隐被消残，内热因而积蓄。至春阳气开泄，或因风寒触动，伏热自内外发，因发本病。

2. 发病方式

一为伏邪自内外发，一为新感引发，以后者为多见。

3. 病机

春温是伏气温病，所以在发病之初邪郁肌表，虽有恶寒、无汗、身头痛、苔薄白等颇似伤寒之太阳表证，但伏邪引发大部分里证的证候迅速出现，卫分证候很短，随即出现在气、在营之证。邪伏气分者，以热炽津伤、腑实便秘或热郁少阳等见证为多。若邪伏血分、营分，则发病不久即出现神昏、发斑、动风等象。若热邪久羁真阴不解，则尤易灼劫真阴，而出现肝肾阴伤的见证。

二、临床表现

伏邪内发者，初起必见灼热、心烦、口渴、溲赤等里热阴伤之证。

新感引发者，必伴有恶寒、发热、咳嗽、无汗等表证。

三、治法

本病在治疗上以清泄里热为主，但须分邪之在气、在营，加以施治。新感引发者，须先解表后清里，或解表清里并用。若热邪内陷营血者，则须以清营透热、凉血解毒为主。

四、证治

（一）兼表证

1. 新感引动伏邪

证候：气分伏邪被新感引发的卫分表证。初起证见恶寒无汗，身热头痛，口渴心烦，溲黄舌红，苔白薄，脉浮数。

治法：辛凉解表，兼清里热。

方剂：葱豉桔梗汤。

鲜葱白三至五枚，淡豆豉三至五钱，苦桔梗一钱半，薄荷一钱至一钱半，焦山栀二至三钱，连翘钱半至二钱，甘草六分至八分，淡竹叶少许。水煎服。

方出自《通俗伤寒论》，乃为温病初起，邪热犯气分而设。本方系葱豉汤合桔梗汤加减而成。概而论之，方以葱豉汤通阳发汗，合桔梗汤清泄上焦火热之邪，以成疏风解表、清肺泄热之功。详而解之，葱白、豆豉、薄荷、桔梗辛散外邪，连翘、山栀、甘草、淡竹叶清热解毒。诸药合用，俾气分之伏邪得解，而病愈。

2. 伏热郁于营分

证候：伏邪在营，营阴受损，由新感引动而发。证见身热心烦，舌绛，口燥咽干，并伴有恶寒、少汗、苔白、脉浮之表证。

治法：滋阴解表，清营泄热。

方剂：加减葳蕤汤。

生葳蕤（即玉竹）二至三钱，生葱白二至三枚，桔梗一钱至钱半，白薇五分至一钱，淡豆豉三至四钱，薄荷一钱至钱半，炙甘草五分，红枣二枚。水煎服。

方出自《通俗伤寒论》，乃为热郁营分而设。方中玉竹滋阴润燥，以资阴液；葱白、豆豉、薄荷、桔梗宣肺解表，清利咽喉；白薇苦咸性寒，苦能泄降，咸能入血，寒能清热，为解热降火，凉血清营之要药；大枣甘润滋脾，甘草清热解毒，调和药性。诸药合用，以成滋阴清热、发汗解表之功，而适用于伏热郁于营分之温病。

（二）气分证

1. 伏邪自发

证候：邪热在里，无表证存在，纯属里热之证。证见发热，不恶寒，口苦而渴，脉弦数，愈按愈盛，舌苔薄黄，小溲赤红或下利。

治法：清热坚阴。

方剂：黄芩汤。

黄芩二钱，芍药二钱，甘草一钱，大枣三枚。水煎服。

黄芩汤，方出自《伤寒论》，原为太阳少阳合病，自下利者而设。今用其治春温伏邪自发证。此方主以黄芩苦寒清热，佐以芍药、甘草、大枣酸甘化阴。诸药合用，共成清热坚阴之功而愈病。

若热郁不达，则可加淡豆豉清柔之，阴伤甚者加玄参以滋阴。

2. 痰热结胸

证候：此乃病者素有痰疾又兼伏邪内蕴，结聚胸膈所成。证见面赤身热，渴饮呕吐，甚或得水则呕，心下痞满，按之则痛，小便短少，大便秘结，舌苔黄滑，脉象洪滑。

治法：清涤胸膈，开通幽门，引痰水下行。

方剂：小陷胸加枳实汤。

黄连三钱，瓜蒌三钱，枳实二钱，半夏五钱。水煎服。

方出自《温病条辨》，由《伤寒论》小陷胸汤加枳实而成。因痰热结胸，故方中以瓜蒌为君，清热化痰，通胸膈之痹。臣以黄连清热泻火，除心下之痞。半夏降逆止呕，且有消痞散结之功；枳实专主降气，长于破滞气，行痰湿，消积滞，除痞塞，共为佐使药。于是诸药合用，共奏清热化痰开结之功，为春温痰热结胸证之治方。

3. 热聚胸膈

证候：胸中邪热亢盛，证在上焦胸膈，证见胸膈内灼热，身热烦渴，唇焦咽燥，便秘，脉浮数。

治法：清泄胸膈之热。

方剂：凉膈散。

大黄（酒浸）二两，芒硝一两，甘草六钱，焦栀子八钱，薄荷七钱，黄芩（酒炒）一两，连翘一两。研为细末，每服四五钱至一两，加竹叶十五片，清水煎，去滓温服。日三夜二。

方出自《太平惠民和剂局方》，今用治春温热聚胸膈证者。方中取连翘、薄荷、竹叶、山栀、黄芩清泻胸膈之邪热，大黄、芒硝攻下腑实，以通便秘。俾上焦之热由外而泄，中焦之实由下而去，则热聚胸膈之证得解。

本证须与阳明腑实证区别，阳明腑实其腹部满痛拒按，此证无腹部硬满作痛之症。假若胸膈腑气不实，无便秘现象，可去硝、黄始合情治。

4. 热郁少阳

证候：少阳三焦邪热郁阻，更兼素有痰饮湿邪。证见寒热类疟，口苦胁痛，胸痞泛恶，舌苔黄腻，小便浑赤短涩。

治法：清泄少阳邪热为主，祛痰化湿并重。

方剂：蒿芩清胆汤。

青蒿一钱半至二钱，淡竹茹三钱，制半夏一钱半，赤茯苓一钱至二钱，黄芩一钱至三钱，生枳壳一钱半，陈皮一钱半，碧玉散三钱（包）。水煎服。

蒿芩清胆汤方出自《通俗伤寒论》。方中以青蒿、黄芩清泄少阳胆热以调达枢机；陈皮、半夏、枳壳、竹茹、赤茯苓理气和胃化湿；碧玉散出自《伤寒直格》，由六一散（滑石、甘草）加青黛而成，专于清利湿热，主治暑湿证而兼有肝胆郁热者。于是诸药合用，三焦气机通畅，升降出入自复，湿热去，枢机利，少阳郁热得解。

此证与伤寒少阳证不同，伤寒少阳治宜和解，此则宜上下分消为治。

5. 阳明气分

证见热灼阳明，当以白虎汤辛凉清热为主。但此阶段病情复杂，变化多端，又有其多方面的变化。

6. 阳明腑实

阳明腑实共有症为腹满、硬痛、便秘，临床中，可分为如下五个证型。

（1）正气亏虚

证候：阳明腑实证往往因误治、失治而导致实邪未去，正气已虚，出现腹满便秘，脉沉弦或沉涩，精神倦怠等。

治法：主用攻补兼施之法。

方剂：吴氏新加黄龙汤。

细生地黄五钱，麦冬五钱，玄参五钱，生大黄三钱，芒硝一钱，生甘草二钱，人参一钱半，当归一钱半，海参一条，姜汁六匙。水煎服。

方出自《温病条辨》，由《伤寒六书》黄龙汤化裁而成。本方乃为阳明温病，应下失下，气阴不足，热结于腑而设。方中大黄、芒硝泻热通便，软坚润燥，以解阳明腑实证；玄参、生地黄、麦冬、海参滋阴增液以润燥；人参、当归、甘草补益气血。诸药合用，攻补兼施，以成扶正祛邪之功，以解温病之实邪内结而见正气亏虚证者。

黄龙汤，方由大黄、芒硝、枳实、厚朴、甘草、人参、当归组成，亦为温病里热实证而见正气虚者之治方。

（2）阴液不足

证候：实邪内结又兼阴液亏虚。证见宿粪燥结难下，口干，咽燥，唇裂，苔干焦，脉沉数。

治法：生津增液，下其里实。

方剂：增液承气汤。

玄参一两，麦冬八钱，生地黄八钱，大黄三钱，芒硝一钱五分。水煎服。

若温病下后，邪热已尽，因津液不足，肠失濡润，致成大便秘结，口燥咽干者，治予增液汤，滋阴通便即可，不必用承气汤。

增液汤、增液承气汤，均出自《温病条辨》。增液汤之三味药，均为滋阴生津之品，故适用于温病腑实之邪已去，而仅因津亏液枯之便秘者。增液承气汤，方由增液汤合调胃承气汤减甘草组成。故二方具滋阴增液，泄热通便之功，故为温病热结胃肠，热结阴亏，燥屎不下，下之不通证者之用方。

（3）热痰壅肺

证候：阳明腑实兼痰热壅肺，肺气不降。证见喘促不宁，痰涎壅盛，脉在寸实大者。

治法：宣降肺气，泄热荡结。

方剂：宣白承气汤。

生石膏五钱，生大黄三钱，杏仁粉三钱，瓜蒌皮一钱五分，水煎服。

宣白承气汤，方出自《温病条辨》，原为温病阳明腑实兼痰热壅肺而设。方师承气汤意化裁而成。方中石膏双清肺胃之热；杏仁、瓜蒌皮宣肺降气，化痰平喘；生大黄苦寒沉降，气味俱厚，力猛善走能直达下焦，荡涤胃肠积滞，清泻血分实热。故该方为清宣肺热，通降腑气，上下合治之方。

（4）小肠郁热

证候：阳明腑实兼小肠邪热。证见小便赤痛，时烦口渴。

治法：清导小肠热邪，通腑泄热。

方剂：导赤承气汤。

赤芍三钱，生地黄五钱，生大黄三钱，黄连二钱，黄柏二钱，芒硝一钱。水煎服。

导赤承气汤方出自《温病条辨》，原为治阳明腑实、小肠热结而设。该方乃师导赤散、调胃承气汤意而组方。君以黄连、黄柏泻小肠之热结；臣以生地黄、赤芍以滋阴增液；大黄、芒硝泻下焦之实热，而祛阳明之腑实，共为佐使药。故诸药合用，以其清导小肠热邪之功，而成通腑泄热之治。

（5）邪闭心包

证候：证见神昏舌绛，舌謇肢厥，服通下剂而不解。

治法：清心开窍，兼泻腑实。

方剂：牛黄承气汤。

本证为厥阴阳明上下同病，纯导攻下，故难生效。故治以牛黄承气汤。牛黄承气汤方出自《温病条辨》，即用安宫牛黄丸一丸，化开，调生大黄末三钱服。方以安宫牛黄丸清心包之热闭，生大黄汤涤阳明腑实之候。

（三）营分证

1. 热郁营分

证候：春温伏邪发于营分，或气分之邪转入营分。证见身热夜甚，舌质绛红，斑点隐隐，热扰心神而烦躁不安，甚或谵语。

治法：清营泄热。

方剂：清营汤。

犀角（用代用品）三钱，生地黄五钱，玄参三钱，竹叶心一钱，麦冬三钱，丹参二钱，黄连一钱五分，银花三钱，连翘二钱。水煎服。

方出自《温病条辨》，乃为邪热传营而设。方中犀角（用代用品）苦酸咸寒，入营入血，主清心、肝、胃三经火热之邪，凡一切热病，不论邪入心营，致高热神昏，或邪犯血分，发斑发疹，吐衄下血，皆可用之，是谓君药；伍以黄连、金银花、连翘、竹叶，清热解毒，用之为臣；生地黄、玄参、麦冬以清热养阴，是为佐药；使之丹参活血以消瘀热。诸药合用，共收清营透热之功。

2. 热闭心包

证候：营分热邪不解而窜入心包。证见神昏谵语，舌謇肢厥。

治法：清心开窍。

方剂：安宫牛黄丸或至宝丹。

病人素日心虚有痰，热邪内陷，里络闭塞，则急予清营汤配以安宫牛黄丸或至宝丹内服挽救，否则很快发生痉厥变证。

3. 肝风内动

证候：热邪亢盛，内陷厥阴而致肝风内动，当与风温肝风内动相同。其主症必有肢厥，手足瘛疭，甚或角弓反张，口渴神愦，脉弦数。

治法：凉肝息风。

方剂：羚角钩藤汤。

羚羊角片一钱五分，霜叶十二钱，川贝四钱（去心），鲜生地黄五钱，钩藤三钱（后入），滁菊花三钱，茯神木三钱，生白芍三钱，生甘草八分，鲜竹茹五钱（先与羚羊角共煎代水），煎服。

方出自《通俗伤寒论》，方中羚羊角、钩藤、桑叶、菊花，凉肝息风；茯神安神定志；川贝苦干微寒，滋润清热，以散痰结。火旺生风，风火相扇，易劫阴液，故用芍药、甘草、生地黄以酸甘化阴，滋生阴液以缓挛急。诸药合用，亢盛之热邪得解，内动之肝风得息。

4. 气营两燔

证候：邪已入营，而气分之邪未尽。除见壮热口渴、苔黄而燥的气分证外，又有舌质红绛、烦扰不寐的营分证候。

治法：清气泄热，清营养阴。

方剂：加减玉女煎。

石膏一两，知母四钱，元参四钱，细生地六钱，麦冬六钱。水煎服。

玉女煎方出自《景岳全书》。方中石膏辛甘大寒，以清气分之热，是为君药。熟地黄甘润滋阴养血，用为臣药。二药相伍，成清火滋阴之功。知母佐石膏以清气分火热之邪，乃白虎汤组方之意；麦冬滋阴清热，佐熟地黄以清营养阴。使以牛膝滋补肾水，并导热下行。诸药合用，共奏清气泄热、清营养阴之功，以治气营两燔之候。

加减玉女煎，方出自《温病条辨》，由玉女煎去熟地黄、牛膝，加生地黄、玄参组成。气营两燔，火热之邪重，熟地黄甘温于证不利，故去之，加生地黄、玄参增其滋阴凉血清营之功。

若热邪波及血分，而皮肤发斑者，治以清热解毒为主，宜化斑汤。化斑汤方出自《温病条辨》，药由生石膏、知母、生甘草、玄参、犀角（用代用品）、白粳米组成。实乃《伤寒论》之白虎汤加犀角（用代用品）、玄参组成。方以白虎汤清气分之热，犀角（用代用品）、玄参，清营凉血解毒。

（四）血分证

1. 热灼血分

证候：邪热入血，必迫血妄行，出现吐血、衄血、便血、溲血，斑疹外露；血热炽盛，则心神不宁，舌质绛红，躁扰不安，甚或狂乱，脉弦数等。

治法：养血凉血，祛瘀解毒。

方剂：犀角地黄汤。

干地黄一两，生白芍三钱，丹皮三钱，犀角（用代用品）三钱。水煎服。

方出自《温病条辨》。药用犀角（用代用品）清热解毒，生地黄、白芍、牡丹皮清营凉血，共成清热解毒、凉血散血之功，故为热灼血分之用方。

2. 热入血室

证候：妇女温病，适来经水，气分热邪亢盛，致乘虚而入血室。除有灼热、脉数、干呕、烦渴的气分证外，并有发痉的血分证候。

治法：清气凉血。

方剂：竹叶玉女煎。

石膏六钱，生地黄、麦冬各四钱，知母、牛膝各二钱，竹叶三钱。水煎服。

竹叶玉女煎，方出自《温病条辨》，由《伤寒论》竹叶石膏汤，《温病条辨》加减玉女煎化裁而成。竹叶石膏汤，专于清热养阴，加减玉女煎专于滋阴凉血。合二方之效，以解热入血室之证。

若神志恍惚、少腹硬满痛、脉沉涩者，治宜桃仁承气汤，以破瘀清血为主。方由《伤寒论》调胃承气汤（大黄、甘草、芒硝）加桃仁、桂枝而成。若经适断，血室空虚致变者，则仍宜养营清热，切不可投以攻下祛瘀之药造成病变。

3. 真阴欲竭

证候：温病久羁中焦阳明不解，每多深入下焦劫炼肾液，肾阴亏虚则阳热必亢，但亦有因热损营血而致肾阴亏竭的。其见症主要有身热面赤，手足热尤甚，口干咽燥，神倦，脉细。

治疗：滋阴润燥，以制阳亢。

方剂：加减复脉汤。

炙甘草六钱，白芍药六钱，麦冬五钱，阿胶、麻仁各三钱。水煎服。

方出自《温病条辨》，由《伤寒论》炙甘草汤去人参、桂枝、生姜、大枣，加白芍而成。盖因热邪深入，真阴欲竭，故有炙甘草、麻子仁扶正以润燥，地黄、阿胶、麦冬、白芍滋阴以补血。诸药合用，以成滋阴退热，养液育真之效，以解真阴欲竭之候。

若下焦肾虚而上焦心火独亢，以致水不济火，必症见心烦不寐，舌质绛赤，脉细数。治宜加减黄连阿胶汤，以育阴清热。加减黄连阿胶汤，方出自《温病条辨》，药由黄连、黄芩、阿胶、白芍、鸡子黄组成。

上证属邪少虚多，故以复脉专补真阴；本证真阴虽竭，但壮火复灼，故不得予以复脉汤，而用黄连阿胶汤，以清火泄热、滋养阴血为主。

4. 热伏阴分

证候：温病后期，证见夜热早凉、晨起热退无汗，乃阴液既虚，邪伏阴分所致。盖卫气夜行阴分，与邪相争身热，日行阳分，不与邪相争则身凉，邪仍留阴分而不外达，故热退无汗。

治法：滋阴透邪。

方剂：青蒿鳖甲汤。

青蒿三钱，鳖甲五钱，细生地黄四钱，知母二钱，丹皮二钱。水煎服。

青蒿鳖甲汤，方出自《温病条辨》。青蒿苦寒芳香，苦寒清热，芳香透散，善清血分之热，俾阴分伏邪外透而出；鳖甲味咸气寒，入肝脾血分，而具滋阴退热之功；牡丹皮、生地黄滋阴凉血；知母滋阴清热。诸药合用，以其清热滋阴，透邪外出之功，而除热伏阴分之候。

5. 虚风内动

证候：本证多见于温病末期阶段，由于热邪久羁，肾水亏损，阴血枯耗，以致筋脉失却润濡而出现手足蠕动，甚或瘛疭。

治法：实风之证宜清热息风，虚风之证宜滋阴息风。

方剂：加减复脉汤类方、大定风珠。

加减复脉汤由炙甘草六钱，白芍药六钱，麦冬五钱，阿胶、麻仁各三钱组成。

一甲复脉汤，即加减复脉汤基础上去麻仁，加牡蛎一两。方中以加减复脉汤滋补真阴，去麻仁之滑泄，加牡蛎固摄阴液，合用成滋阴固液之功。

二甲复脉汤，以加减复脉汤加生牡蛎五钱，生鳖甲八钱。方中以加减复脉汤滋补真阴，加生牡蛎、鳖甲以增育阴平肝息风之功。如手指蠕动而未作痉者，宜二甲复脉汤以防其痉厥之发。

三甲复脉汤，即二甲复脉汤加生龟板一两。方中以加减复脉汤滋补真阴，加生牡蛎、鳖甲、龟板助滋阴潜镇之功。若心中憺憺而动，脉细促者，则为阴血更亏，应予三甲复脉汤，滋阴潜阳。

大定风珠，即加减复脉汤加三甲、五味子、鸡子黄组成，或谓三甲复脉汤加味而成。方中阿胶、鸡子黄乃血肉有情之品，行补阴增液息风之功；芍药、甘草、五味子乃酸甘化阴，补阴敛阴之治；地黄、麦冬滋阴而润燥；三甲平肝息风，育阴潜阳。故诸药合用，为阴虚风动之治方。若瘈疭已作，脉虚神倦，时时欲脱者，治以大定风珠，以滋阴息风，固脱为主。

上述五方，均出自《温病条辨》，乃为治疗温病虚风内动之治方。临证可根据阴虚的程度，风动强弱而选方。

第三节　暑温

暑乃夏日炎热当令之气，《素问·五运行大论》云："在天为热，在地为火，其性为暑。"《素问·热论》云："先夏至日为病温，后夏至日为病暑。"这说明温病与暑热病以季节为别。

一、病因病机

1. 病因

炎暑当令，人体元气亏虚，暑热之气乘虚袭入而为病。如《素问·生气通天论》云："因于暑，汗，烦则喘喝，静则多言。"《金匮要略·痉湿暍病脉证》云："太阳中热者，暍是也。汗出恶寒，身烦而渴，白虎汤主之。"

2. 病机

本病为新感温病之一，由于暑性酷热，最易伤气，初起即见壮热口渴、汗出多、面赤、头痛且晕、脉象洪大甚或背恶寒等暑热伤于气分的症状。若其人元气过虚，感邪后即出现脉虚身热，"烦则喘喝，静则多言"的症状。

本病与伤寒有别，与风温初起即在卫分，且多逆传心包者亦不同。本病既发生于暑季，往往雨湿较多，更因天暑下逼，地湿上蒸，故往往有夹暑、夹湿之不同，因而有偏湿、偏暑或暑湿兼重之证。但亦有乘凉饮冷，发生暑为寒遏者。

二、治法

邪在气分，宜辛凉、清气、退热，热甚津伤的急用甘寒救津。若气阴耗损的，宜以甘缓之品益气敛津。暑邪入营伤血或劫灼真阴的，治与风温、春温相同，夹湿的宜清表利湿。暑为寒遏的，宜辛温散寒，佐以透热化湿。

三、证治

（一）卫分证

1.暑伤肌表

证候：人体素虚，暑热初犯，先袭肌表，肺卫失和，调节失宜。证见寒热口渴，汗出咳嗽，头晕等症。若兼湿邪内阻，必伴有胸闷，苔腻，小便浑浊等候。

治法：雷氏清凉涤暑法。

方剂：清凉涤暑汤。

滑石三钱，生甘草一钱，青蒿七钱，白扁豆一钱，连翘三钱，茯苓二钱，通草一钱，西瓜衣一钱，水煎服。

今以法名方，曰清凉涤暑汤。滑石、甘草，名六一散，原方益元散，方出《伤寒直格》，专于清热解表，祛暑利湿；青蒿、连翘，佐甘草功于清热解表，白扁豆、茯苓、通草、西瓜衣，佐滑石专于祛暑利湿。于是诸药合用，以其清凉涤暑之功，则暑伤肌表之证得解。

2.暑（湿）为寒遏

证候：夏月暑湿内蕴，又因乘凉饮冷，以致暑为寒遏，寒郁卫阳。头痛，身热，恶寒，无汗，脘痞，苔腻。若暑热内郁，则心烦口渴。

治法：辛温解表，芳香化湿，辛凉涤暑。

方剂：新加香薷饮。

香薷二钱，银花三钱，鲜扁豆花三钱，厚朴二钱，连翘二钱。水煎服。

方出自《温病条辨》，方由三物香薷饮（香薷、厚朴、扁豆）去扁豆加金银花、连翘、扁豆花而成。药用香薷，以其辛温芳香之性，既能发表散寒，又能和脾化湿，为宣外和内，发越阳气必备之味，被誉为解夏令"阴暑"之药，故为诸"香薷饮"之君药。本方厚朴理气化湿为臣药；金银花、连翘、扁豆花清热解暑共为佐使药。于是诸药合用，以其解表散寒、化湿涤暑之功，而为治疗暑温之寒湿阻遏证之良方。

（二）气分证

1. 暑热伤气

（1）燔炽阳明气分

证候：恶热心烦，头晕而痛，口渴，汗出多，面赤气粗，脉洪数。

治法：清气泄热保津。

方剂：白虎汤。

石膏一两（碎），知母五钱，生甘草三钱，白粳米一合。水煎服。

白虎汤，方出自《伤寒论》，原为邪入阳明、燥热亢盛而设，为温病气分证之主方。

（2）气阴俱伤

证候：气少息促，脉洪大，而脊背微恶寒。

治法：清热补气生津。

方剂：白虎加人参汤。

生石膏一两（研），知母五钱，甘草三钱，白粳米一合，人参三钱。水煎服。

白虎加人参汤，方出自《伤寒论》，乃为胃有燥热、津液大伤而设。今用其治暑入阳明气分、气阴俱伤证。药用白虎汤清气泄热，加人参益气生津。诸药合用，以其清热益气生津之功而愈病。

（3）气阴俱伤，津伤较重

证候：身热气高，心烦溺黄，肢倦神疲，口干作渴。

治法：清暑泄热，益气生津。

方剂：王氏清暑益气汤。

西洋参三钱，石斛三钱，麦冬二钱，黄连八分，竹叶三钱，荷梗三钱，知母三钱，甘草一钱，粳米三钱，西瓜翠衣四钱。水煎服。

王氏清暑益气汤，简称清暑益气汤，方出王孟英《温热经纬》，乃为暑伤津气证而设方。药用西洋参、石斛、粳米、甘草，功于益气生津以顾护阴液；黄连、知母、竹叶、荷梗、西瓜翠衣清热涤暑。本方与白虎汤、白虎加人参汤，均为暑热伤气证之治方，然其清热之力较逊，而生津之功较强。

（4）正气损伤，不能固摄

证候：津气大虚，化源欲竭，证见汗出淋漓，脉散大，气少不足以息而喘喝欲脱，津液亏耗而干渴不已。

治法：急以固脱补气，敛阴恋阳。

方剂：生脉散。

人参三钱，麦冬二钱，五味子一钱。水煎服。

生脉散又名生脉饮，方出自《内外伤辨惑论》，而《温病条辨》用之，以治暑温之津气欲脱之证。方中人参补益元气，以助后天气血生化之源，是为君药。麦冬、五味子，乃酸甘化阴，守阴留阳之治，三药合用，以其益气生津，敛阴止汗之功而愈病。使用本方切不可不慎，暑邪未退切勿用之。

2. 暑温兼湿证治

（1）暑湿蕴于中焦

证候：暑热燔炽阳明兼太阴蕴湿不化。证见壮热烦渴，汗多，脉洪大，又身重脘痞。

治法：清阳明之热，燥太阴脾经之湿。

方剂：白虎加苍术汤。

石膏一两（碎），知母四钱，甘草一钱，粳米四钱，苍术三钱。水煎服。

方出自《证治准绳》，由白虎汤加苍术而成。方中白虎汤以清燔炽阳明之暑热；苍术燥太阴之脾湿。诸药合用，以治暑湿困阻中焦之候。

（2）暑湿弥漫三焦

证候：暑兼湿邪，弥漫三焦气分，上焦肺气不宣，而治节不行，下焦膀胱不利而小便短赤，暑邪夹湿而郁于中。证见身热泛恶，心烦口渴，舌苔黄滑。

治法：宣肺气，降胃热，通膀胱，清利三焦湿热。

方剂：三石汤。

滑石三钱，生石膏五钱，寒水石三钱，杏仁三钱，竹茹三钱，银花三钱，金汁一杯，通草三钱。水五杯，煎二杯，分二次温服。

三石汤，方出自《温病条辨》，乃为暑湿之邪弥漫三焦而设。杏仁苦辛而性温，入肺经气分，功专苦泄润降，兼能辛宣疏散，故用上以宣开上焦肺气，下以达下焦膀胱；石膏、竹茹清泄中焦之热邪；滑石、寒水石、通草泄利下焦之湿热；金银花、金汁涤暑解毒。诸药合用，以其清利三焦暑湿之功而愈病。

（三）营血证

有暑厥、暑风、暑瘵及暑热化火伤及气血四种类型。

1. 暑厥（中暍）

证候：天气炎热，卒中暑热之邪，陡然昏倒，不省人事，手足厥冷，名为暑厥。乃暑热之邪，蒙蔽清窍所致。证见身热昏厥，不省人事，脉数，舌白薄，面赤，手足逆冷，齿燥。

治法：清暑清气，清营养阴。

方剂：安宫、至宝、紫雪以清心开窍为治，结合针刺人中、十宣、曲池、合谷、百会等穴。

安宫牛黄丸，方出《温病条辨》，药由牛黄、郁金、犀角（用代用品）、黄连、朱砂、冰片、麝香、珍珠、栀子、雄黄、黄芩组成，乃清热开窍、豁痰解毒之剂。

至宝丹，方出《太平惠民和剂局方》，药由生犀角屑（用代用品）、朱砂、雄黄、生玳瑁屑、琥珀、麝香、龙脑、金箔、银箔、牛黄、安息香组成，乃清热开窍、化浊解毒之剂。

紫雪丹，方出《外台秘要》，药由滑石、石膏、寒水石、磁石、羚羊角、木香、犀角（用代用品）、沉香、丁香、升麻、玄参、炙甘草组成，乃清热开窍、镇痉安神之剂。

三方均为清心开窍之成药，具苏醒神志之效。其中安宫牛黄丸长于清热解毒，紫雪丹长于清热息风，至宝丹长于清热辟秽。

本证切不可早用寒凉抑制，以免郁闭暑邪，不得外解。

2. 暑风

证候：暴感暑热，引动肝风致四肢抽搐，名为暑风。证见四肢抽搐，甚或角弓反张，牙关紧闭，神志不清，脉弦数，舌赤绛。

治法：清热息风。

方剂：羚角钩藤汤。

羚羊角片一钱五分（先煎），桑叶二钱，川贝四钱（去心），鲜生地黄五钱，钩藤三钱，甘菊花三钱，茯神木三钱，生白芍三钱，生甘草八分，鲜竹茹五钱（与羚羊角先煎代水）。

羚角钩藤汤，方出《通俗伤寒论》。药用羚羊角、钩藤、桑叶、菊花凉肝息风；茯神宁神定志；川贝化痰开结；芍药、甘草、生地黄乃酸甘化阴之伍，以养血滋阴之功而舒筋定挛；竹茹清热除烦，宣通络脉。于是，诸药合用，暑风之证可解。

若气分热盛者，可加入石膏、知母以辛凉清泄。若心营热盛者，可加犀角（用代用品）、牡丹皮以清营解毒。若神昏不醒者，可送服紫雪丹以息风开窍。

3. 暑瘵

证候：感受暑热，骤然吐血、咯血、衄血的，称为暑瘵。乃暑热袭肺，伤及血络所致。临证多伴有咳嗽气喘，烦热口渴，头目不清等。

治法：清肺涤暑，凉血养阴。

方剂：雷氏清宣金脏法加栀子、黄芩。

雷氏清宣金脏汤：牛蒡二钱，川贝二钱，马兜铃一两，杏仁二钱，蒌壳二钱，桔梗七钱，桑叶三钱，炙杷叶三钱，水煎服。

雷氏清宣金脏法，药用牛蒡子、川贝、马兜铃、桑叶清宣肺热，杏仁、瓜蒌、桔梗、枇杷叶宣肺降气，栀子、黄芩清热止血。于是，肺热得清，肺气得宣，则冒暑、暑瘵、暑秽诸候可解，今以法名方，曰"雷氏清宣金脏汤"。

若吐血较多者，宜加牡丹皮、鲜生地黄、墨旱莲等凉血止血之药为治。

4. 暑热化火

证候：由于暑热亢盛，充斥内外，伤及气血，热毒极盛。证见壮热口渴，头痛如劈，两目昏瞀，烦躁谵语，甚或吐衄，唇裂舌焦，腹痛吐泻。

治法：清热解毒。

方剂：大剂清瘟败毒饮。

生石膏六至八两，鲜地黄六至八钱，犀角（用代用品）六至八钱，川连四至六钱，栀子、桔梗、黄芩、知母、赤芍、玄参、连翘、甘草、丹皮、鲜竹叶三至五钱。水煎服。

清瘟败毒饮，方出自《疫疹一得》。乃由白虎汤、黄连解毒汤、犀角地黄汤组合而成。方中重用石膏伍知母、甘草，乃取法于白虎汤，以清热保津；黄连、黄芩、栀子，乃黄连解毒汤之伍，通泻三焦之火热；犀角（用代用品）、生地黄、赤芍、牡丹皮，乃犀角地黄汤之伍，意在清热凉血，以疗气血两燔之候；再用玄参、连翘以"解散浮游之火"；桔梗、竹叶取其"载药上行"。诸药合用，集诸方诸药之效，而具较强的清瘟败毒之效，故名。

若邪热深入下焦肝肾二脏，出现病变时，可参照春温的肝肾病变为治。肝经病变，包括邪热引动肝风和虚风内动等证；肾经病变，包括阴液亏损和阴伤欲竭等证。

第四节　湿温

湿为长夏的主气，又是一种重浊的阴邪。长夏季节，雨水较多，天气炎热，人在湿热交蒸的气候中，极易发生本病。薛生白《湿热条辨》云："太阴内伤，湿饮停聚，客邪再至，内外相引，故病湿热。"吴鞠通《温病条辨·上焦篇》云："湿温者，长夏初秋，湿中生热，即暑病之偏于湿也。"本病之成因有二：一为感染湿热交蒸之邪，一为伏湿蕴酿成温，在里湿与外湿相互影响下而成本病。

一、病因病机

1. 病因

湿温系感受时令湿热之邪而成。因长夏季节，湿土主气，余暑未清，以致湿中蒸热，若人体脾胃不健，水湿不化，再承受其气，内外合邪，融而成温。由于湿性黏腻，最难解除，不同于寒邪之一汗即解，热邪之一清即除，故其发病缓慢，病程较长。

2. 病机

本病以中焦脾胃为重心，乃"湿中酿热，热处湿中"。章虚谷《医门棒喝》云："湿土之气，同类相召，故湿热之邪，始虽外受，终归脾胃。"薛生白《温热条辨》云："湿热病，属阳明、太阴者居多。中气实则病在阳明，中气虚则病在太阴。"热重于湿者病在阳明，湿重于热者病在太阴。这是本病主要病机传变的关键问题。至于湿土化燥，可内结胃腑，亦可传营入血，则与其他温病大体相同。

本病若在湿热郁蒸之际，可能出现白㾦、黄疸以及湿热蒙闭心包等证。盖湿为阴邪，最易伤人阳气，因此阳虚之体病程过久，可出现脾胃阳气下陷的变证。

二、治法

湿温以芳香化湿、淡渗利湿、苦寒清热为主治大法。但具体须分清偏湿、偏热或湿热并重的情况。湿邪偏重当以芳香化湿为主；热邪偏重当以清热为主，佐以淡渗利湿之法；湿热并重者应芳香化湿，清热淡渗并施。有关发汗、攻下、滋阴等法一概禁用。

注意事项：若误发其汗，则湿邪上蒙而致神昏耳聋；若妄投攻下，则中阳受损，多成洞泻寒中；若错用滋阴，则湿邪锢结不解，反而造成病重。

三、证治

（一）卫分证治

湿温卫分证有二：①湿郁肌表，内阻中焦；②湿郁肌表，阻遏卫阳。

1. 湿郁肌表，内阻中焦

证候：湿热之邪，外遏于表，卫阳被郁，内阻于中，气化失宣。本证为湿与热合，但以湿为重。湿热之邪外遏于表，证见寒热头痛，四肢酸痛而少汗；内阻于中气化失宣，证见脘痞身重，苔腻，脉现濡缓；以湿为重，证见身热多不过甚，苔白腻，口不渴，脉不数。

治法：散表湿兼化内蕴湿邪。

方剂：雷氏芳香化浊汤。

藿香叶一两，佩兰叶一两，陈皮钱半，制半夏钱半，大腹皮一两，川朴二钱，鲜荷叶三钱引。

今师其法，用其药，施其治，名"雷氏芳香化浊汤"。藿香，辛香微温，辛而不竣，但馨香能助脾醒胃，故以其芳香化湿之功以除暑湿之邪，佩兰功效近似藿香，能芳香化湿，解暑和中，二药合用为君，以治暑湿、湿温及脾胃湿浊等候。荷叶味性平，其气清芳，鲜荷叶善清夏季之暑邪以化浊，故为清解暑热之要药，是谓臣药。陈皮味辛苦而性温，气芳香而入脾肺，功于健脾和胃，理气燥湿；半夏，辛温行散，能行水湿，降逆气，水湿去则脾健，脾健则湿浊自可化解，逆气降则胃和而脘痞可除；川朴苦辛而温，苦能下气，辛能达表，温能燥湿，可蠲除胃中滞气，能燥脾家湿邪；大腹皮，味辛微温，具宣发力，长于行气除胀，利水消肿，共为佐使药。故诸药合用，以其芳香化浊之功，而解暑湿之邪，而疗湿郁肌表，内阻中焦之证。

2. 湿郁肌表，阻遏卫阳

证候：湿热初犯，郁于肌表，卫阳被其郁遏所致。本病湿邪重心在表，而无内阻中焦之证。证见恶寒无汗，身重头痛，无脘痞身热。

治法：祛散肌表湿邪。

方剂：加减藿香正气汤。

藿香四钱，香薷四钱，羌活三钱，苍术四钱，牛蒡子三钱。水煎服。

方中藿香、香薷、羌活、苍术、荆芥、牛蒡子，以疏表化湿。头不痛者可去羌活，但不可使用发汗峻剂，以防湿热化燥发生变证。服药时可微得汗出而解。

（二）气分证

湿温的气分证，大体分三种类型：①湿重于热；②热重于湿；③湿热并重。

1. 湿重于热

湿重于热之中，又分四种不同类型：①湿蕴热蒸，肺气不宣；②湿邪内郁，气机被阻；③湿郁三焦，升降失司；④湿热秽浊，郁阻膜原。每一类型之中又有不同变证。

（1）湿蕴热蒸，肺气不宣

证候：湿热蕴蒸于里，上焦肺气不宣，中焦脾气不运。证见头痛恶寒，身痛而重，胸闷不饥，苔白不渴，脉弦细而濡。

治法：宣畅肺气，清利湿热。

方剂：三仁汤。

杏仁五钱，苡仁六钱，蔻仁二钱，滑石六钱，通草二钱，竹叶二钱，川朴二钱，半夏五钱。甘澜水煎服。

该方乃治疗湿温初起，邪在气分，湿重于热的常用之方。方中杏仁味苦性温入肺经气分，既功于苦泄润降，又能辛宣疏散以畅达肺气；蔻仁辛温香燥，其气清爽，上行肺部宣邪理气，中入脾胃以化浊行湿；薏苡仁甘淡利湿，微寒清热，共为君药。伍之半夏、厚朴理气以燥湿，是谓臣药。佐以通草、滑石淡渗利湿。使以竹叶透热于外。诸药合用，共奏宣畅肺气、清利湿热之功而愈湿蕴热蒸，肺气失宣之湿温证者。

若午后身热，状若阴虚，乃湿属阴邪，旺于阳分，气化则湿化，小便通利则身自解矣。

（2）湿邪内郁，气机被阻

证候：表邪已解，而湿邪内郁，气机被阻，脾湿不化，湿重于热。证见脘痞身重，苔腻，脉濡缓，头目昏胀，如蒙如裹，便溏，溲短浑浊，自觉热甚，但按其皮肤则热不过甚。

治法：苦温芳化，兼宣肺理气，淡渗分利。

方剂：藿朴夏苓汤。

藿香二钱，川朴钱半，姜夏钱半，赤苓三钱，杏仁三钱，苡仁四钱，白蔻仁四钱，猪苓钱半，淡豆豉三钱，泽泻钱半。水煎服。

《医原》藿朴夏苓汤方以宣中、渗下为主。方中白蔻仁、厚朴、半夏燥湿宣中，赤茯苓、泽泻、薏苡仁渗利于下，藿香芳香以化浊，杏仁宣肺气以化湿，豆豉透湿中之热以外泄，俾体内湿浊由汗、尿排泄。

（3）湿郁三焦，升降失司

证候：湿邪郁阻三焦，脾土受困，中焦气机被郁，而升降功能失职。本病当以中焦为重，是湿邪聚于太阴之分。故证见脘腹均胀，或独脘闷，苔白腻，大便不爽，或便泄小便短。

治法：宣中化湿理气。

方剂：本病多变而复杂，可用一至五加减藿香正气散。

①脘腹胀满，大便不爽利者，治宜一加减藿香正气散。

藿香梗二钱，川朴二钱，杏仁二钱，苓皮二钱，广皮钱半，神曲七钱，麦芽二钱，茵陈二钱，大腹皮一钱。水煎服。

②脘闷，便溏，身痛，苔白，脉象模糊不清者，治宜二加减正气散。

藿香梗三钱，苓皮三钱，川朴二钱，广皮二钱，川朴二钱，防己三钱，豆卷二钱，通草钱半，苡仁三钱。水煎服。

③湿邪渐从热化，苔黄，脘闷者，治宜三加减正气散。

藿香（连梗叶）三钱，苓皮三钱，川朴二钱，广皮二钱，杏仁三钱，滑石五钱。水煎服。

④中阳困遏，舌苔白滑，右脉现缓者，治宜四加减正气散。

藿香梗三钱，川朴二钱，茯苓三钱，广皮钱半，草果一钱，楂肉五钱，神曲二钱。水煎服。

⑤脘闷，便泄者，治宜五加减正气散。

藿香二钱，广皮钱半，茯苓三钱，川朴二钱，腹皮钱半，谷芽一钱，苍术二钱。水煎服。

藿香正气散，方出自《太平惠民和剂局方》。方由藿香、苏叶、白芷、陈皮、半夏、神曲、白术、茯苓、厚朴、大腹皮、生姜、大枣、甘草组成。方中藿香芳香化浊，清利湿邪，是为君药。苏叶、白芷辛香发散，助藿香芳香化浊，而为臣药。半夏、陈皮燥湿和中；白术、茯苓健脾渗湿；厚朴、腹皮行气化湿；桔梗宣肺利膈，共为佐药。生姜、大枣、甘草调和中焦脾胃以健脾和胃燥湿，且调和药性，而为使药。故诸药合用，以其解表化湿，理气和中之功，而为湿郁三焦、升降失司证之治方。

一加减正气散，方出自《温病条辨》，由藿香正气散化裁而成。因主症为脘腹胀满、大便不爽，故方去辛温散表之紫苏、白芷、生姜，开提上焦之桔梗、甘草，甘补壅滞之白术、大枣，加杏仁、神曲、麦芽、茵陈而成。藿香芳香化浊，重在疏散中焦之湿浊，故用梗而不用叶；药用厚朴、陈皮、大腹皮效在理气化湿；杏仁宣通肺、大肠之气而化浊；神曲、麦芽苏醒脾胃之气，而解脘痞腹胀之候；茵陈、茯苓清利湿邪。

二加减正气散，方出自《温病条辨》，由藿香正气散化裁而成。方中药用藿香梗、厚朴以化中焦之湿；药用防己、薏苡仁宣通经络之湿，而治湿走经络身痛之候；大豆黄卷、通草渗利湿邪，通利小便，以实大便。诸药合用，以治湿阻中焦，脘痞便溏之候。

三加减正气散，方出自《温病条辨》，乃为湿阻中焦、渐从热化而设，由藿香正气散化裁而成。方中药用藿香梗、厚朴、陈皮，疏利中焦，以化湿浊；滑石、茯苓皮渗湿泄热；藿香叶，以透热外出。诸药合用，则湿浊得化，湿热得清，而病臻痊愈。

藿香叶长于发表，藿香梗偏于和中。因湿邪阻于中焦，故用藿香梗以和中化浊；因湿邪化热，故用藿叶以透热外出。故方中藿香，为藿香连梗叶之全草也。鲜藿香清暑化浊辟秽之力尤强，故于夏季泡汤代茶，可以消暑。

四加减正气散，方出自《温病条辨》，乃为中阳被遏、湿浊积滞而设，由藿香正气散化裁而成。药用藿香梗、厚朴、陈皮、茯苓，理气化湿以和中；草果辛温燥热，善化脾胃湿浊；山楂、神曲健中和胃。于是诸药合用，以其健中和胃、化浊除温之功，以解中阳困遏之证。

五加减正气散，方出自《温病条辨》，由藿香正气散化裁而成，乃为湿浊偏盛所致脘痞便泄而设。故药用藿香梗、陈皮、厚朴、大腹皮、茯苓，和中理气化湿；更以苍术辛苦性温之性、健脾燥湿之功，以化湿浊之郁积；伍之谷芽以苏脾运，茯苓以淡渗利湿。故诸药合用，脘痞、便泄之症得解。

（4）湿热秽浊，郁阻膜原

证候：湿温初起，直入膜原，乃湿邪初入膜原未归胃腑之证。膜原为三焦之门，主一身之半表半里，皮里内外，即肌腠、分肉之中。证见憎寒壮热，头痛身痛，胸腹痞闷，嗣后则但热不寒，日晡益甚，脉不浮不沉而数，舌苔白腻而滑，舌质四边紫绛，其或白苔状如积粉。

治法：宣达膜原，疏利透达。

方剂：达原饮。

槟片二钱，川朴一钱，草果五分，知母一钱，芍药一钱，黄芩一钱，甘草五分，藿香一钱，半夏钱半，生姜三片为引，水煎服。

吴又可尝云："伤寒与中暑，感天地之常气。疫者，感天地之疠气"；"邪自口鼻而入，则其所客，内不在脏腑，外不在经络，舍于伏脊之内，去表不远，附近于胃，乃表里之分界，是谓半表半里。即《针经》所谓'横连膜原'是也"。因病不在表亦不在里，此证不可汗亦不可下。故方中厚朴、槟榔、草果透达内聚之邪，黄芩清燥热，甘草和中，藿香、半夏畅气调脾，生姜辛化湿邪。于是诸药合力，以其开达膜原，辟秽化浊之功，俾邪气溃散，速离膜原而收功。

2. 热重于湿

证候：湿温病在化燥过程中转变成热重于湿者，证见壮热烦渴，汗多溺短，脘痞身重，脉洪大。

治法：偏于中焦阳明者，治宜清阳明胃热，兼化太阴脾湿；弥漫三焦者，治宜清宣上、中、下三焦暑湿之邪。

方剂：偏于中焦阳明暑温兼湿之证者，宜用白虎加苍术汤；暑湿弥漫上、中、下三焦者，宜用三石汤。

白虎加苍术汤：石膏一两（碎），知母四钱，甘草一钱，粳米四钱，苍术三钱。水煎服。

三石汤：滑石三钱，生石膏五钱，寒水石三钱，杏仁三钱，竹茹二钱，银花三钱，白通草二钱，金汁一酒杯（冲）。水煎服。

白虎加苍术汤，方出自《证治准绳》，方由白虎汤加苍术而成。今用治暑湿困阻中焦者，取白虎汤清阳明之热邪，苍术燥太阴之脾湿，此乃调阳明与太阴并重之剂。

三石汤，方出自《温病条辨》。药用杏仁宣发肃降上焦肺气，且具畅达膀胱气化之功；石膏、竹叶清泻中焦之蕴热；滑石、寒水石、通草泻利下焦湿热；银花、金汁则涤暑解毒。诸药合用，共成清宣三焦湿热之功。

3. 湿热并重

（1）湿热郁阻中焦

证候：湿聚热蒸，中焦气机被阻，里热渐盛而湿尚未化。证见胸腹痞满，烦闷呕吐，身热口渴，舌苔黄腻。

治法：清热化湿。

方剂：王氏连朴饮。

姜炒黄连二钱，川朴二钱，姜夏三钱，栀子三钱，豆豉三钱，菖蒲五钱，芦根二钱。水煎服。

王氏连朴饮，方出自《霍乱论》，原为治湿热蕴伏，霍乱吐利，胸脘痞闷而设。今用治湿热郁阻中焦之证。方中黄连与黄芩苦寒清热；半夏、厚朴理气化湿；栀子、豆豉宣清上焦之热；石菖蒲芳香化浊；滑石、芦根清利湿热，生津止渴。诸药合用，共奏清热利湿、行气化浊之效。

（2）湿热交结，热退复热

证候：湿热之邪交结不解。证见脉缓身痛，舌苔淡黄而滑，渴不多饮或不渴，汗出而解，继而复热。

脉缓身痛，舌苔黄滑，汗出后，身痛解，热自退，乃伤寒之中风表证。此则汗出后热虽解，不久复热而身痛依然存在，乃湿热相蒸，仍留机体。

治法：苦寒清热，淡渗利湿。

方剂：黄芩滑石汤。

黄芩三钱，滑石三钱，芩皮三钱，大腹皮二钱，白蔻仁一钱，通草一钱，猪苓三钱，水煎服。

方出自《温病条辨》，乃为湿热之邪交结不解证而设方。药用黄芩、滑石、苓皮清湿中之热；白蔻、大腹皮宣中化湿；猪苓、通草淡渗利湿，共奏祛湿清热之效，俾交结之湿热得以化解，而病臻痊愈。

（3）湿闭清阳，上下不通

证候：湿热闭阻清阳，上下气机失于宣通。证见胸闷，腹胀，泛恶欲呕，身热倦怠，肢酸，舌白腻。

治法：宜芳香化浊，清热利湿。

方剂：甘露消毒丹。

飞滑石十五两，绵茵陈十一两，淡黄芩十两，石菖蒲六两，川贝母、木通各五两，藿香、射干、连翘、薄荷、白蔻仁各四两。为丸服。

方出自《医效秘传》，乃为湿闭清阳，上下气机失于宣通而设。方中藿香、蔻仁、石菖蒲芳香化浊；黄芩、连翘清热解毒，薄荷疏表；射干、贝母宣肺解郁，使气化则湿化；茵陈、滑石、木通以利湿。本方疫邪初起在气，当湿热俱盛时可用，若见伤营慎勿用之。

（4）湿热蒙闭心包

证候：多由湿热蒸酿痰浊，蒙闭清窍所致。证见身热不畅，神昏谵语，间有时清晰，舌尖绛，苔黄腻，脉濡滑。

治法：清热化湿，豁痰开窍。若神识昏蒙重者，可配以至宝丹，开窍通灵。

方剂：菖蒲郁金汤。

鲜菖蒲一钱，郁金一钱半，炒山栀二钱，连翘三钱，菊花一钱半，滑石四钱，竹叶三钱，丹皮二钱，牛蒡子三钱，竹沥三匙（冲），姜汁六滴（冲），玉枢丹五分（冲服）。水煎服。

方出自《温病全书》，以其清热化湿、豁痰开窍之功，以愈湿热酿痰、蒙蔽心包之候。方中多为化痰涤浊之品，凡因浊痰蒙闭清窍而引起神昏谵语者，均宜用之。

若热闭心包，身热灼手，神昏谵语，躁扰不安或昏蒙不语，舌绛无苔，脉细数，治以清心开窍；湿热蒙闭心包，身热不畅，神识蒙闭，时有谵语，间有清晰，舌尖绛，上罩黄腻苔垢，脉濡滑，治以清热化湿，豁痰开窍。

（5）湿热郁发白痦

证候：湿热之邪郁于气分，湿热之邪虽有向外透泄之势而未得宣扬，缠绵不解，易致郁蒸为痦。胸腹见有白痦，汗泄不畅，胸脘痞闷，舌苔黄滑而腻。

治法：透热于外，渗湿于内。

方剂：薏苡竹叶散。

苡仁五钱，竹叶三钱，滑石五钱，蔻仁钱半，连翘三钱，茯苓五钱，通草钱半，为末。服五钱。

本方出自《温病条辨》，乃为湿热之邪留恋气分不解，郁蒸肌表，而酿发白痦。方中竹叶、连翘清热透邪，薏苡仁、白蔻仁、通草、茯苓、滑石淡渗分利，透热于外；渗湿于内，则体内湿热从表里分消，而白痦病即解。

若白痦外发，色干枯不润，空壳无液，神智昏迷，而脉躁急或细涩者，乃津液涸竭，元气外脱危证，治疗应急宜甘味药物，益气生津为主，生脉散加石斛、百合等为适宜。生脉散方中人参补益元气，麦冬、五味峻甘化阴，守阴留阳，加百合、石斛可通络益气而达救阴目的。

（6）湿热郁蒸发黄

证候：由于病者素积劳倦，感受湿温，以致湿热郁蒸，难以转化而发黄。证见身面俱黄，不饥，尿赤热涩。

治法：清利湿热。

方剂：连翘赤小豆汤。因多兼食积之候，可佐以保和丸。

连翘二钱，栀子一钱，通草一钱，赤小豆三钱，花粉一钱，豆豉一钱。水煎服。

连翘赤小豆汤，方由《伤寒论》麻黄连轺赤小豆汤衍化而成。证属病素体脾胃虚弱，感受湿温，以致湿热郁蒸肝胆而发黄疸。因无风寒束肺之候，故弃麻黄。主以连翘、栀子、天花粉清热解毒，以解肝胆之郁热。通草、赤小豆清泄在里之湿热，从下焦而解。淡豆豉功于疏散表邪，宣郁除烦，且具解表而不伤阴之特性，故为温邪初感或伏邪内发欲其外透证常用之品，且与栀子相伍，《伤寒论》名"栀子豉汤"，乃清热除烦良剂。今诸药合用，为湿热郁蒸而发黄之治方。

保和丸：山楂、神曲、茯苓、陈皮、莱菔子、连翘、半夏，为末丸之。

本方出自《丹溪心法》。方总义乃和胃理气，消食清热和中以促运化。

（三）营血证

1. 湿热化燥，深入营血

证候：湿热化燥，深入营分、血分，或陷入厥阴。证见吐衄发斑，神昏谵语，动风痉厥。

治法：与春温入营血相同。

若湿热化燥，热灼血分，证见大便出血，身热烦躁，舌质红绛，是为血热炽盛，治宜犀角地黄汤，以清热凉血。

若仅见下利脓血，肛门灼热，而血分燥热尚不过甚者，治宜白头翁汤，以苦寒泄热止利。白头翁对下利病势方盛时有消炎杀菌作用，黄柏、黄连苦寒清热而且抑菌，秦皮为收敛涩性药，全方作用为消炎杀菌兼能止利。

2. 下血过多，阳虚欲脱

证候：湿温末期，多因湿困太阴，热灼肠腑，以致下血过多，而导致阳虚欲脱之证。证见便血不止，下利便溏，颜面苍白，汗出肢冷，脉象细微。

治法：急则回阳固脱，缓则扶阳益阴，养血止血。

方剂：急宜参附汤，以回阳固脱。继进黄土汤，以扶阳益阴，养血止血。若脉现濡小或沉细而涩，热解里虚下利稀水而夹脓血者，治宜桃花汤，以温中固摄。

参附汤：人参一两，熟附子五钱，为粗末分两次煎服。

黄土汤：甘草、干地黄、白术、熟附子、阿胶、黄芩各三两，灶心土半斤，水煎，分两次温服。

桃花汤：赤石脂末一两（半为末半作煎），炮姜炭五钱，白粳米二合，水煎，分三次温服。若服一次愈，后勿再服；不愈者，继服二次，虚甚加人参。

参附汤，方出自《正体类要》，为峻补阳气以治阳气暴脱者之治方。人参味甘微苦，微温，不燥，性禀中和，善补脾肺之气，脾为生化之源，肺主一身之气，脾肺气足，则一身之气皆旺，故为大补元气之品，有治虚劳内伤之第一要药之称，大凡极虚之候，可单用人参一味，名独参汤。附子乃纯阳之药，以其辛热燥烈，走而不守，通行十二经之功，而具峻补下焦元阳之效，故为治亡阳欲脱证之要药。人参伍之附子，名参附汤，以成回阳固脱必用之剂。

黄土汤，方出自《金匮要略》，原为脾阳不足，中焦虚寒，而致大便下血，或衄血，或妇人崩漏候而设。药用灶中黄土（伏龙肝）温中止血，是谓君药。伍以白术甘温补中，附子温阳救逆，共为臣药。盖因辛温之术附易耗血动血，且出血量多，阴血亦亏，故佐以生地黄、阿胶滋阴补血；更伍以苦寒之黄芩，与甘寒滋润之生地黄、阿胶，以制约术附过于温燥之性；生地黄、阿胶、白术、附子又防其滋腻呆滞之弊。甘草调和药性。俾诸药和合，寒热并用，标本兼治，刚柔相济，温阳不伤，滋阴不碍，共奏温阳健脾、养血和血之效而愈病。故为便、衄、吐血及崩漏下血之因于阳气虚乏所致者之方也。

桃花汤，方出自《伤寒论》，乃为虚寒下利便血、滑脱不禁而设。证属中焦阳虚，统摄无权，固涩失职而致，故其治重于温涩。方主以赤石脂涩肠止泻，姜炭温中散寒，粳米补脾益胃固肠。诸药合用，其奏温中涩肠、益脾补虚、止血固脱之功。名桃花汤者，因赤石脂赤白相间，《唐本草》名"桃花石"，且汤色淡红若桃花。本方中尚可加紫参、诃子、肉豆蔻，以助其涩肠健脾温肾之功。

第五节　伏暑

夏月感受暑热之邪不即发病，至秋季或冬季才发病的叫作伏暑。由于发病的季节有先后的不同，因此有"晚发""伏暑秋发""冬月伏暑"等名称，但其中以秋季发病者多，冬季发病者较少。

一、病因病机

1. 病因

前人认为气虚之体当夏令盛暑之时，感受暑湿之邪，不能传送外出，所以未即发病。延至秋、冬不耐肃杀凛冽之气，忽感新凉，触发而成。

2. 病机

本病可分为邪在气分、邪在营分两大类。邪在气分者，多为暑湿相混，多偏于实证，病势较轻，乃暑湿交蒸为病。邪在营分者，多为暑湿化燥，多偏于虚证，病势较重，乃燥热为病。二者初起均有新感卫分见证。邪在气分的表证解后，每多出现少阳见证。若转于中焦，须辨其湿重、热重。湿重者病在太阴，热重者则偏于阳明。证治与暑温、湿温相同。

本病初起多由新感引发，从卫分开始，颇似感冒病，在发展过程中，午后热势较甚，入暮尤剧。天明得汗稍缓，而胸腹之热不除，大便或秘或溏，色如紫绛，小溲黄赤混浊而热，寒热类疟，缠绵反复，不易退清。

邪伏营分之证，其病机发展趋向、证治均与春温邪在营分者同。

二、治法

本病既为暑温内伏，又因新感触发，初起时宜疏解表邪，佐以清里。邪在气分的宜清暑化湿，并需辨别其湿重、热重及暑热并重，仿暑温治法。湿偏重的按湿温治法。若暑湿蕴蒸过久，缠绵莫解者，则治疗必须采用苦辛通降之法。若暑湿化燥，蕴结深固，须宜苦寒下夺与苦辛宣气、淡渗利湿等法合用，方能对证。若见伏邪过甚的，可以下后热退，继而复热，但热势逐渐衰减而终未退尽者，治法不应改变，往往连续使用轻下之法直到邪尽始止，此种治法是一般暑温、湿温所没有的。

至于邪在营分的，治宜清营泄热，与春温相同。

三、证治

（一）卫分证

1. 气分兼新感（即气分兼表证）

证候：暑湿内伏，证见心烦口渴，便溏如酱，小便短赤，脘痞，苔腻，午后病势尤重。兼夹新感，证见头痛、恶寒、发热、无汗。

治法：辛凉解表，兼利暑湿。

方剂：银翘散加杏仁、滑石。

银翘散方出自《温病条辨》，药用金银花、连翘、竹叶以其苦寒之性而清热宣透，且兼以导热从小便而解；荆芥穗、豆豉、薄荷以其辛凉之体，而解表发汗；牛蒡子、桔梗、甘草，轻宣肺气，而解烦渴、脘痞之候。

今药加杏仁，苦辛宣肺，性属疏泄，有"无不相宜"之誉。有热者配以清热药，有寒者配以温化药，有表邪者配以发表药，唯虚咳者不宜。今用杏仁意在辛宣疏散也。入滑石功于清热解暑，利水渗湿也。

2. 营分兼新感（即营分兼表证）

证候：暑湿之邪舍于营分，证见发热心烦、舌赤少苔。新感症状，证见发热微恶寒、无汗发热微或少汗。

治法：辛凉解表，清营泄热。

一证泄卫解表，一证清营养阴，此证与前证比较，虽同是新感之邪引发，但伏邪则有在气、在营之分。前者乃暑湿郁于气分，本病为暑热舍于营分，所以解表之法虽同，而加减化裁不同。

方剂：银翘散加生地黄、牡丹皮、赤芍、麦冬。

药用金银花、连翘、竹叶清热宣透，兼以导热从小便而解；荆芥穗、豆豉、薄荷解表发汗；牛蒡子、桔梗、甘草，轻宣肺气，而解烦渴、脘痞之候。方加生地黄、牡丹皮、赤芍、麦冬，乃清营凉血养阴之用。

（二）气分证

1. 发于少阳

证候：伏暑病表证虽罢，但由于暑湿交蒸郁于少阳不解所致。证见寒热类疟，口渴心烦，脘痞，苔腻，身热，午后较重，入暮尤剧，天明得汗，诸症稍减，但胸腹灼热始终不除。

治法：清透和解。

方剂：蒿芩清胆汤。

青蒿、黄芩、竹茹、半夏、赤苓、枳壳、陈皮、碧玉散，水煎服。

方出自《通俗伤寒论》。方中青蒿、黄芩清泄少阳之热；竹茹、半夏理气化痰，和胃止呕；赤苓、碧玉散引湿热下行。诸药合用，以其清泄少阳胆热之功，兼以利湿之效，俾湿热化、痰浊降，则病自除。

2. 邪热郁结胃肠

证候：身热，烦渴，腹满拒按，小便短赤而痛，苔黄燥。

治法：若暑湿化燥转入阳明，当分经与腑以论治。

方剂：经证治宜白虎汤，辛凉清泄。

　　　　腑证治宜承气汤，攻下荡结。

若夹有积滞与暑湿交阻胃肠证者，必见呕吐，便溏不爽，色黄如酱，苔黄垢，热势不减，治疗宜枳实导滞汤，苦辛通降。枳实导滞汤方出自《通俗伤寒论》。方中大黄、枳实荡涤积滞，佐以黄芩、黄连、茯苓、泽泻清热利湿，更以神曲、白术化湿运脾，诸药合用而为清热利湿，消导结滞之剂。

若郁热太盛，下后不久热势又复再发，可再三下之，以至病愈为度。

（三）营血证

伏暑之营血证与春温之营血证治相同。

何廉臣云："春月间伏气温热，秋冬间伏暑晚发，其因有伤寒与伤暑之不同，而其蒸变为伏火则一，故其证候治法大致均相同耳。"

第六节　秋燥

秋燥为感受秋令燥气而发生的一种疾病。盖燥为秋令之气，《素问·生气通天论》有"秋伤于湿，上逆而咳"的记载。

一、病因病机

1. 病因

秋燥为感受秋令燥气而成。燥气伤于肺卫，有温燥与凉燥之分。

2. 病机

吴鞠通《温病条辨》认为秋燥有温凉两种。从秋季气候来看，确有温凉之变，故秋燥之病分为凉燥与温燥两大类型。凉燥似风寒证，温燥似风热证。初起均有肺卫表证，继之则出现口干咽燥、唇裂鼻燥、干咳、胁痛等津气干燥的见症，乃为本病的特点。

凉燥之邪，若化热以后则与温燥证治相同。温燥证的趋势亦可内传阳明或深入营血，在治疗上均与其他新感温病相同。

二、治法

初起邪伤肺卫，治以祛邪为主。但燥伤津气，用药必须合以滋润之法。

凉燥初起宜辛开温润为法，温燥初起宜辛凉甘润为治。

三、证治

（一）卫分证

1. 凉燥

证候：凉燥之邪外袭肺卫伤津，卫气郁阻，肺气不利。证见身热，恶寒而无汗，咳嗽痰多，鼻唇干，苔白，咽干，胁痛，咳痰不利。

治法：解表润燥。

方剂：杏苏散。

杏仁三钱，紫苏三钱，半夏二钱，陈皮一钱半，前胡一钱半，甘草一钱，桔梗一钱，枳壳一钱半，茯苓三钱，生姜三钱，大枣四枚。水煎服。

杏苏散，方出自《温病条辨》。盖因凉燥之邪外袭肺卫，故有苏叶、前胡解表散邪，微发其汗；杏仁、桔梗宣发肺气，以祛犯肺卫之邪；半夏、茯苓祛湿化痰；陈皮、枳壳理气宽胸；生姜、大枣、甘草调营卫，和诸药。诸药合用，以其轻宣凉燥、宣肺理气之功，而解凉燥卫分证。

2. 温燥

证候：温燥之邪袭于卫表，燥热侵肺，津液必伤。证见身热，头痛，微恶风寒，干咳无痰，咽喉干痛，鼻燥唇干，口干而渴，苔虽薄白，但舌质必红而少津。

治法：宣肺达表，清热生津。

方剂：桑杏汤。若病势轻微者可予桑菊饮治之。

桑叶一钱，杏仁一钱五分，沙参二钱，象贝一钱，香豉一钱，栀皮一钱，梨皮一钱。水煎服。

桑杏汤，方出自《温病条辨》，乃为外感温燥、邪犯肺卫而设。肺为人身之表，燥邪犯之，故见身热、头痛；首先犯肺，于是肺失清肃，温燥灼津，故有咳嗽无痰、咽干喉痛、鼻燥唇干诸候。其治当清宣燥邪，兼以润肺止咳。故药用桑叶、豆豉宣肺以散温邪，杏仁宣肺润燥，沙参、贝母、梨皮润肺化痰止咳，栀子清泄胸膈之郁热。诸药合用，共奏清宣温燥、润肺止咳之功，而治外感温燥，邪在肺卫之证。

（二）气分证

1. 燥热上干清窍

证候：上焦气分燥热，波及头目。证见耳鸣目赤，龈肿咽痛。

治法：清上焦燥热。

方剂：翘荷汤。

连翘一钱五分，薄荷一钱五分，生甘草一钱，黑山栀一钱五分，桔梗二钱，绿豆皮二钱。水煎服。

翘荷汤，方出自《温病条辨》，乃为燥热上干清窍而设。方中连翘味苦性寒主以清燥火，薄荷辛凉以清头目。栀子佐连翘清解燥火，绿豆皮佐薄荷上清头目，并能导火热之邪从小便而解。桔梗、甘草相伍，名甘桔汤，清热解毒利咽喉。故诸药合用，以其清上焦燥火之证而愈病。

2. 燥热灼伤肺阴

证候：燥热不解，肺津被灼，热壅气滞，而肺阴受伤。故证见咳嗽气促，胸胁疼痛，舌红，苔黄而燥，咽干鼻燥，身热，咳喘，口渴。

治法：清热滋阴，润肺保津。

方剂：俞氏清燥救肺汤。

石膏二钱，桑叶三钱，甘草一钱，人参七分，胡麻仁一钱，阿胶五分，麦冬二钱，杏仁七分，杷叶一分。水煎服，日三次。

方出自《医门法律》，乃为燥热灼肺证而设。药用石膏、甘草、麦门冬清肺润燥；杏仁、桑叶、枇杷叶宣肺止咳；人参补益气阴；阿胶、麻子仁滋阴润燥。诸药合用，以其清热滋阴，润肺保津之功，而除燥热灼肺伤津之证。

3. 燥热已解，肺胃阴伤

证候：燥热已解，而肺胃津伤未复。证见干咳不已，口干作渴，舌红燥，少苔。

治法：生津润燥。

方剂：沙参麦冬汤。

沙参三钱，玉竹三钱，甘草一钱，冬桑叶三钱，麦冬三钱，生扁豆钱半，花粉五钱。水煎服。

方出自《温病条辨》，乃为温燥之邪解，肺胃津伤未复而设。药用沙参、麦冬、天花粉、玉竹以滋养肺胃津液；扁豆、甘草解毒和中；桑叶清泄未尽之燥热。诸药合用，以其清热润燥生津之功而愈病。

4. 肺气痹阻，肠失濡润

证候：秋燥证表邪已解，但肺受燥伤肺气痹阻，津液不布，以致肠失濡润。证见胸闷咳嗽，痰多不爽，腹满便秘。

治法：宣肺利气，润肠通便。

方剂：五仁橘皮汤。

杏仁三钱，松子仁二钱，郁李仁四钱，橘皮钱半（蜜炙），桃仁二钱，柏子仁二钱。水煎服。

方出自《通俗伤寒论》，为肃肺化痰，润肠通便之剂。盖肺与大肠相表里，肺不布津，而肠失润滑，致使糟粕停聚而便秘。故有松子仁、杏仁、郁李仁、桃仁以润燥滑肠而通便。橘皮行气消胀，蜜炙亦有润燥通便之功。方中亦可加瓜蒌、薤白。诸药合用，肺气得以清肃，肠道得以滋润，大便畅通，病臻痊愈。

附：温病学简表

表1　凉燥与温燥鉴别表

	凉燥	温燥
恶寒	恶寒较重，持续时间亦较长	恶寒较轻，不久即随汗出消失
痰液	痰多清稀，化热后始变胶黏	咯痰多稀而胶黏
鼻窍	鼻鸣而塞，或流清涕	鼻中必有燥热感
唇咽	唇燥咽干	唇燥咽干，心烦口渴
舌象	苔薄白而干，扪之棘手	苔薄白而燥，舌边、尖俱赤
伤津	化热后与温燥同趋一辙	劫灼阴液较凉燥为速
初期治法	辛开温润	辛凉甘润
代表方	杏苏散	桑杏汤

表2　暑温与伏暑鉴别表

	暑温	伏暑
病因与发病	夏令感受暑邪即时发病	夏受暑湿之邪，秋后为新凉触发
初起表证有无	起初无表证	初起多有恶寒、发热等卫分症状
典型表现	热壅气分，多烦热口渴、汗出气粗	伏暑内踞，多胸腹灼热、便溏如酱
脉象	脉洪数，右大于左	脉多弦数

表3　暑厥、暑风、暑瘵、暑秽证治鉴别表

	病因	主要特征	治法
暑厥	暑热闭窍	猝然昏倒，手足厥冷，面垢，齿燥	开窍清心泄热
暑风	暑热引动内风	四肢抽搐，角弓反张，牙关紧闭	清热平肝息风
暑瘵	暑热侵肺，迫血妄行	烦热，吐血，衄血，咳嗽气喘	涤热清肺凉血
暑秽	暑热秽浊聚闭清窍	闷乱烦躁，呕吐，肢冷	芳香辟秽

表 4　风温与春温的鉴别表

	风温	春温
表证	初起必恶风，旋即身热自汗	初起仅发热而不恶寒；其由新感触发的始有恶寒
咳嗽	咳嗽为必发之症	除素有咳嗽宿疾或兼新感袭肺，一般无咳嗽现象
脉象	初起脉多浮而兼数，表邪消失后，则不浮而数	初起脉象大都弦数，甚或躁急；若兼新感的则见浮象；表邪消失后，则浮弦渐减，转兼洪盛之象
舌象	初起苔多薄白	初起舌红少苔，追伏邪转出气分，或传入胃腑，始生苔垢
传变趋势	易于逆传心包	易于陷入阴枯液涸之境

表 5　新感寒邪与温邪的鉴别表

	发热	恶寒	头痛	口味	小便	舌象	脉象
寒邪	较轻	较重	较重	口和不渴	清利	质淡薄白	浮紧或缓
温邪	较重	较轻	较轻	口渴	黄赤	质红薄白	浮数

表 6　新感温病与伏邪温病的区别表

	新感温病	伏邪温病
病机	感而即发病，邪由表入里	感邪后伏，而后发病，邪由里出表
证候	初起在表，恶寒，多无里热	除由新感激发者外，如属单纯伏邪，一般不恶寒，初起即有里热现象
脉象	初起脉浮数	初起脉弦数，或沉不鼓指
舌象	由薄白而转黄	初起往往舌绛无苔，继则厚腻黄浊之苔渐生
斑疹	多出疹	多出斑
病情	病情轻	病情重
病程	治疗恰当，邪不内传，随时可愈，病程多不长	非伏邪透尽不愈，伏邪愈深，病程愈长

表 7　三焦经属及其证候一览表

	经属	证候
上焦	手太阴（肺）	头痛发热，恶寒，自汗，口渴或不渴而咳，脉浮数或两寸独大
	手厥阴（心包）	舌绛，夜卧不安，神昏谵语，舌謇，肢厥
中焦	足阳明（胃）	发热不恶寒，反恶热，日晡益甚，面目俱赤，语声重浊，呼吸气粗，大便秘，小便涩，苔黄甚则焦黑起刺
	足太阴（脾）	身热不扬，午后渐甚，体痛且重，胸闷不饥，泛恶欲呕，大便溏，苔滑腻，脉缓

	经属	证候
下焦	足少阴（肾）	身热面赤，手足心热甚于手足背，口干舌燥，齿黑唇裂，溲短赤涩，心中烦，不得寐
	足厥阴（肝）	手足蠕动，心中憺憺大动，瘛疭

表8 冬温、伤寒、伏暑的鉴别表

	冬温	伤寒	伏暑
病邪	感受非时之暖	感受冬令之寒	夏日受暑，延至冬月，为寒邪触动而发病
寒热	初起恶寒较轻而发热较重	初起恶寒重而发热较轻	初起发热较重，至于恶寒之轻重，则视新感之微甚而定
初起症状	鼻塞，流涕，咳嗽，胸闷，口渴，咽痛，舌红，脉数	头痛，项强，舌淡，口和，苔白薄，脉浮紧	壮热烦渴、目赤、唇裂红等里热现象，伴大便秘结，或下利，或便血
变化趋势	易于伤阴劫液	多寒化亡阳	易于陷入少阴、厥阴
治法	辛凉宣肺为主，并时刻顾护阴气	辛温发汗为主，并时刻顾护阳气	疏表清里，并防其陷入少阴、厥阴二经

表9 热闭心包与湿热蒙蔽心包证治鉴别表

	热型	神志	舌象	脉象	治法	代表方剂
热闭心包	身热灼手	神昏谵语或昏蒙不语，躁扰不安	舌绛无苔	细数	清心开窍	清宫汤、安宫牛黄丸
湿热蒙蔽心包	身热不扬	神识昏蒙，时有谵语，间有清晰之时	舌尖绛，上罩黄腻苔垢	濡滑	清热化湿，豁痰开窍	菖蒲郁金汤

表10 卫气营血证治简表

		病机	主症	一般症状	治法
卫分证		邪袭于表，卫气被阻	发热恶寒	头痛，咳嗽，无汗或少汗，脉浮，苔薄白	辛凉解表
气分证		热盛阳明	发热不恶寒，小便色黄赤	口渴，大汗出，苔黄，脉洪数	清气泻热
		热结胃肠		潮热腹满便秘或纯利稀水，苔黄燥，脉沉实	
		热壅于肺		咳嗽，胸闷，气粗或喘，舌苔黄	
		热扰胸膈		胸中烦闷，懊憹不安，苔薄黄	
		温邪兼夹痰湿郁阻少阳三焦气分		寒热类疟，口苦胁痛，脘痞泛恶，脉弦数，苔黄或腻	
		湿郁气分		身热不扬，脘痞身重，苔腻，脉缓	宣化湿浊

续表

	病机	主症	一般症状	治法
营分证	热灼营中	舌绛，心烦	躁扰不安，身热夜甚，斑疹隐隐	清营透热
	热闭心包		神昏谵语，舌謇，肢厥	清心开窍
血分证	热甚动血	出血	吐衄、便血、溲血，甚或发狂痉厥	凉血散血
	阴虚生风	抽搐或颤动	手足心热甚于手足背，齿黑舌焦，或神倦瘛疭，心中憺憺而动	滋阴息风

跋

　　《柳吉忱中医四部经典讲稿》，乃家父吉忱公"修身洁行，言必由绳墨"之作也。将原稿校点、整理成电子版稿件，非余一人之力可成矣！盖因余患眼疾，视力极差，公之手稿为蝇头小字，余阅读起来都很困难。"事求遂，功求成。"余思之再三，先让弟子王永前将手稿影印放大，然后由余与弟子刘玉贤双双校点之。然后由余将两校本汇总成集。再其后，将汇总之校本，送袁大仲师兄阅之。同时又让王永前、王爱荣对讲稿中的经典原文，逐一核之，以求无误。最后将统编之校本与原稿由蔡锡英总校之。

　　大家昼日均忙于诊务，故校点工作均于夜深人静时进行。余与锡英、大仲均师事于吉忱公，而玉贤、永前、爱荣，乃余之学生，为公之再传弟子，故众校者皆谦谦而为之。

　　在校点过程中，余"手披目视，口咏其言，心惟其义"，又精读了一遍中医四大经典著作。而众校者皆谓"入乎耳，箸乎心"，大有"学而时习之，不亦说乎"之感。唐·韩愈《师说》云："古之学者，必有师"，"师者，所以传道授业解惑也"。故余以孔子语对玉贤、永前等后学劝学："温故而知新，可以为师矣。"

柳少逸记于三余书屋